Videochirurgia pediatrica

C. Esposito • C. Hollands • M. Lima •
A. Settimi • J.S. Valla

Videochirurgia pediatrica

Principi di tecnica in laparoscopia, toracoscopia e retroperitoneoscopia pediatrica

Springer

Ciro Esposito
Chirurgia Pediatrica
Università degli Studi di Napoli
"Federico II"
Napoli, Italia

Celeste Hollands
Department of Pediatric Surgery
University of Mobile
Alabama, USA

Mario Lima
UO di Chirurgia Pediatrica
Università degli Studi di Bologna
Policlinico Sant'Orsola-Malpighi
Bologna, Italia

Alessandro Settimi
Chirurgia Pediatrica
Università degli Studi di Napoli
"Federico II"
Napoli, Italia

Jean-Stephan Valla
Service de Chirurgie Pédiatrique
Hôpital Lenval
Nice, France

Parte delle illustrazioni contenute nel volume sono state riprodotte da:
Bax KNMA et al. (2008) Endoscopic Surgery in Infants and Children, Springer.
Il contenuto del mini-DVD allegato a questo volume è disponibile anche su:
http://extra.springer.com Password: 978-88-470-1796-2

Additional material to this book can be downloaded from http://extras.springer.com.

ISBN 978-88-470-1796-2 ISBN 978-88-470-1797-9 (eBook)

DOI 10.1007/978-88-470-1797-9

9 8 7 6 5 4 3 2 1

Layout copertina: Simona Colombo, Milano
Impaginazione: Graphostudio, Milano

Springer-Verlag Italia S.r.l., Via Decembrio 28, I-20137 Milano
Springer fa parte di Springer Science+Business Media (www.springer.com)

Ai pionieri
della chirurgia laparoscopica

Presentazione

di G. Amici

Dalle prime esperienze all'inizio degli anni Novanta la chirurgia mininvasiva ha avuto il tumultuoso sviluppo che è sotto gli occhi di tutti. In età pediatrica la sua applicazione ha registrato tempi più lunghi rispetto all'adulto, per motivi tecnici legati soprattutto a problematiche operative relative alla limitatezza del campo operatorio e all'iniziale scarsa disponibilità di strumentario miniaturizzato.

Superate queste difficoltà d'esordio, la chirurgia mininvasiva pediatrica ha registrato, soprattutto nell'ultimo decennio, una diffusione sempre maggiore, tanto che attualmente nei centri più avanzati l'approccio mininvasivo è applicato alla maggior parte delle patologie di piccola, media e alta chirurgia, con alcune indicazioni indubbiamente ancora opzionali rispetto all'accesso "open", ma con altre che rappresentano attualmente un irrinunciabile gold standard terapeutico. Pertanto, è oggi indispensabile che la manualità e la pratica mininvasiva facciano parte integrante del bagaglio tecnico del chirurgo pediatra e soprattutto dei giovani colleghi e che questi abbiano l'opportunità di corsi pratici di perfezionamento e di efficaci testi didattici di riferimento.

È quindi per me motivo di grande soddisfazione aderire all'invito di scrivere l'introduzione del volume *Videochirurgia pediatrica*, edito dalla casa editrice Springer, da parte di Celeste Hollands, Mario Lima, Alessandro Settimi, Jeff Valla e in particolare Ciro Esposito, avendo avuto l'opportunità e il piacere di seguirne da vicino l'evoluzione professionale e accademica e la dedizione fin dagli esordi alla chirurgia mininvasiva, dedizione della quale questo contributo didattico-scientifico rappresenta una tappa significativa.

Soddisfazione non solo per l'intimo compiacimento quale socio fondatore della Società Italiana di Videochirurgia Infantile (SIVI) nell'ormai lontano 1995, nonché suo Past-President, di veder venire alla luce un'opera che rappresenta, in tema di videochirurgia pediatrica, il contributo a tutt'oggi di maggiore rilievo in lingua italiana e di cui si sentiva un'impellente necessità, ma soprattutto per l'importanza dell'opera dal punto di vista didattico, grazie all'esperienza e all'autorevolezza degli autori e di quanti hanno collaborato alla stesura dei numerosi capitoli nei quali si articola il testo, con illustrazioni molto efficaci e una trattazione dei vari argomenti e tempi chirurgici agile e immediata.

Ritengo, pertanto, di avere più che validi motivi per prevedere il successo di questa iniziativa editoriale che, ne sono certo, rappresenterà un testo di riferimento e di immediata consultazione pratica per quanti vorranno dedicarsi a questa metodica e soprattutto per le nuove generazioni di chirurghi pediatri.

Ancona, luglio 2010

Giuseppe Amici
Chirurgia Pediatrica
Università Politecnica delle Marche
SOD di Chirurgia Pediatrica
Azienda Ospedaliero-Universitaria di Ancona

Presentazione

di V. Jasonni

È stato per me un vero piacere accettare l'invito di Ciro Esposito, Celeste Hollands, Mario Lima, Alessandro Settimi e Jeff Valla di scrivere la presentazione di *Videochirurgia pediatrica,* da loro edito in collaborazione con la casa editrice Springer.

Ho svolto volentieri e con grande entusiasmo questo compito che Ciro e gli altri co-autori hanno voluto affidarmi, perché in qualità di pioniere, insieme a Giovanni Esposito, dell'avventura laparoscopica in Italia agli inizi degli anni Ottanta e quale socio fondatore e Past-president, sempre insieme a Giovanni, della Società Italiana di Videochirurgia Infantile (SIVI) ho sentito il dovere di sottolineare l'importanza di questa monografia, che si pone nel novero delle prestigiose iniziative editoriali della casa editrice Springer e che viene a colmare il vuoto esistente fra il notevole sviluppo e la grande diffusione della laparoscopia pediatrica e la scarsità dei contributi monografici pubblicati non tanto a scopo divulgativo, quanto a scopo didattico.

L'idea degli Autori di dar vita a questo progetto editoriale, coinvolgendo in questa impresa i più rappresentativi cultori italiani e stranieri, è infatti scaturita proprio dalla necessità di offrire a coloro che, soprattutto tra i giovani, vogliono dedicarsi a questo innovativo settore della chirurgia mininvasiva quanto di più completo e accurato sia stato sino a oggi realizzato in lingua italiana in questo campo e che costituisce la base per apprendere i principi tecnici della laparoscopia unitamente alle sue indicazioni e ai suoi risultati.

L'opera si articola in 66 capitoli che illustrano la quasi totalità delle patologie pediatriche attualmente trattate pressoché esclusivamente per via laparoscopica e per le quali vengono fornite con dovizia di particolari e di illustrazioni, tappa per tappa, le varie metodiche di trattamento laparoscopico.

Sono sicuro che questo volume sarà parte integrante dello sviluppo scientifico della chirurgia pediatrica in Italia e sicuramente troverà spazio in ogni moderna biblioteca di questa specialità.

Genova, luglio 2010

Vincenzo Jasonni
Chirurgia Pediatrica
Università degli Studi di Genova
UO di Chirurgia Pediatrica
Istituto G. Gaslini, Genova

Prefazione

Realizzare oggi un manuale sulla chirurgia mininvasiva in età pediatrica rappresenta un'esperienza esaltante ed eccitante, perché le novità tecnologiche, parte integrante della laparoscopia, sono quotidianamente in continua evoluzione. Sicuramente negli ultimi trent'anni il più importante cambiamento avvenuto in chirurgia pediatrica è rappresentato dalla nascita e dallo sviluppo della chirurgia laparoscopica e mininvasiva e per questo motivo io e i miei colleghi e compagni di viaggio in questa avvincente avventura laparoscopica abbiamo deciso di unire le nostre esperienze per creare questo manuale.

Ho iniziato la mia avventura laparoscopica alla fine degli anni Ottanta presso la Chirurgia Pediatrica dell'Università Federico II con mio padre Giovanni Esposito e con Aurelio Porreca, per poi perfezionarmi durante i miei stage in Francia con Jean-Michel Guys, Arnauld Delarue e Philippe Montupet; grazie poi al supporto del mio amico Franco Corcione, durante questi 20 anni di laparoscopia ho conosciuto i più grandi laparoscopisti del mondo, che sono poi diventati cari amici, tutti presenti in questo libro come autori e del cui importante contributo sono loro grato. Considerato che a partire dall'inizio degli anni Novanta sono stati pubblicati molti libri e atlanti di chirurgia laparoscopica pediatrica, con gli altri curatori dell'opera abbiamo pensato di realizzare un manuale in un formato tascabile, per permettere una rapida consultazione, realizzando, inoltre, un'opera multimediale: il libro è infatti corredato di un mini-DVD con i video delle principali tecniche chirurgiche riportate nel testo. Impostato in tal modo, spero che il giovane chirurgo che leggerà il nostro manuale possa trovare gli stimoli e le idee per sviluppare ancora di più questa branca mininvasiva della chirurgia pediatrica.

Un ringraziamento particolare alla Springer Italia, nelle persone di Donatella Rizza e di Alessandra Born, con cui questo libro è stato ideato e grazie alla cui preziosa assistenza è stato realizzato. Un grazie anche a Donatella Nebulone, con la quale spesso abbiamo corretto le bozze dei capitoli via SMS, via e-mail oppure per telefono fino a tarda sera. Un ringraziamento speciale a tutti gli specializzandi e interni della Chirurgia Pediatrica che mi hanno aiutato nella realizzazione del libro e un grazie al mio amico Lucio Allegretti e all'Aquila Film, perché grazie al loro aiuto è stata realizzata la maggior parte dei video presenti nel mini-DVD.

Con la speranza che, con gli insegnamenti che sarà in grado di fornire, questo libro possa essere un valido aiuto ai bambini affetti da malattie che la chirurgia mininvasiva può guarire con maggiore precisione e minori sofferenze, auguro una proficua lettura del manuale e una buona visione del mini-DVD a quanti vorranno onorare la nostra fatica.

Napoli, luglio 2010

Ciro Esposito
Chirurgia Pediatrica
Università degli Studi di Napoli
"Federico II", Napoli

Indice

Parte introduttiva

Parte generale

Parte Speciale – Indicazioni e procedure addominali

Indicazioni e procedure di base

Indicazioni e procedure avanzate

Indicazioni e procedure urologiche e ginecologiche

Indicazioni e procedure toraciche

Miscellanea

Elenco degli Autori

Graeme D. Adamson
Department of Surgery, University of Dundee, Scotland, UK

Francesca Alicchio
Chirurgia Pediatrica, Università degli Studi di Napoli "Federico II", Napoli, Italia

Hossein Allal
Service de Chirurgie Viscérale Pédiatrique, Hôpital Lapeyronie, Montpellier, France

Aayed R. Al-Qahtani
Division of Pediatric Surgery, College of Medicine, King Saud University, Riyad, Saudi Arabia

Giuseppe Amici
Chirurgia Pediatrica, Università Politecnica delle Marche, SOD di Chirurgia Pediatrica, Azienda Ospedaliero-Universitaria di Ancona, Ancona, Italia

Claudio Antonellini
UO di Chirurgia Pediatrica, Università degli Studi di Bologna, Policlinico Sant'Orsola-Malpighi, Bologna, Italia

Salvatore Arena
UOC di Chirurgia Pediatrica, AOU "Policlinico-Vittorio Emanuele", Università degli Studi di Catania, Catania, Italia

Giuseppe Ascione
Chirurgia Pediatrica, Università degli Studi di Napoli "Federico II", Napoli, Italia

Stefano Avanzini
UO di Chirurgia Pediatrica, Istituto G. Gaslini, Genova, Italia

Simonetta Baroncini
UO di Anestesia e Rianimazione Baroncini, Università degli Studi di Bologna, Policlinico Sant'Orsola-Malpighi, Bologna, Italia

Francois Becmeur
Service de Chirurgie Infantile, CHU Hôpital de Hautepierre, Strasbourg, France

Davide Beghelli
UO di Chirurgia Pediatrica, Università degli Studi di Bologna, Policlinico Sant'Orsola-Malpighi, Bologna, Italia

Mohamed Ben Brahim
Department of Pediatric Surgery, Fattouma Bourguiba Hospital, Monastir, Tunisia

Thomas Blanc
Department of Pediatric Surgery and Urology, Robert Debré University Hospital, AP-HP University of Paris VII Denis Diderot, Paris, France

Veronica Carlini
UO di Chirurgia Pediatrica, Università degli Studi di Bologna, Policlinico Sant'Orsola-Malpighi, Bologna, Italia

Michele Castellano
Chirurgia Pediatrica, Università degli Studi di Napoli "Federico II", Napoli, Italia

Massimo Catti
Service de Chirurgie Infantile, Hôpital Mère Enfant, CHU de Nantes, Nantes, France

Silvia Cavaiuolo
Chirurgia Pediatrica, Seconda Università degli Studi di Napoli, Napoli, Italia

Salvatore Fabio Chiarenza
UO di Chirurgia Pediatrica, Ospedale San Bortolo, Vicenza, Italia

Marcello Cimador
Dipartimento Materno-Infantile, Università degli Studi di Palermo, Palermo, Italia

Giovanni Cobellis
SOD Chirurgia Pediatrica, Azienda Ospedaliero-Universitaria di Ancona, Ancona, Italia

Daniela Codrich
SOC di Chirurgia e Urologia Pediatrica, IRCCS Burlo Garofolo, Trieste, Italia

Sandra Coppola
Chirurgia Pediatrica, Seconda Università degli Studi di Napoli, Napoli, Italia

Nadège Corradini
Service d'Oncologie Pédiatrique, Hôpital Mére Enfant, CHU de Nantes, Nantes, France

Enrico De Grazia
Dipartimento Materno-Infantile, Università degli Studi di Palermo, Palermo, Italia

Pascal De Lagausie
Service de Pédiatrie Chirurgique, CHU Hôpital de la Timone Enfants, Marseille, France

Biagio Del Balzo
Chirurgia Pediatrica, Seconda Università degli Studi di Napoli, Napoli, Italia

Vincenzo Di Benedetto
UOC di Chirurgia Pediatrica, AOU "Policlinico-Vittorio Emanuele", Università degli Studi di Catania, Catania, Italia

Maria R. Di Pace
Dipartimento Materno-Infantile, Università degli Studi di Palermo, Palermo, Italia

Karen A. Diefenbach
Division of Pediatric Surgery, Yale School of Medicine, New Heaven, CT, USA

Marcello Dòmini
UO di Chirurgia Pediatrica, Università degli Studi di Bologna, Policlinico Sant'Orsola-Malpighi, Bologna, Italia

Annamaria D'Oro
Chirurgia Pediatrica, Università degli Studi di Napoli "Federico II", Napoli, Italia

Alaa El-Ghoneimi
Department of Pediatric Surgery and Urology, Robert Debré University Hospital, AP-HP University of Paris VII Denis Diderot, Paris, France

Maria Escolino
Chirurgia Pediatrica, Università degli Studi di Napoli "Federico II", Napoli, Italia

Ciro Esposito
Chirurgia Pediatrica, Università degli Studi di Napoli "Federico II", Napoli, Italia

Giovanni Esposito
Chirurgia Pediatrica, Università degli Studi di Napoli "Federico II", Napoli, Italia

Alessandra Farina
Chirurgia Pediatrica, Università degli Studi di Napoli "Federico II", Napoli, Italia

Tommaso Gargano
UO di Chirurgia Pediatrica, Università degli Studi di Bologna, Policlinico Sant'Orsola-Malpighi, Bologna, Italia

Massimo Garriboli
UOC di Chirurgia Pediatrica, Ospedale V. Buzzi, Milano, Italia

Alfredo Garzi
Clinica Chirurgica Pediatrica, Università degli Studi di Siena, Siena, Italia

Andrea Gentili
UO di Anestesia e Rianimazione Baroncini, Università degli Studi di Bologna, Policlinico Sant'Orsola-Malpighi, Bologna, Italia

Giulia Giannotti
Clinica Chirurgica Pediatrica, Università degli Studi di Siena, Siena, Italia

Ida Giurin
Chirurgia Pediatrica, Università degli Studi di Napoli "Federico II", Napoli, Italia

Cindy Gomes Ferreira
Chirurgie Infantile, CHU Hautepierre, Strasbourg, France

Christine Grapin-Dagorno
Service de Chirurgie Viscérale Pédiatrique, Hôpital Armand-Trousseau, Paris, France

Jean Michele Guys
Service de Pédiatrie Chirurgique, CHU Hôpital de la Timone Enfants, Marseille, France

Munther Haddad
Paediatric Surgery and Sub-specialties, Chelsea and Westminster Hospital, NHS Foundation Trust, London, UK

Yves Héloury
Service de Chirurgie Infantile, Hôpital Mère Enfant, CHU de Nantes, Nantes, France

Celeste Hollands
Department of Pediatric Surgery, University of Mobile, Alabama, USA

Salvatore Iacobelli
Chirurgia Pediatrica, Università degli Studi di Napoli "Federico II", Napoli, Italia

Marianna Iaquinto
Chirurgia Pediatrica, Università degli Studi di Napoli "Federico II", Napoli, Italia

Ciro Imbimbo
Dipartimento di Urologia, Università degli Studi di Napoli "Federico II", Napoli, Italia

Vincenzo Jasonni
Chirurgia Pediatrica, Università degli Studi di Genova, UO di Chirurgia Pediatrica, Istituto G. Gaslini, Genova, Italia

Adam J. Kaye
Department of Surgery, Children's Mercy Hospital, Kansas City, MO, USA

Tarun Kumar
Pediatric Surgery, Blank Children's Hospital, Des Moines, IA, USA

Enrico La Pergola
UO di Chirurgia Pediatrica, Università degli Studi di Bologna, Policlinico Sant'Orsola-Malpighi, Bologna, Italia

Marc-David Leclair
Service de Chirurgie Infantile, Hôpital Mère Enfant, CHU de Nantes, Nantes, France

Pierluigi Lelli Chiesa
Chirurgia Pediatrica, Università degli Studi di Chieti "G. D'Annunzio", Chieti, Italia

Marc Levitt
Cincinnati Children's Hospital Medical Center, Department of Surgery, Division of Pediatric Surgery, Cincinnati, Ohio, USA

Michele Libri
UO di Chirurgia Pediatrica, Università degli Studi di Bologna, Policlinico Sant'Orsola-Malpighi, Bologna, Italia

Mario Lima
UO di Chirurgia Pediatrica, Università degli Studi di Bologna, Policlinico Sant'Orsola-Malpighi, Bologna, Italia

Gabriele Lisi
UO di Chirurgia Pediatrica, Università degli Studi di Chieti "G. D'Annunzio", Chieti, Italia

Thomas E. Lobe
Pediatric Surgery, Blank Children's Hospital, Des Moines, IA, USA

Gordon Alexander MacKinlay
Pediatric Surgery, University of Edimburgh, the Royal Hospital for Sick Children, Edimburgh, Scotland

Michele Maffi
UO di Chirurgia Pediatrica, Università degli Studi di Bologna, Policlinico Sant'Orsola-Malpighi, Bologna, Italia

Riccardo Manuele
UO di Chirurgia Pediatrica, Università degli Studi di Bologna, Policlinico Sant'Orsola-Malpighi, Bologna, Italia

Jaques Marescaux
IRCAD/EITS, Hôpitaux Universitaires, Strasbourg, France

Antonio Marte
Chirurgia Pediatrica, Seconda Università degli Studi di Napoli, Napoli, Italia

Giampaolo Marte
Chirurgia Pediatrica, Seconda Università degli Studi di Napoli, Napoli, Italia

Marcelo Martinez-Ferro
Private Children's Hospital "Fundacion Hospitalaria", Ciudad Autonoma de Buenos Aires, Argentina

Ascanio Martino
SOD di Chirurgia Pediatrica, Azienda Ospedaliero-Universitaria di Ancona, Ancona, Italia

Luciano Mastroianni
SOD di Chirurgia Pediatrica e di Specialità, Presidio Ospedaliero di alta specializzazione "G. Salesi", Azienda Ospedaliera Universitaria Ospedali Riuniti, Ancona, Italia

Girolamo Mattioli
UO di Chirurgia Pediatrica, Istituto G. Gaslini, Genova, Italia

Giosuè Mazzero
UO di Chirurgia Pediatrica, Università degli Studi di Bologna, Policlinico Sant'Orsola-Malpighi, Bologna, Italia

Milissa A. McKee
Division of Pediatric Surgery, Yale School of Medicine, New Heaven, CT, USA

Mongi Mekki
Department of Pediatric Surgery, Fattouma Bourguiba Hospital, Monastir, Tunisia

Mario Messina
Clinica Chirurgica Pediatrica, Università degli Studi di Siena, Siena, Italia

Paolo Messina
UO di Chirurgia Pediatrica, Università degli Studi di Bologna,
Policlinico Sant'Orsola-Malpighi, Bologna, Italia

Martin Metzelder
Department of Pediatric Surgery, Hannover Medical School,
Hannover, Germany

Carolina Millán
Private Children's Hospital "Fundacion Hospitalaria",
Ciudad Autonoma de Buenos Aires, Argentina

Mirella Mogiatti
UO di Chirurgia Pediatrica, Università degli Studi di Bologna,
Policlinico Sant'Orsola-Malpighi, Bologna, Italia

Francesco Molinaro
Chirurgie Infantile, CHU Hautepierre, Strasbourg, France

Gianluca Monguzzi
UOC di Chirurgia Pediatrica, Ospedale V. Buzzi, Milano, Italia

Leonardo Montinaro
UOC di Chirurgia Pediatrica, Azienda Ospedaliero-Universitaria
"Policlinico Consorziale" Giovanni XXIII, Bari, Italia

Philippe Montupet
Chirurgie Pédiatrique, CHU Bicetre, Paris, France

Luciano Musi
UO di Chirurgia Pediatrica, Ospedale San Bortolo, Vicenza, Italia

Fabiano Nino
Chirurgia Pediatrica, Seconda Università degli Studi di Napoli,
Napoli, Italia

Abdellatif Nouri
Department of Pediatric Surgery, Fattouma Bourguiba Hospital,
Monastir, Tunisia

Carmine Noviello
SOD di Chirurgia Pediatrica, Azienda Ospedaliero-Universitaria
di Ancona, Ancona, Italia

Daniel J. Ostlie
Department of Surgery, Children's Mercy Hospital, Kansas City, MO, USA

Alfonso Papparella
Chirurgia Pediatrica, Seconda Università degli Studi di Napoli, Napoli, Italia

Pio Parmeggiani
Chirurgia Pediatrica, Seconda Università degli Studi di Napoli, Napoli, Italia

Stefania Pavia
UO di Chirurgia Pediatrica, Università degli Studi di Bologna, Policlinico Sant'Orsola-Malpighi, Bologna, Italia

Flavio Perricone
Chirurgia Pediatrica, Università degli Studi di Napoli "Federico II", Napoli, Italia

Pascale Philippe-Chomette
Chirurgie Pédiatrique, Hôpital Robert Debré, Paris, France

Alessio Pini Prato
UO di Chirurgia Pediatrica, Istituto G. Gaslini, Genova, Italia

Lucia Pintozzi
Chirurgia Pediatrica, Seconda Università degli Studi di Napoli, Napoli, Italia

Guillaume Podevin
Service de Chirurgie Infantile, Hôpital Mère Enfant, CHU de Nantes, France

Aurelio Porreca
Chirurgia Pediatrica, AO Santobono Pausilipon, Napoli, Italia

Maurizio Prezioso
Chirurgia Pediatrica, Seconda Università degli Studi di Napoli, Napoli, Italia

Beatrice Randi
UO di Chirurgia Pediatrica, Università degli Studi di Bologna, Policlinico Sant'Orsola-Malpighi, Bologna, Italia

Giovanna Riccipetitoni
UOC di Chirurgia Pediatrica, Ospedale V. Buzzi, Milano, Italia

Antonio Rinaldi
Service de Chirurgie Infantile, Hôpital Mère Enfant,
CHU de Nantes, France

Agnese Roberti
Chirurgia Pediatrica, Università degli Studi di Napoli "Federico II",
Napoli, Italia

Mercedes Romano
SOD di Chirurgia Pediatrica, Azienda Ospedaliero-Universitaria
di Ancona, Ancona, Italia

Steve S. Rothenberg
College of Physicians and Surgeons, The Rocky Mountain Hospital
for Children, Denver, Colorado, USA

Giovanni Ruggeri
UO di Chirurgia Pediatrica, Policlinico Sant'Orsola-Malpighi,
Bologna, Italia

Antonio Savanelli
Chirurgia Pediatrica, Università degli Studi di Napoli "Federico II",
Napoli, Italia

Amyula K. Saxena
Department of Pediatric and Adolescent Surgery, Medical
University of Graz, Graz, Austria

Jurgen Schleef
SOC di Chirurgia e Urologia Pediatrica, IRCCS Burlo Garofolo,
Trieste, Italia

Felix Schier
Department of Pediatric Surgery, University Medical Center Mainz,
Mainz, Germany

Maria Grazia Scuderi
UOC di Chirurgia Pediatrica, AOU "Policlinico-Vittorio
Emanuele", Università degli Studi di Catania, Catania, Italia

Maria Sergio
Dipartimento Materno-Infantile, Università degli Studi di Palermo,
Palermo, Italia

Alessandro Settimi
Chirurgia Pediatrica, Università degli Studi di Napoli "Federico II", Napoli, Italia

Luc Soler
IRCAD/EITS, Hôpitaux Universitaires, Strasbourg, France

Henri Steyaert
Service de Chirurgie Pédiatrique, Hôpital Lenval, Nice, France

Giovanni Torino
SOD di Chirurgia Pediatrica, Azienda Ospedaliero-Universitaria di Ancona, Ancona, Italia

Stefano Tursini
UO di Chirurgia Pediatrica, Università degli Studi di Bologna, Policlinico Sant'Orsola-Malpighi, Bologna, Italia

Benno M. Ure
Department of Pediatric Surgery, Hannover Medical School, Hannover, Germany

Jean-Stephan Valla
Service de Chirurgie Pédiatrique, Hôpital Lenval, Nice, France

David C. Van der Zee
Department of Pediatric Surgery, Wilhelmina Children's Hospital, University Medical Center, Utrecht, The Netherlands

Claudio Vella
UOC di Chirurgia Pediatrica, Ospedale V. Buzzi, Milano, Italia

Parte introduttiva

Capitolo 1
Storia della laparoscopia pediatrica

G. Esposito

Scrivere la storia di un evento di cui si sia stato, almeno in Italia, promotore e protagonista è sempre difficile, perché può far difetto lo spirito critico che ogni storiografo dovrebbe avere nella narrazione di fatti ai quali abbia in qualche modo partecipato.

Come ogni storia ha la sua preistoria e come la storia dei paesi, delle civiltà e dei popoli si identifica con la storia dei rispettivi protagonisti, così anche la storia generale della laparoscopia si identifica prima con la storia dell'endoscopia e quindi con quella degli artefici che l'hanno prima intuita e poi applicata e, infine, con la storia degli strumenti che mano a mano sono stati inventati e poi perfezionati.

Fra tutte le tecniche di endoscopia, termine coniato dal greco *endos* (dentro) e *skopeo* (osservo) per indicare la visione della superficie interna di un organo o di una delle varie cavità corporee, la laparoscopia è quella che ha avuto, soprattutto nell'ultimo cinquantennio, prima nell'adulto e poi nel bambino, il maggiore e più tumultuoso sviluppo, passando dalle primitive indicazioni rivolte esclusivamente a individuare la patologia della cavità addominale e degli organi in essa contenuti alla fase operatoria, che allo stato attuale sta soppiantando tutte o quasi tutte le tecniche chirurgiche prima affrontate per via "open" tradizionale.

Essendo una delle ultime indagini endoscopiche messe a punto, la storia della laparoscopia, termine anch'esso derivato dal greco *lapara* (addome) e *skopeo* (osservo), ricalca la storia dell'endoscopia, sia per quanto concerne i principi tecnici che sono alla sua base e che coincidono praticamente con quelli dell'endoscopia, sia per quanto riguarda la sua attrezzatura, soprat-

Videochirurgia pediatrica, Ciro Esposito et al. (a cura di)

tutto quella dei sistemi di illuminazione, che sono più o meno sovrapponibili a quelli dell'endoscopia.

Questa storia è molto lunga e risale quasi certamente a Ippocrate o, come vogliono gli storici, Ippocrate II (468-375 a.c.) per distinguerlo dallo zio Ippocrate I, anche lui medico, che, spinto dall'innata curiosità dell'uomo di vedere all'interno delle cavità corporee, descrisse per la prima volta l'esame del retto mediante uno speculum per individuare eventuali sue patologie.

Successivamente, sempre nel periodo a.c. (75 a.c.), il babilonese Tolmud descrisse un particolare speculum, probabilmente il più vecchio strumento endoscopico, utilizzato per distinguere le emorragie vaginali dalle emorragie rettali.

Nel periodo dopo Cristo notizie endoscopiche, sempre riguardanti gli speculum vaginali, si devono ad Archigene di Apamea in Siria (95-117 d.c.) e a Sorano di Efeso (98-108 d.c.). Si deve però arrivare agli inizi del primo millennio, nel 1012, per trovare riscontro dell'impiego della luce a opera dell'arabo Abulkasim; egli, infatti, per primo utilizzò una luce riflessa proveniente da uno specchio di vetro per illuminare la cavità vaginale.

Il primo vero sistema di illuminazione endoscopica va però attribuito all'italiano Giulio Cesare Aranzi, che per primo nel XVI secolo (1585) utilizzò raggi solari facendo convergere il fascio di luce attraverso una sfera di vetro riempita di acqua.

Questo primo passo rimase isolato sino a quando il tedesco Philip Bozzini, che per primo visualizzò l'interno dell'uretra, non ideò e costruì uno strumento formato da un tubo e da una fonte luminosa per la visualizzazione delle cavità e degli spazi corporei, le cui caratteristiche furono illustrate durante una riunione scientifica tenutasi a Francoforte nel 1806. Altri contributi furono poi apportati nel XIX secolo dai tedeschi Adolf Kussmaul e Maximilian Carl-Friedrich Nizte, dagli americani Thomas Alva Edison, Fisher e Newman, dal rumeno Johannes Freiherr Von Mikuliz-Radecki, dai francesi Segalas, Poirier e Roisseau e dall'inglese Commander Pantaleoni.

Il loro contributo fu reso possibile grazie all'impiego dell'endoscopio, messo a punto nel 1835 da Desormeaux per l'esame dell'uretra e della vescica, che era costituito da una sorgente luminosa fornita da una lampada a kerosene, che bruciava alcool e trementina collegati con una specie di tubo e con una lente per ridurre e condensare il fuoco su una zona ristretta, in modo da ottenere una sua maggiore luminosità.

A sua volta Segalas aggiunse una cannula al tubo endoscopico a mo' di otturatore per facilitarne l'introduzione e un sistema di specchi riflettenti la luce nella cavità da esaminare.

L'endoscopio di Desormeaux fu poi perfezionato per l'esame endoscopico dell'esofago da Kussmaul.

Altro importante contributo fu quello di Maximilian Carl-Friedrich Nizte, che costruì un cistoscopio per l'esame della vescica.

Questo apparecchio, messo a punto con la collaborazione di un ottico, Joseph Letter, utilizzava un prisma e un filo di platino incandescente, l'estremità del quale era raffreddata ad acqua.

Questo apparecchio con il quale Nitze realizzò le prime fotografie endoscopiche costituì la base dei moderni cistoscopi ed endoscopi.

Fisher, dal canto suo, descrisse uno strumento per la visione della vagina, che in seguito utilizzò anche per la visione dell'uretra.

Sempre nell'intento di migliorare la strumentazione, Thomas Alva Edison ripropose l'uso di un filamento di carbonio costruendo una lampada incandescente che utilizzava un filamento carbonizzato bruciato per alcune ore.

A sua volta Dittel pose una piccola lampada incandescente alla punta dell'apertura del cistoscopio.

Boisseau de Rocher invece separò la parte oculare del citoscopio dalla guaina, il che rese possibile l'impiego di molti telescopi che assicuravano una grande latitudine di osservazione rendendo possibili varie manipolazioni attraverso la guaina.

Successivamente, con questo apparecchio Poirer cateterizzò entrambi gli ureteri.

Si deve poi a Von Mikuliz Radecki la costruzione del primo endoscopio rigido.

Questo chirurgo fu il primo a utilizzare la lampada di Edison per eseguire una gastroscopia, modificando lo strumentario e angolandolo di 30 mm in corrispondenza della sua metà inferiore per avere una visione migliore, e il primo a effettuare un intervento endoscopico spingendo dall'esofago allo stomaco un grosso osso ingurgitato.

Si giungeva così, con questi vari contributi, alla fine del XIX secolo, quando le varie procedure endoscopiche (laringoscopia, esofagoscopia, proctoscopia ecc.) venivano messe a punto e utilizzate routinariamente in tutte le strutture ospedaliere.

Per quanto concerne la storia generale della laparoscopia di volta in volta denominata in alternativa celioscopia, ventroscopia, organoscopia, addominoscopia, sebbene il suo rapido sviluppo e la sua vasta diffusione si siano realizzati praticamente nell'ultimo cinquantennio, a partire dagli anni Sessanta nell'adulto e a partire dagli anni Ottanta nell'età pediatrica, la sua nascita si può far risalire all'inizio del secolo appena trascorso, quando quasi contemporaneamente, come spesso accade, in modo ubiquitario e in maniera coeva, per molte scoperte scientifiche, essa veniva illustrata ed eseguita da un ginecologo russo Dimitri Von Ott di Pietroburgo e da due chirurghi, uno tedesco, Georg Kelling, di Dresda e uno svedese, Hans Christian Jacobeus, di Stoccolma, i quali sfruttando le cognizioni e le esperienze derivate dall'impiego dell'endoscopia ne mettevano a punto la tecnica precisandone principi, indicazioni e risultati.

È difficile dire a chi di questi tre pionieri è attribuibile la prima laparoscopia.

Secondo Schollmeyer, è stato Kelling ad avere eseguito la prima laparoscopia su un cane.

Questo autore, infatti, il 23 settembre del 1901 al 73° Congresso della Società tedesca dei naturalisti e dei medici tenutosi ad Amburgo, dopo la sua lettura "On the insertion of the gullet in the stomach with flexible strument" eseguì una laparoscopia dimostrativa su un cane.

Questo esame, denominato da Kelling celioscopia, fu reso possibile dall'idea di impiegare il sistema di insufflazione per via orale anche per l'insufflazione addominale.

Con la pubblicazione dell'argomento di questa lettura nell'articolo "On esophagoscopy, gastroscopy and coelioscopy" pubblicato su "Munchener Medicinische Wochenshrift" nasceva la laparoscopia in alternativa alla laparotomia esplorativa, come risulta dalle seguenti conclusioni di Kelling al termine della sua lettura.

"I am concluding, dear sirs, with request that endoscopic methods for the intestinal tract may find more use than it has been the case until now, as they are actually qualified to substitute the laparotomy in many cases".

Invece la prima laparoscopia nell'uomo si deve a Ott, che sempre nel 1901 esaminò la cavità addominale di una donna incinta inserendo uno speculum attraverso una piccola incisione sulla vagina e illuminando la cavità addominale con una luce riflessa da uno specchietto frontale.

Successivamente, nel 1909 lo stesso autore effettuò una laparoscopia attraverso un mini accesso laparotomico.

Una migliore conoscenza delle possibilità diagnostiche della laparoscopia si deve però a Kelling, che nel 1910 riportò un'esperienza personale su 45 pazienti, descrivendo sia gli aspetti normali della cavità addominale, sia i suoi aspetti patologici provocati dalla tubercolosi e dai tumori.

Per quanto concerne Jacobeus, che definì la tecnica "laparotoracoscopia", questo autore pubblicò nel 1912 la sua esperienza basata su 115 esami effettuati senza pneumoperitoneo in 72 pazienti, descrivendo gli aspetti di varie condizioni morbose quali la cirrosi epatica, la tubercolosi addominale, la sifilide e vari tumori.

Nel 1912, i fratelli Nordentoft costruirono uno strumentario da essi chiamati "trocar-endoscope", con il quale insufflarono aria in addome di un cadavere femminile posto in posizione di Trendelemburg esaminandone la pelvi.

Nel 1914, l'italiano Roccavilla costruì uno strumento in cui la sorgente luminosa rimaneva al di fuori dell'addome, mentre un forte raggio di luce era diretto per riflesso nel trocar.

Nel 1920, Orndoff di Chicago costruì un trocar a punta piramidale tagliente, con il quale eseguì laparoscopie in combinazione con screening radiologici.

Nel 1924, lo svizzero Zollikofer propugnò l'impiego dell'anidride carbonica per lo pneumoperitoneo, mentre nello stesso anno l'americano Stone, ignorando i contributi europei, eseguì in una prima fase una laparoscopia su un cane utilizzando un nasolaringoscopio in addome e mettendo a punto successivamente un dispositivo con una guarnizione di gomma nella porzione esterna del trocar per prevenire le perdite di gas.

La prima pubblicazione sullo stato dell'arte della laparoscopia si deve nel 1925 a Nadeau e Kampmeir di Chicago, che nel loro articolo "Endoscopy of the abdomen" fecero una revisione di 22 pubblicazioni.

Un grande impulso alla laparoscopia si deve poi a Kalk, che utilizzò lo pneumoperitoneo e un sistema di lenti che consentivano una visione obliqua a 135°.

Per la sua esperienza forte di 100 laparoscopie e di 21 pubblicazioni, egli è stato considerato il padre della moderna laparoscopia anche in rapporto alla prima procedura operatoria in laparoscopia da lui effettuata consistente in una biopsia epatica.

In realtà, l'inizio della laparoscopia operativa risale al 1933 a opera di Fervers, che effettuava oltre che biopsie laparoguidate anche cauteterizzazioni di aderenze addominali, e successivamente di Ruddock, che perfezionò il peritoneoscopio, l'ago per pneumoperitoneo, il trocar e che descrisse i primi strumenti operatori.

Ulteriori contributi si devono nel 1934 a Mc Carthy, che utilizzò l'aria per lo pneumoperitoneo e l'anestesia locale, a Hope che suggerì l'impiego della laparoscopia per la diagnosi delle gravidanze ectopiche, ad Anderson, che sempre nel 1934 suggerì la sterilizzazione laparoscopica nella donna, a Veress (Fig. 1.1), che illustrò

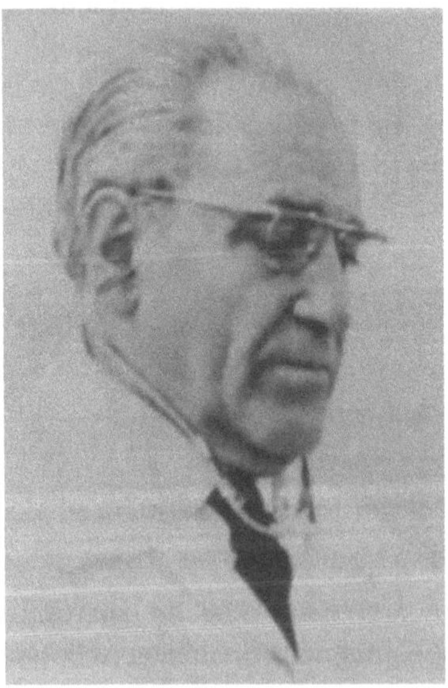

Fig. 1.1 Jànos Veress (1903-1979)

il suo ago nell'articolo "Neues Instrument zur Aufuhrung von Brust-Punktmonen und Pneumothorax Bahandlung" pubblicato su Dtsch Med Wochensch nel 1938, e a Barnes, che nel 1941 riferì la sua esperienza sulla folgorazione delle tube.

Una rivoluzione nella laparoscopia si ebbe poi nel 1952 a opera di Fourestier, Gladu e Valmiere, che misero a punto il sistema per trasmettere una luce intensa lungo una sbarra di quarzo estesa dalla parte prossimale a quella distale del telescopio, e di Frangenheim, che oltre a mettere a punto un laparoscopio utilizzato ancora oggi pubblicò il primo trattato di laparoscopia ginecologica nel 1959.

I contributi italiani allo sviluppo della laparoscopia sono notevolmente più tardivi e si contano solo a partire dagli inizi degli anni Cinquanta a opera di: Dagnini; Allodi Bianchi e Merola; Sotgiu, Lenzi e Franco; Infranzi; Bertolani; Lenzi G, Cavassini e Lenzi E; Banche e Muratori; Pomponio; Sarti e Agnelli. Con l'aumentare dell'esperienza maturavano i tempi perché la laparoscopia diagnostica diventasse operativa, il che avvenne, come precedentemente detto, per la prima volta a opera di Fervers nel 1933, che eseguì un'adesiolisi addominale sotto controllo laparoscopico.

La successiva messa a punto di tecniche e strumentario (Rodlens Optical System, illuminazione a luce fredda con fibre di vetro, elettrocoagulazione mono- o bipolare, sistema automatico di insufflazione, strumenti chirurgici) consentì un ulteriore allargamento delle indicazioni operative della laparoscopia, che si diffuse poi a partire dall'opera di Semm (Fig. 1.2), il quale eseguì la prima appendicectomia laparoscopica nel 1983, e da quella di Mouret (Fig. 1.3), che eseguì la prima colecistectomia laparoscopica nel 1987.

Dopo questo periodo la laparoscopia operatoria si è gradualmente diffusa, sostituendo la maggior parte delle indicazioni operatorie eseguite per via tradizionale. Dopo il contributo di Fervers seguirono quelli di Kalk, quello di Ruddocky, quello di Palmer, che nel 1962 descrisse l'uso dell'elettrocoagulazione monopolare delle tube per ottenere una sterilizzazione permanente, quello di Siegler e Berenyi del 1969 sulla sterilizzazione tubarica laparoscopica, quello di Steptoe ed Edwards del 1970 sul prelievo di ovociti, di Shapiro e Adler del 1973 sul trattamento delle gravidanze ectopiche e, infine, quello di Semm, che a

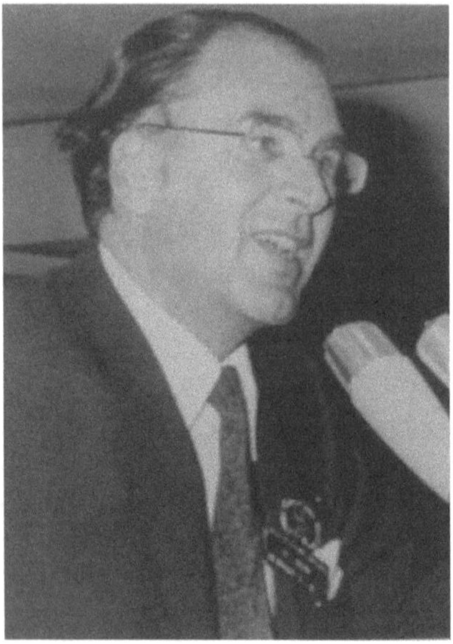

Fig. 1.2 Kurt Karl Stephan Semm (1927-2003)

partire dal 1974 impiegò la laparoscopia per il trattamento di molte condizioni patologiche. Successivamente seguono le esperienze di Mettler e Lieve del 1979 sull'endometriosi e sulle aderenze pelviche, quelle di Soderstrom del 1975 sulla gravidanza ectopica e ancora quelle di Brechet e Mage (1980), di Tadir (1981), di Daniell (1982), di Kerpe (1983) e di Lomano (1985) che utilizzarono vari tipi di laser (CO_2, argon, Nd Yag) nell'endometriosi.

Un'importante innovazione alla tecnica della laparoscopia si deve ad Harrith Hasson, che nel 1978 propose un metodo alternativo al posizionamento del primo trocar consistente in una minilaparotomia sotto visione, che consente la visualizzazione diretta dell'ingresso del trocar a punta smussa in cavità addominale.

Fondamentali per l'ulteriore sviluppo della laparoscopia operativa sono stati certamente i contributi accennati in precedenza: quello di Semm, che nel 1983 eseguì la prima appendicectomia laparoscopica, quello di Mouret, che nel 1987 eseguì la prima colecistectomia laparoscopica, in seguito effettuata poi da Reddick e Olsen, da Rubio, da Dubois, da Latterie, da Kard e

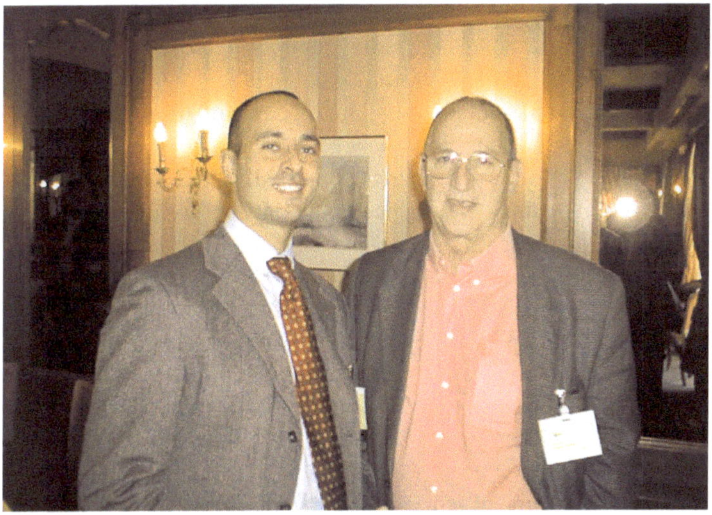

Fig. 1.3 Philippe Mouret insieme a Ciro Esposito a Valence nel 1996 in occasione del Video-Forum de Coeliochirurgie

Barthelot, e infine i contributi di Byron e Solniner, che nel 1988 trattarono il prolasso delle tube di Falloppio con un approccio combinato laparoscopico-vaginale, e quelli di Reich et al., che nel 1989 eseguirono un'isterectomia laparoscopica e nel 1990 un'ovariectomia per un cancro ovarico.

Oltre a questi contributi va ricordata l'azione divulgativa di Berci e di Cuschieri, ai quali si deve la grande diffusione della laparoscopia, rispettivamente in America e in Europa.

In età pediatrica la storia della laparoscopia ha avuto un inizio più tardivo, anche in questo caso in rapporto al più tardivo impiego delle tecniche di endoscopia.

Infatti, grazie alle conquiste tecniche e ottiche che portarono alla costruzione delle prime attrezzature endoscopiche pediatriche, dagli inizi degli anni Settanta cominciano a partire lo sviluppo e la diffusione prima delle tecniche di endoscopia a opera di Stephens Gans, che eseguì nel 1970 nell'ospedale Cedars del Lebanon a Los Angeles la prima broncoscopia e la prima esofagoscopia utilizzando telescopi con illuminazione a fibre ottiche della ditta Hopkins, e successivamente della laparoscopia, il cui inizio deve attribuirsi all'italiano Cortesi che, in collaborazione con Manenti e Bruni, pubblicò il primo contributo sulla diagnosi laparoscopica dei testicoli intraddominali nel 1969 su "Il lattante".

All'ulteriore sviluppo della laparoscopia dagli inizi degli anni Settanta contribuirono poi Cochen, Morgan, Weiss e Seaphore e soprattutto Stauffer, che a partire dal 1971 eseguì, presso il dipartimento universitario dell'ospedale pediatrico di Zurigo, un certo numero di laparoscopie in pazienti con patologie metaboliche ed epatiche.

Successivamente, nel 1973 Gans e Bercì presentarono la loro casistica di 16 laparoscopie sul J Pediatric Surg, dimostrando il valore delle indagini e imprimendo un notevole impulso alla sua diffusione a cui sono legati i nomi di Zambruda, Ilario Sotto e Jimmenez (1975), Cortesi Ferreri (1976), Roger Vries e Talbert (1978) e Hirsiy e Richam (1980).

Negli anni Ottanta la laparoscopia pediatrica vide ufficialmente la luce anche in Italia con la lettura su "La laparoscopia in età pediatrica", presentata dallo scrivente al Congresso della Società Italiana di Chirurgia Pediatrica tenutosi a Chieti-Pescara il 3-5 ottobre 1985 e che fu pubblicata in collaborazione con Porreca su "Aggiornamento del Medico" nel 1986 (10:122) un anno prima di quando Mouret eseguì la prima colecistectomia laparoscopica.

A partire da tale anno la laparoscopia diagnostica si diffuse gradualmente in Italia grazie anche all'Atlante bilingue di Laparoscopia Pediatrica, di G. Esposito e A. Porreca, pubblicato nel 1991 dalla Ciba-Geigy, che resta l'unico atlante sulla laparoscopia sino a oggi pubblicato.

Sull'entusiasmo suscitato dalla validità della laparoscopia diagnostica, il passo affinché anche quella pediatrica diventasse operatoria è stato breve grazie a Waldschmidt e Schier, che nel 1991 su Eur J Ped Surg, nel loro articolo "Laparoscopical surgery in neonates and infants" ne inquadrarono la metodica, che si diffuse ben presto interessando anche l'Italia, dove il 3 aprile 1993 furono eseguiti i primi 2 interventi laparoscopici da A. Pozzeca e C. Esposito della Chirurgia Pediatrica dell'Università Federico II di Napoli (asportazione di una cisti ovarica neonatale torta, intervento di Ivanissevich per il trattamento del varicocele), mentre nello stesso periodo, all'Istituto Gaslini di Genova, veniva effettuata da V. Jasonni una colecistectomia per via laparoscopica.

Si apriva così la strada allo sviluppo della chirurgia laparoscopica, che nel volgere di pochi anni è stata estesa a quasi tutte le patologie chirurgiche, soppiantando la maggior parte delle procedure chirurgiche eseguite per via tradizionale, comprese quelle degli organi retroperitoneali, per i quali è stata messa a punto la retroperitoneoscopia con cui si effettua un retropneumoperitoneo che consente una buona visualizzazione delle strutture retroperitoneali.

A questo proposito e per inciso va ricordato che sulla base delle esperienze laparoscopiche le tecniche mininvasive sia diagnostiche sia operatorie hanno interessato anche altri distretti organici quali il mediastino, il torace, le articolazioni, il collo, il cranio.

La diffusione della laparoscopia si deve altresì ai centri di formazione, tra i quali da ricordare quelli di Strasburgo in Francia, di Leeds nel Regno Unito e di Bologna e Napoli in Italia, mentre sul piano organizzativo e scientifico vari gruppi di studio e società scientifiche hanno poi contribuito con le loro riunioni e i loro congressi al suo attuale sviluppo.

Tra le prime società europee da ricordare, innanzitutto, il gruppo di studio francese GECI (Fig. 1.4) e la Società Italiana di Videochirurgia Infantile (SIVI) (Fig. 1.5), che è stata fondata a Napoli nel 1995 e cui hanno fatto seguito la BAPES (British Association for Pediatric Endoscopic Surgery), mentre a livello internazionale la società scientifica più rappresentativa è l'International Pediatric Endoscopic Group (IPEG).

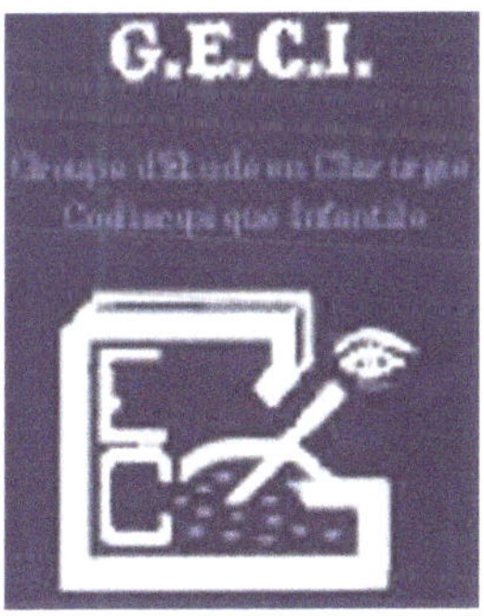

Fig. 1.4 Logo del GECI (Groupe d'Étude de Coeliochirurgie Infantile), fondato nel 1991

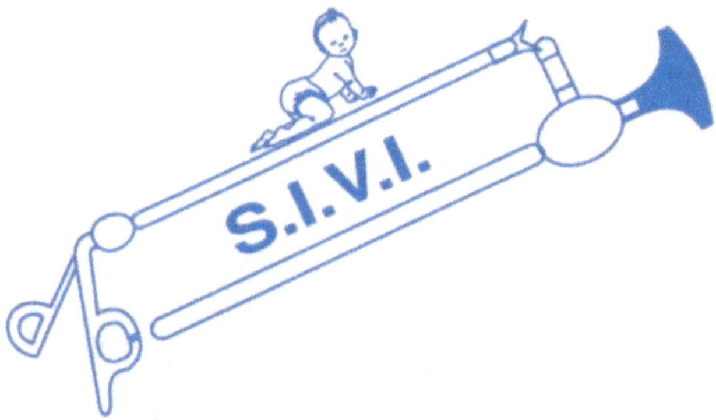

Fig. 1.5 Logo della SIVI (Società Italiana di Videochirurgia Infantile), fondata nel 1995

Infine, per quanto riguarda le manifestazioni congressuali, oltre alle riunioni dell'IPEG, del GECI e della BAPES, va ricordato il primo Congresso a partecipazione internazionale della SIVI (1996), al quale hanno fatto seguito annualmente i Congressi nazionali fino all'anno 2007, mentre a partire dal 2008 il Congresso della SIVI si tiene congiuntamente a quello della SICP e a quello della SIUP.

Letture consigliate

Cortesi N, Ferrari P, Zambarda E, et al. Diagnosis of bilateral abdominal cryptorchidism by laparoscopy. Endoscopy 1976;8:33-34

Esposito G, Porreca A. La laparoscopia in età pediatrica. Aggiornamento del medico 1986;10:122-126

Esposito G, Porreca A. Atlante di laparoscopia pediatrica. Edizioni Ciba-Geigy 1991

Gans SL, Berci G. Peritoneoscopy in infants and children. J Pediatr Surg 1973; 8:399-405

Infranzi A, Esposito G, Di Gaeta S. Laparoscopia e laparofotografia in semeiotica strumentale delle vie biliari. Torino: Edizioni Minerva Medica 1959

Mouret PH. From the first laparoscopic cholecistectomy to the frontier of laparoscopic surgery: the future prospective. Dig Surg 1991;8:124-5

Semm K. Endoscopic Appendicetomy. Endoscopy 1983;15:59-62

Vecchio R, MacFayden BV, Palazzo F. History of laparoscopic surgery. Panminerva Med 2000;42:87-90

Veress J. Neues Instruments zur Ausfuhruny von Brust-Punktmonem und Pneumothorax Bohandlund. Dtsch Med Wochensch 1938;64:148-152

Waldschmidt J, Schier F. Laparoscopic surgery in neonates and infants. Eur J Pediatr Surg 1991;1:145-150

Capitolo 2
Videochirurgia pediatrica: come e perché?

G.A. MacKinlay

È un grande onore e un vero piacere, per me, scrivere questo capitolo introduttivo per il mio caro amico Ciro Esposito.

Da oltre trent'anni svolgo la mia attività di chirurgo pediatra a Edinburgo, e non ho dubbi sul fatto che in questi anni il più grande cambiamento nella tecnica chirurgica pediatrica sia stato la nascita e lo sviluppo della chirurgia laparoscopica e mininvasiva.

Nonostante gli approcci pionieristici di Gans e Berci nei primi anni Settanta, per lungo tempo la chirurgia laparoscopica è rimasta, nella maggior parte dei casi, soltanto uno strumento diagnostico più che terapeutico. I chirurghi pediatrici la utilizzavano principalmente per identificare i testicoli intraddominali prima di effettuare qualunque operazione chirurgica fosse necessaria, sempre con un approccio "open".

Anche i ginecologi utilizzavano questa tecnica e i chirurghi che operavano pazienti adulti hanno iniziato gradualmente a prendere familiarità con questa tecnica in seguito alla prima appendicectomia laparoscopica (condotta dal ginecologo tedesco Kurt Semm nel 1983), alla prima colecistectomia laparoscopica (a opera di Eric Mühe nel 1985, sempre in Germania) e specialmente in seguito alla prima colecistectomia laparoscopica effettuata con tecnica video da Philippe Mouret a Lione, in Francia, nel 1987.

L'introduzione, nella metà degli anni Ottanta, di micro-videocamere con chip CCD ha rivoluzionato interamente la tecnica.

In ambito pediatrico molti chirurghi sono stati assai lenti nell'adottare le tecniche minimamente invasive nella loro routine

Videochirurgia pediatrica, Ciro Esposito et al. (a cura di)

chirurgica. Ciò era dovuto in parte alla grandezza dello strumentario disponibile agli inizi, che richiedeva grosse incisioni per accedere alla cavità toracica e peritoneale. Infatti i chirurghi pediatrici sono di solito orgogliosi delle loro piccole incisioni e cercano sempre di effettuare l'incisione in corrispondenza di pieghe cutanee, eseguendo sempre la chiusura della cute con suture intradermiche. Nei bambini le ferite guariscono in fretta e, a meno che non si formino cheloidi, l'aspetto finale di una ferita chirurgica guarita è di solito accettabile. In ogni modo, le ferite crescono con il bimbo e possono diventare corrugate e distorcersi con l'età: per questo motivo molti adulti sono insoddisfatti dall'aspetto di cicatrici causate da interventi chirurgici subiti durante l'infanzia. Pertanto, qualsiasi tecnica garantisca cicatrici meno visibili offre un notevole vantaggio.

Ho seguito per la prima volta un corso di chirurgia pediatrica laparoscopica quindici anni fa, nel 1994. Ho notato immediatamente l'incredibile vantaggio garantito da questa tecnica nel ridurre al minimo la grandezza delle cicatrici, quindi ho adottato molto presto questo tipo di approccio nel mio ospedale. L'anno seguente ero uno dei docenti di quello stesso corso!

Molti, all'epoca, dicevano "Non prenderà mai piede", "È troppo laboriosa e, inoltre, se sommi la lunghezza delle singole cicatrici otterrai praticamente la stessa lunghezza di un'unica incisione 'open'", "Verosimilmente condurrà a molte complicazioni". Nessuna di queste opinioni ha retto. Sebbene molti chirurghi pediatrici nel mio Paese e nel resto del mondo continuino a operare in maniera "convenzionale", sono certo che la prossima generazione guarderà indietro e dirà "Seriamente facevano quelle incisioni così barbare quando la stessa procedura può essere effettuata con tecniche mininvasive?".

Quando ho introdotto per la prima volta la chirurgia laparoscopica nel mio ospedale, ho acquistato fiducia nella tecnica operando varicoceli in laparoscopia; in seguito ho introdotto la fundoplicatio secondo Nissen per via laparoscopica. Per i primi cinque casi di fundoplicatio ho richiesto la collaborazione di un chirurgo esperto nella tecnica, e in seguito ho continuato a operare con un collega più giovane.

Quando ho presentato le nostre prime cinquanta fundoplicatio consecutive in laparoscopia, confrontate con cinquanta fundoplicatio "open" al 46° Congresso della BAPS di Liverpool nel 1999, le mie conclusioni sono state le seguenti:

"*Abbiamo riscontrato che l'approccio laparoscopico è migliore di quello 'open'. L'accesso chirurgico e la visualizzazione del campo sono nettamente migliorati. I vantaggi maggiori per il bambino sono il ritorno più immediato alla normale alimentazione, la richiesta inferiore di analgesici nel postoperatorio e la permanenza più breve in ospedale. L'aspetto estetico delle cicatrici è eccellente. La fundoplicatio laparoscopica (con e senza gastrostomia) dovrebbe essere la procedura di prima scelta per il controllo chirurgico del reflusso gastroesofageo nei bambini. La fundoplicatio con tecnica 'open' non sembra più giustificabile come operazione chirurgica di routine*".

Tuttavia, dieci anni dopo i chirurghi pediatrici nel Regno Unito continuano a effettuare un elevato numero di fundoplicatio "open". Ciò avviene nonostante la notevole quantità di studi e pubblicazioni che confermano quanto la laparoscopia riduca lo stress della chirurgia, la grandezza delle cicatrici, il dolore postoperatorio, i casi di ileo postoperatorio e la durata del ricovero, con un ritorno più precoce alle normali attività.

Le cicatrici sono davvero minime, specialmente se il chirurgo presta attenzione nel posizionare la porta ombelicale all'interno della piega inferiore dell'ombelico. Personalmente non utilizzo mai la piega superiore, perché lì molte ragazze amano avere un piercing. Le altre porte d'accesso dovrebbero essere posizionate il più lontano possibile, in posti poco visibili. Per esempio, nel caso di un'appendicectomia laparoscopica, le due porte inferiori dovrebbero essere situate al di sotto della "linea del bikini", specialmente nelle ragazze. Porte di 5 mm guariscono molto velocemente se l'incisione segue le linee di Langer. Porte di 3,5 mm sono ancora migliori dal punto di vista estetico. Alcuni utilizzano strumenti di 2 mm, che però sono molto fragili e richiedono particolare attenzione per evitare che le punte causino danni.

Per operazioni brevi, come la piloromiotomia in bambini molto piccoli, si utilizza una sola porta d'accesso (ombelicale), necessaria per l'ottica. Gli altri strumenti (sono disponibili bisturi, pinze, divaricatori) passano attraverso due piccolissime incisioni di 3 mm nell'addome superiore. Queste piccole ferite non hanno bisogno di essere suturate e possono essere semplicemente chiuse con collanti o Steri-Strips®. Ai controlli successivi le cicatrici sono spesso impercettibili.

La *one trocar surgery* sta progredendo notevolmente, anche se attualmente richiede spesso un'incisione più grande di quella che si effettua normalmente a livello ombelicale.

Attualmente le cicatrici minime causate da porte d'accesso aggiuntive rendono poco necessario, nei bambini, l'approccio con singola porta; però, con opportuni miglioramenti, questa potrebbe essere un'evoluzione futura. Lo stesso discorso vale per la NOTES (*Natural Orifice Transluminal Endoscopic Surgery*). Allo stesso modo i robot sono ingombranti e allo stato attuale delle cose, nella maggior parte delle operazioni chirurgiche su bambini, offrono un vantaggio minimo rispetto alle tecniche endoscopiche standard.

La chirurgia endoscopica, soprattutto laparoscopica e toracoscopica, non solo offre ai pazienti i vantaggi sopra elencati, ma è anche vantaggiosa per il chirurgo. La visualizzazione del campo operatorio è spesso decisamente migliore di quella che si ottiene con un approccio "open". L'illuminazione è di solito più soddisfacente e l'ingrandimento dell'immagine sullo schermo garantisce una visione migliore delle strutture anatomiche.

Ogni volta che effettuo un intervento come la riparazione di un'atresia esofagea in un neonato, resto sempre a bocca aperta di fronte alla bellezza dell'anatomia che riesco a visualizzare. Piccolissimi rami del vago e vasi sanguigni sono visibili con molta più chiarezza rispetto a ciò che si può vedere attraverso una piccola incisione toracotomica e con l'ausilio di lenti d'ingrandimento. L'ottica può raggiungere aree spesso difficili da visualizzare attraverso un accesso "open", come la zona superiore dello iato esofageo e la parte più inferiore della pelvi.

Quando il chirurgo acquisisce sicurezza con questa tecnica, non vuole più ritornare alla chirurgia tradizionale.

La chirurgia endoscopica assume importante valore anche nei bambini con tumori, sia addominali sia toracici. Evitare la toracotomia ha ovvi vantaggi, e molti tumori addominali possono essere mobilizzati laparoscopicamente ed estratti attraverso un endobag o con un'incisione tipo Pfannenstiel, che è migliore esteticamente e risulta essere meno dolorosa rispetto a una larga incisione nell'addome superiore. Mentre ci si sforza di curare un numero sempre crescente di bambini con patologie maligne, dobbiamo anche, ove possibile, ridurre al minimo le cicatrici deturpanti associate alla chirurgia addominale e toracica convenzionale.

Il numero di interventi di chirurgia pediatrica che possono essere portati a termine con successo utilizzando tecniche mininvasive è aumentato rapidamente negli ultimi quindici anni. La chirurgia pediatrica comprende un numero di procedure più ampio di quello di qualsiasi altra specializzazione chirurgica. Infatti è limitata a una fascia d'età piuttosto che a un apparato. Le abilità richieste per la chirurgia mininvasiva si prestano a questo ampio repertorio di interventi. Il chirurgo può applicare facilmente tali abilità all'addome (laparoscopia), all'area retroperitoneale (retroperitoneoscopia) e al torace (toracoscopia). Alcuni addirittura estendono la tecnica a operazioni nel collo, come la tiroidectomia.

Quando il chirurgo pediatrico ha acquisito familiarità con questa tecnica, è riluttante nei confronti di studi randomizzati che dimostrino il valore dell'approccio minimamente invasivo rispetto alla chirurgia "open". I vantaggi, infatti, appaiono ovvi. Riveste grande interesse un recente studio multicentrico, internazionale, in doppio cieco, randomizzato e controllato, disegnato con lo scopo di analizzare i risultati dopo la piloromiotomia (laparoscopica o "open") per il trattamento della stenosi pilorica. Il monitoraggio dei dati e il comitato etico hanno richiesto l'interruzione dello studio prima del completo reclutamento dei pazienti, a causa del beneficio significativo ottenuto dal gruppo operato in laparoscopica. Gli autori hanno concluso che "la laparoscopia è più vantaggiosa della piloromiotomia "open", per cui ne raccomandiamo l'utilizzo nei centri con un'adeguata esperienza in laparoscopia".

Quale frase migliore può esserci per rispondere alla domanda che Ciro Esposito mi ha posto: "Come e perché la laparoscopia pediatrica?".

Secondo la mia opinione, nel ventunesimo secolo è inaccettabile operare un bambino con tecniche "open" se l'intervento può essere effettuato in maniera semplice e sicura attraverso la chirurgia minimamente invasiva.

Parte generale

Capitolo 3
Anestesia in laparoscopia, toracoscopia, retropneumoperitoneoscopia

S. Baroncini, A. Gentili

La chirurgia mininvasiva richiede importanti variazioni nella conduzione anestesiologica, in relazione all'età pediatrica a cui la tecnica è rivolta, ma anche alla sede di intervento e alla postura.

Modificazioni fisiopatologiche indotte da toracoscopia, laparoscopia e retropneumoperitoneoscopia

In toracoscopia, le condizioni respiratorie variano per cause anestesiologiche e di assistenza respiratoria, per la postura laterale e la distensione del cavo pleurico con CO_2, ma soprattutto per la ventilazione monopolmonare. In decubito laterale, il neonato e il lattante ventilano meglio con il polmone non dipendente. La distribuzione della ventilazione e della perfusione è simile in tutte le età in corso di anestesia generale e curarizzazione.

L'insufflazione peritoneale determina un aumento di pressione endoaddominale con incremento delle resistenze delle vie aeree, spremitura del sangue circolante nello splancnico e compressione cavale, con importanti variazioni delle funzioni cardiorespiratorie, sulle quali ha particolare interferenza anche l'assorbimento peritoneale della CO_2.

A livello respiratorio il retropneumoperitoneo comporta una compressione meccanica sul diaframma, soprattutto sulla sua porzione posteriore, causando riduzione della compliance polmonare, dei volumi polmonari, associati a modificazioni del rapporto ventilazione/perfusione. Le ripercussioni cardiocircolatorie

Videochirurgia pediatrica, Ciro Esposito et al. (a cura di)

possono essere legate a modificazioni emodinamiche per incremento delle resistenze periferiche e dell'impedenza aortica.

Preparazione all'intervento

È sempre necessario conoscere le condizioni preoperatorie per evidenziare le controindicazioni (Tab. 3.1). La preparazione all'intervento deve migliorare lo stato nutrizionale, le condizioni respiratorie (fisioterapia, broncodilatatori), non dimenticando la definizione della gestione delle vie aeree in sicurezza. Sono indicati un ECG e la visita cardiologica, che indichi un'ecografia, imprescindibile comunque in età neonatale, ove anche l'ecoencefalo è uno strumento diagnostico preoperatorio, ma può essere considerato anche un valido monitoraggio intraoperatorio. La preparazione all'intervento del paziente, oltre a prevedere il digiuno secondo le linee guida, richiede un'appropriata profilassi antibiotica e la decontaminazione del tratto gastroenterico.

Tabella 3.1 Controindicazioni assolute o relative alla chirurgia toracoscopica e laparoscopica

Toracoscopia	Laparoscopia
Assolute • Patologie cardiache severe dotto-dipendenti • Bassa gittata sistolica • Malattia congenita con shunt dx-sx e shunt sx-dx	**Assolute** • Patologie cardiache severe dotto-dipendenti • Bassa gittata sistolica • Malattia congenita con shunt dx-sx e shunt sx-dx
Relative • Insufficienza respiratoria displasia broncopolmonare • Disordini della coagulazione • Instabilità emodinamiche	**Relative** • Insufficienza respiratoria displasia broncopolmonare • Disordini della coagulazione • Instabilità emodinamiche • Pazienti con sepsi addominale

Monitoraggio

Le importanti alterazioni fisiologiche respiratorie e cardiocircolatorie richiedono il monitoraggio da pianificare in modo proporzionato alle condizioni generali del paziente, alla patologia che indica la procedura e all'invasività e durata della procedura stessa.

Capnometria

Viene misurata rilevando la pressione parziale della CO_2 alla fine dell'espirazione ($EtCO_2$), che è un diretto indicatore del contenuto alveolare di anidride carbonica. L'$EtCO_2$ riflette in maniera precisa, entro alcuni limiti, la pressione parziale di CO_2 nel sangue arterioso ($PaCO_2$).

Pulsossimetria

È un buon indice di ossigenazione tissutale, viene normalmente rilevata sul polso capillare periferico e indica l'efficacia della ventilazione alveolare.

Occorre tenere presente sempre la corrispondenza tra i valori di SpO_2 e di PaO_2 per non accettare valori troppo bassi di ossigenazione.

Dinamica del flusso di ventilazione

Il ventilatore rileva automaticamente le pressioni delle vie aeree, la pressione di picco (PP), la pressione di plateau (PPl) e la pressione media (PM).

Monitoraggio cardiocircolatorio

Il monitoraggio in chirurgia mininvasiva non differisce da quello della chirurgia "open" e prevede, secondo le linee guida SIAARTI, quello elettrocardiografico (ECG), della pressione arteriosa (non invasiva e invasiva) e della pressione venosa centrale (PVC).

Pressione arteriosa non invasiva

Utilizza oscillotonometri automatici e l'attendibilità del dato è strettamente correlata alla corretta applicazione della tecnica con cuffie di dimensioni idonee (> 20% del diametro dell'arto in cui viene effettuato il rilievo).

Pressione arteriosa invasiva

Prevede il posizionamento di un catetere intrarterioso, collegato a un trasduttore e al monitor. Fornisce un dato preciso e costante non solo dei valori assoluti, ma anche dati emodinamici osservando la forma d'onda. L'accesso arterioso consente di effettuare emogasanalisi per valutare il pH, la $PaCO_2$ e la PaO_2 del paziente.

PVC

È un buon indice di riempimento volemico, pensando che il decubito, la tecnica chirurgica e la ventilazione meccanica a pressione positiva possono modificarla.

Diuresi

Il valore accettato normale deve essere superiore a 1 ml/kg/h; deve essere osservato con fedeltà, perché considerato indice di perfusione.

Temperatura corporea

L'anestesia generale sopprime la normale termoregolazione dei centri ipotalamici. Le basse temperature della sala operatoria, la temperatura dei gas e dei liquidi di lavaggio determinano una perdita di calore. Le sedi di rilievo sono quelle faringea (molto simile a quella ipotalamica, non in chirurgia toracoscopica), rettale e vescicale.

Anestesia e procedure prechirurgiche

I genitori accompagnano il bambino in sala operatoria e restano fino all'induzione all'anestesia generale. L'attuale disponibilità dei farmaci consente, anche in età pediatrica, di eseguire anestesia generale inalatoria, TIVA e mista. L'induzione del paziente viene preceduta dal monitoraggio dei parametri incruenti. L'induzione inalatoria è consigliata nei pazienti di età inferiore a 5 anni e quando non sia possibile reperire una via venosa in veglia. Attualmente l'alogenato più utilizzato è il sevoflurano, con graduale concentrazione fra l'1% e il 6% in una miscela variabile di O_2/aria. L'induzione endovenosa avviene dopo l'incannulazione di una vena periferica medicata con EMLA®. Il farmaco più utilizzato per l'induzione endovenosa è il propofol (2,5-3 mg/kg). L'intubazione tracheale può avvenire in respiro spontaneo con anestesia topica (lidocaina 3-5 mg/kg) o in apnea. Il mantenimento dell'anestesia può essere eseguito con tecnica endovenosa o inalatoria, associando analgesici oppioidi (per via sistemica o peridurale) e miorilassanti. La tecnica combinata anestesia generale e anestesia locoregionale consente di utilizzare un minore dosaggio di farmaci e ottenere la migliore protezione del paziente. I blocchi centrali e in particolare quello peridurale con il posizionamento di un catetere con estremità distale a livello differente della colonna consentono una perfetta analgesia intra- e postoperatoria. Tale strategia, applicabile a tutte le età pediatriche, e gli eventi avversi neurologici correlati non sono riportati frequentemente in letteratura (1/10.000). Nel neonato e nel lattante la via di introduzione del catetere è a livello caudale o sacrale, nel bambino più grande l'accesso può essere anche toracico. I farmaci utilizzati sono anestetici locali e oppioidi, sia per top-ut sia per infusione continua. Per il ridotto legame proteine-anestetici locali, nel neonato e nel lattante si può determinare un accumulo dei farmaci con potenziali rischi tossici. La rimozione del catetere va affidata a mani altrettanto esperte, rispettando la stessa postura del posizionamento. Al termine dell'intervento l'infiltrazione delle piccole ferite chirurgiche migliora le condizioni di analgesia postoperatoria del paziente.

Gestione delle vie aeree

Preservare la pervietà delle vie aeree è fondamentale per la sicurezza del paziente. Le vie aeree dei bambini sono piccole, caratterizzate da un'elevata resistenza. Nella chirurgia laparoscopica e retropneumoperitoneoscopica, il corretto posizionamento del tubo tracheale monolume va controllato al cambio di postura e distensione addominale: in particolare, la sopraelevazione del diaframma porta su un piano più alto anche le basi polmonari con apertura dell'angolo della carena principale e accorciamento della trachea con un possibile dislocamento del tubo all'interno di un bronco principale. In chirurgia toracoscopia occorre prendere in esame l'esclusione dalla ventilazione di un polmone o di parte di questo in relazione alle condizioni del paziente e dell'area di polmone da trattare. A tale scopo si possono utilizzare tubi monolume da soli o con bloccatori bronchiali, tubi a doppio lume e i tubi Univent (Tab. 3.2).

Tabella 3.2 Tubi tracheali

Presidio	Misure	Età
Tubo bilume	Da 26 Fr	8 ANNI
Tubo UNIVENT	Solo 3,5 /4,5 ID	6 ANNI
Bloccatore ARNDT	Da 5 Fr	2 ANNI

La via venosa

L'accesso venoso deve essere sicuro e ottemperare spesso anche alla funzione di monitoraggio; perciò deve essere centrato e posizionato tenendo conto della sede dell'intervento e delle caratteristiche anatomiche del bambino; deve essere controllato non solo all'atto del posizionamento, ma anche dopo la postura chirurgica. La preferenza dell'accesso è alla cava superiore (giugulare interna e succlavia).

Condotta intraoperatoria

Le modificazioni fisiologiche durante laparoscopia sono soprattutto legate all'aumento della pressione endoaddominale associato all'insufflazione di CO_2, alla posizione del paziente, all'assorbimento di CO_2 e ai suoi effetti sistemici. L'incremento della pressione endoaddominale produce modificazioni sia sotto l'aspetto respiratorio, sia sotto l'aspetto cardiocircolatorio. Un'aumentata pressione endoaddominale comporta una compressione meccanica sul diaframma che riduce la compliance polmonare, la capacità vitale, la capacità funzionale residua e la capacità polmonare totale. Lo pneumoperitoneo nel bambino può determinare conseguenze cardiocircolatorie rilevanti per condizioni di riempimento: l'incremento della pressione endoaddominale modifica sia il precarico sia il postcarico, mantenendo inalterata la performance ventricolare. Studi ecografici evidenziano che, nel paziente pediatrico senza patologia cardiaca, durante pneumoperitoneo l'aumento del precarico, determinato dall'incremento del ritorno venoso, compensava, secondo la legge di Starling, l'aumento del postcarico, indotto dall'incremento delle resistenze periferiche, mantenendo una normale contrattilità ventricolare. Durante anestesia per l'esecuzione di una laparoscopia è importante che la pressione endoaddominale non superi 6 mmHg in età neonatale e lattante e 12 mmHg nel bambino. L'apporto infusionale intraoperatorio prevede durante la prima ora 25 ml/kg nei bambini di età inferiore a 3 anni e 15 ml/kg in quelli di età superiore ai 3 anni; nelle ore successive tale apporto viene portato a 8 ml/kg/h in tutti i pazienti. È consigliato il monitoraggio della glicemia e degli elettroliti.

Termine dell'intervento

Al termine dell'intervento, i bambini sottoposti a chirurgia mininvasiva diagnostica o di minore durata e impatto vengono progressivamente risvegliati con recupero dell'autonomia, stabilità cardiocircolatoria e respiratoria e in particolare della capnia. In presenza di condizioni preoperatorie compromesse e a fronte di interventi di chirurgia endoscopica maggiore, al termine dell'intervento il paziente va ricoverato in Terapia Intensiva. Il quadro globale del singolo paziente indicherà i tempi e i modi del risveglio e dell'assistenza respiratoria.

Letture consigliate

Bhuyan N, Peters AM, Gordon I, et al. Effects of posture on the distribution of pulmonary ventilation and perfusion in children and adults. Thorax 1989; 44:480-484

Bozkurt P. The stress response in children during laparoscopic abdominal surgery. Anaesthesia 2000;55:611-612

Bunnister C, Brosius K, Wulkan M. The effects of insufflation pressure on pulmonary mechanism in infant during laparoscopic surgical procedures. Pediatr Anesth 2003;13:785-789

Capelouto CC, Kavoussi LR. Complications of laparoscopic surgery. Urology 1993;42:2-12

El-Ghoneimi JS, Valla H, Steyaert Y. Laparoscopic renal surgery via a retroperitoneal approach in children. J Urol 1998;160:1138-1141

Enk D, Rellensmann G, Brussel T, et al. Ventilation management during neonatal thoracic surgery. Anesth Analg 2007;104:218

Esposito C, Lima M, Mattioli G, et al. Thoracoscopic surgery in the management of pediatric malignancies: a multicentric survey of the Italian Society of Videosurgery in Infancy. Surg Endosc 2007;21:1772-1775

Fujimoto T, Lane GJ, Segawa O, et al. Laparoscopic surgery in newborn infants. Surg Endosc 2000;14:1019-1023

Gentili A, Iannettone CM, Pigna A, et al. Cardiocirculatory changes during videolaparoscopy in children: an echocardiographic study. Pediatr Anesth 2000;10:399-406

Gentili A, Pigna A, Pasini L, et al. Anesthesia during pediatric laparoscopy: are there changes to the intra-abdominal pressure and the duration of peritoneal insufflation? Pediatr Endosurg 1999;3:107-116

Guérard A, Desruelle P. Cardiorespiratory changes during laparoscopic fundoplication in children. Pediatr Anesth 1995;5:89-95

Gueugniaud PY, Abiserror M, Moussa M, et al. The hemodynamic effects of pneumoperitoneum during laparoscopic surgery in healthy infants: assessment by continuous oesophageal aortic blood flow echo-doppler. Anesth Analg 1998;86:290-293

Heat DP, Helms P, Gordon I, Turner HM. Postural effects on gas exchange in infants. N Engl J Med 1983;308:1505-1508

Ingelmo PM, Gelsomino C, Acosta P, et al. Epidural analgesia in children: planning organization and development of a new program. Min Anest 2007;73: 573-581

Kalfa N, Allal H, Raux O. Tolerance of laparoscopy and thoracoscopy in neonates. Pediatrics 2005;116:785-791

Mariano ER, Boltz GM, Albanese CT, et al. Anesthetic management of infants with palliated hypoplastic left heart sindrome undergoing laparoschopic Nissen Funduplication. Anesth Analg 2005;100:1631-1633

McBride W, Dicker R, Abajian J, Vane D. Continuous thoracic epidural infusions for postoperative analgesia after pectus deformity repair. J Pediatr Surg 2007;31:105-108

Pacilli M, Pierro A, Kingsley C, et al. Absorption of carbon dioxide laparoscopy in children measured using a novel mass spectrometric technique. Br J Anest 2006;97:215-219

Petrat G, Weyandt D, Klein U. Anesthetic consideration in pediatric laparoscopic and thoracoscopic surgery. Eur J Pediatr Surg 1999;9:283-285

Rayman R, Girotti M, Armstrong K, et al. Assessing the safety of pediatric laparoscopic surgery. Surg Laparosc Endosc 1995;5:437-443

Schmidt C, Rellensmann G, Van Aken H, et al. Single lung ventilation for pulmonary lobe resection in a newborn. Anest Analg 2005;101:362-364

Sfez M. Anesthésie pour coeliochirurgie en pédiatrie. Ann Fr Anesth Réanim 1994;13:221-232

Tobias JD. Anesthetic management for pediatric laparoscopy and thoracoscopy. In: Lobe TE, Schropp KP (Eds). Pediatric laparoscopy and thoracoscopy. 1ª edizione. Philadelphia: WB Saunders Company 1994, pp. 59-66

Tobias JD, Holcomb GW, Brock JW, et al. Cardiorespiratory changes in children during laparoscopy. J Pediatr Surg 1995;30:33-36

Tobias JD, Lowe S, O'Dell N, Holcomb 3rd GW. Thoracic epidural anaesthesia in infants and children. Can J Anesth 1993;40:879-882

Vittimberga FJ, Foley DP, Meyers WC, Callery MP. Laparoscopic surgery and the systemic immune response. Ann Surg 1998;227:326-334

Capitolo 4
Strumentazione e fonti di energia in videochirurgia pediatrica

F. Alicchio, C. Esposito, A. D'Oro, M. Castellano, J.S. Valla, C. Hollands

Le procedure laparoscopiche possono essere potenzialmente complesse. Oltre le possibili complicanze legate alla procedura di base, altre, di natura tecnica, possono essere dovute alla strumentazione (es. malfunzionamento, assemblaggio non corretto). Una buona conoscenza dello strumentario di base risulta, pertanto, di fondamentale importanza per evitare o risolvere efficacemente problematiche a esso correlate. Inoltre, è indispensabile conoscere e saper utilizzare correttamente tutti i nuovi device disponibili attualmente sul mercato per facilitare la dissezione e l'emostasi.

Colonna laparoscopica

Una buona visione rappresenta il punto di partenza per effettuare una procedura videochirurgica.

Una colonna tipo si compone generalmente di:

- un monitor;
- una videocamera ad alta risoluzione (con caratteristiche e comandi diversi in base alla casa produttrice, es. autofocus, controllo diretto della luminosità e della registrazione ecc.);
- una fonte di luce;
- un insufflatore automatico ad alto flusso per la CO_2;
- un sistema di lavaggio e aspirazione;
- un sistema di elaborazione e acquisizione digitale dell'immagine (Fig. 4.1).

Videochirurgia pediatrica, Ciro Esposito et al. (a cura di)

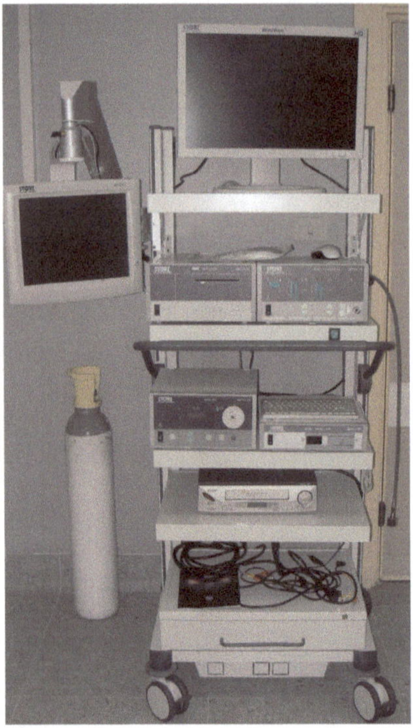

Fig. 4.1 Colonna laparoscopica

Strumentario

Pressoché tutti gli strumenti utilizzati in videochirurgia esistono in differenti materiali, monouso o poliuso, e in differenti misure in diametro (2, 3, 5, 10, 12 mm) e in lunghezza (20, 33, 45 cm) e con differenti tipi di impugnature (lineari o a L) dotate o meno di cremagliera ed elettrodo per la coagulazione (Figg. 4.2, 4.3).

La scelta viene effettuata in base alla procedura da eseguire e all'età e al peso del paziente.

- Trocar di Hasson (mandrino con punta smussa) e ago di Veress per l'accesso alla cavità addominale.
- Trocar: sono cannule generalmente munite di mandrino, attraverso le quali è possibile inserire gli strumenti. Ne esistono differenti tipi: a superficie liscia, zigrinata o a vite; dotati o meno di meccanismo di ancoraggio (trocar a palloncino, trocar a ombrello) con mandrino a punta smussa, conica o pira-

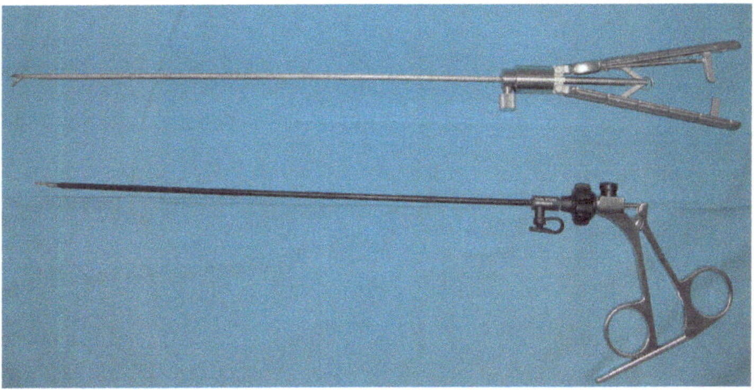

Fig. 4.2 Strumenti con impugnatura lineare (in alto) o a L (in basso)

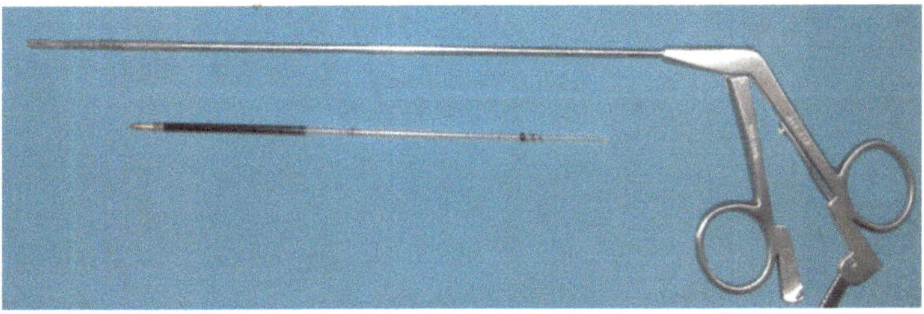

Fig. 4.3 Gli strumenti da 3 mm frequentemente utilizzati in laparoscopia pediatrica hanno il diametro comparabile a quello di una carica di una penna

midale, muniti o meno di rubinetto per l'insufflazione di CO_2, e in differenti misure (Fig. 4.4).

- Ottiche o laparoscopi: sono costituiti da un tubo in acciaio inossidabile contenente un sistema di lenti e un sistema di trasporto del fascio luminoso per mezzo di un cavo formato da fibre ottiche, attraverso il quale la luce passa dalla fonte luminosa al campo operatorio. Una buona ottica dovrebbe trasmettere un'immagine luminosa e nitida con una buona definizione, avere un ampio angolo di visione senza distorsioni ed essere autoclavabile. Esistono ottiche frontali (0°), ottiche angolate (25°, 30°, 45°, 70°) e ottiche stereoscopiche con due canali ottici per la visione tridimensionale.
- Ottica operativa: come la precedente, ma presenta in più un canale operativo attraverso il quale è possibile inserire uno

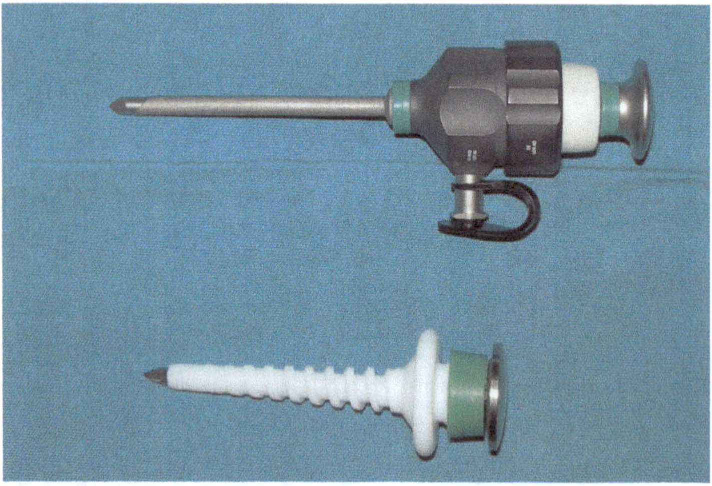

Fig. 4.4 Trocar da 3 mm a cannula zigrinata (in basso) e a cannula liscia (in alto)

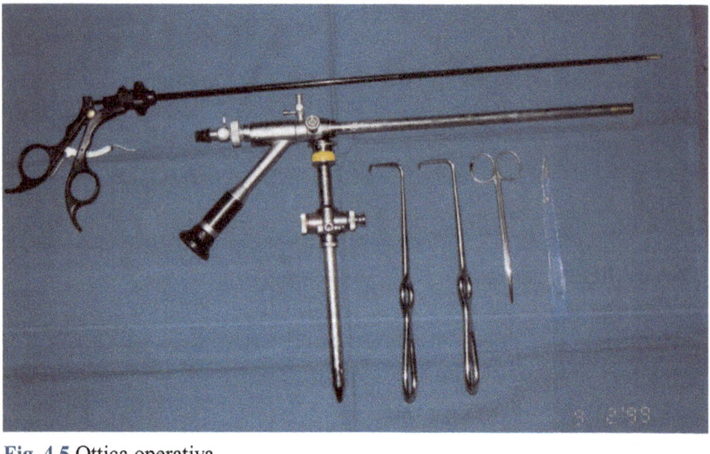

Fig. 4.5 Ottica operativa

strumento. Consente di effettuare procedure one-trocar o laparoassistite (Fig. 4.5).

- Cavi di connessione: per l'insufflatore, cavo per la fonte di luce, cavo per la coagulazione.

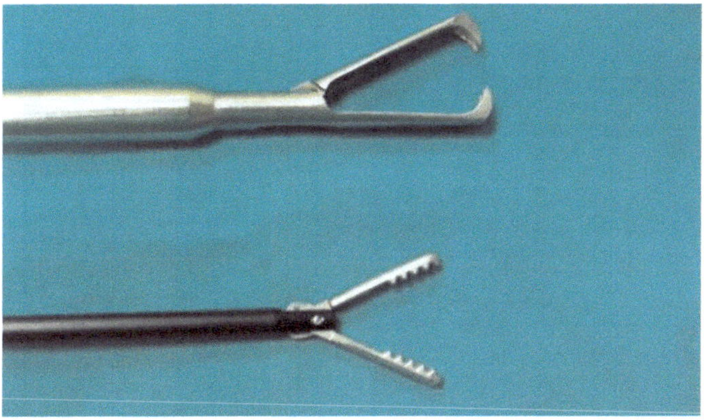

Fig. 4.6 Pinza traumatica (sopra) e pinza atraumatica (sotto)

Gli altri strumenti utilizzati nella chirurgia laparoscopica riproducono in scala ridotta forma e funzionalità degli strumenti della chirurgia tradizionale. Sono generalmente dotati di un dispositivo di rotazione per consentire una maggiore maneggevolezza nella camera di lavoro:

- pinze atraumatiche che consentono di afferrare delicatamente parti di tessuto sano;
- pinze da presa e per afferrare e/o estrarre porzioni di tessuto (Fig. 4.6);
- dissettori;
- porta-aghi, con impugnatura coassiale o a L;
- retrattori rigidi e/o articolabili.

Strumenti per il taglio, la coagulazione e la sintesi dei tessuti

- Forbici rette e curve per il taglio e la dissezione, dotate di elettrodo per l'elettrocoagulazione; compatibili con coagulazione mono-, bipolare o entrambe.
- Uncino monopolare a J o a L (Fig. 4.7).
- Clippatrici poliuso (diametro 5 o 10 mm) o monouso, con clip in titanio e di differente lunghezza (M, M-L, L) o con clip assorbibili (Fig. 4.8).

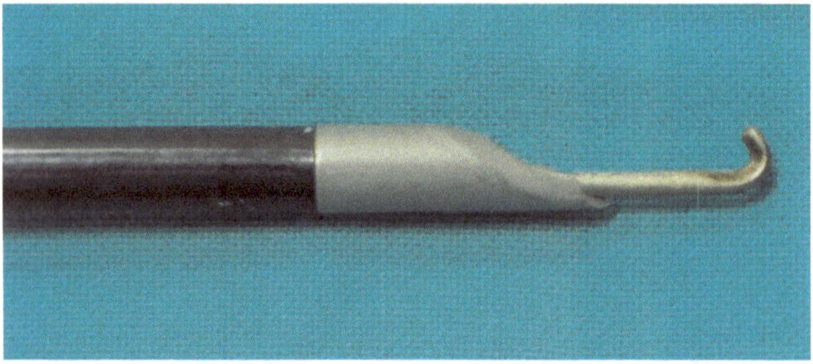

Fig. 4.7 Uncino monopolare

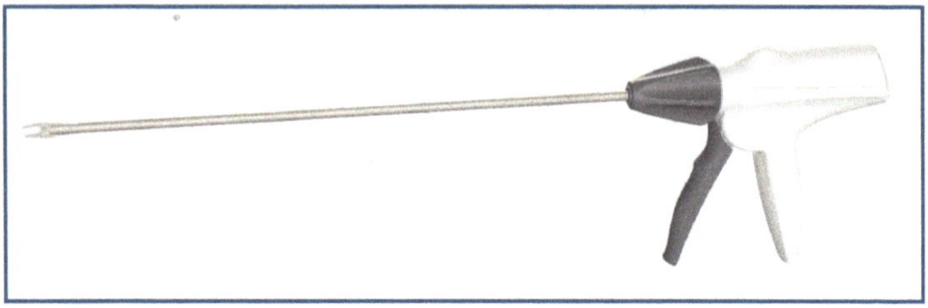

Fig. 4.8 Clippatrice da 5 mm

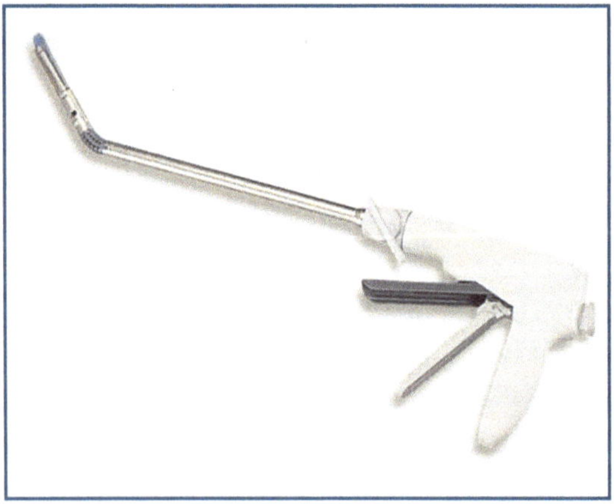

Fig. 4.9 Suturatrice automatica articolabile

- Suturatrici automatiche per taglio e sutura dei tessuti, lineari o articolabili, monouso e rotanti (Fig. 4.9).

Altri strumenti

- Sacchetti per l'estrazione di tessuti o organi.
- Loop per la legatura di strutture dotate di peduncolo.
- Pinze da biopsia.
- Bisturi.
- Sonde o palpatori.
- Cannule di lavaggio-aspirazione.
- Palloncini per la dissezione, particolarmente utili nelle procedure in retroperitoneoscopia.

Fonti di energia per la dissezione e l'emostasi

Come in chirurgia "open", anche in videochirurgia sono stati sviluppati diversi device, per consentire l'utilizzo delle differenti fonti di energia per la coagulazione, il taglio e la sintesi dei tessuti, per rendere la procedure per quanto possibile più rapide e ridurre al minimo il sanguinamento.

- Energia monopolare: da poter applicare alle comuni forbici da dissezione, utilizzando la punta della stessa a mo' di bacchetta, o all'uncino, estremamente utile e versatile, che consente una rapida dissezione, una buona coagulazione dei vasi (di calibro adeguato) e una facile sezione dei tessuti.
- Energia bipolare: consente un'emostasi più efficace rispetto alla monopolare e riduce il rischio di danni secondari a effetto termico e/o da arco voltaico.
- Device di sintesi tissutale a radiofrequenza (LigaSure®): sistema per la sintesi e coagulazione che utilizza una combinazione di pressione, fornita dal manipolo (pinza) e radiofrequenza (RF). Presenta il vantaggio di avere una minima diffusione termica ai tessuti adiacenti.
- Device a ultrasuoni (Ultracision®): sistema per la sintesi e la coagulazione che utilizza una combinazione di pressione, fornita dal manipolo (pinza), e ultrasuoni. Consente una coagulazione rapida e sicura, con ridotta diffusione termica, non essendo presente alcun passaggio di corrente elettrica.
- Device a energia termica (Starion®): sistema di sintesi in grado di ottenere l'effetto simultaneo di coagulo e taglio sui tessuti sfruttando esclusivamente energia termica e pressione

controllata (termofusione). Non è richiesto il passaggio attraverso il paziente né di ultrasuoni né di energia elettrica con conseguente minimizzazione degli effetti secondari.

Letture consigliate

Harmonn CM. Equipment and instruments. In Bax KNMA et al. Endoscopic Surgery in Infants and Children. Berlin Heidelberg: Springer 2008, pp. 7-24

Knight CG, Lorincz A, Gidell KM, et al. Computer-assisted robot- enhanced laparoscopic fundoplication in children. J Pediatr Surg 2004;39:864-856

Modlin IM, Kidd M, Lye KD. From the lumen to the laparoscope. Arch Surg 2004;139:1110-1126

Nguyen NT, Furdui G, Fleming NW, et al. Effect of heated and humidified carbon dioxide gas on core temperature and postoperative pain: a randomized trial. Surg Endosc 2002;16:1050-1054

Ostlie DJ, Holcomb GW III. The use of stab incisions for instrument access in laparoscopic operations. J Pediatr Surg 2003;38:1837-1840

Semm K. Endoscopic appendectomy. Endoscopy 1983;15:59-64

Veress J. Neues Instrument zur Ausfuhrung von Brust-oder Bauchpunktionen und Pneumothoraxbehandlung. Dtsch Med Wochenshr 1938;41:1480-1481

Yano H, Okada K, Kinuta M, et al. Efficacy of absorbable clips compared with metal clips for cystic duct ligation in laparoscopic cholecystectomy. Surg Today 2003;33:18-23

Capitolo 5
Ergonomia in laparoscopia pediatrica

A. Marte, G. Marte, P. Parmeggiani

La mancata conoscenza e applicazione dell'ergonomia in laparoscopia e segnatamente in laparoscopia pediatrica, dove il campo operatorio e lo spazio di lavoro sono più ridotti che nell'adulto, può porre seri problemi di salute per il chirurgo e può condizionare l'esecuzione e i tempi dell'intervento.

L'ergonomia, detta anche *Human Factor Engineering*, è una disciplina nata in Gran Bretagna nel 1949.

L'applicazione dei principi dell'ergonomia alla laparoscopia resta, allo stato attuale, un obiettivo ideale, anche se gli sforzi congiunti degli operatori e dei costruttori hanno raggiunto discreti risultati.

Nella chirurgia "open" si possono vedere e toccare i tessuti del paziente con le mani direttamente o utilizzando semplici strumenti. In questa condizione, la vista, il tatto e il senso della posizione sono quelli usuali e quindi gli strumenti che utilizziamo, uniti all'abilità tecnica, per quanto imperfetti, sono ampiamente sufficienti. Nella chirurgia laparoscopica la situazione è molto diversa. L'occhio e l'azione si trasferiscono all'interno dell'addome (endoblocco operatorio) e il chirurgo deve rinunciare a parte della sua potenzialità tattile e palpatoria, che sarà mediata dagli strumenti operativi.

In questa condizione il chirurgo vede indirettamente il campo operatorio e può accedere alle strutture da manipolare in cavità (toracica, addominale, retroperitoneale ecc.) tramite strumenti che passano attraverso trocar, che sono in posizione fissa. I nostri sensi, in questo caso, lavorano molto di più per ottenere lo stesso risultato. Il disegno appropriato degli strumenti e la disposi-

Videochirurgia pediatrica, Ciro Esposito et al. (a cura di)

zione della sala operatoria divengono allora fondamentali per evitare stress ed errori. Si può esaminare l'ergonomia in laparoscopia, come l'insieme di problematiche connesse:

- all'operatore;
- alla strumentazione (progettazione e modalità di utilizzazione);
- alla sala operatoria.

Operatore

Con l'avvento della chirurgia laparoscopica, numerosi studi hanno confrontato le impressioni di esperti laparoscopisti, esaminando con tecniche elettromiografiche il grado di affaticamento del collo, del busto e degli arti superiori. Nel 1997, la *Society of American Gastrointestinal Endoscopic Surgeons* (SAGES) ha distribuito un questionario a 149 chirurghi, con domande riguardanti la sede, l'intensità e la frequenza del dolore e delle parestesie; le risposte ricevute, associate alle misurazioni ergonomiche, hanno dimostrato che l'affaticamento dovuto a una posizione scomoda, anche se per pochi minuti, ma ripetuta nel corso di una seduta operatoria, può diventare insostenibile fino a diventare, nel tempo, malattia professionale. Lo stress dell'operatore è fondamentalmente legato alla limitazione della visione, che anche con telecamere sofisticate richiede lo sviluppo di una nuova sensibilità visiva che coglie la profondità mediante una ricostruzione tutta intellettiva, frutto di esperienza, esercizio, memoria anatomica. Il chirurgo, inoltre, non controlla la direzione della visione con i propri occhi, o meglio la sua volontà, ma necessita di un affiatato assistente che muova la camera nella direzione giusta o di un braccio meccanico ausiliario, evitando l'effetto "mal di mare" dovuto ai movimenti ciclici della camera. Per converso, l'effetto magnificativo delle lenti del laparoscopio e l'opportuna angolazione della lente rappresentano un importante vantaggio della laparoscopia, fornendo al chirurgo dettagli difficili da cogliere a occhio nudo. Tuttavia, anche questo aspetto positivo può avere il suo rovescio per la magnificazione di una struttura vascolare, che può essere percepita, per esempio, più importante di quanto non sia in realtà (sopravvalutazione/sottovalutazione = aumento dello stress).

Superato questo sforzo ricostruttivo/visivo, la postura dell'operatore gioca un ruolo importante: le colonne laparoscopiche attuali hanno decisamente un maggiore rispetto dell'ergonomia. Si è passati dalla completa deconnessione occhi/braccia delle prime colonne, quando il chirurgo era costretto a operare in posizione cosiddetta "chin-up" verso lo schermo posto in alto sulla colonna, a condizioni più ergonomiche (Figg. 5.1, 5.2).

La sistemazione di uno o più schermi LCD di servizio, che in pratica sono posti davanti agli occhi dell'operatore e dell'aiuto, consente una posizione di lavoro più ergonomica, perché la direzione delle braccia e degli occhi è convergente sul campo operatorio, sempre virtuale, ma più naturale.

La chirurgia laparoscopica ha imposto al chirurgo l'impiego di fasci muscolari desueti per la manipolazione tissutale come i muscoli flessori dell'avambraccio. La configurazione dell'impugnatura degli strumenti laparoscopici comporta un più impegnativo impiego dei muscoli dell'ipotenare e del tenare rispetto alla chirurgia tradizionale. Per questo sono spesso riportate parestesie del pollice o di alcune dita.

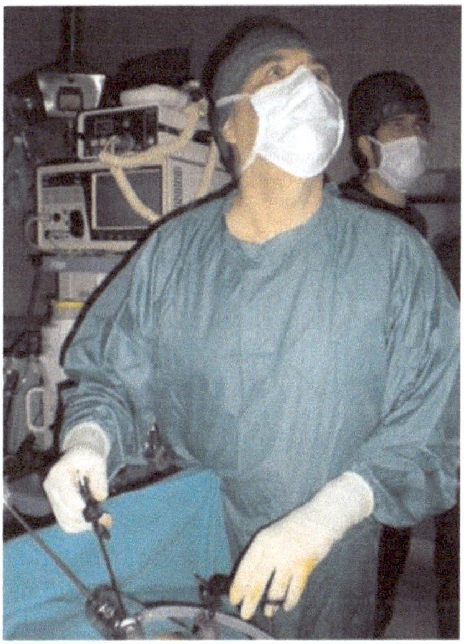

Fig. 5.1 Posizione "chin-up"

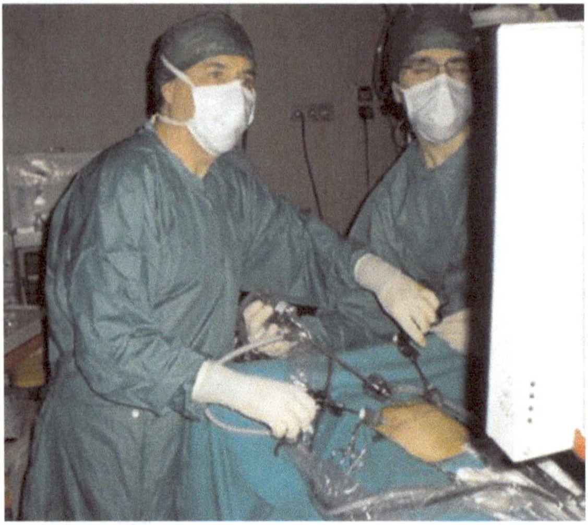

Fig. 5.2 Posizione “chin-down”. Lo schermo LCD è in linea con gli occhi degli operatori e la direzione degli strumenti

La postura in chirurgia laparoscopica impone una minore mobilità del collo, della testa e del corpo del chirurgo, con conseguenti dolori muscolo-tensivi, aggravati talvolta da una posizione innaturale, soprattutto quando il chirurgo si trova a operare ai lati del paziente.

La soluzione consiste nel ricordare di eseguire respiri regolari e profondi, rilassarsi ed effettuare piccoli spostamenti per rilasciare i muscoli, soprattutto durante le procedure più lunghe e complesse. Una recente ricerca correla le capacità musicali con l’acquisizione di capacità visuo-spaziale: le performance laparoscopiche di giovani chirurghi-musicisti sarebbero migliori in termini sia di capacità di apprendimento sia di realizzazione.

Strumenti laparoscopici

Gli strumenti per laparoscopia sono lunghi e hanno impugnature diverse. Cambiano, in senso negativo, la sensibilità trasmessa e la capacità di movimento. È dimostrato che la sensibilità di uno strumento laparoscopico ha un rapporto inverso con l’attrito del trocar e il suo peso: strumenti più leggeri e l’introduzione diretta senza il tramite dei trocar sembrerebbero favorire la resa degli strumenti, almeno in termini di sensibilità.

Gli strumenti laparoscopici sono costretti a lavorare attraverso porte d'accesso da 2 a 10 mm di diametro: questo determina un meccanismo di trasmissione della forza e di attrito molto complesso, che riduce l'efficacia della trasmissione della forza dalla mano del chirurgo alla punta dello strumento. Un tipico grasper trasmette la forza dalla mano del chirurgo alla punta con un rapporto 1:3, mentre il rapporto è di 3:1 per una normale pinza emostatica. Il chirurgo dovrà pertanto lavorare 6 volte di più per utilizzare il grasper. Questo disagio per l'incremento di forza viene aggravato se le impugnature sono poco ergonomiche o inadeguate alle mani dei chirurghi.

Strumenti più sofisticati come il LigaSure® e l'Ultracision® sono apparecchi che hanno impugnature ergonomiche molto efficaci: la dimostrazione sta nel fatto che, sebbene eccedano lo standard di 60-90 grammi di uno strumento di resina, pesando circa 200-220 grammi, grazie alla configurazione ergonomica, si utilizzano con facilità, non stancano e se inattivi funzionano anche come grasper.

In conclusione, se prendiamo in esame gli strumenti attualmente in uso e consideriamo i parametri più semplici, quale il peso e l'ergonomia dell'impugnatura, si può rilevare che il manico ergonomico non influisce in maniera determinante sul peso (solo lievemente superiore), pur consentendo prestazioni più agevoli. Maggiore sensibilità si ottiene anche con la "stab incision technique" – accesso diretto senza trocar – di alcuni autori americani. A tale proposito occorre sottolineare che l'accesso diretto senza trocar, oltre che riguardare l'aspetto ergonomico della laparoscopia pediatrica, riveste quasi un aspetto filosofico dell'approccio laparoscopico (Fig. 5.3).

Holcomb ha preso in considerazione questo approccio su un'ampia serie di interventi laparoscopici di base di laparoscopia pediatrica, dalla Nissen al varicocele, alla colecistectomia, all'appendicectomia, alla stenosi pilorica e altri interventi di routine. Su un totale di 511 interventi l'autore ha realizzato un risparmio di 1324 trocar, con un'economia rilevante per il paziente e l'Istituzione (costi calcolati secondo il sistema assistenziale statunitense).

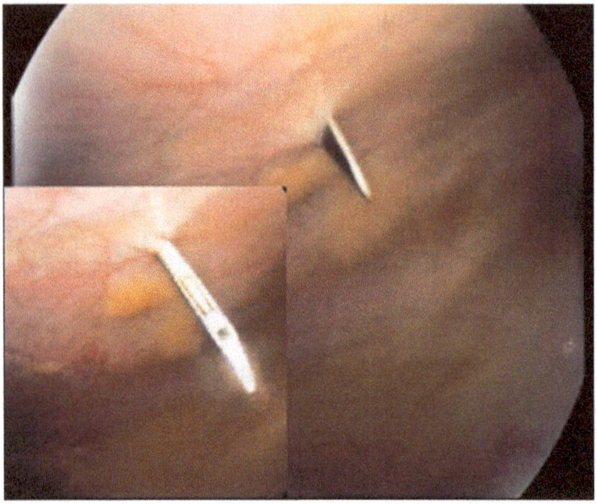

Fig. 5.3 "Stab incision technique". Le due fasi: incisione a tutto spessore della parete e inserimento diretto dello strumento attraverso la breccia peritoneale

Sala operatoria

Una sala operatoria ideale è quella che consente di poter utilizzare in maniera razionale tutti gli strumenti, da quello radiologico a quello ecografico, senza intralciare gli operatori. Saranno pertanto sempre più diffuse le installazioni pensili rispetto a quelle carrellate.

Un tavolo operatorio ergonomico deve possedere tutte le possibilità di cambio di posizione. In precedenza il tavolo operatorio era statico, quasi un punto fisso di riferimento della sala operatoria, mentre ora deve potersi spostare in ogni direzione ed essere articolabile per le esigenze della laparoscopia. Ciò significa anche maggiore usura dei materiali per l'intensivo utilizzo di funzioni prima sporadiche e che oggi la laparoscopia impone per l'esposizione di aree e organi e con cambi anche in corso di intervento. La possibilità di cambio del tavolo operatorio in relazione alle dimensioni e all'età del paziente può rappresentare anche un'ulteriore risposta alle moderne esigenze dell'ergonomia (Figg. 5.4, 5.5).

Il campo operatorio laparoscopico è certamente più complesso rispetto a quello tradizionale per l'elevato numero di cavi presenti sulla scena. Il fenomeno cosiddetto "spaghetti" intrecciati

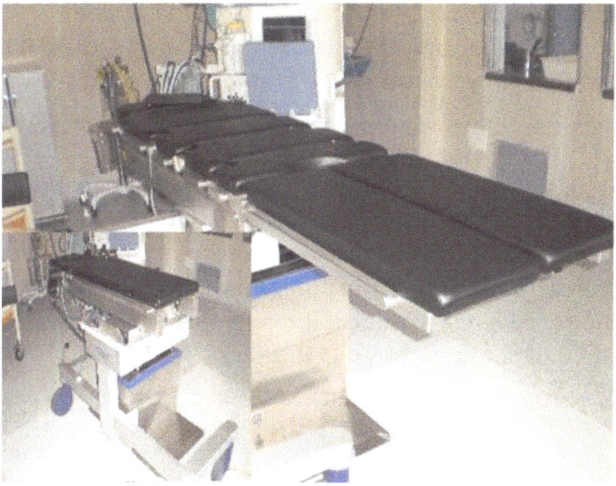

Fig. 5.4 Cambio tavolo neonato/bambino

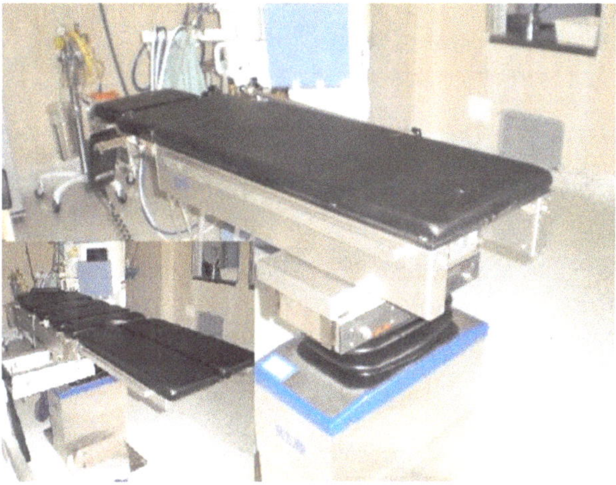

Fig. 5.5 Cambio bambino/neonato

diviene più evidente nel campo operatorio pediatrico, dove spesso il tavolo operatorio è di dimensioni ridotte, ma la necessità dei vari strumenti rimane invariata tra aspiratore, apparecchi di dissezione/sintesi, cavo luce e cavo gas, linee dei cateteri ed elettrodo mono/bipolare. Ad accentuare l'effetto "spaghetti" contribuisce spesso il buio della sala. A differenza di quanto avviene nella chirurgia robotica, gli strumenti laparoscopici hanno una ridotta motilità e pertanto bisogna sfruttare al massimo queste possibilità con una buona disposizione dei trocar, dei monitor e degli operatori (Fig. 5.6).

Molti chirurghi, con l'esperienza, tendono a effettuare meno cambi di strumenti razionalizzando al massimo gli step della procedura e l'impiego dello strumentario. I rimedi consistono nella versatilità dello strumentario, nella programmazione dettagliata e rigorosa della procedura per ridurre il numero dei cambi di strumento, i tempi operatori, gli errori e lo stress (Fig. 5.7).

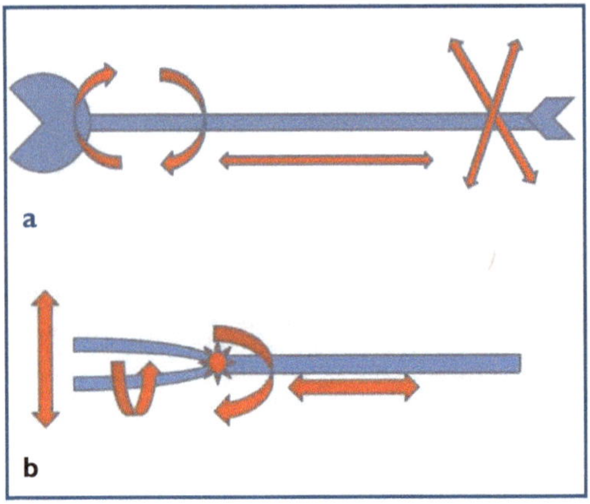

Fig. 5.6 Mobilità di (**a**) uno strumento laparoscopico e (**b**) di un ferro per chirurgia robotica. Le frecce indicano le possibili direzioni di un ferro laparoscopico tradizionale e di uno utilizzato nella robotica

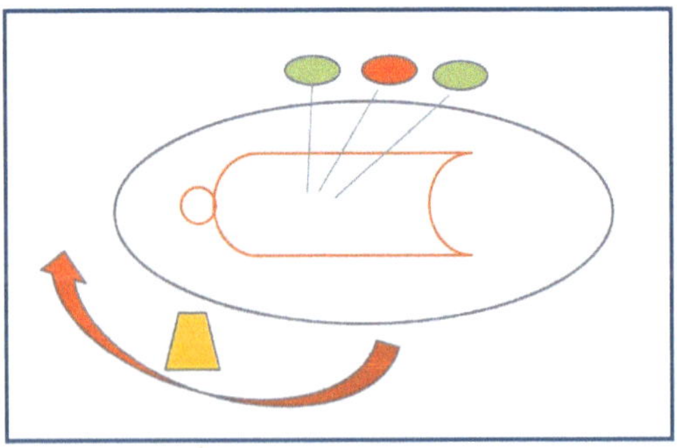

Fig. 5.7 Libertà del movimento dell'equipe intorno al tavolo operatorio (*arancione*: monitor; *verde*: operatore; *rosso*: cameraman), così che monitor e operatori siano sempre in posizioni opposte

Set-up chirurgico

Per ogni intervento laparoscopico sono indispensabili l'utilizzo ottimale e il posizionamento ottimale dei trocar e dell'ottica operativa.

L'utilizzo ottimale della strumentazione riduce molto le difficoltà dell'intervento o comunque non agisce come fattore di ulteriore difficoltà. Gli endoscopi hanno un'ottica orientata direttamente a 0° o oblique a 30° o 45°. In effetti, la migliore performance dell'endoscopio si realizza con un angolo dell'asse ottico orientato sulla superficie di lavoro vicino a 90°. Questa la spiegazione tecnica per la quale la maggior parte degli operatori preferisce l'impiego routinario di un'ottica a 30° (Fig. 5.8).

La massima efficienza e qualità della manipolazione nell'endoblocco operatorio, soprattutto se è necessario eseguire suture e nodi intraoperatori, si ottiene con un angolo variabile da 45° a 75° con un angolo ideale di 60° (Fig. 5.9).

L'effetto triangolazione si altera e quindi l'efficienza dei movimenti dell'operatore peggiora anche se l'angolo azimutale fra i trocar è differente. Le braccia e le articolazioni dei gomiti dell'operatore si trovano a differenti altezze, esercitano forze differenti e quindi il chirurgo deve compensare lo squilibrio a scapito dell'efficienza (Fig. 5.10).

In conclusione, con la diffusione e il largo consenso incontrato dalla chirurgia laparoscopica, sono andati crescendo i vantaggi per i pazienti, in termini di minor trauma chirurgico, più rapida degenza e più rapido ritorno alle normali attività, ma tanto più efficace è la performance laparoscopica, quanto più si attuano i principi ergonomici.

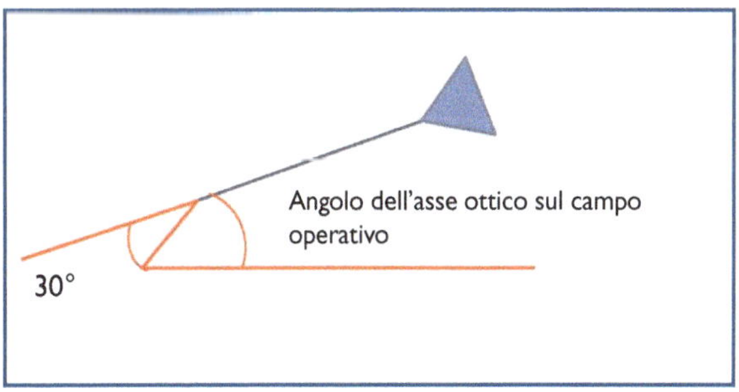

Fig. 5.8 Ottica a 30°

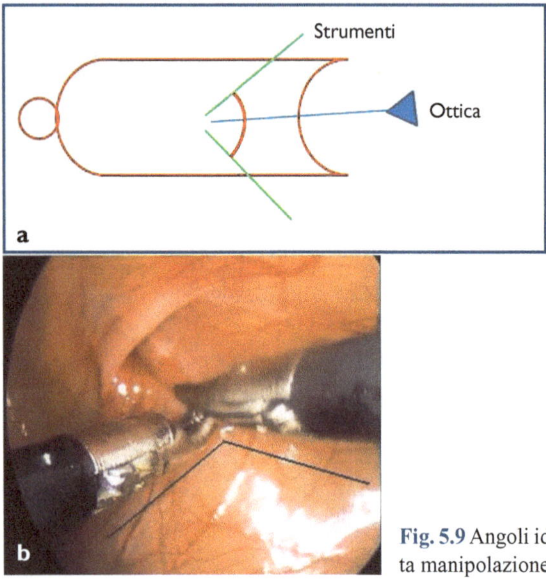

Fig. 5.9 Angoli ideali per una corretta manipolazione e sutura

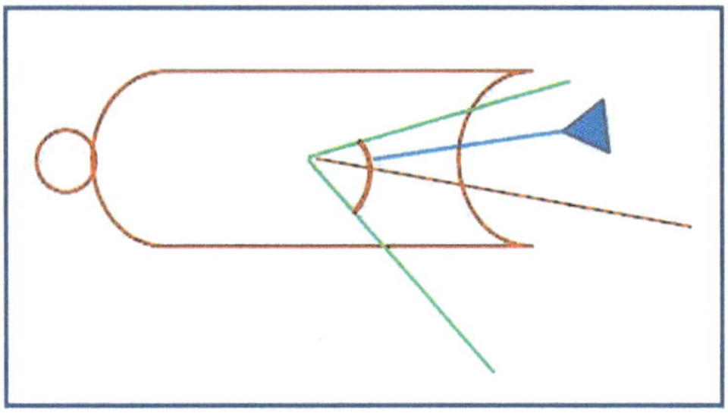

Fig. 5.10 Differenza dell'angolo azimutale che altera la performance

Letture consigliate

Alarcon A, Berguer R. A comparison of operating room crowding between open and laparoscopic operations. Surg Endosc 1996;10:916-916

Berguer R. Surgical technology and the ergonomics of laparoscopic instruments. Surg Endosc 1998;12:458-462.

Berguer R, Rab GT, Abu-Ghaida H, et al. A comparison of surgeons' posture during laparoscopic and open surgical procedures. Surg Endosc 1997;11: 139-142

Boyd T, Jung I, Van Sickle K, et al. Music experience influences laparoscopic skills performance. JSLS 2008;12:292-294

Cao CG, Milgram P. Case studies of disorientation in minimally invasive surgery. Proceedings of the 44th Annual Meeting of the Human Factors and Ergonomics Society, San Diego, CA 2000

Curtis P, Bournas N, Magos A. Simple equipment to facilitate operative laparoscopic surgery (or how to avoid a spaghetti junction). Br J Obstet Gynaecol 1995;102:495-497

Forkey D, Smith W, Berguer R. A comparison of thumb and forearm muscle effort required for laparoscopic and open sugery using an ergonomic measurement station. 19th Annual International Conference of the IEEE Engineering in Medicine and Biology Society. Chicago, IL 1997:1705-1708

Hanna GB, Cuschieri A. Influence of optical axis-to-target view angle on endoscopic task performance. Surg Endosc 1999;13:371-375

Hanna GB, Cuschieri A. Ergonomics of task performance in Endoscopic Surgery. In: Bax KNMA, Georgeson KE, Rothenberg SS, et al. (Eds) Endoscopic Surgery in Infants and Children. Berlin Heidelberg: Springer 2008, pp. 39-50

Holcomb GW. Principles of laparoscopic surgery. In: Holcomb GW III, Georgeson KE, Rothenberg SS (Eds). Atlas of Pediatric Laparoscopy and Thoracoscopy. Saunders Elsevier ED 2008, pp. 9-14

Kilbom A. Measurement and assessment of dynamic work. In: Wilson EC Jr (Ed). Evaluation of Human Work: A Practical Ergonomics Methodology. London: Taylor and Francis 1990 pp. 641-661

Nguyen NT, Ho HS, Smith WD, et al. An ergonomic evaluation of surgeons' axial skeletal and upper extremity movements during laparoscopic and open surgery. Am J Surg 2001;182:720-724

Patkin M, Isabel L. Ergonomics, engineering and surgery of endosurgical dissection. J Royal Coll Surg Edinburgh 1995;40:120-132

Tirabassi MV, Wadie G, Tashjian DB, Moriarty KP. Improving tactle sensation in minimally invasive pediatric surgery. J Laparoendosc Adv Surg Tech A 2007; 17:501-503

Capitolo 6
Annodamento intracorporeo

D.C. Van Der Zee, G.D. Adamson

L'annodamento intracorporeo è una parte essenziale nella tecnica del chirurgo durante l'approccio mininvasivo. Un nodo sicuro e affidabile è cruciale durante il confezionamento di un'anastomosi intestinale o una legatura vascolare. Il chirurgo acquisisce la pratica mediante un training prima di cimentarsi in procedure endoscopiche complicate.

Considerazioni di base

Gli strumenti utilizzati per l'annodamento dovrebbero essere posizionati idealmente, così da formare un angolo di 60° circa (angolo di manipolazione) con uguali angoli azimutali (gli angoli tra il proprio strumento e l'asse dell'ottica). L'angolo a cui gli strumenti si avvicinano al tessuto da suturare dovrebbe essere compreso tra 45° e 60° (angolo di elevazione).

L'altezza del tavolo dovrebbe facilitare i movimenti delle braccia e permettere ai gomiti di restare al lato. Dovrebbe esserci sufficiente spazio per rendere possibile il movimento degli strumenti e la sutura dei materiali. La scelta dei materiali per le suture e la loro lunghezza dovrebbero essere adeguate allo scopo: non troppo lunghe per suture a punti staccati, mentre lunghe a sufficienza se si effettua una sutura continua. L'ago dovrebbe essere posizionato sul porta-aghi, in modo da poter passare perpendicolarmente attraverso i tessuti seguendo la curva dell'ago, così da non lacerare i tessuti.

Il tipo di nodo dipende dal tipo di tessuto e dalla tensione richiesta sull'anastomosi.

Videochirurgia pediatrica, Ciro Esposito et al. (a cura di)

- Per impugnare l'ago in posizione corretta bisogna aprire leggermente le punte dello strumento e comprimere sull'ago e sul tessuto sottostante; l'ago si raddrizzerà. Una volta in posizione adatta, è necessario chiudere la cremagliera per serrare l'ago nel posto. Utilizzare questa tecnica soltanto su uno strumento solido, altrimenti i tessuti possono impigliarsi nella punta dello strumento.
- Una tecnica alternativa è afferrare l'ago nello strumento di sinistra e tirare il filo vicino all'ago. L'ago si raddrizza sulla punta dello strumento e si presenta permettendo di essere afferrato con lo strumento di destra.

Tipi di suture

Fili non riassorbibili

Poliestere (Ethibond®): flessibile, resistente.
Polipropilene (Prolene®): flessibile, elastico.

Fili riassorbibili

Poliglactina (Vicryl®): flessibile, resistente.
Polydioxanone (PDS): più rigido, elastico.
Endoloop.

Tipi di aghi

1/2 cerchio; 3/8 cerchio.

Aghi per cute

Nei bambini piccoli gli aghi possono essere passati per via transparietale (attraverso la cute). Nei bambini più grandi o obesi, l'ago 1/2 o 3/8 deve essere raddrizzato per passare attraverso i trocar.

Tip: utilizzando un porta-aghi da 3 mm attraverso un trocar da 5 mm s'introduce un ago più facilmente.

Tipi di nodo

Nodo ad angolo retto

(Salvo che specificamente menzionate, le manovre descritte sono per i chirurghi destrimani).

Portando l'ago nello strumento di destra, esso deve passare attraverso la superficie dei tessuti perpendicolarmente (Fig. 6.1a). Passare l'ago dallo strumento di destra a quello di sinistra mentre è ancora in contatto con il tessuto aumenta la stabilità dell'ago. Prendere l'ago completamente con lo strumento di sinistra. Mentre l'ago è nello strumento di sinistra, il filo può essere manipolato con lo strumento di destra per formare una configurazione con il filo a forma di "c" (Fig. 6.1b).

Nell'effettuare la manovra di avvolgimento, l'ago non dovrebbe essere afferrato, per evitare inavvertiti danni ai tessuti adiacenti, come anche al fegato, con la punta o il corpo dell'ago. L'ago è tenuto nello strumento di sinistra per permettere al filo di essere più facilmente afferrato e passare nello strumento di destra. Lo strumento di sinistra (passivo) è ora tenuto ancora un po' sulla superficie del tessuto e con lo strumento di destra (attivo) vengono fatti due giri intorno allo strumento di sinistra (Fig. 6.1c).

Lo strumento di sinistra avanza verso l'estremità distale corta del filo e la afferra; la punta dello strumento rimane chiusa sul tessuto dove il nodo si sta formando. Lo strumento di destra tira il filo attraverso i due giri e il nodo è stretto sotto (Fig. 6.1d).

Suggerimento: particolarmente per i novizi, aspettare un momento per riposarsi prima di iniziare i due giri.

È necessario essere sicuri di avere l'inclinazione per muovere lo strumento di sinistra (passivo) distalmente.

Per il secondo nodo, viene realizzata una configurazione a forma di "c" inversa. Il filo vicino all'ago è ora preso con lo strumento di sinistra (attivo) e un singolo giro viene fatto intorno allo strumento di destra (passivo) dopo che entrambi gli strumenti si muovono verso la parte finale del filo. A questo punto lo strumento di destra rimane fermo e lo strumento di sinistra è utilizzato per afferrare la fine del filo (Fig. 6.1e) e il nodo è stretto sotto (Fig. 6.1f).

Suggerimento: quando si usano strumenti curvi, avvicinare le punte come se si baciassero, per facilitare il giro.

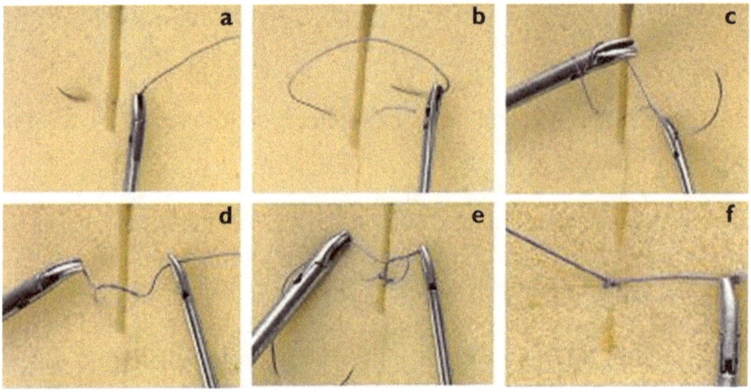

Fig. 6.1 Metodica dell'annodamento

Cercare di tenere i movimenti sulla punta dello strumento, in modo da evitare intrappolamenti nelle giunture degli strumenti.

Nodo ad angolo retto rovesciato

Quando il nodo è sotto tensione, un nodo rovesciato può essere d'aiuto per salvare la sutura.

Questa tecnica può essere utilizzata anche in chirurgia "open" per salvare un nodo. La tecnica è simile alla precedente, ma invece di fare due giri intorno al primo nodo ne viene fatto solo uno. Pertanto il filo può essere un po' più lungo e il primo nodo è legato più liberamente.

Il secondo nodo è fatto, anche questo più liberamente (Fig. 6.2a). Un nodo ad angolo retto è stato legato ma, sollevando la parte finale del filo con lo strumento di sinistra e abbassando la parte anteriore del filo sotto il nodo (Fig. 6.2b), il nodo è rovesciato e diventa un nodo di slittamento. Mantenendo la trazione sull'estremità lunga del filo con lo strumento di sinistra, il nodo può essere spinto sotto con lo strumento di destra (Fig. 6.2c). Tale tecnica richiede più esperienza. Bisogna stare attenti a non stringere forte sul filo; in caso contrario:

- il nodo non slitta;
- il filo può danneggiarsi o rompersi.

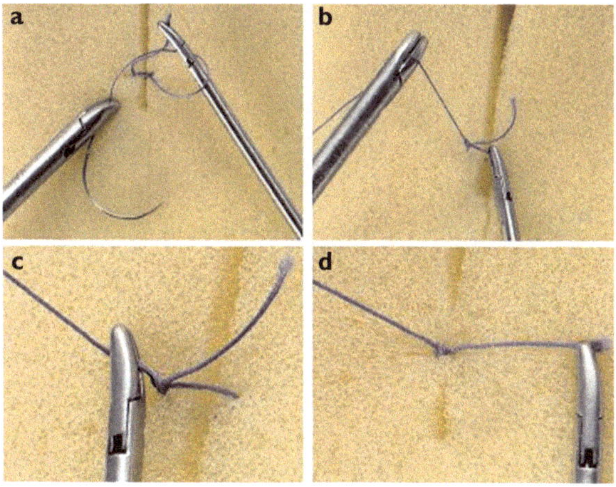

Fig. 6.2 Metodica del nodo ad angolo retto rovesciato

Quando il nodo è slittato sotto, viene ripristinata la configurazione del nodo ad angolo retto mediante trazione esterna con entrambi gli strumenti (Fig. 6.2d). Quando il nodo è riconfigurato ad angolo retto, un leggero "click" può essere sentito dagli strumenti.

Per assicurarsi che il nodo sia sicuro, un singolo giro può essere fatto tenendo il filo nello strumento destro, facendo un giro intorno allo strumento di sinistra, e il nodo è stretto sotto.

Sutura continua

Quando si realizza un'anastomosi spesso può essere utilizzata una sutura continua; per questo scopo c'è bisogno di un filo più lungo. Prendere il primo pezzo di tessuto all'inizio della sutura e fare un nodo ad angolo retto come descritto in precedenza. Per la sutura continua, si prende uguale tessuto da ogni parte. Quando è necessario, lungo la continua la sutura può essere chiusa tirando il filo con l'ago sotto il precedente tessuto. Si tira necessariamente la sutura sotto (Fig. 6.3).

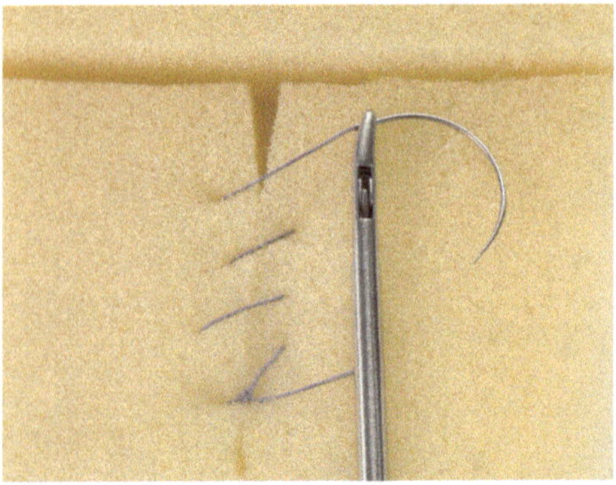

Fig. 6.3 Esempio di sutura continua

Finale Aberdeen

Alla fine di una continua può essere fatto un finale Aberdeen. Dopo aver fatto un nodo ad angolo retto, su un nuovo giro il filo lungo non è tirato completamente, ma il rimanente filo è afferrato vicino al centro con lo strumento di destra e tenuto sotto. Il finale lungo è afferrato con lo strumento di destra e tirato attraverso il cappio e tenuto sotto di nuovo. Finalmente il filo è tirato attraverso il cappio completamente e tenuto sotto.

Letture consigliate

Cushieri A, Nathanson LK, Buess G. Basic surgical procedures. In: Cushieri A, Buess G, Perissant J (Eds). Operative manual of endoscopic surgery. Berlin: Springer 1992, pp. 83-102

Stroedter L. Suture techniques. In: Saxena AK, Hollwarth ME. Essentials of Pediatric endoscopic Surgery. Berlin: Springer 2009, pp. 51-58

Capitolo 7

Annodamento extracorporeo

M. Lima, G. Ruggeri, M. Libri, T. Gargano, R. Manuele, E. La Pergola

L'annodamento extracorporeo è un artificio che permette il confezionamento di nodi (singoli o tipo scorsoio) esternamente all'organismo, i quali vengono introdotti con strumentario adeguato attraverso il trocar nel campo operatorio intracorporeo per essere serrati stabilmente nel contesto desiderato. Il presupposto è utilizzare sutura con ago possibilmente a slitta, lunga almeno 90 cm (Fig. 7.1a), o sutura con ago a cerchio (Fig. 7.1b) e spinginodo con terminale a cono scanalato (Fig. 7.1c) o uncinato (Fig. 7.1d).

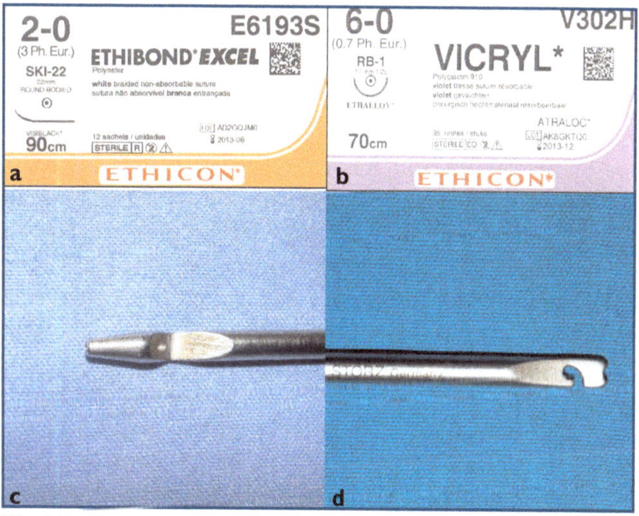

Fig. 7.1 **a** Sutura con ago a slitta; **b** sutura con ago a cerchio; **c** spinginodo a cono scanalato; **d** spinginodo con terminale uncinato

Videochirurgia pediatrica, Ciro Esposito et al. (a cura di)

Viene di seguito descritta la tecnica mutuata dalla scuola francese che si basa sul confezionamento di nodo tipo scorsoio.

S'introduce all'interno della cavità addominale la sutura, afferrandola con il porta-aghi 2 cm prima dell'ago, in modo che questo si articoli all'interno del trocar (ago disarmato). Si eseguono i passaggi tra i lembi da coniugare e si estrae la sutura attraverso lo stesso trocar d'entrata afferrandola come in entrata (2 cm prima dell'ago). L'esteriorizzazione della sutura deve essere bilanciata all'interno da uno strumento che faccia controtrazione sui lembi da suturare, onde evitare lacerazioni tissutali. L'annodamento avviene al di fuori del trocar fra il capo prossimale del filo e il capo terminale dove vi è l'ago.

Per facilitare la comprensione viene mostrata la tecnica con delle fettucce colorate di rosso e bianco (in quest'ultima il terminale nero indica l'ago), rispettivamente capo prossimale e distale.

Si esegue innanzitutto un nodo piano lasciando la parte con l'ago alla destra con qualche centimetro di filo. Si afferra il nodo con tre dita della mano destra: 2° e 3° dito internamente e 1° dito opposto all'esterno (Fig. 7.2a).

Mantenendo serrato il nodo piano con la mano destra, si passano inferiormente alle due fettucce il 2° e 3° dito della mano sinistra che vanno ad afferrare solo la fettuccia rossa (Fig. 7.2b), la quale viene sovrapposta alla bianca creando un 8 con una valva aperta verso l'addome (Fig. 7.2c).

A questo punto si compie una rotazione di circa 90° del 2° e 3° dito della mano sinistra per meglio afferrare il capo della fettuccia bianca con "l'ago" (Fig. 7.2d).

Questo viene fatto passare all'interno della valva aperta (Fig. 7.3a) e successivamente nella valva dell'8 chiusa attraverso il 2° e 3° dito della mano destra (Fig. 7.3b, c). Si serra quasi completamente il nodo effettuato trazionando il capo con "l'ago" (Fig. 7.3d).

Serrare solo parzialmente il nodo favorisce lo scorrimento dello stesso, che deve essere verificato subito trazionando il capo prossimale (fettuccia rossa) (Fig. 7.4a). Se la verifica è positiva, si introduce il capo prossimale (fettuccia rossa) (Fig. 7.4b) nel terminale dello spinginodo a cono scanalato e si spinge il nodo trazionando su questa stessa. Previa sezione a circa 3 cm dal nodo del capo distale con l'ago (Fig. 7.4c) si fa progredire il

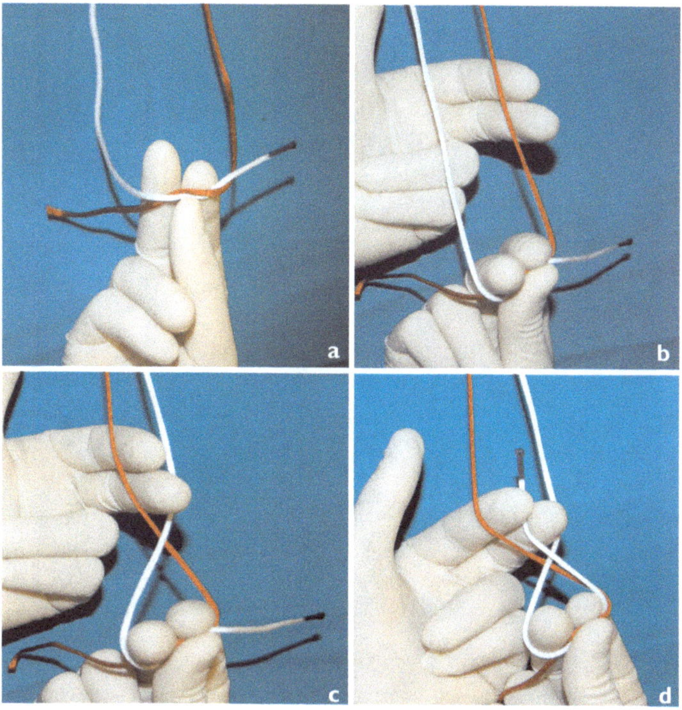

Fig. 7.2 **a** Nodo piano con capo prossimale (bianco) e distale (rosso); **b, c** confezionamento di doppia valva; **d** introduzione del capo distale (bianco) attraverso la valva distale

nodo attraverso il trocar (Fig. 7.4d) e lo si spinge fino ai lembi endoaddominali suturati. Dopo aver serrato il nodo trazionando con lo spinginodo, è utile consolidarlo con i capi residui, mediante 3 annodamenti intracorporei.

Un altro tipo di annodamento extracorporeo, utilizzato da autori internazionali, è il nodo di Roeder (anch'esso tipo scorsoio). È caratterizzato dal confezionamento iniziale di una semichiave destra con l'estremo distale (comprendente l'ago) e successiva rotazione posteriore (Fig. 7.5a). Si prosegue con 1 e 1/2 avvolgimenti (Fig. 7.5b). Con il capo distale si esegue un'altra semichiave destra posteriormente (Fig. 7.5c) e si rientra con direzione posteriore nella prima semichiave (Fig. 7.5d) e si serra par-

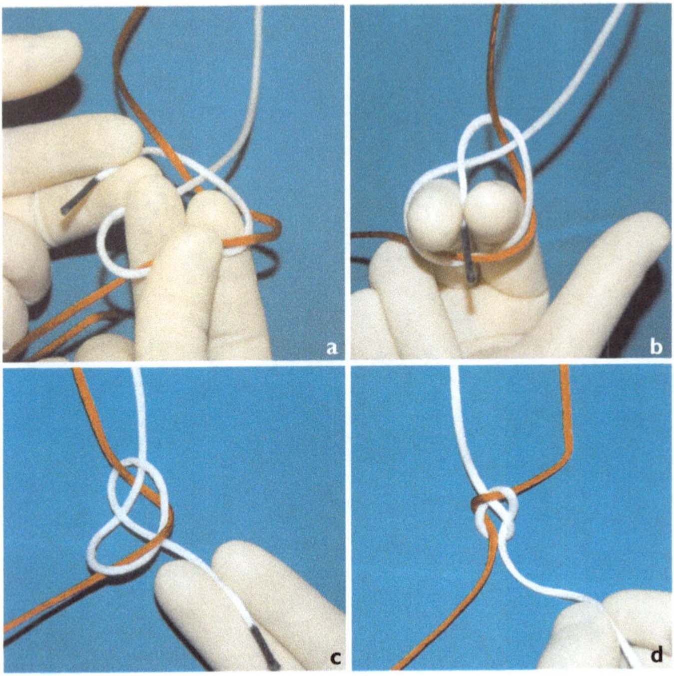

Fig. 7.3 **a** Introduzione del capo distale (bianco) attraverso la valva distale con uscita posteriormente; **b** introduzione del capo distale attraverso la valva prossimale; **c** uscita posteriore del capo distale attraverso la valva prossimale; **d** nodo confezionato parzialmente serrato

zialmente. Come in precedenza, si utilizza lo spinginodo a cono scanalato per far progredire il nodo attraverso il trocar, trazionando sul capo prossimale (segmento rosso). Anche in questo caso, con i capi residui è utile effettuare 3 annodamenti intracorporei.

Come ultima tecnica, si cita l'annodamento singolo di nodi piani o semichiavi che vengono fatti progredire singolarmente con lo spinginodo uncinato trazionando su entrambi i capi (Fig. 7.6a).

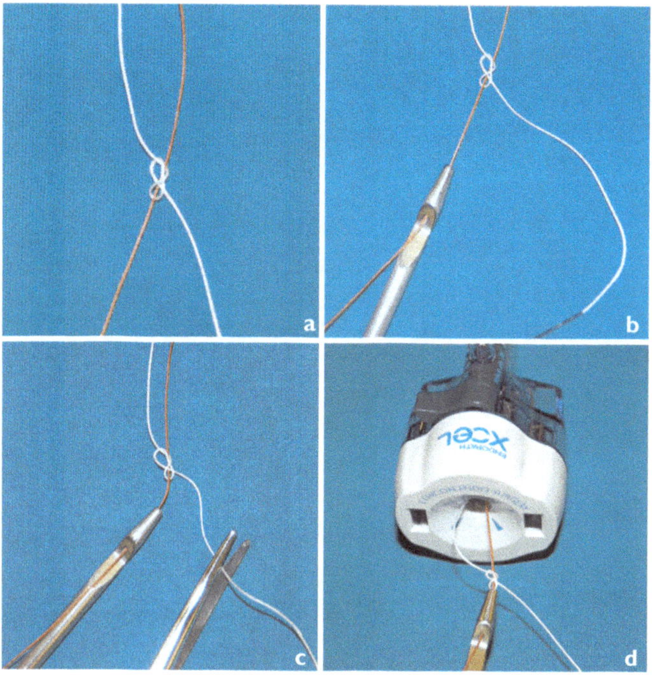

Fig. 7.4 **a** Particolare di nodo confezionato con filo 2-0 ETHIBOND; **b** capo prossimale del filo (segmento rosso) introdotto nello spinginodo; **c** sezione del capo distale (segmento bianco) ove vi è l'ago 3 cm dal nodo; **d** introduzione del nodo attraverso il trocar trazionando sul capo prossimale (segmento rosso)

Si confezionano singolarmente 2 nodi consecutivi aventi la stessa direzione e un terzo finale con direzione contraria (Fig. 7.6b). Questo tipo di annodamento è per strutture non in tensione.

Le tecniche di annodamento possono essere affinate su simulatore laparoscopico tradizionale (Fig. 7.6c-f) e su simulatori virtuali elettronici tipo LAP SIM® (Fig. 7.6g) o tipo LAP LAB con force feedback (Fig. 7.6h).

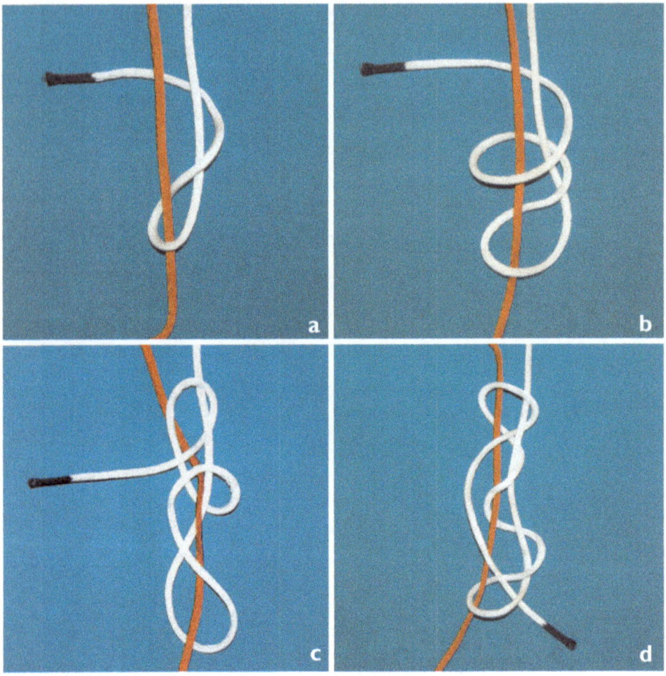

Fig. 7.5 **a** Annodamento mediante semichiave destra con capo distale (bianco) e rotazione posteriore; **b** esecuzione di $^1/_2$ avvolgimento posteriormente; **c** confezionamento posteriore di semichiave destra con il capo distale; **d** introduzione del capo distale nella semichiave iniziale con uscita posteriore

Capitolo 8
Pneumoperitoneo

A. Garzi, G. Giannotti, M. Messina

La chirurgia minimamente invasiva che si rivolge alla cavità peritoneale prevede, come tempo preliminare, la realizzazione di uno spazio che consenta al chirurgo un'adeguata visualizzazione delle strutture anatomiche e un sufficiente grado di libertà una volta introdotti gli strumenti operativi. In questa fase si configura la realizzazione dello pneumoperitoneo.

Lo pneumoperitoneo si realizza attraverso il metodo "chiuso" o "cieco", che prevede l'impiego dell'ago di Veress, o mediante l'accesso "a vista" o "aperto" ("open laparoscopy"). Il vantaggio del primo è legato al minor tempo di esecuzione e alla minore possibilità di perdita di gas durante l'intervento, mentre utilizzando la tecnica "aperta" si riduce notevolmente la possibilità di lesioni viscerali e vascolari, il cui rischio è maggiore proprio in età pediatrica. L'ago di Veress è inserito seguendo un angolo di circa 45° con la parete addominale, attraverso una piccola incisione cutanea, solitamente a livello periombelicale o transombelicale (Fig. 8.1). Il suo corretto posizionamento all'interno della cavità peritoneale si verifica mediante l'aspirazione di aria e l'instillazione di soluzione fisiologica, possibili quando l'ago di Veress si trova all'interno della cavità peritoneale. Tale manovra, in età pediatrica, ha un potenziale rischio di lesioni intestinali e vascolari per la ridotta distanza che intercorre tra la parete addominale e gli organi endoperitoneali (Fig. 8.2). La tecnica "open" prevede, invece, l'induzione dello pneumoperitoneo attraverso l'inserimento del primo trocar, che può essere posizionato ovunque a livello della parete addominale, con predilezione per la regione ombelicale sotto il diretto controllo della vista mediante una minilaparotomia (Fig. 8.3).

Videochirurgia pediatrica, Ciro Esposito et al. (a cura di)

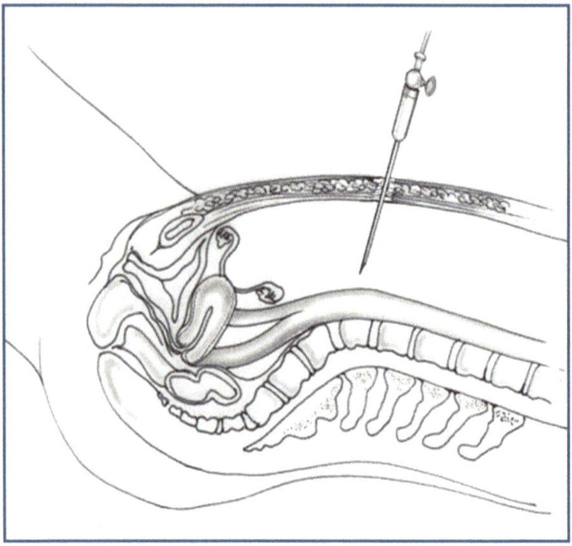

Fig. 8.1 Induzione dello pneumoperitoneo con ago di Veress (tecnica "chiusa")

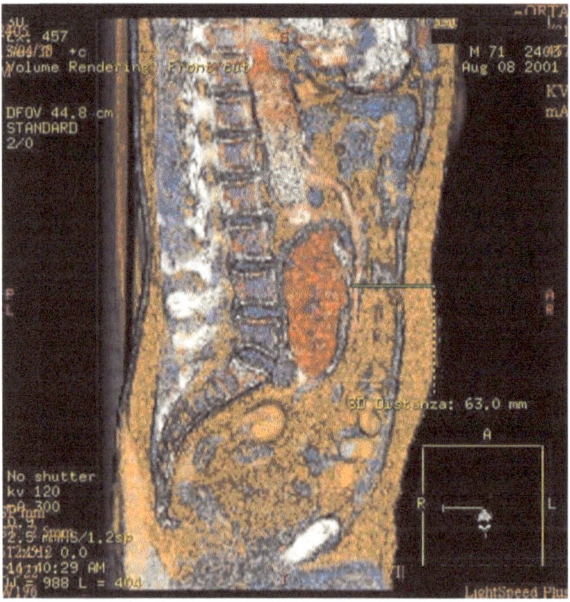

Fig. 8.2 Immagine TC che rappresenta in età pediatrica la ridotta distanza che intercorre tra la parete addominale e gli organi endoperitoneali

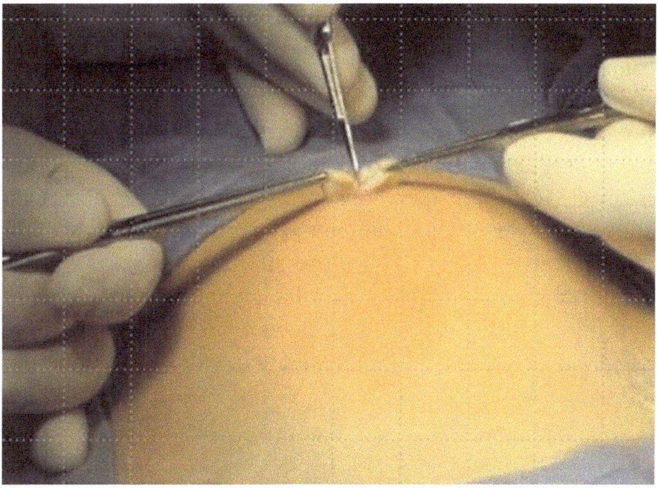

Fig. 8.3 Induzione dello pneumoperitoneo attraverso inserimento del primo trocar sotto il diretto controllo della vista mediante una minilaparotomia (tecnica "open")

Lo pneumoperitoneo si realizza così insufflando gas a basso flusso, fino a raggiungere la pressione endoaddominale preimpostata (6-12 mmHg). Il gas di scelta è l'anidride carbonica (CO_2), in quanto non crea distorsione ottica, è sicura, rapidamente eliminabile, inerte, non combustibile ed economica.

Effetti dello pneumoperitoneo

L'utilizzo della CO_2 è uno standard in chirurgia videolaparoscopica, sebbene induca effetti non sempre desiderati, tanto che recentemente si stanno cercando tecniche alternative mediante l'utilizzo di altri gas (Ar, He, N_2O) o addirittura ricorrendo a mezzi meccanici, per realizzare la camera di lavoro (tecniche Gasless).

L'insufflazione di gas all'interno della cavità addominale e il conseguente incremento della pressione e della saturazione di CO_2 determinano alterazioni che si riflettono prevalentemente a livello cardiocircolatorio, respiratorio e metabolico.

Alterazioni della funzionalità cardiaca

L'incremento della pressione addominale determinato dall'insufflazione di gas può essere causa di riduzione del ritorno venoso al cuore per compressione dei circoli venosi periferici e splancnici. Ne consegue una tachicardia compensatoria da riflesso simpatico, amplificata dall'ipercapnia. Lo pneumoperitoneo provoca, inoltre, una vasocostrizione compensatoria che induce l'aumento delle resistenze periferiche (per effetto meccanico e per la produzione di citochine) che, da un lato, incrementano ulteriormente l'ipercapnia e, dall'altro, riducono il ritorno venoso al cuore, già ridotto dalla pressione esercitata dallo pneumoperitoneo sulla vena cava inferiore.

Alterazioni del ritmo cardiaco

La comparsa di aritmie cardiache si verifica in una percentuale compresa tra il 25% e il 45% dei pazienti sottoposti a procedure laparoscopiche. Si tratta, nella maggior parte dei casi, di aritmie sinusali che regrediscono spontaneamente con l'eliminazione di CO_2. L'eziologia è multifattoriale e presumibilmente legata a stimoli vagali, ipossici e circolatori. Nel 30% dei casi si possono verificare episodi di bradicardia severa, causata da stimolazione vagale, che possono portare anche all'arresto cardiaco.

Alterazioni del circolo periferico e splancnico

La pressione addominale superiore a 12 mmHg (8 mmHg nei bambini con età < 6 anni) può causare una riduzione significativa (fino al 40%) del flusso a livello della vena femorale e dei vasi periferici. Tale riduzione, associata alla posizione anti-Trendelenburg, nonché alla maggiore durata degli interventi stessi, incrementa la stasi venosa periferica e quindi, almeno in linea teorica, il rischio di trombosi venosa profonda (TVP) e/o embolia polmonare postoperatoria. D'altro canto, la più rapida mobilizzazione del paziente, nonché la riduzione dello stress chirurgico e, quindi, la minore liberazione delle citochine di fase acuta (es. IL-6) capaci di stimolare la produzione e la liberazione di fattori ad attività procoagulante (es. fibrinogeno, fattore di von Willebrand, attivatori del plasminogeno) potrebbero, almeno in parte, compensare il rischio di TVP legato alla pressione endoaddominale. L'aumento della pressione addominale associato a ipercapnia e delle resistenze periferiche potrebbe ridurre la perfusione nonché l'ossigenazione degli organi addominali in corso di laparoscopia. Tuttavia, la rilevanza clinica di tale effetto è ancora da chiarire poiché, sebbene siano stati segnalati casi sporadici di insufficienza d'organo pneumoperitoneo-correlata, le informazioni al riguardo sono piuttosto limitate. Oltre alla TVP ad alte pressioni (> 12 mmHg), si può avere una notevole riduzione del flusso mesenterico ed epatico con conseguente rischio di ischemia gastrica e intestinale. A questo può associarsi oliguria legata soprattutto alla compressione che si esercita sul parenchima renale.

Alterazioni della funzionalità polmonare

Gli effetti dello pneumoperitoneo sulla funzionalità respiratoria sono prevalentemente legati alla riduzione del volume polmonare provocata dalla dislocazione del diaframma verso l'alto, nonché dalla ritenzione di CO_2 e dalla conseguente ipercapnia. In ambito pediatrico questo effetto è accentuato dalla ridotta capacità funzionale residua che risulta, inoltre, essere molto vicina al volume di collasso del polmone. A questo si aggiungono una riduzione della compliance polmonare (del 20% circa), peggiorata dall'eventuale posizione anti-Trendelenburg, un'alterazione del rapporto ventilazione/perfusione, per aumento dello spazio morto, che peggiora in caso di pazienti obesi o con problematiche cardiovascolari, un aumento delle resistenze delle vie aeree e la riduzione della capacità vitale.

Embolia gassosa

È una rara, ma potenzialmente letale, complicanza legata all'ingresso di gas nell'apparato cardiocircolatorio per lesioni accidentali di strutture vascolari intraddominali. L'insorgenza di embolia è strettamente legata alla dose e alla solubilità del gas entrato accidentalmente nel sangue: la CO_2 è un gas particolarmente solubile e la sua dose letale è piuttosto alta (pari a circa 25 ml/kg) in rapporto a quella dell'aria (circa 5 ml/kg).

Ipotermia

Nonostante la cavità addominale rimanga virtualmente chiusa, il rischio di ipotermia intraoperatoria è maggiore in corso di laparoscopia rispetto alla chirurgia aperta. Il motivo è strettamente legato allo pneumoperitoneo: la CO_2, infatti, presente in forma compressa all'interno della bombola, una volta insufflata nell'addome si espande, con conseguente riduzione della pressione, raffreddamento del gas e, quindi, della cavità addominale. L'abbassamento della temperatura corporea, particolarmente grave in età pediatrica, è strettamente legato alla velocità d'insufflazione, nonché alla durata dell'intervento. È stato dimostrato che si può giungere a un raffreddamento pari a 0,3 °C ogni 50 litri di gas insufflato. L'impiego di appositi insufflatori dotati di dispositivo per il preriscaldamento della CO_2 potrebbe essere efficace nel limitare l'ipotermia intraoperatoria, sebbene i reali benefici del loro impiego debbano ancora essere confermati.

Pneumotorace o pneumomediastino

La causa è la diffusione accidentale di CO_2 in cavità toracica.

Enfisema sottocutaneo

Si ha soprattutto in caso di malposizionamento accidentale di trocar (retro o pro-peritoneale). Richiede quindi l'eventuale riposizionamento del trocar e una riduzione della pressione d'insufflazione. Nel postoperatorio può dare dolore e ipercapnia residua transitoria.

Mentre gli effetti "negativi" legati alla laparoscopia si manifestano prevalentemente durante l'intervento chirurgico, le alterazioni fisiologiche "positive" sono particolarmente evidenti durante il decorso postoperatorio e sono strettamente legate al concetto di "mininvasività".

Lo scopo della chirurgia mininvasiva, infatti, è eliminare o, meglio, ridurre il più possibile il trauma operatorio, mantenendo inalterato il risultato terapeutico.

Letture consigliate

Aldridge RD, MacKinlay GA, Aldridge RB. Physiological effects of pneumoperitoneum in laparoscopic pyloromyotomy. J Laparoendosc Adv Surg Tech A 2006;16:156-158

Bridgewater FH, Mouton WG. Rationale and intended use for the Veress needle: a translation of the original descriptive article. Surg Laparosc Endosc Percutan Tech 1999;9:241-243

Esposito G, Porreca A. Atlante di laparoscopia pediatrica. Edizioni Ciba-Geigy 1991

Jackson PG, Evans SR. Intraperitoneal macrophages and tumor immunity: a review. J Surg Oncol 2000;75:146-154

Munro MG. Laparoscopic access: complications, technologies, and techniques. Curr Opin Obstet Gynecol 2002;14:365-374

Person B, Cera SM. Prolonged postlaparoscopy carbon dioxide pneumoperitoneum. Surg Laparosc Endosc Percutan Tech 2008;18:114-117

Samli MM, Guler C, Demirbas M, Koken T. The effect of carbon dioxide pneumoperitoneum on free oxygen radicals in rabbit retroperitoneoscopy model. Surg Laparosc Endosc Percutan Tech 2004;14:153-156

Swank DJ, Jeekel H. Laparoscopic adhesiolysis in patients with chronic abdominal pain. Curr Opin Obstet Gynecol 2004;16:313-318

Tosun M, Samli H, Arikan Y, et al. The effects of CO_2 pneumoperitoneum on the apopatotic index in the peritoneum. Adv Ther 2007;24:883-889

Capitolo 9

Retropneumoperitoneo

C. Esposito, A. Savanelli, I. Giurin, M. Iaquinto, J.S. Valla

La posizione laterale per l'accesso retroperitoneale è stata utilizzata per la prima volta negli anni Novanta del secolo scorso sia negli adulti sia nei bambini. Questo accesso si è dimostrato particolarmente utile per gli interventi chirurgici sul rene e sulle vie urinarie. La posizione laterale è familiare per gli urologi e, inoltre, si è dimostrata molto utile in caso di conversione, infatti permette un'ottima visualizzazione dei vasi ilari.

Preparazione preoperatoria

I genitori sono invitati a dare il proprio consenso informato alla procedura. L'anestesia generale con rilassamento muscolare e il monitoraggio delle funzioni vitali sono obbligatori. Il protossido d'azoto è generalmente controindicato per ridurre la distensione intestinale. Un sondino nasogastrico può essere utile. Un catetere vescicale viene inserito per quantificare la diuresi. Una dose preoperatoria di antibiotico viene somministrata secondo l'eziologia e il tipo di intervento chirurgico.

Posizione del paziente, team, monitor e strumentario

Il paziente si trova in una posizione laterale con iperflessione lombare, al fine di allargare lo spazio tra l'ultima costa e la cresta iliaca (Fig. 9.1). Il chirurgo e l'assistente si trovano posteriormente al paziente. La colonna video si trova sul lato opposto e i cavi sono fissati alla parte superiore del campo operatorio (Fig. 9.2).

Videochirurgia pediatrica, Ciro Esposito et al. (a cura di)

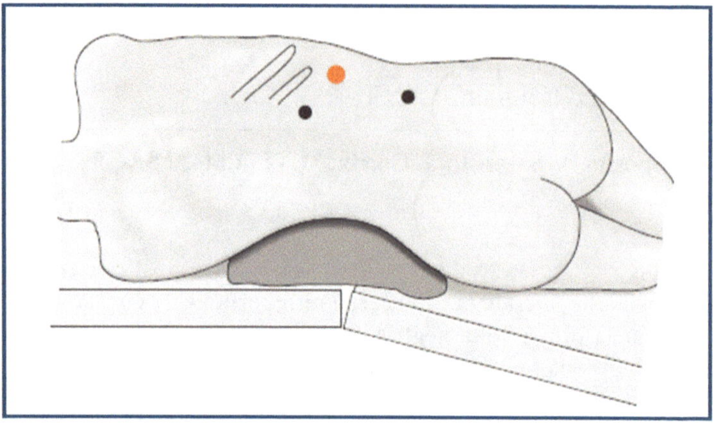

Fig. 9.1 Il paziente si trova in una posizione laterale con iperflessione lombare, al fine di allargare lo spazio tra l'ultima costa e la cresta iliaca. Riprodotta da: Bax KNMA et al. (2008), con autorizzazione

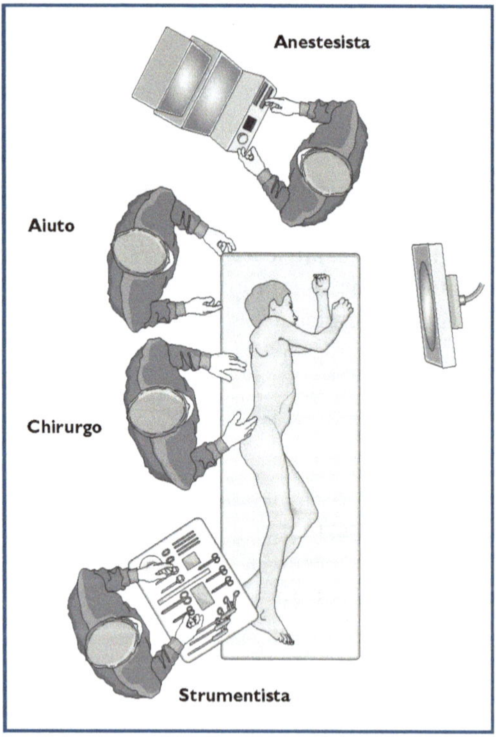

Fig. 9.2 Posizione del team chirurgico. Riprodotta da: Bax KNMA et al. (2008), con autorizzazione

Equipaggiamento speciale

Alcuni dispositivi sono utili:

- una cannula speciale con un palloncino o un ombrello per evitare qualsiasi dislocamento che potrebbe essere frustrante, soprattutto se si verifica durante la movimentazione critica;
- un efficace dispositivo di aspirazione e irrigazione;
- il bisturi armonico o LigaSure® è utile per gestire il peduncolo vascolare, ma una semplice legatura o clip da 5 mm è sufficiente.

Tecnica

Dopo la preparazione sterile, si palpano i punti di riferimento anatomici (11 e 12 costa, cresta iliaca) (Fig. 9.3). Nei bambini e negli adolescenti, l'incisione cutanea è troppo piccola per consentire la dissezione con le dita dello spazio retroperitoneale. Se l'incisione è sovradimensionata, la fuga di gas potrebbe essere gestita con punti di sutura di mantenimento o cannule di grandi dimensioni con palloncini. Tuttavia, per evitare una fuga di gas, l'incisione deve essere scelta con cura in base alle dimensioni del

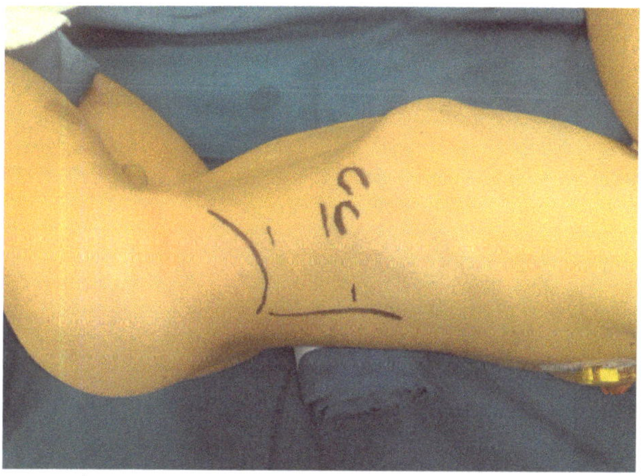

Fig. 9.3 È importante prima dell'intervento disegnare i reperi anatomici e le posizioni dei trocar

paziente (se ha 0 oppure 18 anni), allo spessore della parete addominale (sottile o paziente obeso) e alla malattia, pensando anche all'eventuale estrazione dell'organo a fine intervento e all'allargamento dell'incisione sottocostale inguinale. Un trocar di 10 mm in un piccolo bambino prende più spazio e potrebbe ostacolare gli strumenti operativi (Fig. 9.4). La scelta deve essere adattata caso per caso: per esempio, per rimuovere un rene multicistico displastico in un bambino normale di età inferiore a 2 anni, un'ottica da 5 mm e gli strumenti da 3 mm sembrano una buona opzione. In caso di maggiori dimensioni del rene (10-15 mm), attraverso l'incisione a volte è possibile riconoscere la fascia di Gerota e incidere in modo da iniziare l'insufflazione di CO_2 direttamente nello spazio perirenale. Tuttavia, il più delle volte la fascia di Gerota non è visibile e quindi si lavora nello spazio retroperitoneale; la fascia di Gerota sarà aperta posteriormente nella fase successiva.

Successivamente, una garza piccola è introdotta nello spazio retroperitoneale e manipolata con attenzione per creare spazio. Il chirurgo deve realizzare la dissezione a contatto con la parte posteriore della parete muscolare, al fine di evitare la perforazione peri-

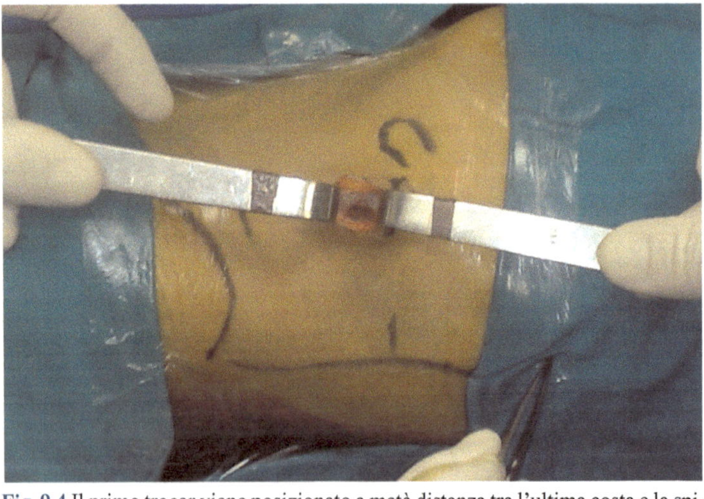

Fig. 9.4 Il primo trocar viene posizionato a metà distanza tra l'ultima costa e la spina iliaca

toneale. La porta principale è posizionata e fissata per creare il retropneumoperitoneo. L'insufflazione di CO_2 viene avviata (8-10 mmHg nei neonati, 12-15 mmHg nei bambini). Un'ottica di 0° o 30° è inserita. Questo permette l'esposizione dei punti di riferimento anatomici: quadrato dei lombi, muscolo psoas e parte posteriore del rene. La camera operatoria retroperineale viene realizzata muovendo trasversalmente e longitudinalmente l'ottica.

Posizionamento di porte accessorie

Due porte aggiuntive (3-5 mm) sono posizionate sotto visione diretta, il trocar posteriore è introdotto per primo sotto l'angolo costo-spinale. Successivamente si inserisce il trocar inferiore appena sopra la cresta iliaca. Ora il terzo trocar inferiore può essere introdotto in modo sicuro. Questo trocar inferiore non deve essere posizionato troppo vicino alla cresta iliaca, perché il rilievo osseo potrebbe limitare la mobilità del dispositivo. Questa posizione del trocar permette una triangolazione delle cannule in modo da massimizzare l'esposizione e minimizzare i contatti tra gli strumenti in un piccolo spazio di lavoro.

Discussione dei punti tecnici

Le conseguenze di insufflazione di CO_2 nello spazio retroperitoneale non portano alcun rischio specifico. La complicanza più comune in retroperitoneoscopia è la lacerazione peritoneale, in particolare nei bambini più piccoli, dove il peritoneo è più sottile e ci sono meno strati di grasso. Un'accidentale perforazione induce uno pneumoperitoneo e riduce lo spazio di lavoro retroperitoneale e di conseguenza la visibilità. Il peritoneo è particolarmente vulnerabile all'inizio del procedimento, quando si crea lo spazio di lavoro, e alla fine della procedura, quando si devono sezionare le ultime aderenze del rene e quando si deve sezionare la parte inferiore dell'uretere. La retroperitoneoscopia riduce il dolore postoperatorio, le complicanze della ferita, la degenza ospedaliera e le cicatrici. Questi vantaggi possono essere utili per i bambini in attesa di trapianto renale o che sono in terapia immunosoppressiva, che ritarda la guarigione delle ferite.

Letture consigliate

Bax KNMA, Georgeson KE, Rothenberg SS, et al. (Eds). Endoscopic surgery in infant and children. Berlin Heidelberg: Springer 2008

Capolicchio JP, Jednak R, Anidjar M, Pippi Salle JL. A modified access technique for retroperitoneoscopic renai surgery in children. J Urol 2003;170:204-206

Diemunsch P, Becmeur F, Meyer P. Retroperitoneoscopy versus laparoscopy in piglets: ventilatory and thermic repercussion. J Pediatr Surg 1999;34:1514-1517

Esposito C, Valla JS, Yeung CK. Videosurgery in pediatric urology. Surg End 2004;18:1559-1564

Franks M, Schneck FX, Docimo SG. Retroperitoneoscopy in children. In: Caione P, Kavoussi LR, Micali R (Eds). Retroperitoneoscopy and Extraperitoneal Laparoscopy in Pediatrie and Adult Urology. Berlin Heidelberg: Springer 2003, pp. 103-118

Gaur DD. The accurate placement of the balloon for retroperitoneal dissection by the percutaneous method, insuring that it expands in the right plane. BJU Int 1999;84:1095

Merrot T, Ordorica Flores R, Steyaert H, et al. Is diffuse xanthogranulomatous pyelonephritis a contra-indication to retroperitoneoscopic nephro-ureterectomy? Surg Laparosc Endosc 1998;8:366-369

Micali S, Caione P, Virgini G, et al. Retroperitoneal access in children using a direct vision technique. J Urol 2001;165:1229-1232

Ng CS, Gill IS, Sung GT, et al. Retroperitoneoscopic surgery is not associated with increased carbon dioxide absorbtion. J Urol 1999;162:1268-1272

Peters GA. Complications of retroperitoneal laparoscopy in pediatrie urology: prevention, recognition and management. In: Caione P, Kavoussi LR, Micali R (Eds). Retroperitoneoscopy and Extraperitoneal Laparoscopy in Pediatric and Adult Urology. Berlin Heidelberg: Springer 2003, pp. 203-210.

Valla JS. Videosurgery of the retroperitoneal space in children. In: Bax KNMA, Georgeson KE, Najmaldin AS, Valla JS (Eds). Endoscopic Surgery in Children. Berlin Heidelberg: Springer 1999, pp. 379-392

Wakabayashi Y, Kataoka A, Johnin K, et al. Simple techniques for atraumatic peritoneal dissection from the abdominal wall and for preventing peritoneal injury during trocar placement under retroperitoneoscopy. J Urol 2003;169: 256-257

Yoshimura K, Ohara H, Ichioka K, et al. Body image alteration after flank incision: relationship between the result of objective evaluation using computerized tomography and patient perception. J Urol 2003;169:182-185

Capitolo 10
One-trocar surgery

G. Amici, G. Cobellis, C. Noviello, M. Romano, G. Torino, A. Martino

Si definisce "one-trocar surgery" tutta la chirurgia mininvasiva (laparoscopica, retroperitoneoscopica, toracoscopica) che viene eseguita utilizzando un unico trocar e un'ottica operativa. La tecnica chirurgica può essere completamente endoscopica o videoassistita. Questo approccio, descritto inizialmente per l'esecuzione dell'appendicectomia transombelicale videoassistita, prima nell'adulto e poi nel bambino, oggi trova numerose indicazioni in età pediatrica, rappresentando, in taluni casi, la meno invasiva delle metodiche videochirurgiche. Inoltre, l'approccio videoassistito costituisce una felice sintesi dei vantaggi della mininvasività e della chirurgia tradizionale.

Strumentario

Sono necessari un trocar di Hasson da 10 mm, preferibilmente con palloncino, un'ottica operativa 0° da 10 mm (Fig. 10.1) e i comuni strumenti per laparoscopia (pinze atraumatiche, dissettori, batuffoli, aspiratore/irrigatore, forbici ecc.).

"One-trocar surgery" laparoscopica

Tecniche chirurgiche fattibili: appendicectomia videoassistita transombelicale, trattamento videoassistito transombelicale di patologie congenite digiuno-ileali (diverticolo di Meckel, atresie digiuno-ileali, duplicazioni, linfangiomi), biopsie intestinali videoassistite transombelicali, gastrostomia videoassistita, lisi di aderenze, revisione di shunt ventricolo-peritoneali e di cateteri per dialisi peritoneale.

Videochirurgia pediatrica, Ciro Esposito et al. (a cura di)

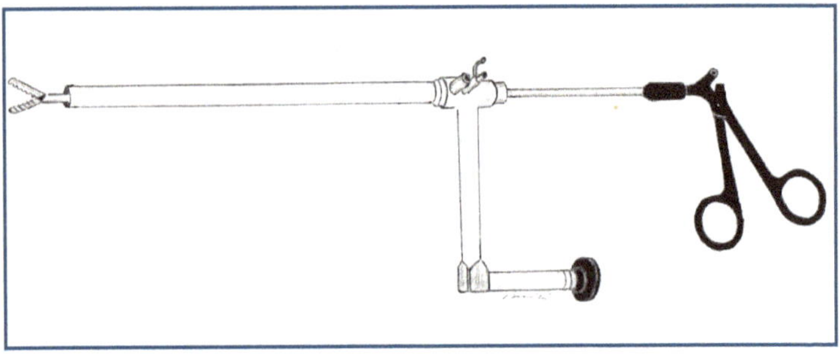

Fig. 10.1 Ottica operativa

Posizione del paziente (Fig. 10.2)

Tecnica

"One-trocar surgery" intestinale transombelicale videoassistita

Un trocar di Hasson con palloncino da 10 mm viene posizionato con tecnica "open" a livello ombelicale per l'ottica operativa. Si induce lo pneumoperitoneo fino alla pressione di 8-12 mmHg. Si esegue l'esplorazione del cavo peritoneale utilizzando una pinza atraumatica. L'appendice o l'ansa intestinale interessata dalla

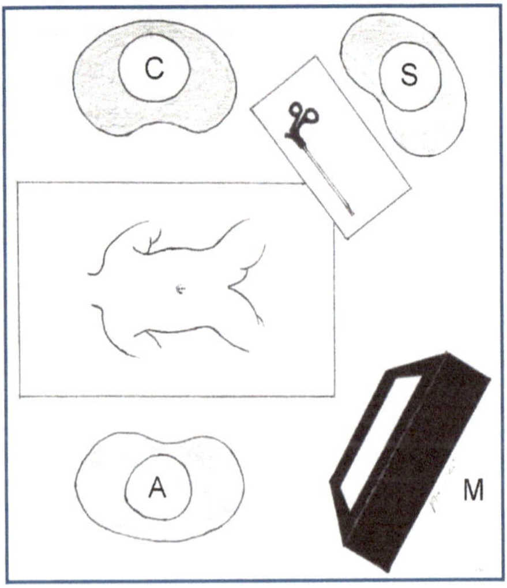

Fig. 10.2 "One-trocar surgery" laparoscopica transombelicale: posizione del paziente. *A*, aiuto; *C*, chirurgo; *M*, monitor; *S*, strumentista

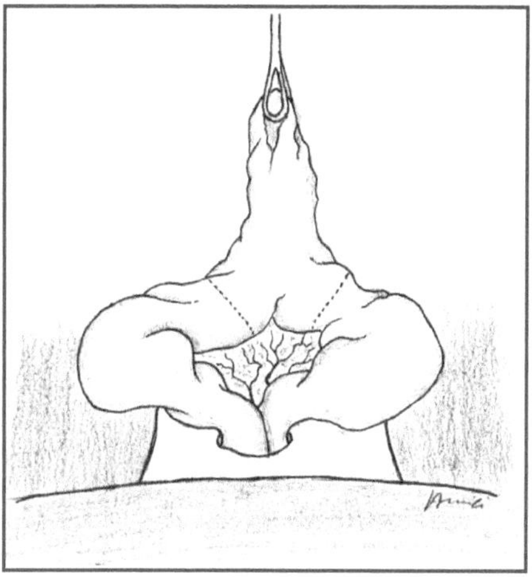

Fig. 10.3 Esteriorizzazione transombelicale di diverticolo di Meckel

patologia viene afferrata con pinza atraumatica ed esteriorizzata attraverso la breccia ombelicale (Fig. 10.3). Se la patologia digiuno-ileale non viene immediatamente rilevata all'esplorazione laparoscopica, si procede all'estrinsecazione transombelicale dell'ultima ansa ileale e all'esplorazione extracorporea delle anse ileali. L'intervento viene quindi completato con tecnica tradizionale extracorporea. Dopo reintroduzione dei visceri in addome si eseguono la revisione endoscopica e la chiusura della breccia ombelicale.

Gastrostomia "one-trocar" videoassistita

La sede d'introduzione del trocar di Hasson è sovraombelicale, nel punto in cui si intende posizionare la stomia. Si pratica un'incisione trasversa di circa 1,5 centimetri. La parete anteriore dello stomaco viene afferrata con pinza atraumatica ed estrinsecata. Una gastrostomia secondo Stamm viene confezionata con una doppia borsa di tabacco e introduzione, sotto visione, di una sonda gastrostomica con palloncino. Lo stomaco viene infine ancorato alla parete addominale con quattro punti in materiale riassorbibile. La cute viene suturata con punti staccati in materiale a rapido riassorbimento.

Altre procedure laparoscopiche "one-trocar" intracorporee

La lisi di aderenze viene eseguita con coagulazione/sezione mono- o bipolare.

La revisione di shunt ventricolo-peritoneali e di cateteri per dialisi peritoneale viene eseguita liberando il catetere da eventuali aderenze per poi riposizionarlo nella sede più corretta per un adeguato funzionamento.

Problematiche

Nella fase esplorativa laparoscopica la visione durante la manipolazione dei visceri può non essere ottimale a causa dei movimenti contestuali dell'ottica e dello strumento. L'introduzione di altri trocar o la conversione laparotomica si rendono necessarie per le appendici con cieco fisso o con aderenze flogistiche importanti.

Nella revisione dei cateteri per dialisi peritoneale è preferibile introdurre il trocar in posizione paraombelicale transrettale, controlateralmente al sito di inserzione del catetere, per avere un maggiore spazio di visione e operativo.

"One-trocar surgery" retroperitoneoscopica

Tecniche chirurgiche fattibili: varicocelectomia, pieloplastica videoassistita, biopsia renale, posizionamento di drenaggio retroperitoneale.

Posizione del paziente (Fig. 10.4)

Tecnica

Approccio retroperitoneoscopico con ottica operativa

Un'incisione trasversa di circa 1,5 centimetri viene condotta immediatamente al di sotto dell'apice dell'11ª o 12ª costa, lungo la linea che attraversa al centro la cresta iliaca. Si procede quindi alla dissezione delle fibre muscolari parietali e all'apertura sotto visione della fascia di Gerota. Si introduce un trocar di

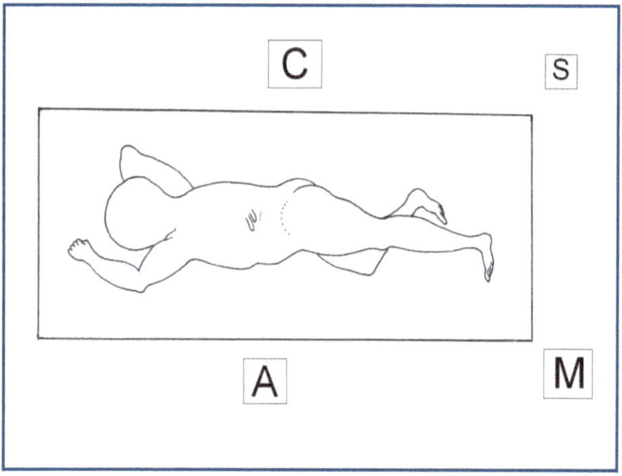

Fig. 10.4 "One-trocar surgery" retroperitoneoscopica: posizione del paziente. *A*, aiuto; *C*, chirurgo; *M*, monitor; *S*, strumentista

Hasson con palloncino e si induce lo pneumoretroperitoneo fino alla pressione di 12-15 mmHg. Attraverso un'ottica operativa a 0° si introduce un batuffolo dissettore che consente di creare una camera di lavoro sotto visione endoscopica. Il primo repere anatomico è il muscolo psoas. La dissezione retroperitoneale prosegue seguendo il muscolo psoas fino a evidenziare l'uretere.

Varicocelectomia

I vasi spermatici vengono identificati medialmente all'uretere. Durante la dissezione essi si distaccano dai piani posteriori seguendo il peritoneo. Vengono pertanto separati dal peritoneo, isolati per un tratto sufficientemente lungo, coagulati con pinza bipolare (Fig. 10.5) e sezionati.

Pieloplastica "one-trocar" assistita (OTAP)

L'uretere viene isolato prossimalmente fino a esporre la giunzione pielo-ureterale stenotica. Proseguendo nella dissezione retroperitoneale con batuffoli, il rene e la pelvi vengono liberati sufficientemente. Il giunto pielo-ureterale viene isolato con un

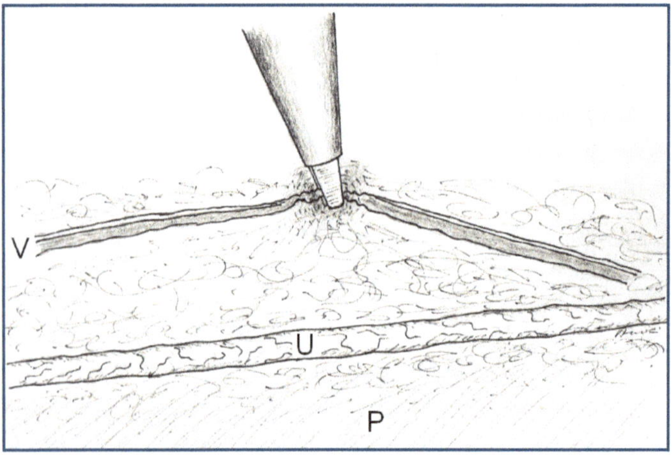

Fig. 10.5 Coagulazione bipolare dei vasi spermatici. *P*, muscolo psoas; *V*, vasi spermatici; *U*, uretere

dissettore curvo, repertato con una fettuccia/elastico ed estrinsecato attraverso la breccia del trocar. L'intervento viene completato con tecnica tradizionale. Dopo riposizionamento del giunto nel retroperitoneo si esegue una revisione endoscopica. La scelta di posizionare uno stent ureterale e/o un drenaggio pararenale dipende dalla preferenza dell'operatore.

Biopsia renale

Si espone il polo inferiore del rene e si esegue il prelievo con pinza da biopsia a cucchiaio o con ago tru-cut introdotto per via percutanea. L'emostasi viene completata con coagulazione monopolare/bipolare e applicazione di colla biologica o per compressione con un batuffolo nella sede di introduzione dell'ago.

Posizionamento di drenaggio retroperitoneale in trauma renale maggiore

Una volta introdotto il trocar con la tecnica sopradescritta, si esegue una dissezione retroperitoneale minima esponendo il polo inferiore del rene. Un drenaggio tubulare viene quindi introdotto attraverso il canale operatore e l'ottica rimossa con il trocar. La chiusura della breccia parietale avviene intorno al drenaggio.

Problematiche

All'inizio dell'esperienza, durante la dissezione retroperitoneoscopica, è possibile perdere l'orientamento all'interno dello spazio retroperitoneale o aprire il peritoneo posteriore penetrando all'interno del cavo peritoneale. È pertanto fondamentale, durante la dissezione retroperitoneale, seguire il muscolo psoas, principale repere anatomico retroperitoneoscopico.

"One-trocar surgery" toracoscopica

Tecniche chirurgiche fattibili: trattamento toracoscopico dell'empiema pleurico in fase fibrino-purulenta e/o di iniziale organizzazione.

Posizione del paziente (Fig. 10.6)

Tecnica

Un'incisione trasversa di circa 1,5 centimetri viene condotta al IV-V spazio intercostale sulla linea ascellare media sopra il margine costale. La pleura viene aperta e si procede al prelievo di liquido per l'esame chimico-fisico e colturale. Si introduce un trocar di Hasson con palloncino e si induce lo pneumotorace fino alla pressione di 4 mmHg. Attraverso l'ottica operativa si introduce un batuffolo dissettore, che consente di farsi strada nel cavo pleurico sotto visione endoscopica e aprire le concamerazioni. Il materiale fibrino-purulento e/o organizzato viene rimosso con pinze da presa atraumatiche e/o aspirato. Il cavo pleurico viene evacuato e le superfici delle pleure viscerale e parietale pulite in maniera soddisfacente fino a rendere possibile la riespansione polmonare. Il cavo pleurico viene lavato con soluzione fisiologica e il tubo toracico (20 Ch) posizionato nel seno costo-frenico posteriore attraverso la breccia del trocar.

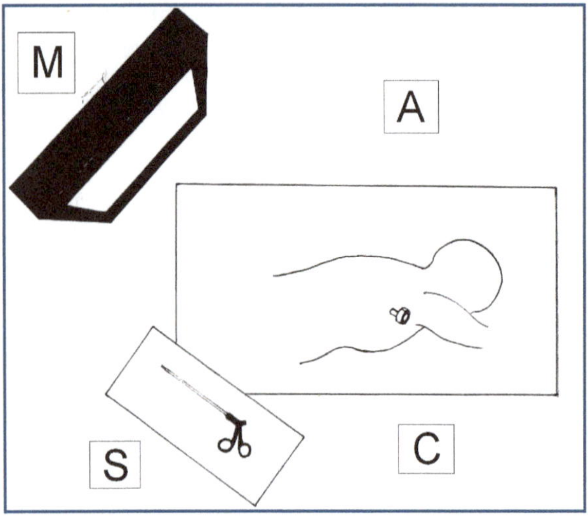

Fig. 10.6 "One-trocar surgery" toracoscopica: posizione del paziente. *A*, aiuto; *C*, chirurgo; *M*, monitor; *S*, strumentista

Problematiche

Il drenaggio viene tenuto in leggera aspirazione (6-10 cmH_2O). Se la pulizia del cavo pleurico non è soddisfacente, è possibile eseguire una terapia con fibrinolitico per via intrapleurica a partire da 24-48 ore dall'intervento chirurgico (urokinasi: 10.000 UI in 10 ml di soluzione fisiologica due volte al giorno nei bambini di età < 1 anno; 40.000 UI in 40 ml di soluzione fisiologica due volte al giorno nei bambini di età > 1 anno; per un totale di 6 dosi).

Letture consigliate

Cobellis G, Cruccetti A, Mastroianni L, et al. One-trocar transumbilical laparoscopic–assisted management of Meckel's diverticulum in children. J Laparoendosc Adv Surg Tech 2007;17:238-241

Cobellis G, Mastroianni L, Cruccetti A, et al. Retroperitoneoscopic varicocelectomy in children and adolescents. J Ped Surg 2005;40:846:849

de Benedictis D, Vaccher S, Cobellis G, et al. Complicated pneumonia: from medical care to surgical solutions. Pneum Ped 2007;25:40-50

Esposito C. One-trocar appendectomy in pediatric surgery. Surg Endosc 1998; 12:177-178

Esposito C, Colella G, Settimi A, et al. One-trocar laparoscopy: a valid procedure to treat abdominal complications in children with peritoneal shunt for hydrocephalus. Surg Endosc 2003;17:828-830

Lima M, Tursini S, Ruggeri G, et al. One-trocar assisted pyeloplasty (OTAP): initial experience and codification of a technique. Pediatr Med Chir 2007; 29:108-111

Martino A, Zamparelli M, Cobellis G, et al. One-Trocar Surgery: a less invasive videosurgical approach in childhood. J Ped Surg 2001;36:811-814

Valla JS. Videosurgery of the retroperitoneal space in children. In: Bax KNMA, Georgeson KE, Naijmaldin AS, Valla JS (Eds). Endoscopic surgery in children. Berlin: Springer 1999, pp. 378-392

Capitolo 11

Setting up per videochirurgia avanzata

M.A. Levitt

Per una serie di ragioni, la chirurgia mininvasiva rappresenta una vera e propria sfida per i chirurghi pediatri. Ogni cosa risulta più piccola, i tessuti sono più fragili e gli angoli sono più acuti.

Il chirurgo deve essere consapevole della pressione di insufflazione e deve essere creativo nel posizionamento dei trocar. Una buona impostazione è la chiave per un intervento elegante e privo di complicanze.

Che cos'è necessario per impostare un intervento di videochirurgia avanzata?

Il chirurgo deve acquisire le abilità principali, molte delle quali possono essere apprese in un laboratorio oppure tramite simulazioni.

Queste abilità includono:
- l'impiego di diverse sorgenti di energia;
- la capacità di gestire i peduncoli vascolari;
- la conoscenza delle tecniche di sutura e annodamento;
- la capacità di effettuare anastomosi intestinali.

In aggiunta a ciò, comprendere come evitare le complicanze specifiche della chirurgia mininvasiva è vitale.

Inoltre, prima di ogni intervento vanno valutati dettagli chiave preoperatori, quali il posizionamento dei trocar, lo strumentario fondamentale e le varie fasi dell'operazione chirurgica.

Videochirurgia pediatrica, Ciro Esposito et al. (a cura di)

Preparazione della sala

Una sala operatoria efficiente dal punto di vista ergonomico è molto utile.

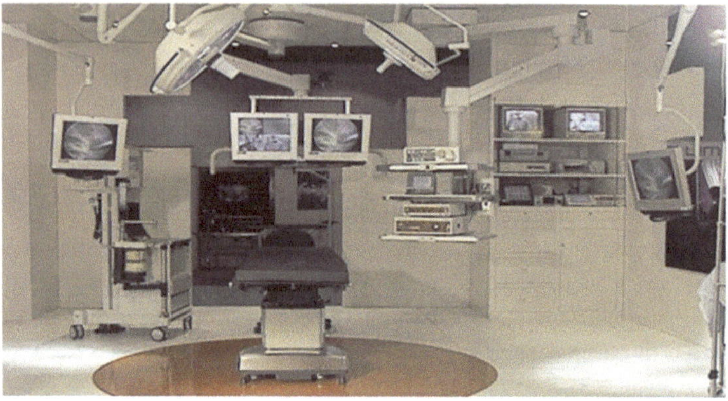

Il paziente dovrebbe essere sempre posizionato lungo una linea che attraversa il chirurgo, l'ottica, l'organo e il monitor (surgeon, camera, organ, picture: acronimo SCOPE).

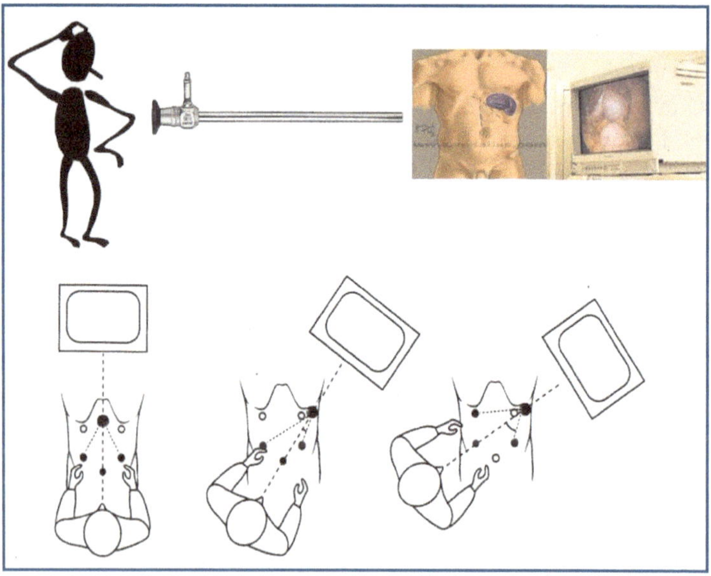

Posizione del team operatorio

La posizione del chirurgo operatore e dell'aiuto è variabile in base alla procedura.

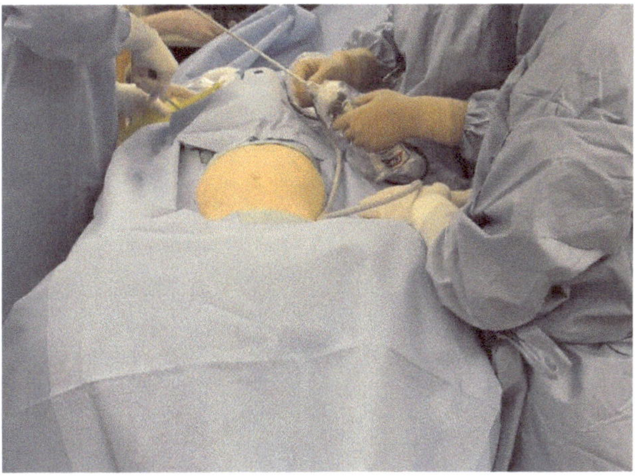

La posizione e l'angolazione del tavolo operatorio variano in base al singolo caso.

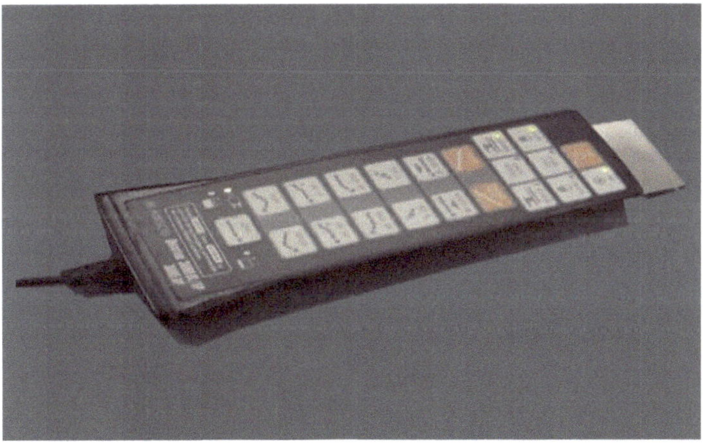

Posizione del paziente

La posizione del paziente e del chirurgo variano in base al singolo caso.

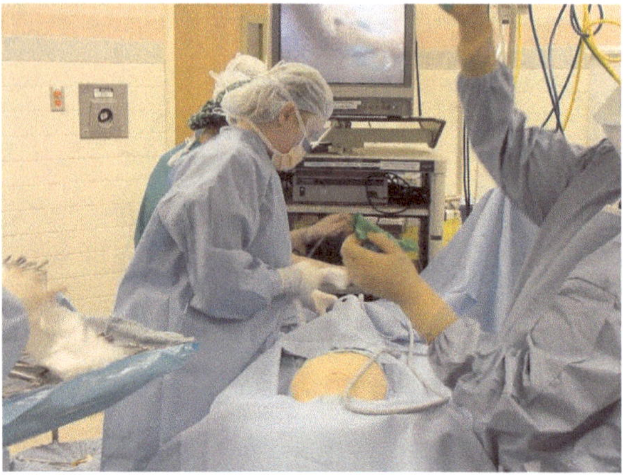

Per esempio, nell'appendicectomia il lato destro del tavolo verso l'alto con la testa in basso; nella fundoplicatio secondo Nissen il tavolo è posizionato con la testa verso l'alto.

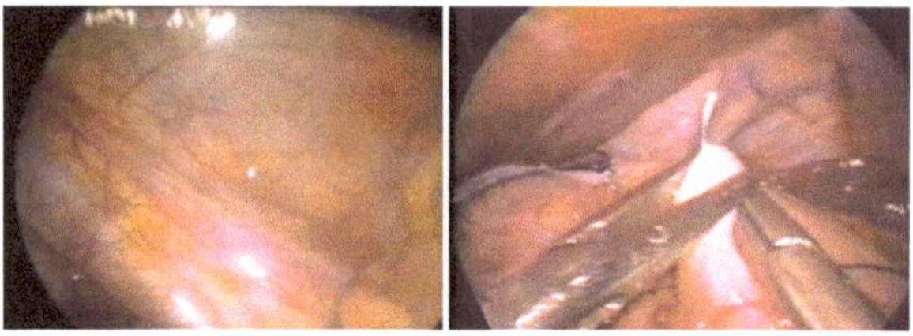

Per la toracoscopia, la posizione prona è molto utile.

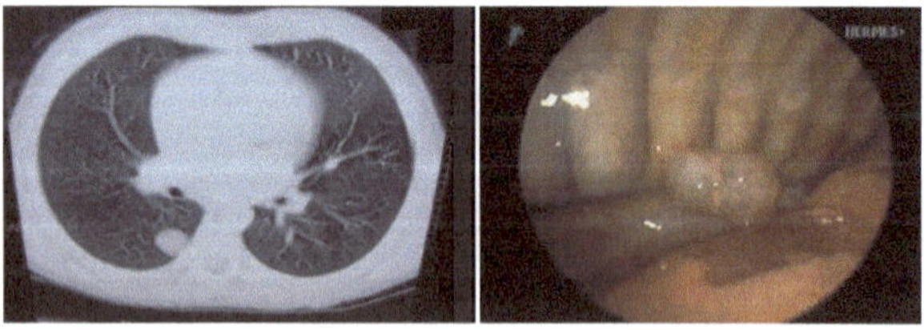

La posizione litotomica consente al chirurgo di posizionarsi ai piedi del paziente e lavorare sull'epigastrio.

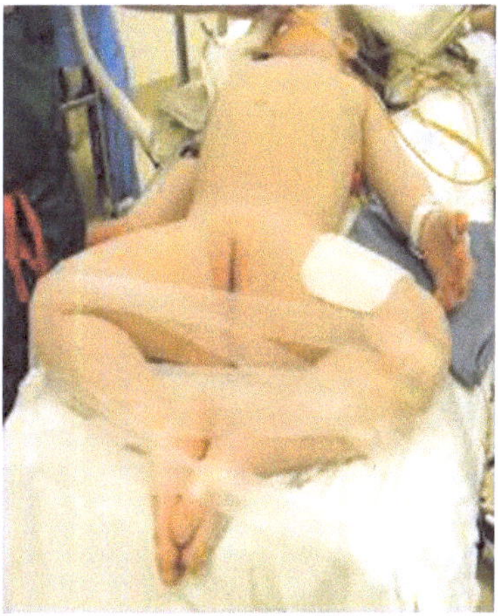

Un ulteriore archetto consente di avere un accesso per l'anestesista a livello della testa.

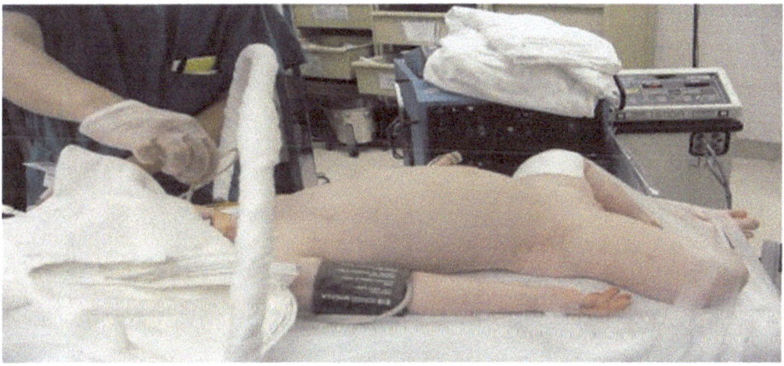

Quando si utilizzano la litotomia e le staffe, è necessario assicurarsi che le gambe siano abbassate, in modo che gli strumenti e l'ottica non le urtino.

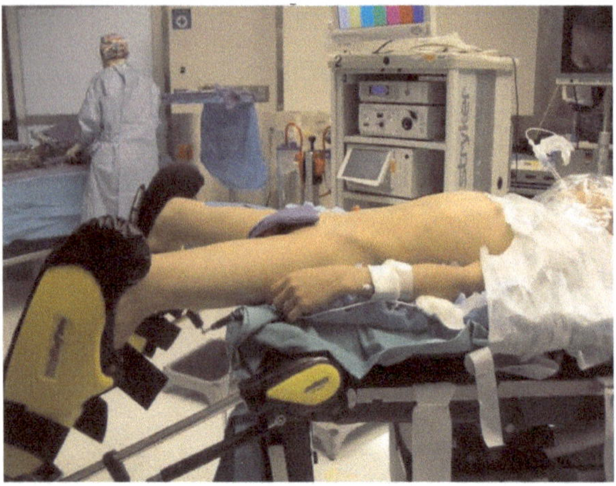

Strumentario

Molti elementi sono richiesti per ottenere una buona immagine: monitor, telecamera, ottica.

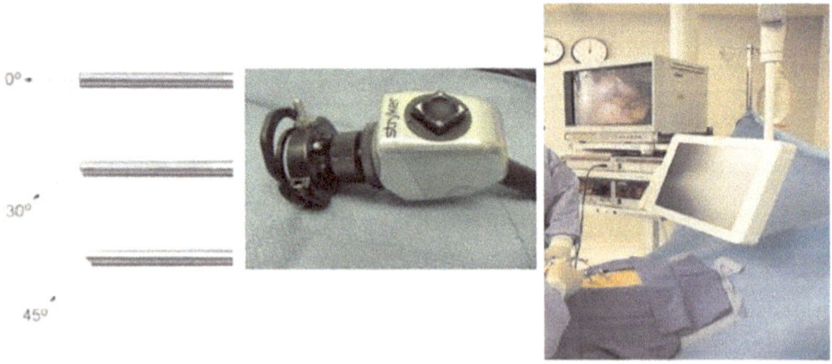

Con i seguenti strumenti è possibile eseguire qualsiasi tecnica avanzata. È necessario che questi strumenti siano sia di 3 mm sia di 5 mm:

- Maryland;
- Bowel Graspers;
- Babcock;
- porta-aghi;
- spingi-nodo;
- uncino.

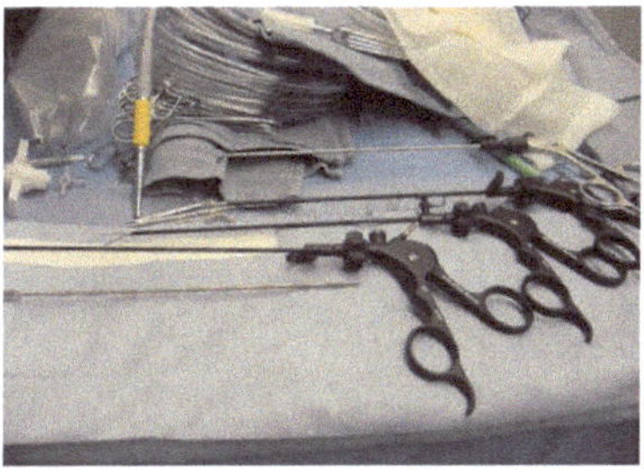

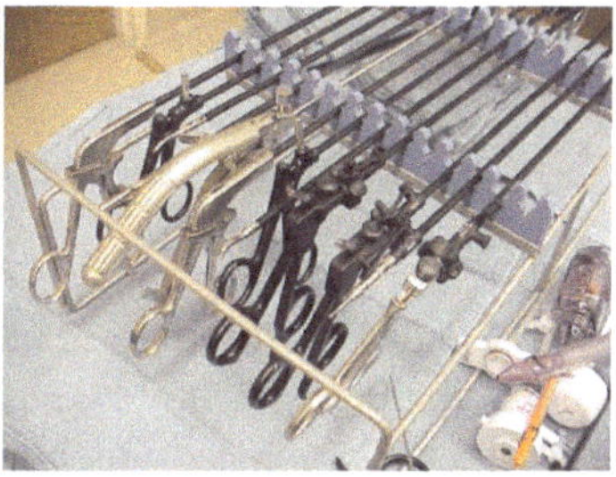

Impostazione dell'intervento: principi generali

Il chirurgo deve visualizzare il caso in via preliminare. Ciò risulterà differente rispetto alla visuale ottenuta in laparotomia. Nella regione iatale e nella pelvi, la laparoscopia consente una migliore visione.

Il posizionamento del trocar varia in base all'intervento. In ogni caso i principi fondamentali sono:

- ottica al centro;
- mano destra e sinistra a una distanza ergonomica confortevole;
- triangolazione fra le porte d'accesso destra e sinistra e l'ottica;
- porte di assistenza laterali o anteriori alle mani destra e sinistra.

Esistono molti tipi diversi di trocar. Il chirurgo dovrebbe utilizzare i tipi con i quali si sente più a suo agio. Tutte le porte dovrebbero essere posizionate all'inizio dell'intervento per massimizzare l'efficienza e per permettere al chirurgo di utilizzare sempre due mani per lavorare.

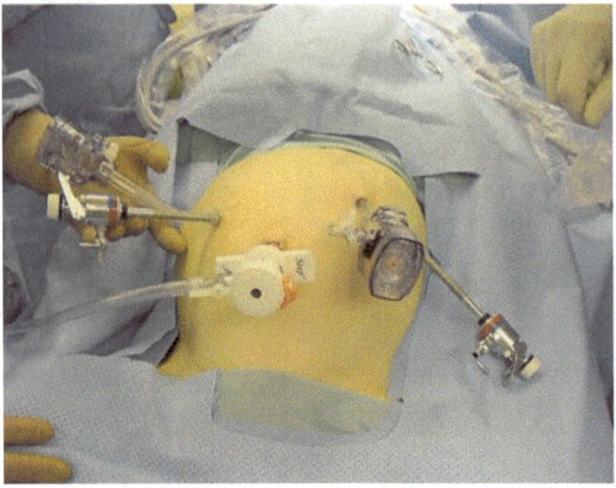

La sfida da affrontare in chirurgia pediatrica è spesso la piccola taglia del paziente. Lo scopo è visualizzare nel monitor una Nissen laparoscopica in un bambino di 4 kg come se si effettuasse in un adulto di 80 kg. La chiave per fare ciò è una buona organizzazione.

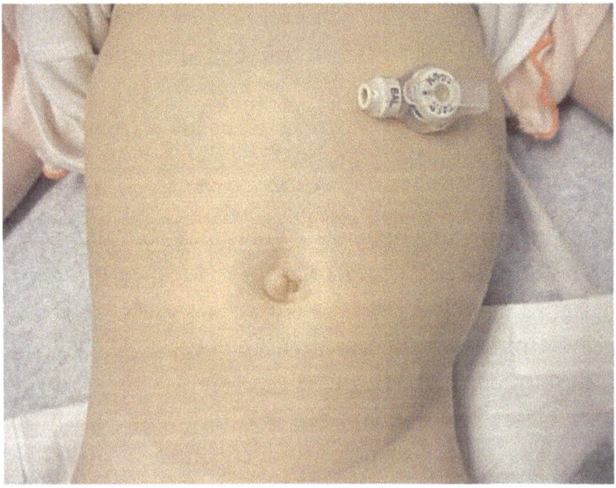

Per eseguire un intervento di videochirurgia avanzata, il chirurgo necessita di avere molte opzioni nel proprio armamentario. Per un'appendicectomia, deve poter utilizzare un cauterio o suturatrici, in base al caso.

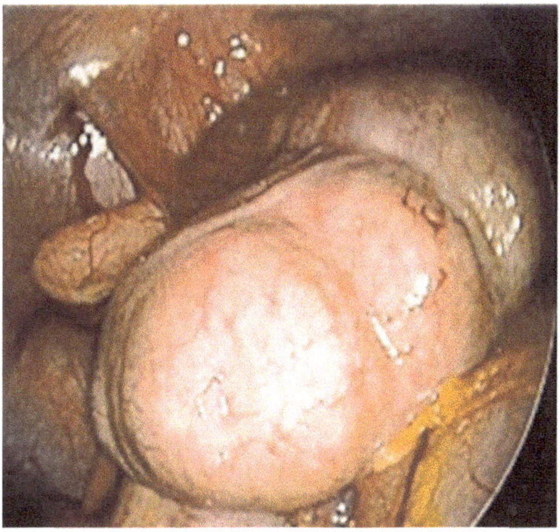

Molti casi possono essere eseguiti con una componente extracorporea, essenzialmente laparoassistita.

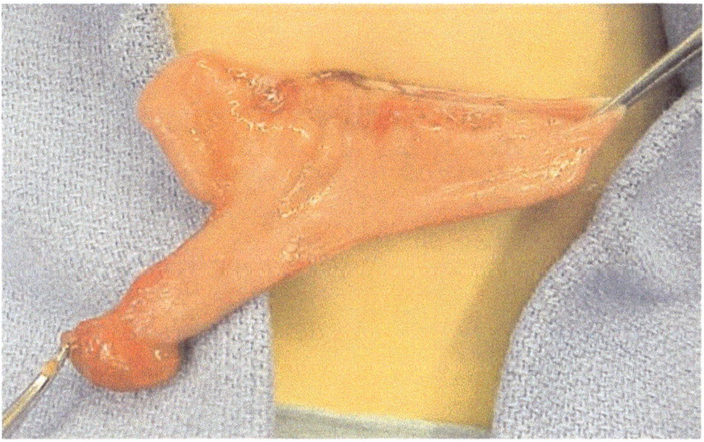

L'accesso ombelicale deve essere sicuro e rapido. Queste immagini dimostrano un accesso tramite incisione verticale al centro dell'ombelico.

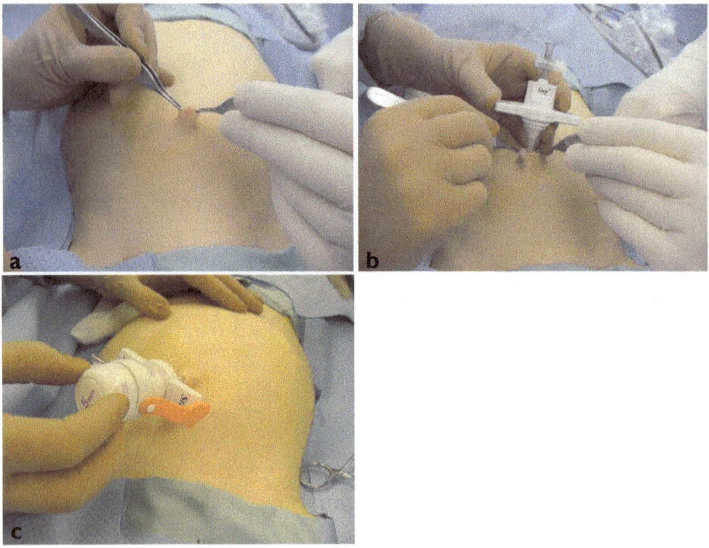

La chiusura dell'ombelico alla conclusione della procedura è facilitata dalla pinza direttrice che mostra la fascia e protegge i visceri.

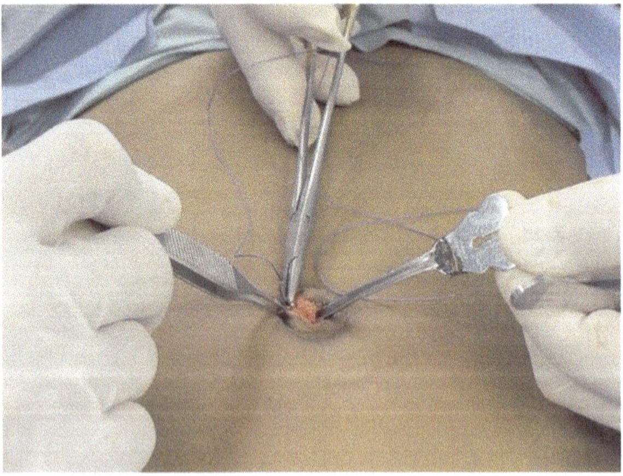

Fissare il trocar alla pelle aiuta a prevenirne la dislocazione nel corso dell'intervento.

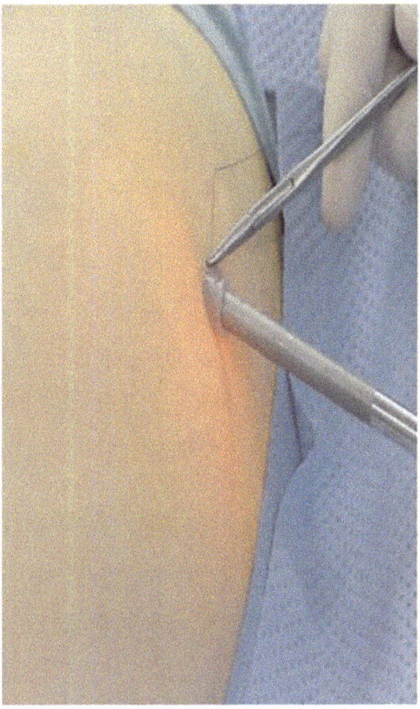

Il chirurgo dovrebbe sempre utilizzare due mani come durante gli interventi "open".

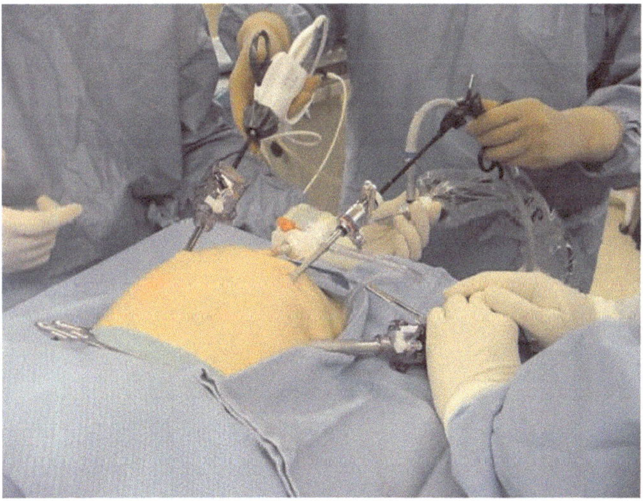

Per ritrovare la posizione nell'addome, è sufficiente reinserire lo strumento parallelamente all'ottica e lo strumento apparirà nel campo.

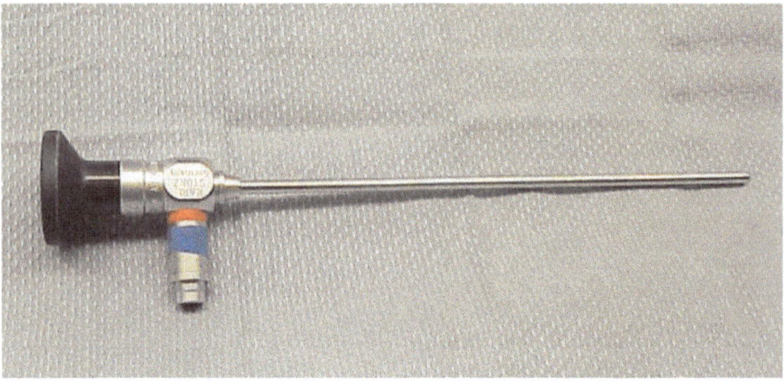

Lo specifico posizionamento delle porte di assistenza è fondamentale per rendere più facile la procedura. Qui, la porta di assistenza è posizionata sotto l'esofago per mostrare lo iato. Il chirurgo deve sempre pensare alla posizione migliore per inserire gli strumenti di sussidio.

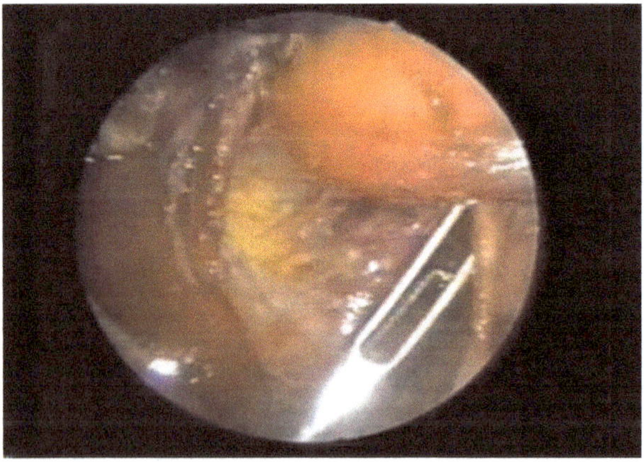

Il chirurgo dovrebbe cercare di minimizzare i cambi di strumentario. Ciò ridurrà i tempi e limiterà i potenziali danni.

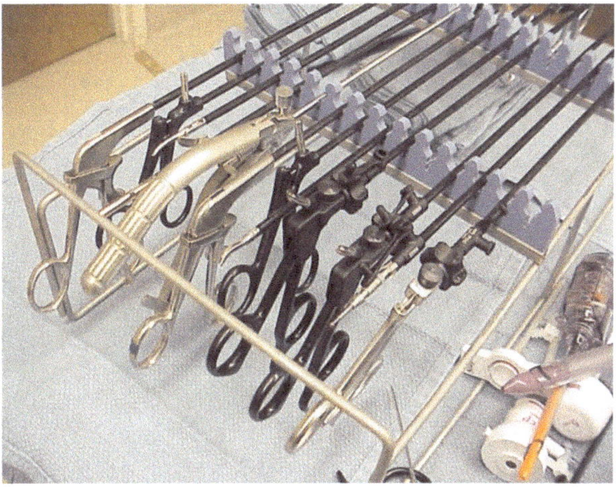

Un ottimo stratagemma per sollevare il fegato è posizionare la sutura intorno al legamento falciforme: ciò aiuta a esporre un piloro nascosto.

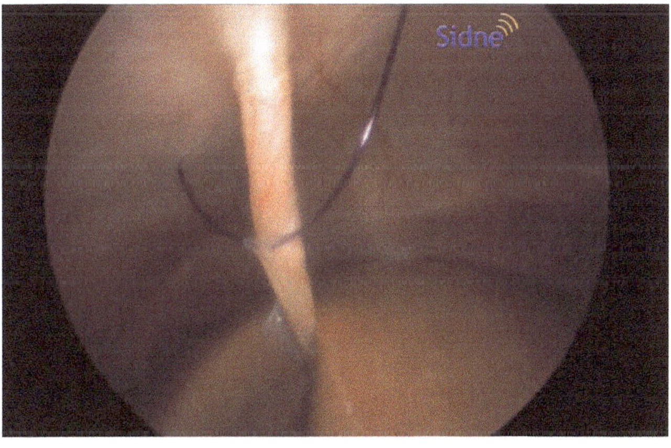

Nella gestione del sanguinamento bisogna ricordare di:

- mantenere la calma;
- non irrigare;
- utilizzare due mani;
- mantenere la stessa visuale;
- non inserire clip alla cieca;
- valutare il passaggio alla chirurgia “open”.

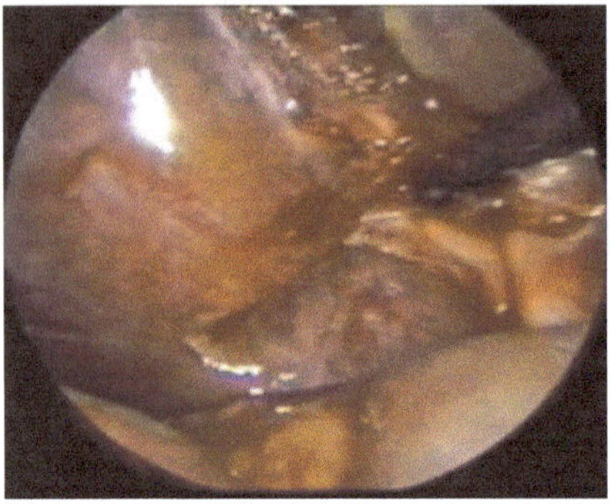

Il chirurgo deve possedere tre abilità chiavi per effettuare interventi di videochirurgia avanzata: a) sutura e annodamento; b) gestione dei peduncoli vascolari; c) utilizzo degli stapler.

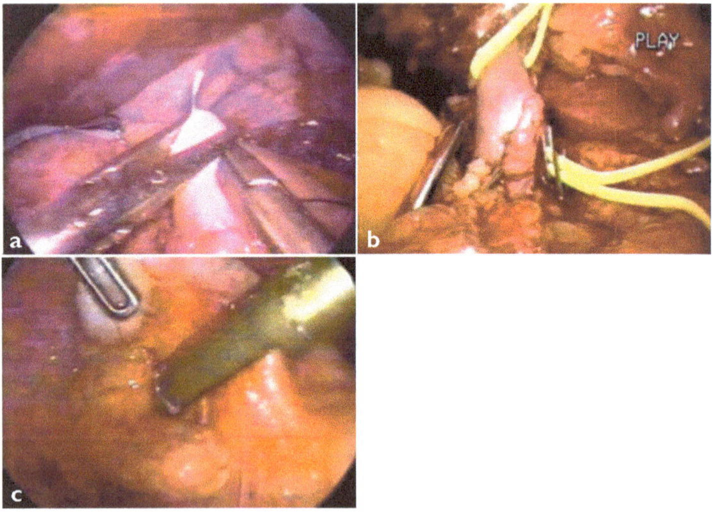

Per effettuare un intervento di videochirurgia avanzata, è importante imparare come maneggiare con delicatezza le strutture anatomiche.

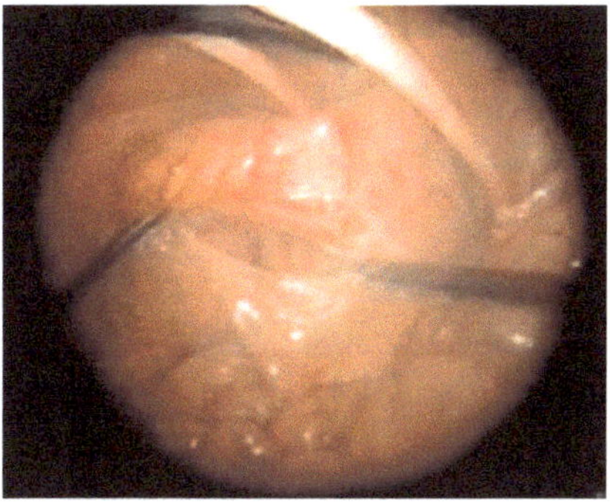

Conclusioni

Per effettuare la videochirurgia avanzata il chirurgo deve imparare abilità fondamentali come l'uso delle sorgenti di energia, la gestione dei peduncoli vascolari e delle anastomosi intestinali, le tecniche di annodamento e sutura.

Il chirurgo deve sempre prestare massima attenzione nell'evitare complicanze ed è necessario che comprenda i problemi principali relativi all'impostazione dell'intervento, quali la preparazione della sala operatoria e del personale e il posizionamento del paziente sul tavolo operatorio. Deve inoltre conoscere i dettagli organizzativi specifici più rilevanti in base al singolo caso e quale strumentario è necessario per effettuare un intervento chirurgico elegante, efficace e sicuro.

Capitolo 12
Training in videochirurgia pediatrica

C. Esposito, A. Settimi, S. Iacobelli, I. Giurin, C. Hollands

La videochirurgia richiede da parte del chirurgo una particolare abilità, cioè quella di operare non guardando direttamente le proprie mani come avviene in chirurgia "open", ma guardando direttamente il monitor che trasmette le immagini della telecamera.

La videochirurgia presenta, inoltre, altri 2 importanti limiti rispetto alla chirurgia "open": il primo è che in videochirurgia manca la terza dimensione e il chirurgo lavora in 2D, mancando in pratica la profondità di campo; in secondo luogo, in videochirurgia non esiste la sensazione tattile diretta sugli organi bersaglio dell'intervento, ma soltanto una sensazione mediata attraverso la punta dello strumento.

Per questo motivo è fondamentale che i chirurghi che intraprendono questo tipo di chirurgia seguano un training di formazione per acquisire le conoscenze di base teoriche e pratiche, per poi poterle applicare correttamente nella pratica clinica.

Il training deve riguardare sia i chirurghi sia il personale di sala operatoria.

Training del chirurgo pediatra

È fondamentale che i chirurghi pediatri che vogliono praticare chirurgia laparoscopica conoscano perfettamente lo strumentario videochirurgico. Questo perché esistono alcuni strumenti che devono essere montati (strumenti con manico e stelo componibile) oltre ad alcuni device componibili come le endostapler, che spesso richiedono il cambio della carica durante la procedura.

Videochirurgia pediatrica, Ciro Esposito et al. (a cura di)

La formazione del chirurgo pediatra in videochirurgia infantile è importante per vari motivi:

- mancanza della terza dimensione,
- perdita di sensazione tattile;
- interruzione del collegamento tra la mano e gli occhi del chirurgo;
- complessità terapeutica legata alle procedure videochirurgiche;
- mancanza di esperienza videochirurgica da parte dei chirurghi pediatri senior.

La formazione del chirurgo avviene in maniera graduale attraverso vari step: corsi di formazione teorica, fellowship in centri di esperienza, training in laboratorio, training con trainer virtuale, training in sala operatoria con l'aiuto di un laparoscopista esperto (Tab. 12.1).

Il primo step del training avviene solitamente mediante la frequentazione di corsi (Fig. 12.1).

I corsi mediante lezioni di didattica frontale con l'ausilio di video permettono l'apprendimento delle varie procedure che possono essere praticate in videochirurgia. Per avere una validità ai fini della certificazione, i corsi devono essere validati e patrocinati dalle Società videochirurgiche nazionali [es. Società Italiana di Videochirurgia Infantile (SIVI) per l'Italia, *Groupe d'Études en Coeliochirurgie Infantile* (GECI) per la Francia, *British Association of Paediatric Endoscopic Surgeons* (BAPES) per il Regno Unito ecc.).

Il secondo step della formazione è la frequentazione per un periodo di tempo in centri di esperienza consolidata in videochi-

Tabella 12.1 La formazione del chirurgo avviene in maniera graduale attraverso vari step

• Corsi di formazione teorica
• Fellowship in centri di esperienza
• Training in laboratorio
• Training con trainer virtuale
• Training in sala operatoria con l'aiuto di un laparoscopista esperto

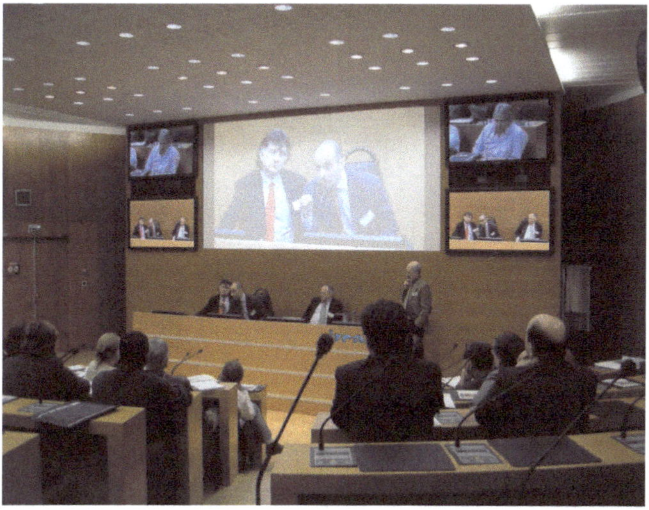

Fig. 12.1 Il primo step del training avviene solitamente mediante la frequentazione di corsi

rurgia. Durante questo periodo di fellowship, il chirurgo in formazione prende parte alle procedure chirurgiche come partecipante dell'equipe. Per esempio, per l'Italia la SIVI fornisce ai soci interessati all'effettuazione del training la lista dei centri dov'è possibile fare una fellowship per apprendere specifiche procedure videochirurgiche (ulteriori informazioni sono disponibili sul sito SIVI, www.sivitaly.it).

Il terzo e quarto step della formazione vengono realizzati in laboratorio.

Innanzitutto con il *pelvic trainer*, il chirurgo in formazione muove i primi passi utilizzando gli strumenti laparoscopici e, in particolare, apprende il posizionamento degli strumenti e l'ergonomia laparoscopica (Fig. 12.2). Inoltre, nel *pelvic trainer* il chirurgo apprende le tecniche di dissezione dei tessuti e di sutura.

Dopo il *pelvic trainer* il chirurgo in formazione può passare al simulatore virtuale, che mediante un software computerizzato simula tutte le procedure chirurgiche eseguibili in videochirurgia (Fig. 12.3).

Infine si passa alla pratica su modello animale; più comunemente viene utilizzato un maialino (Fig. 12.4).

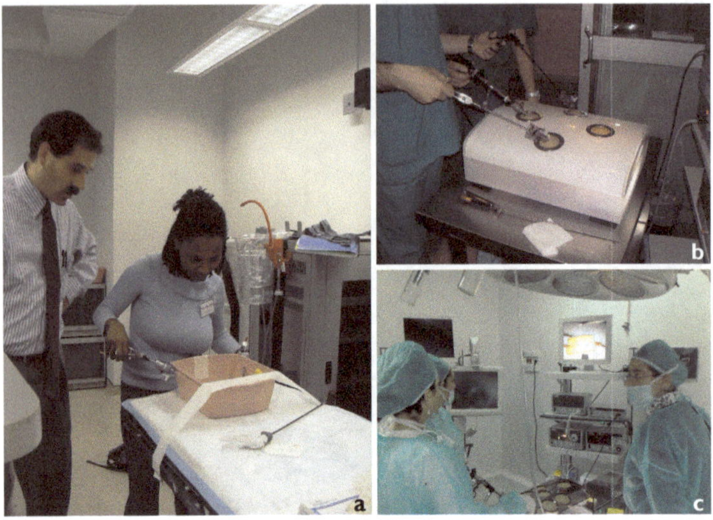

Fig. 12.2 Utilizzando il *pelvic trainer*, il chirurgo in formazione muove i primi passi utilizzando gli strumenti laparoscopici e, in particolare, apprende il posizionamento degli strumenti e l'ergonomia laparoscopica

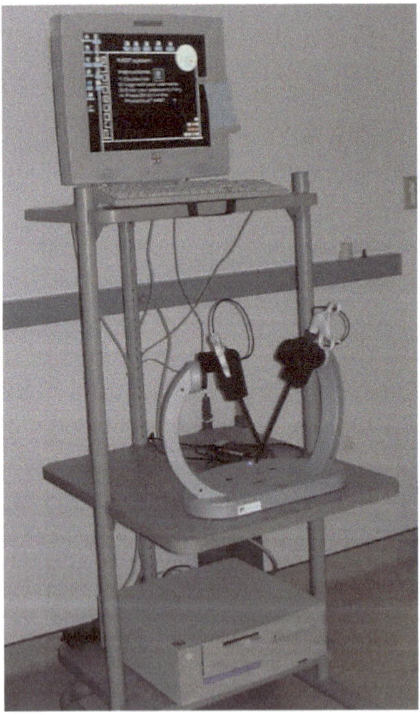

Fig. 12.3 Dopo il *pelvic trainer* il chirurgo in formazione può passare al simulatore virtuale, che mediante un software computerizzato simula tutte le procedure chirurgiche eseguibili in videochirurgia

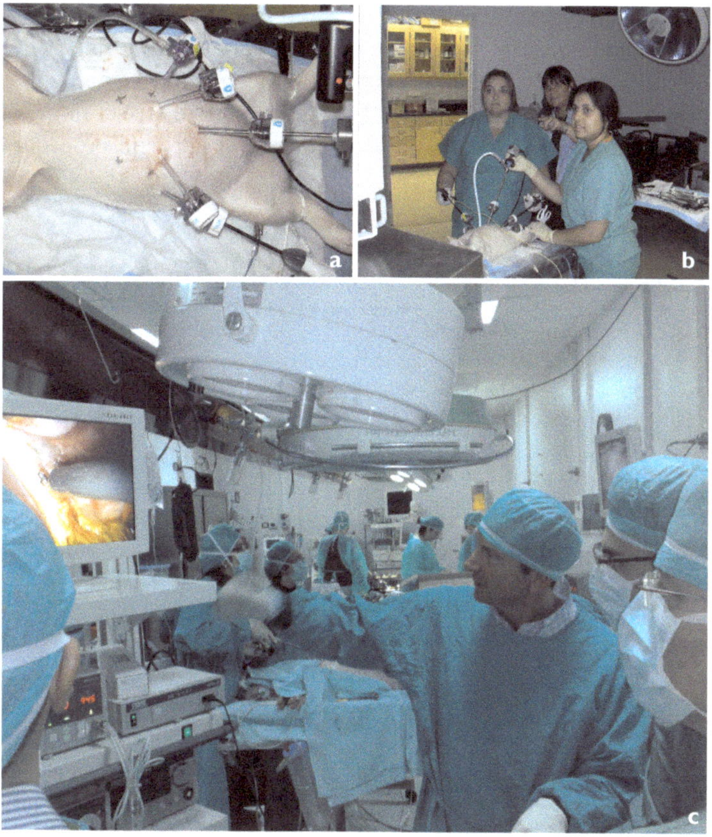

Fig. 12.4 Si passa poi alla pratica su modello animale; più comunemente viene utilizzato un maialino

Dal punto di vista tecnico il training è importante perché il chirurgo acquista la coordinazione nel movimento degli strumenti e acquisisce la gestualità di base, in particolare la più difficile, che è quella della capacità di annodare mediante tecnica intracorporea.

L'ultimo step del training è quello di realizzare le procedure chirurgiche in sala operatoria aiutati da un chirurgo esperto. In generale si inizia con le procedure di base (varicocele, testicolo non palpabile, ernia inguinale), per poi passare alle procedure intermedie e poi a quelle avanzate.

Per ogni procedura esiste una curva di apprendimento (la cosiddetta *learning curve*), che consiste nel numero di interventi da realizzare per acquisire i fondamenti della tecnica e quindi per poterla eseguire correttamente senza commettere errori. In genere, la *learning curve* è di circa 10 interventi per ogni procedura (Tab. 12.2).

Tabella 12.2 Decalogo nell'apprendimento delle procedure laparoscopiche

1. Gestione della telecamera
2. Introduzione del primo trocar in "open laparoscopy"
3. Laparoscopia diagnostica: identificazione dei 4 quadranti dell'addome
4. Introduzione degli strumenti e loro posizionamento (es. divaricatore epatico)
5. Ergonomia nei movimenti
6. Preparazione e dissezione dei tessuti
7. Sutura
8. Legatura e sezione vascolare
9. Utilizzo delle clip e delle suturatrici automatiche
10. Esecuzione di interventi laparoscopici

Training del personale di sala operatoria

Come per tutte le procedure chirurgiche pediatriche, è importantissimo istruire il personale della sala operatoria riguardo alla manipolazione degli strumenti e su come devono essere conservati e come devono essere assemblati e/o collegati. Corsi di aggiornamento dovrebbero essere periodicamente seguiti dal personale sulle nuove attrezzature disponibili e/o sui nuovi sviluppi. Un'iniziale riluttanza da parte del personale può essere superata coinvolgendolo attivamente nelle procedure videochirurgiche. La co-responsabilità della manutenzione degli strumenti e dei dispositivi aiuta in questo senso.

Un promemoria per la manipolazione della colonna dell'endoscopia con tutti i collegamenti, lo strumentario e i cavi è stato pubblicato su "Pediatric Endosurgery and Innovative Techniques" da David van der Zee nel 2003.

Prima di ogni intervento chirurgico in laparoscopia, il personale di sala operatoria deve controllare la funzionalità della colonna video e di tutti gli strumenti.

Il personale di sala operatoria dovrebbe essere incoraggiato a creare protocolli per le differenti procedure chirurgiche riguardo la strumentazione, il posizionamento del paziente, del team chirurgico e della colonna laparoscopica e la necessità di utilizzare particolari dispositivi e attrezzature.

In conclusione, considerando che la videochirurgia richiede, da parte del chirurgo, una particolare abilità tecnica e, da parte del personale di sala operatoria, un'approfondita conoscenza delle attrezzature, un adeguato periodo di formazione è fondamentale per acquisire una perfetta padronanza della tecnica videochirurgica e per ridurre le complicanze.

Letture consigliate

Bloom MB, Rawn CL, Salzberg AD, et al. Virtual reality applied to procedural testing: the next era. Ann Surg 2003;237:442-448

Change JH, Rothenberg SS, Bealer JF, et al. Endosurgery and the senior pediatric surgeon. J Pediatr Surg 2001;36:690-692

Dawson SL. A critical approach to medical simulation. Bull Am Coll Surg 2002; 87:12-18

Gallagher AG, Ritter EM, Satava RM. Fundamental principals of validation and reliability: rigorous science for the assessment of surgical education and training. Surg Endosc 2003;17:1525-1529

Grantcharov TP, Bardram L, Funch-Jensen P, et al. Learning curves and impact of previous operative experience on performance on a virtual reality simulator to test laparoscopic surgical skills. Am J Surg 2003;185:146-149

Grantcharov TP, Bardram L, Funch-Jensen P, et al. Impact of hand dominance, gender, and experience with computer games on performance in virtual reality laparoscopy. Surg Endosc 2003;17:1082-1085

Kothari SN, Kaplan BJ, Demaria EJ, cl al. Training in laparoscopic suturing skills using a new computer-based virtual reality simulator (MIST-VR) provides results comparable lo those with an established pelvic trainer system. J Laparoendosc Adv Surg Tech A 2002;12:167-173

Nussbaum MS. Surgical endoscopy training is integral to general surgery residency and should be integrated into residency and fellowship abandoned. Semin Laparosc Surg 2002;9:212-215

Powers TW, Murayama KM, Toyama M, et al. Housestaff performance is improved by participation in a laparoscopic skills curriculum. Am J Surg 2002; 184:626-629

Seymour NE, Gallagher AG, Roman SA, et al. Virtual reality training improves operating room performance: results of a randomized, double-blinded study. Ann Surg 2002;236:458-463

Soper NJ. Editorial. SAGES and surgical education. Surg Endosc 2001;15:775-780

van der Zee DC. Prevention of complications in pediatric minimal invasive surgery. Pediatr Endosurg Innov Tech 2003;7:1-4

van der Zee DC, Bax KNMA. The necessity for training in pediatric endoscopic surgery. Pediatr Endosurg Innov Tech 2003;7:27-33

Parte speciale
Indicazioni e procedure addominali

Capitolo 13
Ernia inguinale

C. Esposito, F. Alicchio, I. Giurin, P. Montupet

Le ernie inguinali congenite del bambino sono, nella maggioranza dei casi (96%), delle ernie "indirette", di natura congenita malformativa dovute alla pervietà del dotto peritoneo-vaginale (DPV). Il contenuto dell'ernia, costituito da anse intestinali o da epiploon, si impegna nel canale inguinale attraverso l'anello inguinale interno, lateralmente ai vasi epigastrici, e può giungere sin nel fondo dello scroto. Le ernie inguinali "dirette" (tipiche dell'adulto) sono rare in età pediatrica e sono favorite da una debolezza della fascia trasversalis; in questo tipo di ernia l'orifizio erniario si localizza medialmente ai vasi epigastrici. L'ernia diretta rappresenta il 2-4% delle ernie inguinali in età pediatrica.

Nell'ernia inguinale, nel sesso maschile il DPV rappresenterà pertanto il sacco erniario.

Nel sesso femminile, l'analogo del DPV è rappresentato dal canale di Nuck.

L'incidenza di ernia inguinale è di circa il 3-5% nei neonati a termine, mentre sale al 9-11% in quelli pretermine. Nel 60% dei casi l'ernia è monolaterale localizzata al lato destro, nel 25% è monolaterale sinistra e nel 15% è una patologia bilaterale.

Il sesso maschile è colpito più frequentemente del sesso femminile con un rapporto 9:1.

La sintomatologia dell'ernia è caratterizzata dalla presenza di una tumefazione in regione inguinale o in regione inguino-scrotale. Tale tumefazione ha la caratteristica di essere riducibile, a meno che non vada incontro a intasamento o strozzamento.

La diagnosi dell'ernia inguinale è esclusivamente clinica.

La terapia dell'ernia è chirurgica e consiste nell'asportazione

Videochirurgia pediatrica, Ciro Esposito et al. (a cura di)

e legatura del DPV (che rappresenta il sacco erniario) a livello dell'anello inguinale interno.

Negli ultimi anni, in molti centri avanzati l'ernia inguinale viene trattata per via laparoscopica con risultati eccellenti.

Strumentario

Sono necessari 3 trocar. Un trocar da 5 mm ombelicale per un'ottica 5 mm a 0°. Altri due trocar da 3 mm sono posizionati in triangolazione con l'ottica. Vengono utilizzati due porta-aghi oppure un porta-aghi e una pinza da presa atraumatica tipo Johann e un paio di forbici. Per quel che riguarda i fili, si preferisce utilizzare un filo non assorbibile 3/0 con ago a 3/8 di cerchio, che verrà introdotto in addome per via transparietale.

Preparazione preoperatoria

Al di là delle controindicazioni classiche della laparoscopia, non esistono controindicazioni assolute all'intervento laparoscopico per la correzione di un'ernia inguinale. Una controindicazione relativa può essere rappresentata dall'età del paziente; infatti, si preferisce non operare in laparoscopia i bambini al di sotto dei 6 mesi di vita. Questa limitazione deriva dal fatto che normalmente i pazienti operati per ernia utilizzando il classico accesso inguinale hanno una blanda narcosi senza intubazione orotracheale; al contrario, tutti i pazienti operati in laparoscopia necessitano di un'anestesia totale con intubazione oro-tracheale. La preparazione specifica per un paziente che deve essere operato per ernia inguinale ricalca la preparazione per tutti i pazienti che devono essere sottoposti a un'esplorazione laparoscopica. È preferibile posizionare un catetere vescicale per svuotare la vescica, ma non è necessario un sondino nasogastrico.

Tecnica

Posizione del paziente

Il paziente viene posizionato supino sul tavolo operatorio, un catetere viene introdotto in vescica per svuotarla e poi viene subito rimosso. Il campo operatorio sterile andrà dalla regione sovraombelicale (circa 10 cm al di sopra dell'ombelico) verso l'alto, al tubercolo pubico verso il basso, lateralmente al di sotto delle spine iliache. I telini sterili vengono fissati al corpo del paziente con medicazioni adesive, in modo che i teli non scivolino via durante l'intervento.

Posizione dei trocar

Il monitor sarà posizionato ai piedi del paziente, il chirurgo si pone alla testa del paziente, l'aiuto si posiziona controlateralmente alla patologia l'infermiere strumentista di fronte all'aiuto (Fig. 13.1). Il primo trocar da 5 mm viene posizionato in "open laparoscoy" a livello dell'ombelico per l'ottica 0°. Due trocar da 3 mm verranno posizionati in regione inguinale destra e sinistra al di sotto dell'ottica in triangolazione con quest'ultima (Fig. 13.2).

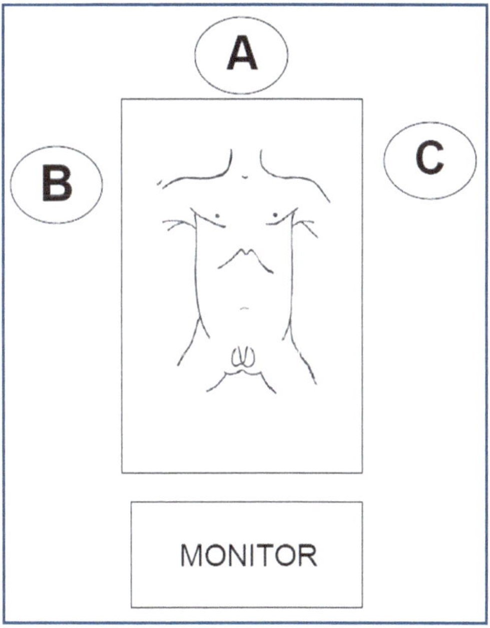

Fig. 13.1 Posizione del team chirurgico. *A*, chirurgo; *B*, aiuto chirurgo; *C*, infermiere strumentista

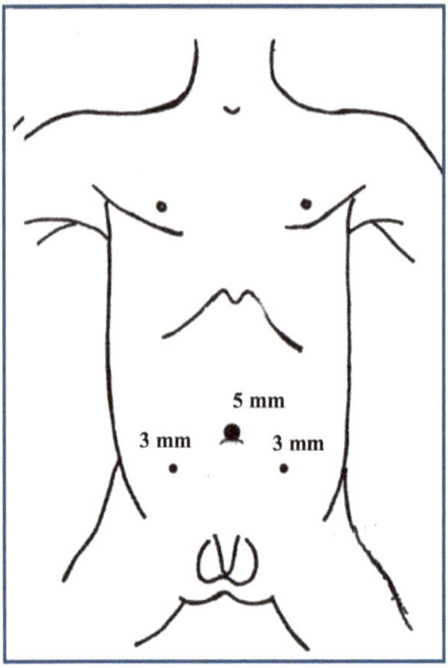

Fig. 13.2 Posizione dei trocar

Descrizione dell'intervento

Dopo aver introdotto il primo trocar ombelicale in "open laparoscopy" e aver regolato la pressione intraddominale verso gli 8-10 mmHg, si esegue un'esplorazione della cavità addominale e si posizionano gli altri due trocar sistemando il tavolo in leggera posizione di Trendelenburg. Si evidenzia la pervietà del DPV (Fig. 13.3) e si controlla il lato opposto. La tecnica differisce secondo il diametro dell'orifizio erniario; in caso di orifizio < 5 mm, si realizza solo una borsa di tabacco sul peritoneo periorifiziale (Fig. 13.4). La chiusura della borsa di tabacco causerà la chiusura ermetica del DPV (Fig. 13.5). In questa tecnica la parte distale del sacco erniario non viene rimossa e tende a chiudersi spontaneamente dopo l'intervento. Durante l'annodamento può essere utile comprimere la regione inguinale dall'esterno, esercitando una pressione con un dito sul canale inguinale per facilitare l'annodamento ed evitare tensione sul nodo. Un artifizio tecnico per garantire la chiusura del sacco distalmente alla borsa di tabacco consiste nell'iniettare pochi millilitri di colla biologica o chimica, che assicurerà l'immediata chiusura della parte distale del sacco.

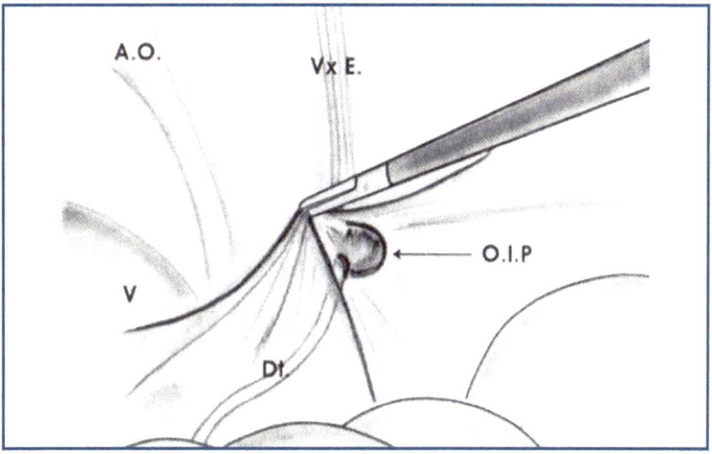

Fig. 13.3 Controllo della pervietà del DPV. *A.O.*, arteria ombelicale; *Dt*, deferente; *O.I.P.*, orifizio inguinale profondo; *V*, vescica; *VxE*, vasi epigastrici

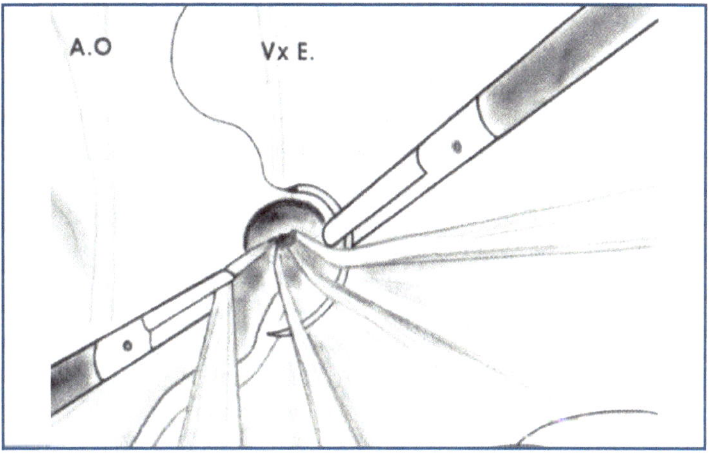

Fig. 13.4 Realizzazione della borsa di tabacco. *A.O.*, arteria ombelicale; *VxE*, vasi epigastrici

Al contrario, la tecnica differisce in caso di orifizio inguinale interno con diametro > 10 mm. In questo caso la chiusura verrà effettuata in due piani per evitare un'eccessiva tensione sul peritoneo periorifiziale se si realizzasse solamente la borsa di tabac-

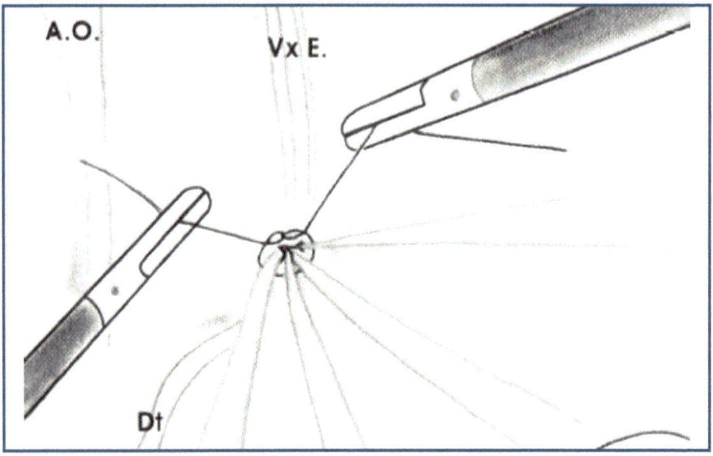

Fig. 13.5 Chiusura della borsa di tabacco. *A.O.*, arteria ombelicale; *Dt*, deferente; *VxE*, vasi epigastrici

co. La prima parte dell'intervento consiste nel realizzare un'incisione sul peritoneo periorifiziale lateralmente all'anello interno; dopo aver allargato questa incisione lungo i bordi dell'anello inguinale interno per i 3/4 del diametro dell'orifizio inguinale (la parte non incisa è quella che si trova sui vasi spermatici e sul deferente) si realizza una borsa di tabacco sul peritoneo periorifiziale come nell'intervento precedentemente descritto. La seconda parte dell'intervento consiste nella plastica dell'anello inguinale interno, che risulta slargato, posizionando dei punti staccati fra il tendine congiunto superiormente e l'arcata crurale nella parte bassa (Fig. 13.6). Nel caso di un'ernia inguinale diretta, essa verrà trattata con la stessa tecnica descritta precedentemente in funzione del diametro dell'orifizio erniario.

Postoperatorio

Il paziente inizia a bere dopo 3 ore dall'intervento e ad alimentarsi dopo circa 6 ore. Non ha bisogno di praticare alcun tipo di terapia. Questo tipo d'intervento può essere realizzato in day-surgery oppure in one day-surgery, pertanto il paziente può essere dimesso la sera stessa dell'intervento oppure la mattina successiva.

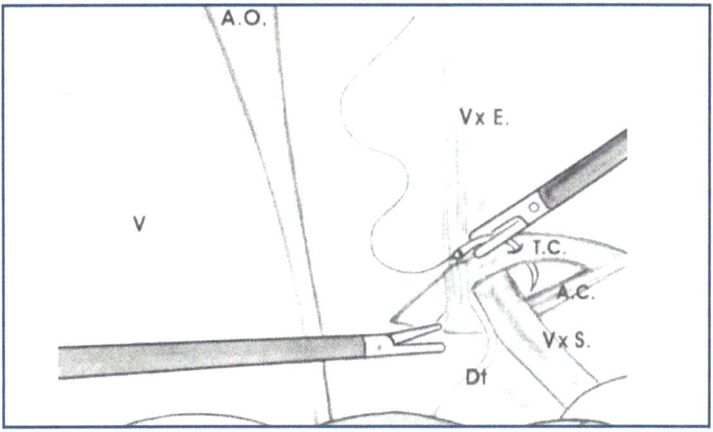

Fig. 13.6 Plastica dell'anello interno. *A.C.*, arcata crurale; *A.O.*, arteria ombelicale; *Dt*, deferente; *T.C.*, tendine congiunto; *V*, vescica; *VxE*, vasi epigastrici; *VxS*, vasi spermatici

Problematiche

Per quel che riguarda le complicanze legate alla tecnica, in laparoscopia esse sono quasi sempre legate all'introduzione dei trocar. Ovviamente, in caso di complicanze gravi (es. complicanze vascolari) durante la laparoscopia può essere effettuata una conversione in laparotomia. Per quel che riguarda le complicanze specifiche legate alla tecnica, esiste un rischio di recidiva dell'ernia che sembra essere paragonabile a quello della chirurgia "open", che è all'incirca del 2-3%.

Letture consigliate

Esposito C, De Bernardo G, Garipoli V, et al. L'evaluation laparoscopique de la permeabilitè du canal peritoneo vaginal controlateral dans la hernie inguinale unilaterale de l'enfant. J Coeliochir 1996;20:67-69

Esposito C, Montupet P. Laparoscopic treatment of recurrent inguinal hernia in children. Pediatr Surg Int 1998;14:182-184

Montupet P, Esposito C, Roblot-Maigret B, Desruelle P. Laparoscopic repair of direct inguinal hernia in childhood. Pediatr Endosurg 1998;2:69-72

Montupet P, Esposito C. Laparoscopic treatment of congenital inguinal hernia in children. J Pediatr Surg 1999;34:420-423

Schier F, Montupet P, Esposito C. Laparoscopic inguinal herniorrhaphy in children: a three-center experience with 933 repairs. J Pediatr Surg 2002;37:395-397

Capitolo 14
Testicolo non palpabile

A. Papparella, M. Romano, F. Nino, B. Del Balzo, L. Pintozzi, M. Prezioso, C. Noviello, S. Coppola, S. Cavaiuolo

Il criptorchidismo è la mancata presenza di uno o di entrambi i testicoli nello scroto; l'incidenza è dell'1% a 1 anno di età, del 3% nei nati a termine e del 33% nei prematuri. L'eziopatogenesi sembra essere multifattoriale per la possibile azione di diversi meccanismi: genetici, ormonali e meccanici. Circa il 20% dei pazienti criptorchidi ha un testicolo non palpabile; questo è tale perché agenesico, scomparso in utero (*vanishing testis*) o localizzato in addome a una distanza variabile dall'anello inguinale interno. La laparoscopia è la procedura più efficace nella diagnostica del testicolo non palpabile e nella pianificazione chirurgica del testicolo intraddominale.

Preparazione preoperatoria

Non esistono controindicazioni assolute, se non quelle legate alla tecnica laparoscopica. Un catetere vescicale a volte è necessario per la migliore visualizzazione dello scavo pelvico.

Strumentario

Sono necessari 1 trocar tipo Hasson, 1 ottica 0° da 5 mm per l'osservazione diagnostica e 2 trocar accessori da 3 e/o 5 mm con cannula corta (5 cm), ferri della lunghezza di 20 cm, 1 pinza da presa grasper, 1 dissettore, 1 clippatrice, 1 forbice curva tipo Metzenbaum, 1 pinza per coagulazione bipolare.

In letteratura vi è evidenza di esplorazioni laparoscopiche con-

Videochirurgia pediatrica, Ciro Esposito et al. (a cura di)

dotte attraverso miniottiche (1-2 mm) introdotte attraverso l'ago di Veress; sono queste le cosiddette "needle laparoscopy".

Tecnica

Posizione del paziente

Paziente supino in moderato grado di Trendelenburg per permettere una migliore visualizzazione dell'anello inguinale interno e della pelvi.

Posizione dello strumentario

Il monitor si trova ai piedi del paziente; il chirurgo operatore si pone dal lato opposto a quello del lato affetto, l'aiuto controlateralmente. Si esegue un approccio "open" transombelicale e si introduce in cavità sotto visione diretta un trocar tipo Hasson da 5 mm (Fig. 14.1), si induce lo pneumoperitoneo a una pressione di solito non superiore a 8-10 mmHg, con una velocità di flusso di 1-1,5 L/min.

Uno o più trocar di servizio potranno essere posizionati lateralmente al muscolo retto dell'addome e poco al di sotto della linea ombelicale trasversa. Questa posizione previene le lesioni dell'epigastrica superficiale che decorre lateralmente al muscolo; nei bam-

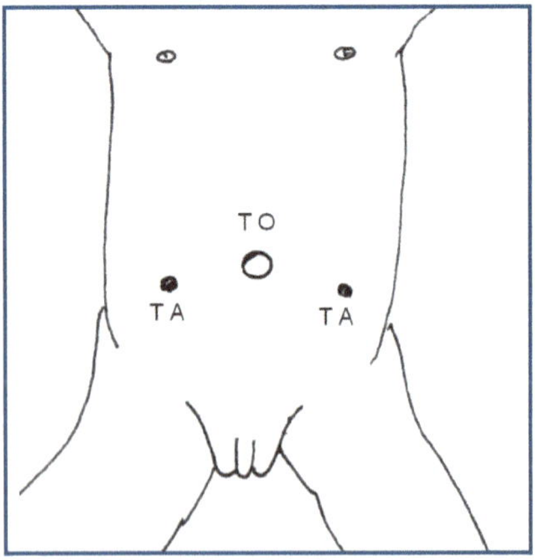

Fig. 14.1 Posizione dei trocar. *TO*, trocar ombelicale; *TA*, trocar accessorio

bini più piccoli potrebbe inoltre essere necessario risalire con i trocar nei quadranti addominali superiori, a causa della direzione trasversale del canale inguinale e dello sbocco dell'orificio interno.

Esplorazione laparoscopica

Si esplorano le regioni dell'anello inguinale interno paragonando il lato affetto da patologia con quello controlaterale se sano. Anatomicamente i vasi spermatici hanno un decorso laterale e si incrociano con il deferente nell'anello inguinale interno. Durante l'esplorazione si valuteranno: aspetto, decorso e sviluppo dei vasi spermatici e del deferente; chiusura o meno dell'anello inguinale interno; distanza dall'anello inguinale interno e dimensioni del testicolo intraddominale. In questo caso sarà importante valutare la lassità dei vasi spermatici, tipica dei testicoli a localizzazione pelvica, nei quali il decorso si medializza rispetto alla sua origine. I principali quadri laparoscopici sono: *vanishing testis* intraddominale, funicolo emergente, agenesia testicolare, ectopia crociata, testicolo intraddominale. Nella Figura 14.2 si riporta l'atteggiamento diagnostico e terapeutico degli autori.

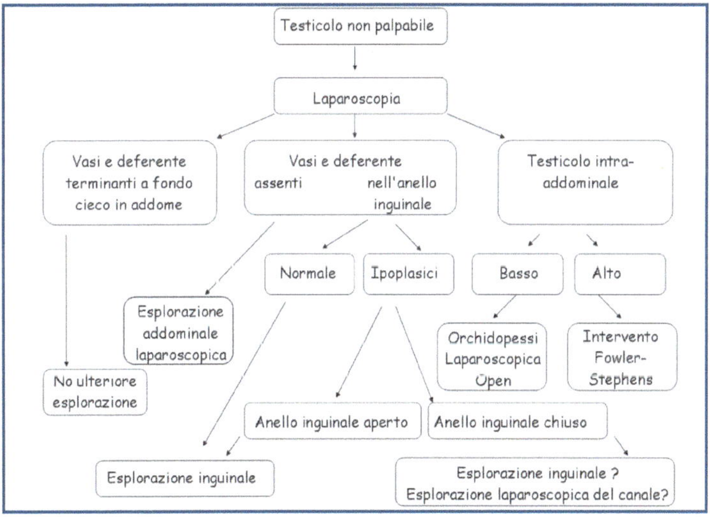

Fig. 14.2 Flow-chart laparoscopica del testicolo non palpabile

Principali quadri laparoscopici

Nel *vanishing testis* intraddominale, i vasi spermatici e/o il deferente terminano a fondo cieco a una distanza variabile dall'anello inguinale interno che appare nella maggior parte dei casi chiuso (Fig. 14.3). In questa condizione, così come nell'agenesia, è necessario visualizzare i vasi spermatici ed eventualmente risalire fino alla loro origine. La laparoscopia evita ulteriori procedure chirurgiche. Nei casi di funicolo emergente i vasi spermatici entrano nell'anello inguinale interno con un differente grado di sviluppo. Quando questi sono normorappresentati va sempre eseguita l'esplorazione inguinale, in quanto il trofismo dei vasi è indice di presenza di cellule testicolari vitali. Vasi spermatici ipotrofici ed esili con anello inguinale interno chiuso possono a nostro avviso non essere esplorati, in quanto l'aspetto laparoscopico indica la presenza di un *vanishing testis* intracanalicolare (residuo atrofico presente nel canale inguinale) e l'aspetto di questi vasi non è indice della presenza di cellule testicolari vitali. Nei casi con anello inguinale pervio e nei pazienti sindromici, vista la predisposizione genetica alla trasformazione neoplastica viene sempre eseguita un'esplorazione inguinale. Per agenesia

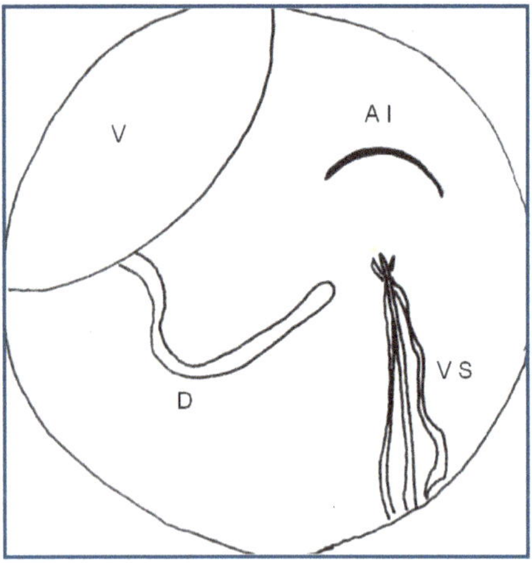

Fig. 14.3 *Vanishing testis*. *V*, vescica; *AI*, anello inguinale; *D*, deferente; *VS*, vasi spermatici

s'intende la mancata differenziazione del testicolo con assenza dei vasi spermatici. In questi casi è necessario eseguire un'esplorazione addominale completa laparoscopica. L'ectopia crociata è un quadro molto raro, caratterizzato dall'attraversamento dei vasi spermatici sulla linea mediana fino all'anello inguinale interno controlaterale al lato affetto. Il testicolo intraddominale può essere classificato in rapporto alla sua posizione (fossa iliaca, ingresso e pelvi profonda, aggettante nell'anello inguinale interno; Fig. 14.4) o in rapporto alle caratteristiche anatomiche (brevità dei vasi spermatici, distanza e aspetto dall'anello inguinale interno) in alti e bassi: nei primi la distanza dall'anello inguinale interno è maggiore di 3 cm e i vasi spermatici brevi.

In questi casi è consigliabile l'uso di tecniche chirurgiche che prevedono la discontinuità dei vasi come l'intervento di Fowler-Stephens (F-S) o l'autotrapianto testicolare. Diverso è il caso dei testicoli intraddominali che si ritrovano nell'anello inguinale interno o nella pelvi nello spazio latero-vescicale, dove è possibile eseguire un'orchidopessi primaria anche attraverso la manovra di Prentiss (Fig. 14.5), passaggio diretto del testicolo e dei suoi vasi in prossimità del legamento ombelicale obliterato.

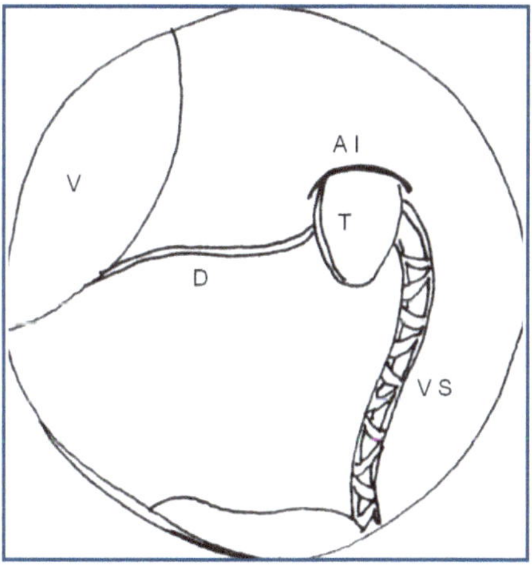

Fig. 14.4 *Peeping testis*. *T*, testicolo; *D*, deferente; *V*, vescica; *VS*, vasi spermatici; *AI*, anello inguinale

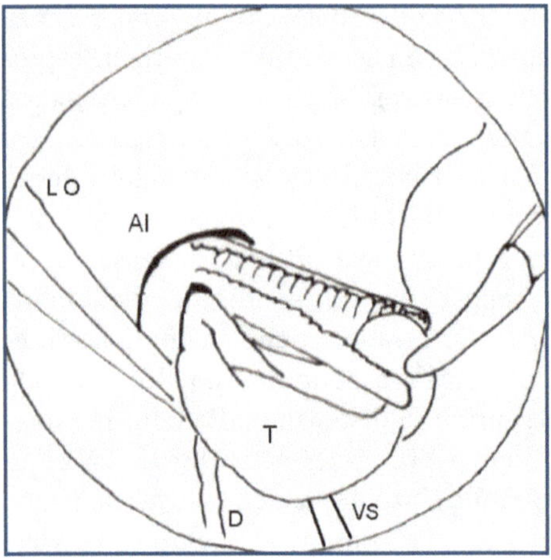

Fig. 14.5 *Manovra di Prentiss*. *T*, testicolo; *AI*, anello inguinale; *LO*, legamento ombelicale; *D*, Deferente; *VS*, Vasi spermatici

Procedure chirurgiche

Le procedure chirurgiche sono rappresentate da orchidopessi primaria, intervento di Fowler-Stephens (I-II tempo), orchiectomia. Nell'orchidopessi primaria si procede alla dissezione dell'aspetto laterale dei vasi spermatici e dell'anello inguinale interno se pervio, in maniera tale da attrarre completamente nella cavità addominale il testicolo. Tale dissezione sarà completata dalla sezione del gubernaculum testis (se presente) e proseguirà lungo il peritoneo lateralmente al deferente, cercando di preservare quello compreso tra questo e i vasi spermatici, così da salvaguardare la circolazione collaterale tra l'arteriola deferenziale e spermatica. La dissezione laterale dei vasi va continuata fino alla sua origine; questa manovra permette di ottenere una lunghezza adeguata del funicolo, condizione necessaria per l'esecuzione dell'orchidopessi primaria. Si adotta come criterio per il termine della dissezione del peduncolo il raggiungimento all'anello inguinale controlaterale. Così come nell'intervento di Schoemaker, si procederà al confezionamento di una tasca scrotale. Dal versante scrotale si procede all'introduzione in cavità per via smussa di un klemmer per la trazione del testicolo. Dall'interno si introduce dalla regione dell'anello inguinale interno, se pervio, una pinza laparoscopica che ci indicherà la direzione e il verso di introduzione del klemmer. Se l'anello inguinale è chiuso si esegue la manovra di Prentiss: dal versante scrotale dopo l'apertura del Dartos, la dissezione del neocanale viene spinta, con la palpazione, in direzione del tubercolo pubico attraverso la fascia addominale anteriore nello spazio extraperitoneale. Sotto visione diretta la dissezione viene quindi spinta medialmente all'arteria ombelicale obliterata, facendo passare le punte del klemmer attraverso la riflessione mediale del legamento ombelicale mediano. In questo modo si rende rettilineo il passaggio del funicolo spermatico nell'emiscroto corrispondente.

Alcuni autori suggeriscono la chiusura dell'anello inguinale attraverso un punto a N comprendente l'aspetto laterale dall'anello. I principi enunciati sono ovviamente validi anche per l'orchidopessi secondo F-S: questa può essere eseguita in uno o due tempi; nel primo tempo vengono posizionate delle clip sui vasi spermatici quanto più in alto possibile verso l'arteria renale; nel caso di testicoli pelvici non è necessario isolare i vasi spermatici in quanto questi, di solito, sono lassi e non aderenti al retro-peritoneo. A distanza di 4-6 mesi dal primo tempo verrà eseguito il secondo tempo comprendente l'orchidopessi; durante questa procedura verrà posta attenzione ai vasi precedentemente legati, nel rispetto della circolazione deferenziale pro-peritoneale ed eventualmente di quella gubernaculare. Si isola un lembo peritoneale peritesticolare, partendo dal margine laterale dell'anello inguinale interno e medialmente in direzione del legamento ombelicale fino al versante laterale del deferente (Fig. 14.6).

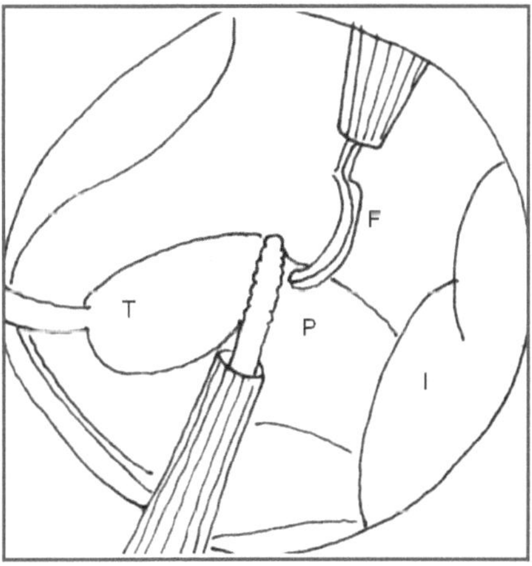

Fig. 14.6 Dissezione del lembo peritoneale. *T*, testicolo; *F*, forbici; *I*, intestino; *P*, peritoneo

Si procede alla sezione dei vasi spermatici e alla dissezione per via smussa del testicolo. Nei testicoli posizionati in fossa iliaca, lì dove è presente una brevità dei vasi, è consigliabile un intervento di F-S in tempo unico. L'orchiectomia è indicata soltanto in casi selezionati, considerando che il posizionamento di un testicolo intraddominale nello scroto può essere anche solamente giustificato dalla sua funzione endocrina.

Postoperatorio

Il decorso postoperatorio di questi pazienti di solito è regolare, scevro da complicanze. La dimissione per i pazienti in cui è stata eseguita l'esplorazione diagnostica è in regime di one-day surgery, per gli altri, invece, dopo 48 ore dall'intervento.

Complicanze

Le complicanze e la loro incidenza, quali atrofia, risalita e torsione del testicolo, non sono dissimili da quelle riportate con intervento tradizionale. Il grado di successo è proporzionale alle caratteristiche anatomiche e alla posizione del testicolo. Alcune procedure laparoscopiche, quale l'intervento di F-S in tempo unico, presentano un maggior tasso di atrofia testicolare rispetto a quella eseguita in due tempi.

Letture consigliate

Lima M, Esposito C, Papparella A, Mattioli G. Laparoscopia, Toracoscopia, Retroperitoneoscopia Pediatrica. Bologna: CLUEB Editore 2003, pp. 185-195

Mouriquand PDE. Undescended testes in children: the paediatric urologist's point of view. Eur J Endocrinol 2008;159:S83-86

Papparella A, Cobellis G, Parmeggiani P. Problemi diagnostici del testicolo non palpabile. Rass it Chir Ped 1994;36:151

Papparella A, Parmeggiani P, Cobellis G, et al. Laparoscopic management of nonpalpable testes: A multicenter study of the Italian Society of Video Surgery in Infancy. J Ped Surg 2005;40:696-700

Papparella A, Zamparelli M. Laparoscopy for nonpalpable testis: is inguinal exploration always necessary when the cord structures enter the inguinal ring? J Laparoendoscopic Adv Surg Techn Part B [Pediatr Endosurg Innovat Techn] 1999;3:29-33

Capitolo 15
Varicocele

M. Cimador, M. Sergio, M.R. Di Pace, E. De Grazia

Con una prevalenza del 40% nei maschi infertili, il varicocele rappresenta la principale causa correggibile di infertilità. Nel bambino, la prevalenza del varicocele va da meno dell'1% al di sotto di 10 anni fino al 15%, la stessa degli adulti, dopo la pubertà.

Evidenze supportano il principio che il varicocele si associ a un progressivo danno testicolare e che la precoce correzione consenta di preservare la funzione testicolare residua.

Le indicazioni al trattamento chirurgico includono:

- grado 3° di varicocele secondo la stadiazione clinica di Dubin-Amelar (visibile già all'ispezione);
- grado 2° di varicocele secondo Dubin-Amelar (palpabile ma non visibile), solo se associato a sintomi (testicolodinia, sensazione di pesantezza testicolare) o a ipotrofia testicolare.

Soltanto l'ipotrofia testicolare può essere considerata un segno indiretto di danno testicolare varicocele-dipendente.

In presenza di uno dei parametri descritti, il varicocele può essere corretto chirurgicamente o facendo ricorso alla radiologia interventistica con la sclero-embolizzazione. Le tecniche chirurgiche prevedono sia la via d'accesso retroperitoneale, che quella inguinale o subinguinale, sia "a cielo aperto", con o senza l'ausilio di loop d'ingrandimento, che in laparoscopia. La procedura radiologica, di contro, prevede l'embolizzazione per via percutanea della vena spermatica interna, con tecnica sia anterograda sia retrograda.

Tali metodi prevedono complicanze come la persistenza/recidiva e, solo per le procedure chirurgiche, la formazione di idrocele postoperatorio, legato all'interruzione iatrogena dei vasi lin-

Videochirurgia pediatrica, Ciro Esposito et al. (a cura di)

fatici drenanti il testicolo. La persistenza del varicocele è attribuibile al reflusso in vene collaterali non interrotte durante l'intervento chirurgico. Circa il 75% dei casi di varicocele è secondario al reflusso in vena spermatica interna trattabile con successo attraverso qualsiasi approccio. La restante percentuale di casi prevede la presenza di più sistemi refluenti. Studi recenti hanno dimostrato che l'ecografia con integrazione color-Doppler può essere considerata un valido strumento per lo studio e la selezione dei diversi tipi di varicocele.

In questo capitolo si prenderanno in considerazione tre diversi aspetti del trattamento laparoscopico del varicocele: approccio laparoscopico transperitoneale; chirurgia laparoscopica del reflusso deferenziale; approccio retroperitoneoscopico.

Approccio laparoscopico transperitoneale

Strumentario

Ci si serve di 3 trocar. Uno da 5 mm da posizionare in sede ombelicale per l'introduzione di un'ottica 0° e 2 accessori, anch'essi da 5 mm, da posizionare in triangolazione con l'ottica. Gli strumenti da inserire consistono, a sinistra, di una pinza da presa fenestrata per la sospensione del fascio vascolare spermatico, mentre a destra di forbici provviste di coagulazione monopolare e dell'applicatore di clip metalliche. Deve essere a disposizione un dissettore a punte curve. I metodi di coagulazione prevedono la coagulazione mono- o bipolare oppure l'impiego del coagulatore a radiofrequenza tipo il LigaSure® (Valleylab, Tyco Healthcare).

Preparazione preoperatoria

È utile effettuare un clistere evacuativo la sera prima dell'intervento e lo svuotamento vescicale pre-induzione anestesiologica. La rigorosa selezione preoperatoria con ecocolor-Doppler consente di pianificare l'eventuale tempo operatorio aggiuntivo nei casi di varicocele con reflusso deferenziale.

Posizione del paziente

Il paziente viene posto in decubito supino. Posizione di Trendelenburg di circa 30° e rotazione laterale destra di circa 20°, dopo il posizionamento dei trocar. Il campo sterile si estende dalla linea mammillare alla radice della coscia, comprendendo anche i genitali.

Posizione dei trocar

Il primo trocar viene posto in sede ombelicale con tecnica "open" ("transombelicale" per cicatrice normointroflessa; sottombelicale, con incisione semicirconferenziale, se maggiormente introflessa).

La topografia degli accessi è raffigurata nella Figura 15.1: ottica in sede ombelicale, trocar operativo sinistro sulla linea ombelicale trasversa, trocar operativo destro sul margine laterale del muscolo retto di destra con direzione perpendicolare all'asse vascolare spermatico. Il monitor viene posizionato ai piedi del letto a sinistra del paziente.

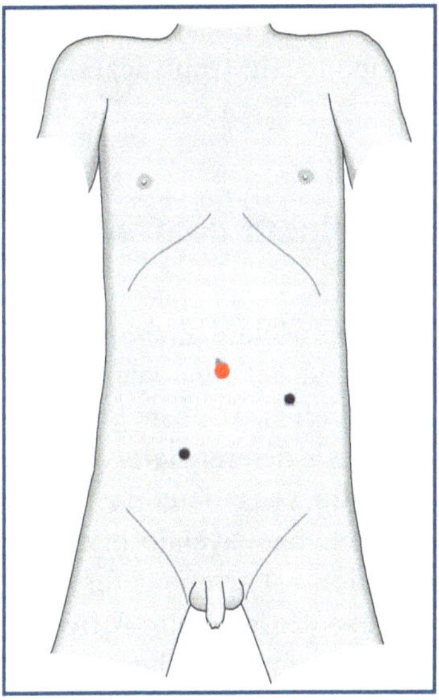

Fig. 15.1 Topografia dei trocar nella procedura laparoscopica transperitoneale. Riprodotta da: Bax KNMA et al. (2008), con autorizzazione

Tecnica

Si instaura uno pneumoperitoneo con pressione di 10-12 mmHg. La regione anatomica da approcciare è la fossa iliaca sinistra, laddove il fascio spermatico riposa in posizione retroperitoneale, separato dallo psoas per l'interposizione di un sottile strato di tessuto adiposo. Le strutture da salvaguardare sono la vena iliaca esterna sinistra e il dotto deferente con l'arteria deferenziale. Si incide il retroperitoneo dal versante mediale ai vasi spermatici. L'azione della CO_2 facilita lo scollamento del retroperitoneo. Si isola il fascio vascolare, esteriorizzandone un tratto di 5 cm. La finestra retroperitoneale deve essere preparata il più vicino possibile all'orifizio inguinale interno, affinché si possano visualizzare tutte le possibili componenti venose che aggettano il canale inguinale. Durante l'isolamento del fascio vascolare, bisogna risparmiare il tessuto adiposo sottostante, nel cui contesto decorrono i vasi linfatici, causa di idrocele postoperatorio, nel caso in cui vengano interrotti. Dopo l'isolamento del fascio vascolare, con l'applicatore di clip (in metallo oppure in materiale riassorbibile) si applicano 2 clip in posizione distale e 1 in posizione prossimale. Si procede quindi alla sezione completa del fascio spermatico in blocco con l'arteria testicolare secondo la tecnica di Palomo.

Sotto visione si procede alla rimozione dei trocar e si infiltrano le brecce chirurgiche con anestetico locale (ropivacaina alla dose di 2 mg/kg).

Chirurgia laparoscopica del reflusso deferenziale

La tecnica laparoscopica consente di approcciare anche i casi di varicocele con reflusso in distretti diversi dal reno-spermatico. Circa il 10% dei varicoceli presenta un reflusso "misto".

L'approccio laparoscopico al reflusso deferenziale consiste nell'isolamento e nell'interruzione della vena deferenziale. In questa procedura bisogna tenere presente che, avendo interrotto l'arteria testicolare con la tecnica di Palomo, l'arteria deferenziale rimane come unico supporto arterioso del testicolo. Altro elemento critico è la vicinanza del dotto deferente, che potrebbe essere danneggiato dalla coagulazione monopolare; infine, particolare attenzione deve essere posta nel preservare l'integrità della vena iliaca.

Posizione dei trocar

La posizione dei trocar non si modifica rispetto all'intervento prima descritto. Secondo l'esperienza degli autori, un diverso set-up può essere comunque vantaggioso. Nella Figura 15.2 è illustrata la topografia dei trocar con l'ottica in fossa iliaca destra e i 2 trocar operativi all'ombelico e in ipogastrio. L'ottica è così in linea retta con la vena deferenziale e la triangolazione è rigorosamente rispettata.

Tecnica

Nell'approccio al reflusso deferenziale è buona norma preparare una finestra retroperitoneale abbastanza ampia da consentire l'i-

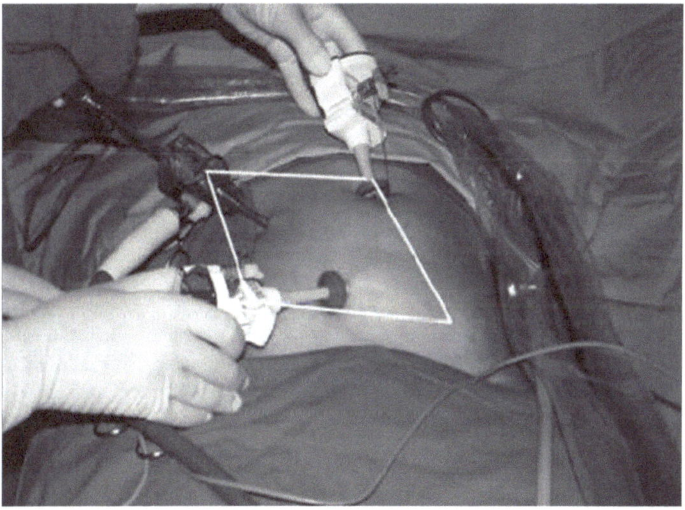

Fig. 15.2 Topografia dei trocar con l'ottica in fossa iliaca destra e 2 trocar operativi all'ombelico e in ipogastrio. Riprodotta da Cimador M et al. (2009), con autorizzazione

solamento della vena deferenziale dal dotto deferente. In alcuni casi selezionati, laddove la vena deferenziale presenti un calibro maggiore nella piccola pelvi, è possibile preparare una seconda finestra peritoneale; in tali casi è buona norma limitare l'uso del coagulatore, per evitare parestesie postoperatorie da stupore dei nervi del plesso pudendo.

La vena deferenziale si riduce fortemente di calibro, causa dello spasmo conseguente alla manipolazione; l'iniziale isolamento avviene pertanto per scollamento smusso dal dotto deferente. Dopo un adeguato isolamento si procede all'interruzione del vaso tramite coagulazione bipolare, oppure apponendo clip, nei casi in cui la vena abbia un calibro superiore ai 4-5 mm (Fig. 15.3).

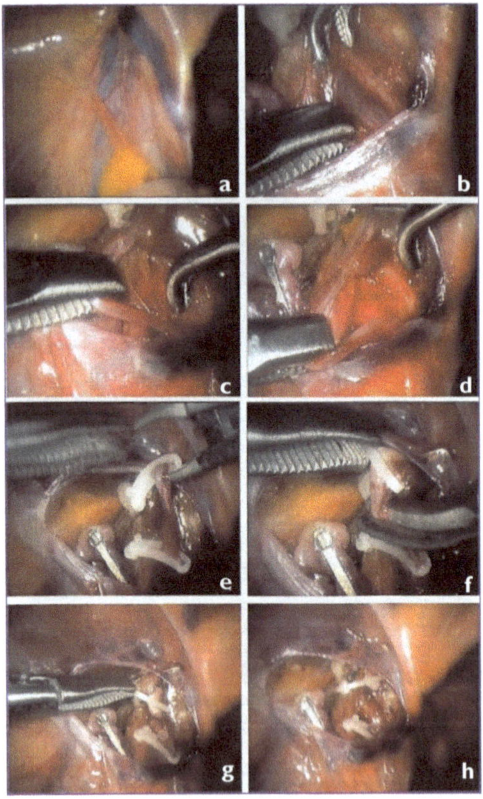

Fig. 15.3 Approccio laparoscopico al reflusso deferenziale. **a, b** Le vene deferenziali refluenti e dilatate sono facilmente evidenziabili alla visione laparoscopica; **c, d** la vena deferenziale viene isolata dal dotto deferente; **e-h** sezione della vena dopo clipping. Riprodotta da Cimador M et al. (2009), con autorizzazione

Approccio laparoscopico retroperitoneale

Questo tipo di approccio è riservato soltanto ai casi di varicocele la cui unica componente è il reflusso nella vena spermatica interna. Presenta il vantaggio di operare al di fuori della cavità peritoneale, evitando in tal modo il rischio di lesioni iatrogene a carico dei visceri addominali e la contaminazione. La difficoltà della tecnica consiste nella creazione di un'idonea camera di lavoro, inizialmente virtuale, ed è strettamente legata alla *learning curve* dell'operatore. La lacerazione del rivestimento peritoneale è possibile e rende l'intervento più indaginoso.

Preparazione preoperatoria

Non esistono controindicazioni assolute alla varicocelectomia per via retroperitoneoscopica; tuttavia, pregressi interventi al rene sinistro sconsigliano questo tipo di approccio al varicocele.

Tale procedura non prevede il posizionamento di catetere vescicale; un clistere evacuativo la sera prima dell'intervento può essere utile per lo svuotamento del colon sinistro.

Posizione dei trocar

Il vantaggio principale della retroperitoneoscopia nel varicocele è l'impiego della tecnica "one trocar". Questa prevede l'utilizzo di un solo accesso per un'ottica operativa, che consente in contemporanea la visione e il passaggio di uno strumento operatore. L'accesso viene eseguito con un'incisione di 1,5 cm al davanti della 12ª costa sinistra. Il trocar da utilizzare è di calibro 10-12 mm con palloncino di ritenzione. L'ottica operativa è di calibro 10 mm, lunga 27 cm, con canale operativo per strumenti da 5 mm. Gli strumenti da utilizzare sono un dissettore a punte curve e una pinza bipolare (o altri ausili per coagulare).

Nel caso in cui si voglia utilizzare la tecnica con più trocar, la posizione di questi ultimi è la triangolazione classica, che prevede, oltre all'accesso iniziale già descritto, il posizionamento di 2 porte accessorie al margine laterale del sacro-spinoso e al di sopra della cresta iliaca.

Tecnica

Dopo aver creato la camera di lavoro a una pressione di 10-12 mmHg con flusso di CO_2 a 1 L/min si identificano i punti di repere classici della retroperitoneoscopia, ossia il lacerto dello psoas e l'uretere. L'uretere deve essere poi seguito in alto fino alla giunzione pelvi-ureterale. Si procede quindi con l'identificazione del fascio spermatico, la cui posizione è caratteristica, in quanto esso rimane adeso al peritoneo. Il fascio vascolare viene normalmente reperito nel cosiddetto angolo uretero-venoso laddove i vasi, appunto, incrociano l'uretere. Dopo l'identificazione si può procedere alla coagulazione in blocco con l'arteria testicolare, utilizzando un coagulatore bipolare oppure un bisturi a ultrasuoni; in alternativa si possono applicare delle clip metalliche.

Al termine della procedura si procede a desufflare lo spazio retroperitoneale e a infiltrare con anestetico locale la porta di accesso e gli strati muscolari attraversati dalla dissezione.

Letture consigliate

Bax KNMA, Georgeson KE, Rothenberg SS, et al. (Eds). Endoscopic surgery in infant and children. Berlin Heidelberg: Springer 2008

Cayan S, Akbay E, Bozlu M, et al. The effect of varicocele repair on testicular volume in children and adolescents with varicocele. J Urol 2002;168:731-4

Cimador M, Di Pace MR, Castagnetti M, et al. Comprehensive laparoscopic approach to paediatric varicocele based on preoperative colour-doppler ultrasound assessment. Surg Endosc 2008;22:701-705

Cimador M, Di Pace MR, Peritore M, et al. The role of Doppler ultrasonography in determining the proper surgical approach to the management of varicocele in children and adolescents. BJU Int 2006;97:1291-1297

Cimador M, Di Pace MR, Sergio M, et al. Laparoscopic surgery of deferential reflux in pediatric and adolescent varicocele. J Laparoscopic Adv Surg Tech 2009;19 Suppl. 15:133-6

Coolsaet BL. The varicocele syndrome: venography determining the optimal level for surgical management. J Urol 1980;124:833-9

Diamond DA, Zurakowski D, Bauer SB, et al. Relationship of varicocele grade and testicular hypotrophy to semen parameters in adolescents. J Urol 2007; 178:1584-8

Jarow JP, Coburn M, Sigman M. Incidence of varicoceles in men with primary and secondary infertility. Urology 1996;47:73-6

Lund L, Tang YC, Roebuck D, et al. Testicular catch-up growth after varicocele correction in adolescents. Pediatr Surg Int 1999;15:234-7

Capitolo 16
Cisti ovariche

P. Lelli Chiesa, G. Lisi

L'eziologia delle cisti ovariche varia in funzione dell'età – fetale/neonatale, prepubere, adolescenziale – determinando differenze diagnostico-terapeutiche.

Fino al 34% dei feti di sesso femminile presenta cisti ovariche da eccessiva stimolazione follicolare (ormoni materno-placentari), con risoluzione spontanea entro i 3 mesi di vita postnatale (90% dei casi). Bisogna tuttavia escludere cisti di altra origine urogenitale o gastroenterica. È dibattuto l'impiego dell'aspirazione ecoguidata in utero per prevenire polidramnios, ipoplasia polmonare, distocia, torsione, a fronte dei rischi connessi a tale manovra (rottura precoce delle membrane, parto prematuro, infezione, emorragia, aspirazione di cisti non ovariche, recidiva).

In età neonatale, la terapia dipende da dimensioni e pattern ecografico. Le cisti semplici (anecogene, a parete sottile) di diametro < 4-5 cm sono avviate al "wait and see" con controlli ecografici fino a risoluzione (Fig. 16.1). Le cisti di diametro ≥ 5 cm (maggiore rischio di torsione), persistenti all'ecografia o sintomatiche (distress respiratorio, compressione cavale), possono essere aspirate (via percutanea ecoguidata o videoassistita) o asportate per via laparoscopica o transombelicale. Per le cisti *complex* (presenza di setti, livelli liquido-liquido, calcificazioni, segno di emorragia o torsione ovarica), o *complicate* (aderenze con l'intestino, rottura cistica, peritonite, ostruzione urinaria) è indicata l'ovariectomia (± salpingectomia) videoassistita.

Il 68-80% delle prepuberi ha cisti ovariche, nel 90% di diametro < 1 cm, da considerare fisiologiche e da non trattare. Cisti voluminose possono indicare un'attivazione ovarica da pubertà

Videochirurgia pediatrica, Ciro Esposito et al. (a cura di)

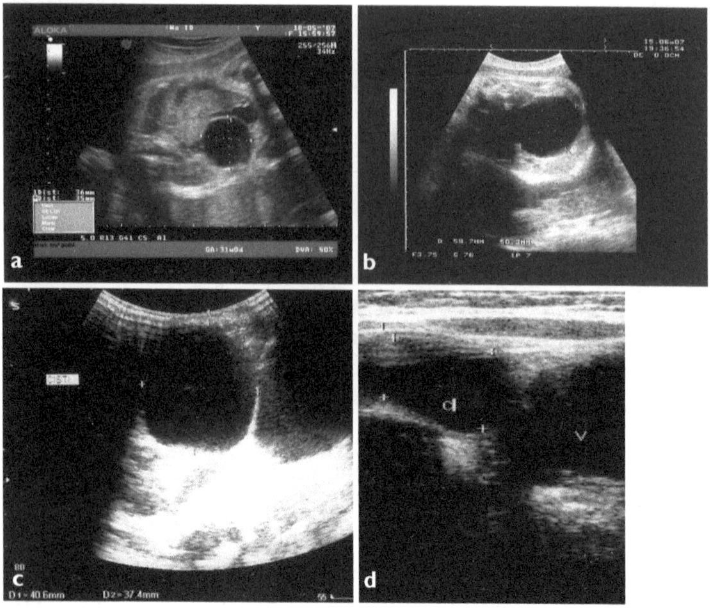

Fig. 16.1 Evoluzione di cisti ovarica a diagnosi prenatale. **a** 30ª settimana di età gestazionale 30 x 65 mm; **b** 34ª settimana 59 x 50 mm; **c** 7° giorno di vita 40 x 37 mm; **d** 67° giorno 18 x 13 mm

precoce o secondaria a condizioni mediche (sindrome di McCune-Albright, ipotiroidismo). Le cisti neoplastiche non sono rare (soprattutto teratomi maturi, 9,6% di forme maligne) (Fig. 16.2) e vanno escluse con dosaggio dei marker tumorali (μ-FP, β-HCG, CEA) e RM pelvica. Ogni cisti persistente o complessa va asportata per via laparoscopica (preservando se possibile il tessuto ovarico, se cisti semplici o con minima componente solida).

In età adolescenziale, le cisti ovariche sono più frequenti e spesso benigne, legate a disfunzioni ovulatorie (cisti follicolari e luteiniche). Il 90% dei casi si risolve spontaneamente in 4-8 settimane (anche cisti di 7-8 cm). La soppressione ormonale non cambia l'evoluzione della cisti e non è raccomandata. Fino al 50% di tali lesioni è di tipo neoplastico; in prevalenza sono benigne (cisti dermoide o teratoma maturo differenziato, teratomi immaturi, cistoadenomi), rare le forme maligne (teratomi maligni, cistoadenocarcinomi, gonadoblastomi). Le cisti funzionali appaiono ecograficamente "simplex" in assenza di complicanze

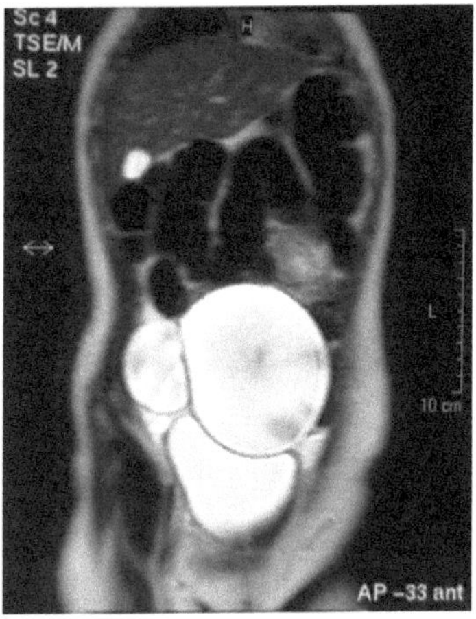

Fig. 16.2 Voluminoso teratoma cistico pluriconcamerato (8 x 14 cm) in prepubere di 8 anni (RM addome)

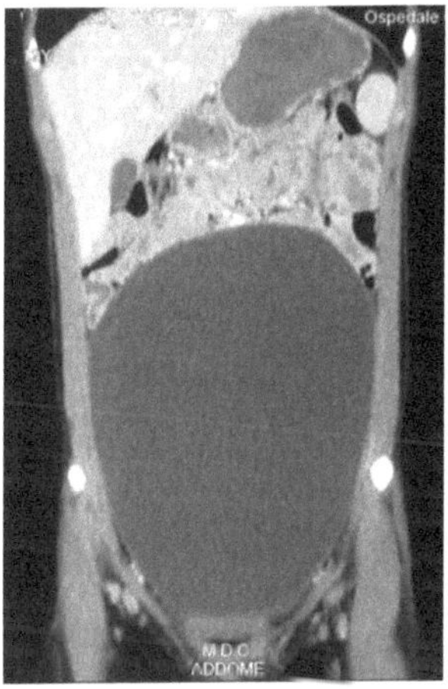

Fig. 16.3 Cistoadenoma ovarico massivo (RM addome)

(torsione, emorragia intracistica, rottura), frequenti nelle cisti voluminose. Anche teratomi benigni e cistoadenomi possono apparire simplex, spesso con setti interni. Il dermoide è di solito caratterizzato dal contenuto fluido con nuclei iperecogeni (peli, capelli, abbozzi dentari, tessuto adiposo o cartilagineo). Alcune cisti, sia funzionali sia neoplastiche benigne, possono raggiungere un diametro > 20 cm (Fig. 16.3). In caso di cisti complex, vanno eseguiti marker tumorali (μ-FP, β-HCG, CEA) e RM pelvica.

L'intervento chirurgico per via laparoscopica è sicuramente indicato per cisti funzionali sintomatiche o voluminose, persistenti all'ecografia o complicate. Le lesioni neoplastiche benigne, non sempre distinguibili in fase preoperatoria dalle cisti funzionali, possono essere trattate con approccio mininvasivo. Nelle lesioni neoplastiche maligne o dubbie (masse multiloculate con aggetti papillari, componenti solide, flusso ematico aumentato, marker positivi), l'approccio laparoscopico è dibattuto, praticabile solo nel rispetto di principi oncologi.

Strumentario

Sono necessari 3 trocar. Un trocar da 5 mm 0° all'ombelico e due trocar da 3 (neonata) o 5 (adolescente) mm addominali posti in triangolazione con l'ottica. Gli strumenti utilizzati sono pinze da presa atraumatiche, forbice, aspiratore, bipolare. Per le cisti neoplastiche benigne o dubbie, è consigliato un trocar ombelicale da 10 mm per introdurre un endobag.

Preparazione preoperatoria

Non è richiesta specifica preparazione preoperatoria. Posizionare un catetere vescicale dopo l'induzione della narcosi. Infiltrare i siti dei trocar con anestetico locale.

Tecnica

Posizione del paziente

La paziente è posta supina in Trendelenburg. Per la neonata, eventuale posizione trasversa sul lettino. Il campo operatorio andrà preparato da ~ 10 cm sopra l'ombelico al tubercolo pubico, di lato sotto le spine iliache antero-superiori.

Posizione dei trocar

Un trocar da 5 o 10 mm per l'ottica all'ombelico. Due trocar operativi da 3-5 mm posti nei quadranti inferiori ai margini laterali dei muscoli retti (in posizione più alta nella neonata, poiché la cisti spesso è in posizione addominale anziché pelvica) o uno sovrapubico e l'altro nel quadrante inferiore controlaterale (Fig. 16.4).

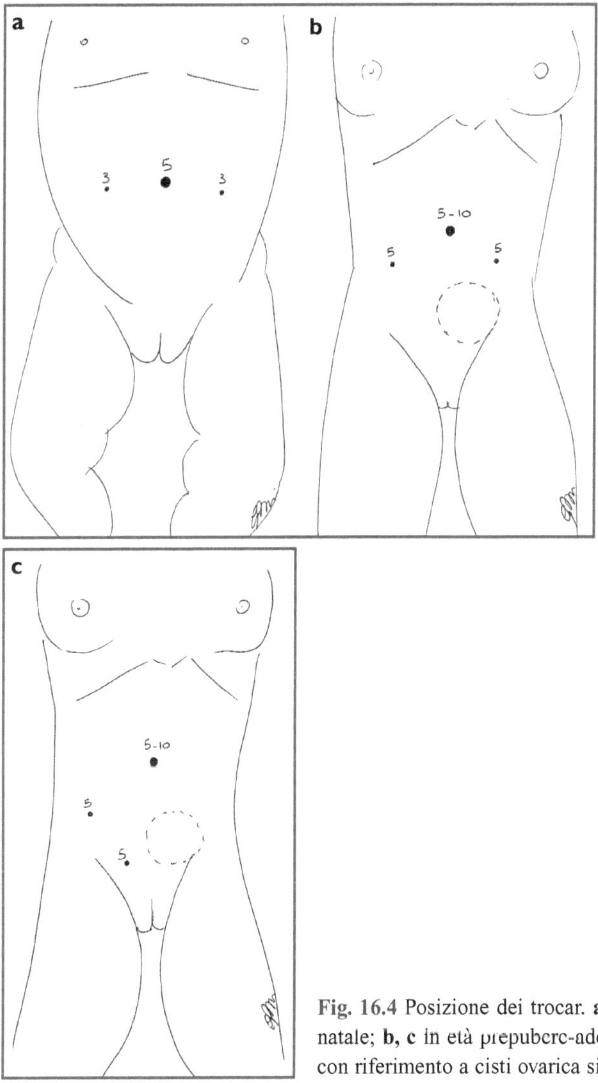

Fig. 16.4 Posizione dei trocar. **a** In età neonatale; **b, c** in età prepubere-adolescenziale, con riferimento a cisti ovarica sinistra

Descrizione dell'intervento

Neonata

Il trocar ombelicale viene inserito con tecnica "open" transombelicale o con incisione cutanea semicircolare superiore. Pressione d'insufflazione della CO_2 sui 5-8 mmHg. Se si procede alla sola puntura evacuativa percutanea, non è necessario introdurre altri trocar. Nella torsione ovarica, associata o meno ad autoamputazione, la posizione dell'ovaio determinerà la posizione dei trocar operativi. Si esplora con pinza atraumatica pelvi e addome per confermare l'origine della cisti, valutare ovaio controlaterale e organi addominali. Eventuali aderenze tra ovaio e organi viciniori vengono liberate con la bipolare, con la quale completare l'ovariectomia. Considerata la notevole elasticità dell'ombelico neonatale, l'estrazione dell'ovaio può avvenire per via sovraombelicale (Fig. 16.5) dopo evacuazione del contenuto (sotto visione laparoscopica o diretta).

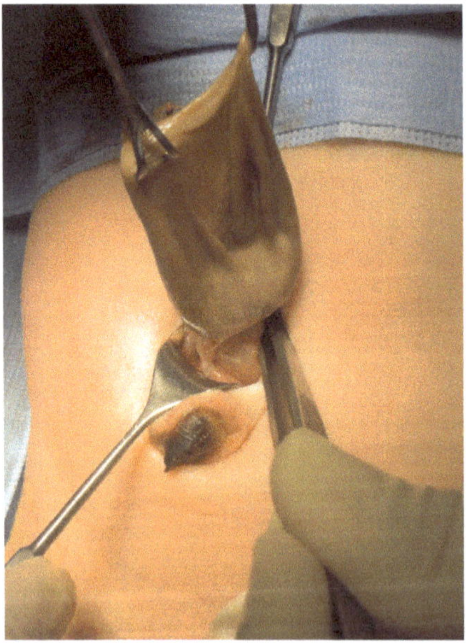

Fig. 16.5 Estrazione dalla breccia sovraombelicale di cisti ovarica torta in epoca prenatale

Cisti funzionali adolescenziali

Pressione d'insufflazione della CO_2 di 10-12 mmHg; dopo esplorazione di pelvi, ovaio controlaterale e organi addominali, si incide con le forbici lungo l'asse principale la corticale ovarica (Fig. 16.6a), dalla quale si dissocia per via smussa la parete della cisti divaricando le punte delle forbici, facendo controtrazione sulla corticale con pinza da presa atraumatica. In questa fase, mantenere integra la cisti facilita la dissezione. Solo successivamente si procede a detendere la cisti con ago da 16 o 18 Gauge introdotto attraverso la parete addominale o uno dei trocar. Lo spillage intraddominale del liquido cistico va evitato posizionando l'aspiratore vicino al sito di puntura. Terminata la cistectomia (Fig. 16.6b), si esplora la parete ovarica interna per evidenziare residui di parete cistica e si asportano tratti ridondanti sottili della corticale ovarica. Al termine si procede all'emostasi con bipolare e si irriga la pelvi.

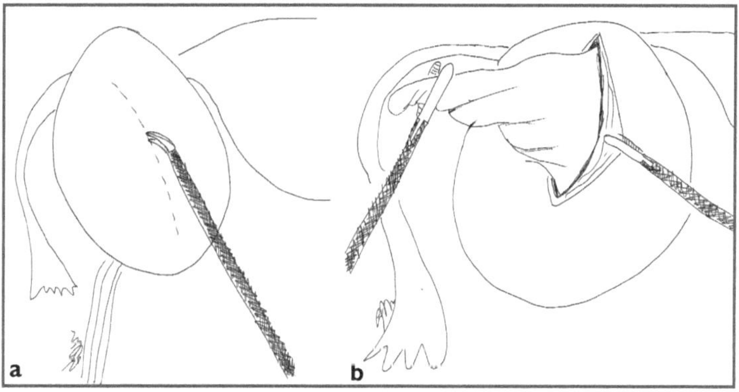

Fig. 16.6 Tecnica di esecuzione della cistectomia. **a** Incisione della corticale ovarica lungo il suo asse principale con le forbici; **b** dopo iniziale isolamento smusso dalla corticale ovarica della cisti integra, la parete cistica viene detesa con puntura diretta sotto visione laparoscopica, proseguendo l'isolamento per via smussa, con pinze atraumatiche

Cisti neoplastiche benigne prepuberali e adolescenziali

La procedura è la stessa delle cisti funzionali adolescenziali con l'aggiunta dell'utilizzo dell'endobag, introdotto attraverso l'ombelico, per l'estrazione della cisti. Teratomi cistico-solidi possono essere estratti allargando uno dei siti d'ingresso dei trocar o attraverso un mini-Pfannenstiel. Anche cisti massive, suggestive per neoplasia benigna, possono essere approcciate in laparoscopia. In tali casi, la riduzione dello spazio operativo impone di detendere prima la cisti per via laparoscopica o sotto visione diretta transombelicale (evitando lo spillage). L'ovaio potrà essere estratto dall'ombelico per procedere alla cistectomia o ovariectomia extracorporea, con risparmio, se possibile, della tuba.

Postoperatorio

La paziente può bere dopo 3-4 ore dall'intervento ed essere dimessa entro la seconda giornata postoperatoria.

Problematiche

L'approccio alle cisti ovariche in età neonatale, prepubere e adolescenziale deve mirare a preservare quanto più possibile il tessuto ovarico, per la futura fertilità. In età neonatale, l'intervento va limitato alle cisti più grandi a rischio di complicanza o complicate da torsione. Per le cisti semplici postneonatali, alcuni autori ritengono la marsupializzazione (ampia asportazione del tetto cistico, cauterizzandone il fondo adeso alla corteccia ovarica) un'opzione valida, poiché più rispettosa dell'ovaio. Tuttavia, essa espone al rischio di recidiva e, in caso di riscontro istologico successivo di teratoma maturo cistico o di cistoadenoma, imporrebbe il ricorso al 2nd look chirurgico. Le indagini di laboratorio e l'imaging non sempre chiariscono la natura della massa, soprattutto nei casi con prevalente componente cistica. Ne consegue la raccomandazione di approcciare ogni massa ovarica dubbia come se fosse maligna. Il Children's Oncology Group raccomanda, tra gli altri, di osservare principi oncologici quali esaminare e palpare l'omento con asportazione delle aree dubbie e i linfonodi iliaci e aorto-cavali con biopsia delle aree dubbie. In questo contesto l'uso della laparoscopia è controverso. Tuttavia, essa può consentire una prima valutazione esplorativa della superficie ovarica per decidere sull'asportabilità laparoscopica. Di recente, per conciliare esigenze oncologiche e vantaggi della laparoscopia, è stato descritto un approccio "mininvasivo open" (mini-Pfannenstiel di 5 cm sottombelicale) alle cisti massive, con protezione della cavità addominale dallo spillage "cementando" con colla di octilcianoacrilato e albumin-glutaraldeide, una guaina sterile per ecografia sulla superficie della massa la quale, dopo puntura decompressiva, sarà asportata attraverso la mini-breccia chirurgica, consentendo anche l'esplorazione dell'omento e dei linfonodi (Fig. 16.7).

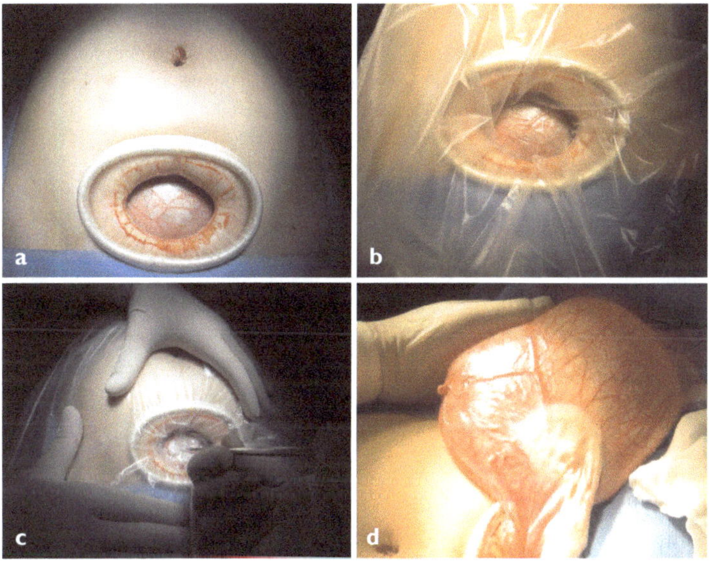

Fig. 16.7 Cisti ovarica sinistra massiva (diametro max > 20 cm). **a** Dopo esplorazione laparoscopica della cavità addominale e conferma dell'origine ovariche della massa, si procede a mini-Pfannenstiel "allargato" da divaricatore autostatico; **b** applicazione di guaina sterile sulla parete della cisti "cementato" con cianoacrilato e colla di fibrina; **c** puntura detentiva della cisti attraverso l'interfaccia cisti-guaina, allo scopo di evitare lo spillage di liquido endocistico in peritoneo; **d** estrazione della cisti integra attraverso la mini-breccia chirurgica.

Complicanze

Oltre alle complicanze vascolari e intestinali comuni a tutte le procedure laparoscopiche, è possibile la recidiva per incompleta asportazione della parete cistica (soprattutto se neoplastica). Più frequente dell'approccio "open" (ma raro) è lo spillage intraddominale per rottura cistica durante le manovre di isolamento, con possibili successivi granulomi peritoneali e aderenze, rari in letteratura. Selezionando attentamente i casi da trattare con laparoscopia (cisti semplici, marker negativi, imaging non dubbio per neoplasie), questo evento raramente causa tali problemi o peggioramento prognostico.

Letture consigliate

Brandt ML, Helmrath MA. Ovarian cysts in infants and children. Semin Pediatr Surg 2005;14:78-85

Ehrlich PF, Teitelbaum DH, Hirschl RB, et al. Excision of large cystic ovarian tumors: combining minimal invasive surgery techniques and cancer surgery - the best of both worlds. J Pediatr Surg 2007;42:890-893

Esposito C, Garipoli V, Di Matteo G, et al. Laparoscopic management of ovarian cysts in newborns. Surg Endosc 1998;12:1152-1154

Laberge PY, Levesque S. Short-term morbidity and long-term recurrence rate of ovarian dermoid cysts treated by laparoscopy versus laparotomy. J Obstet Gynaecol Can 2006;28:789-793

Stankovic ZB, Djukic MK, Savic D, et al. Pre-operative differentiation of pediatric ovarian tumors: morphological scoring system and tumor markers. J Pediatr Endocrinol Metab 2006;219:1231-1238

Templeman C. Ovarian cysts. J Pediatr Adolesc Gynecol 2004;17:297-298

Capitolo 17
Trattamento laparoscopico dei residui uracali in età pediatrica

S.F. Chiarenza, L. Musi

Nell'embrione umano la vescica origina dalla cloaca ventrale e più precisamente dal punto in cui l'allantoide si congiunge al seno urogenitale. Durante la maturazione del feto il seno urogenitale si divide in due porzioni: seno urogenitale definitivo, da cui origina l'uretra medio-distale, e canale vescico-uretrale, da cui originano la vescica e la porzione prossimale dell'uretra. Durante la sua trasformazione in vescica il canale urogenitale ingloba l'allantoide, che si assottiglia gradualmente dando luogo all'uraco. Tale struttura, che mette in comunicazione la vescica con l'ombelico, si oblitera completamente alla nascita, dando origine al legamento ombelicale mediano. La mancata obliterazione parziale o totale dell'uraco dà luogo a diverse anomalie uracali, che possono manifestarsi sia in età pediatrica sia nell'adulto. L'incidenza di tali anomalie in età pediatrica è di 1:150.000, mentre nell'adulto è di 1:5000. I residui uracali possono manifestarsi sotto forma di: fistola ombelicale (50% circa), cisti uracale (30%), sinus uracale (15%), diverticolo vescicale (5%) (Fig. 17.1). La diagnosi di persistenza di residui uracali può essere sospettata in base a una sintomatologia specifica (fuoriuscita di urina e/o pus dall'ombelico, onfalite, sintomatologia urinaria e/o dolore addominale) oppure essere occasionale (ecografia addominale, cistouretrografia minzionale ecc.); da segnalare come il progressivo sviluppo della chirurgia laparoscopica abbia permesso una maggiore evidenza di anomalie uracali in corso di altri interventi. Anche in caso di diagnosi occasionale, i residui uracali devono essere asportati sia per il rischio di infezioni addominali e/o urinarie anche gravi, sia per la possibilità di degenerazione maligna.

Videochirurgia pediatrica, Ciro Esposito et al. (a cura di)

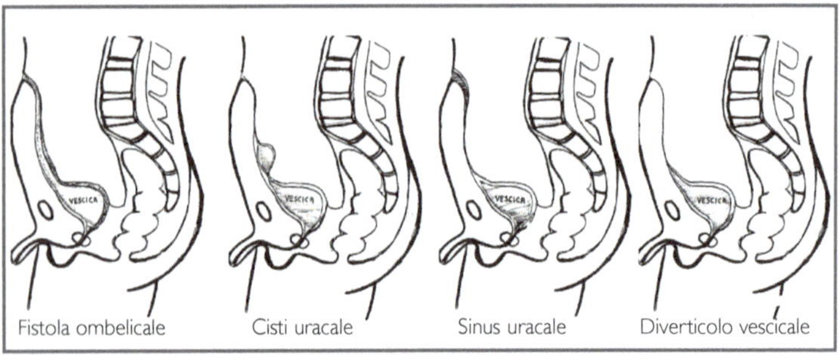

Fig. 17.1 Classificazione delle anomalie uracali

Nell'adulto l'intervento di escissione laparoscopica è ormai consolidato da una vasta letteratura, mentre in età pediatrica sono ancora poche le pubblicazioni che riportano l'asportazione per via laparoscopica. Tuttavia, tale intervento è facilmente attuabile soprattutto in elezione, ma anche in caso di residui o cisti uracali infette. La diagnosi si avvale spesso della sola ecografia, anche se talvolta può essere necessaria una cistouretrografia o, quando possibile, una fistulografia. Nei casi dubbi può essere necessaria la risonanza magnetica nucleare o la laparoscopia, che permette una chiara identificazione della patologia (Fig. 17.2).

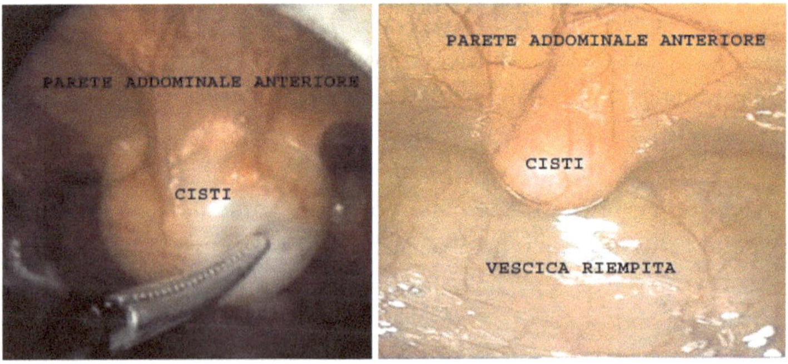

Fig. 17.2 Aspetto endoscopico di cisti uracale infetta (sinistra) e non infetta (destra)

Strumentario

Per eseguire correttamente la procedura è necessario posizionare 1 trocar con ottica da 5 mm in sede sovra- o infraombelicale e 2 trocar operativi da 3 o da 5 mm rispettivamente in fossa iliaca destra e sinistra, in modo da permettere una triangolazione ottimale con l'ottica stessa. In caso di situazioni particolarmente complicate è possibile introdurre un ulteriore trocar di servizio in sede sovrapubica allo scopo di evacuare il contenuto di un'eventuale cisti o per inserire un endobag. Gli strumenti chirurgici consigliati sono un uncino mono o bipolare, un dissettore, una pinza atraumatica tipo Johann oltre che un paio di forbici. L'utilizzo di uno o due porta-aghi a seconda delle preferenze è importante per assicurare la sutura a tenuta dell'eventuale comunicazione tra residuo uracale e vescica. I fili da utilizzare sono di tipo a lento riassorbimento con un ago 3/8, che può essere introdotto per via percutanea o, dopo eventuale raddrizzamento, attraverso uno dei trocar operativi. È consigliabile tenere a disposizione un endoloop nel caso in cui la sutura della vescica sia problematica.

Preparazione preoperatoria

Nel caso di residui uracali non esistono particolari controindicazioni all'attuazione della laparoscopia operativa. Il paziente deve eseguire una semplice pulizia intestinale con clistere evacuativo, possibilmente il giorno prima dell'intervento. Dopo aver indotto un'anestesia generale con intubazione orotracheale, è obbligatoria l'introduzione di un catetere vescicale, che deve essere mantenuto in campo sterile per permettere eventuali riempimenti e svuotamenti vescicali durante la procedura chirurgica. Il sondino nasogastrico non è necessario, mentre la terapia antibiotica deve essere attuata soltanto in caso di sospetta infezione.

Posizione del paziente

Il paziente deve essere posizionato in decubito dorsale con braccia lungo i fianchi, gambe e cosce diritte. Il tavolo operatorio deve essere preferibilmente inclinato di 20-30° in posizione di

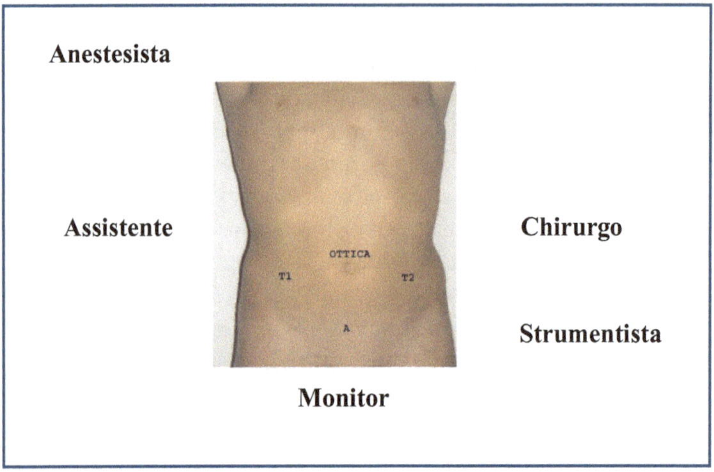

Fig. 17.3 Posizione del team chirurgico. *T1, T2*, trocar operativi; *A*, trocar accessorio

Trendelenburg. Nei pazienti più piccoli il chirurgo può collocarsi alla testa del paziente, negli altri alla destra. Il monitor deve essere posizionato ai piedi del paziente, lo strumentista a lato del chirurgo e l'aiuto-chirurgo dal lato opposto (Fig. 17.3).

Posizione dei trocar

Il primo trocar da 5 mm può essere posizionato con tecnica "open" in sede infraombelicale e se ciò non è possibile in sede sovraombelicale. Si crea quindi uno pneumoperitoneo adeguato con pressioni di CO_2 minime di 6-8 mmHg e massime di 12 mmHg in base al peso del paziente. Altri 2 trocar da 3 o 5 mm vengono posizionati rispettivamente in fossa iliaca destra e sinistra. Un terzo trocar (facoltativo) può essere posizionato in caso di particolari difficoltà tecniche (Fig. 17.3).

Tecnica

Si delimita il campo operatorio e viene introdotto un catetere vescicale che rimarrà in campo sterile; si procede quindi, ove possibile, all'estroflessione dell'ombelico e alla sua apertura per permettere l'introduzione, sotto visione diretta, del primo trocar. Si crea quindi lo pneumoperitoneo e si introduce un'ottica da 5 mm a 0° o 30° secondo le preferenze del chirurgo e il tipo e la sede del residuo da asportare. Vengono quindi introdotti altri 2 trocar operativi; si procede con l'individuazione dei reperi anatomici (vescica, ligamenti ombelicali laterali, vasi iliaci e ureteri). Individuato il ligamento ombelicale mediano, sede della patologia uracale (fistola, cisti uracale, diverticolo ombelicale), si introduce in un trocar una pinza da dissezione e nell'altro un uncino o le forbici (preferibilmente bipolari); dopo aver aperto il peritoneo parietale anteriore si esegue la dissezione del residuo uracale, iniziando preferibilmente dall'ombelico e procedendo verso il basso in direzione della cupola vescicale. Nel caso di fistola e diverticolo, è sempre presente una comunicazione con la cupola della vescica, ma si raccomanda di ricercare tale comunicazione anche in presenza di cisti uracale. Una volta raggiunta con la dissezione la cupola vescicale, la vescica deve essere riempita con colorante vitale diluito. Oltre a permettere una migliore visualizzazione dei margini del viscere, tale manovra evidenzia eventuali comunicazioni con i residui uracali. A dissezione terminata un endoloop viene posizionato sulla cupola vescicale alla base del residuo uracale, quindi si procede alla sezione ed estrazione del residuo stesso comprendente, se possibile, una piccola pastiglia di detrusore. Nel caso di cisti infetta, quest'ultima può essere prima introdotta in endobag (inserito in sede sovrapubica con trocar da 10 mm), quindi aperta, aspirata ed estratta attraverso una delle porte operative. Dopo avere svuotato la vescica è consigliabile applicare 1 o 2 punti (filo riassorbibile) alla base dell'endoloop per assicurare una sicura chiusura del detrusore. La vescica viene quindi nuovamente riempita a massima pressione per verificarne la perfetta tenuta. A intervento ultimato, se possibile, è consigliabile la chiusura del peritoneo parietale per ridurre il rischio di aderenze viscerali. Se la procedura viene completata correttamente in tutte le sue fasi, secondo gli autori è facoltativa l'esecuzione di una cistoscopia di controllo (Fig. 17.4). L'intervento viene terminato dopo aver controllato l'emostasi e lavato la pelvi con soluzione fisiologica tiepida. Le porte operative possono essere chiuse a punti staccati o con sutura intradermica.

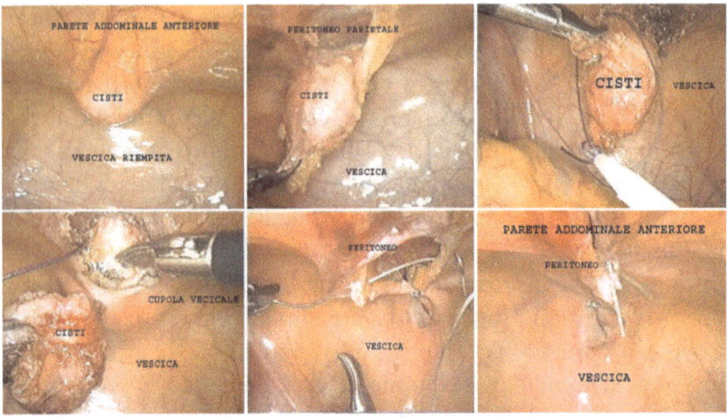

Fig. 17.4 Illustrazione delle varie fasi di asportazione di un residuo uracale

Postoperatorio

Nel caso in cui sia stata verificata la tenuta della sutura sulla cupola vescicale, il catetere vescicale può essere rimosso prima del risveglio. A canalizzazione avvenuta il paziente può iniziare a bere e una terapia analgesica con paracetamolo può essere continuata per circa 24-36 ore. La dimissione avviene solitamente in prima o seconda giornata postoperatoria. Un controllo clinico ed ecografico viene eseguito a 1, 6 e 12 mesi dall'intervento.

Letture consigliate

Berman SM, Tolia BM, Laor E, et al. Urachal remnants in adults. Urology 1988; 31:17-21

Goldmann IL, Caldamone AA, et al. Infected urachal cysts: a review of 10 cases. J Urol 1988;140:375-8

Khurana S, Borzi PA. Laparoscopic management of complicated urachal disease in children. J Urol 2002;168:1526-8

Pesce C, Costa L, Musi L. Relevance of infection in children with urachal cysts. Eur Urol 2000;38:457-60

Siegel JF, Winfield HN, Valderrama E. Laparoscopic excision of a urachal cyst. J Urol 1994;151:1631-3

Sterling JA, Goldsmith R. Lesions of the urachus which appear in the adult. Ann Surg 1953;137:120-8

Stone NN, Garden RJ, Weber H. Laparoscopic excision of a urachal cyst. Urology 1995;45:161-4

Yohannes P, Bruno T, Pathan M, Baltaro R. Laparoscopic radical excision of urachal sinus. J Endourol 2003;17:475-9

Capitolo 18
Appendicite acuta e peritonite

G. Riccipetitoni, G. Monguzzi, C. Vella, M. Garriboli

L'appendicite è la più frequente causa di addome acuto nel bambino ed è responsabile di circa un terzo dei ricoveri per dolore addominale.

Il rapporto maschi:femmine è di 3:2 e il picco d'incidenza è tra i 10 e i 20 anni d'età.

Al di sotto dei 5 anni di vita si osserva il maggior numero di casi complicati.

La presentazione clinica alla diagnosi può variare enormemente da una sintomatologia lieve senza alterazione degli indici infiammatori a una condizione di perforazione intestinale e shock settico.

La diagnosi è essenzialmente clinica; il dolore addominale è pressoché sempre presente ed è nella quasi totalità dei casi il primo sintomo. Classicamente è un dolore di tipo viscerale che insorge in regione periombelicale e che migra localizzandosi in fossa iliaca destra (punto di McBurney).

Nausea e vomito possono essere presenti e tipicamente seguono di qualche ora l'insorgenza del dolore. L'alterazione più frequente dell'alvo è la stipsi, mentre la diarrea può essere il risultato dell'irritazione intestinale o essere secondaria a un ascesso pelvico.

Il rilievo agli esami di laboratorio di leucocitosi neutrofila e l'aumento degli indici di flogosi contribuiscono alla definizione diagnostica. Tuttavia, questi parametri possono non essere significativi nei bambini di età inferiore a 5 anni, nelle peritoniti che seguono a processi virali e nei pazienti con pregressa terapia.

In questi casi e nelle forme dubbie o atipiche (adolescenti

Videochirurgia pediatrica, Ciro Esposito et al. (a cura di)

femmine ecc.) è opportuno completare l'iter diagnostico con esame ecografico completo dell'addome e/o con una radiografia semplice in ortostatismo. In casi complicati ed eccezionali (es. ascessi multipli, paziente immunocompromesso) può essere utile uno studio TC.

Strumentario

L'appendicectomia laparoscopica può essere condotta con tecnica "one trocar" o con ausilio di 3 trocar.

Tecnica "one trocar"

Questa tecnica richiede l'impiego di un trocar da 10-12 mm ombelicale, un'ottica da 10 mm 0°, 2 pinze da presa tipo Johan e tipo Babcock che possono essere impiegate alternativamente nel canale operativo (Fig. 18.1). È utile disporre dell'aspiratore di ausilio.

In aggiunta allo strumentario per la chirurgia laparoscopica occorre quello per un'appendicectomia tradizionale.

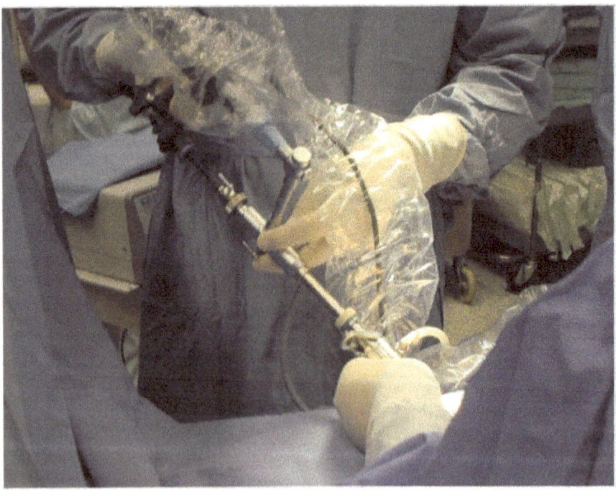

Fig. 18.1 Ottica operativa

Tecnica "three trocars"

Questa metodica consente l'esecuzione dell'intervento chirurgico completamente in laparoscopia e la scelta dello strumentario deve essere effettuata anche in base all'età del paziente.

Saranno necessari 3 trocar, che possono essere delle seguenti dimensioni:

- trocar ombelicale da 12 mm, 10 mm, 5 mm per il passaggio dell'ottica;
- trocar in fossa iliaca sinistra da 5 mm, 3 mm;
- trocar sovrapubico da 3 mm, 5 mm;

Il restante strumentario è composto da pinza da presa, pinza bipolare, bisturi a radiofrequenza e/o a ultrasuoni, 2-3 endoloop, aspiratore/irrigatore, forbici e, se necessario, da una suturatrice tipo EndoGia nonché un endobag.

Preparazione preoperatoria

L'anestesia generale prevede intubazione orotracheale; risulta utile il posizionamento di sondino nasogastrico e catetere vescicale, la cui permanenza al termine dell'intervento è subordinata dal quadro intraoperatorio.

Nei pazienti adolescenti può essere utile eseguire una tricotomia pubica.

Tecnica

Posizione del paziente

Il paziente va posto in decubito supino, il campo operatorio sterile deve andare dalla regione xifoidea al pube e lateralmente al di sotto delle spine iliache superiori.

L'adesività alla cute dei teli monouso o poliuso deve essere ben salda utilizzando, se necessario, strisce adesive.

Il primo operatore si pone alla sinistra del paziente con l'aiuto e lo strumentista alla propria destra e sinistra rispettivamente; il monitor viene posizionato di fronte agli operatori (Fig. 18.2).

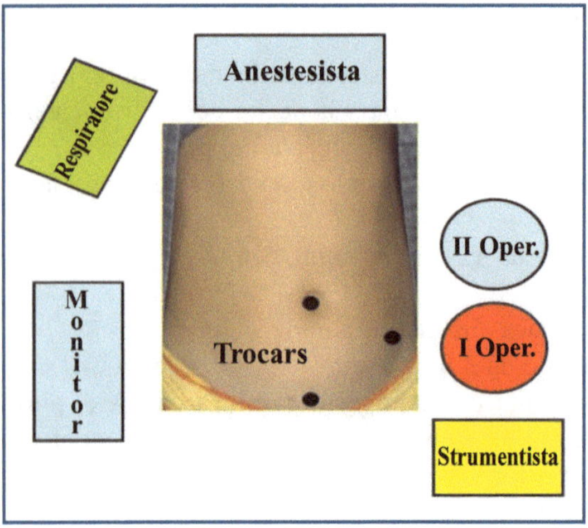

Fig. 18.2 Posizione del team e dei trocar

Descrizione dell'intervento "one trocar"

Dopo aver introdotto il trocar da 10-12 mm ombelicale con tecnica "open" e aver regolato la pressione endoaddominale di anidride carbonica a 8-10 mmHg, si esegue l'esplorazione della cavità addominale e si ricercano il cieco e l'appendice nella doccia parietocolica destra con un'ottica a 0° con canale operativo.

Si introduce quindi nel canale operativo una pinza di Johan e si mobilizzano il cieco e l'appendice (qualora la mobilizzazione non fosse possibile o se l'appendice fosse sottosierosa o tenacemente adesa alle strutture circostanti non si potrebbe procedere con questa tecnica), si pinza la porzione distale ("punta") dell'appendice (Fig. 18.3) e la si traziona verso il trocar ombelicale procedendo alla sua esteriorizzazione consensualmente al trocar, all'ottica e alla pinza che mantiene la presa. Estratta l'appendice dall'ombelico con una pinza di Babcock si procede ad appendicectomia come in chirurgia "open" (Fig. 18.4).

Si pratica quindi la riduzione del cieco estraendo l'ileo distale alla ricerca del diverticolo di Meckel. In alternativa, l'ispezione ileale può essere eseguita reintroducendo il trocar e l'ottica operativa. L'intervento si conclude con l'ispezione della cavità addominale, se necessario aspirando l'eventuale versamento endoaddominale sieropurulento, visualizzando l'integrità del

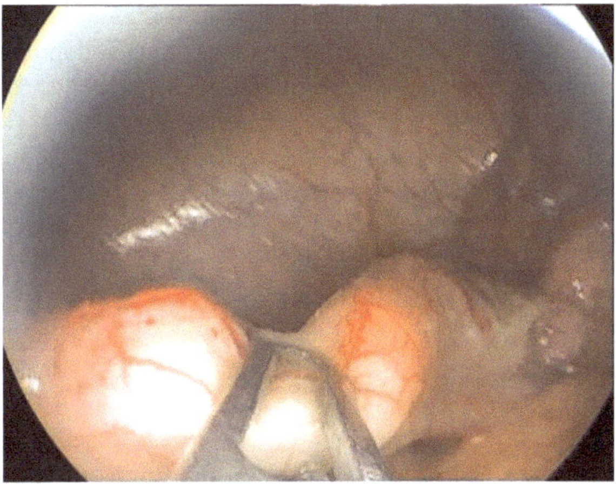

Fig. 18.3 Identificazione e isolamento dell'appendice

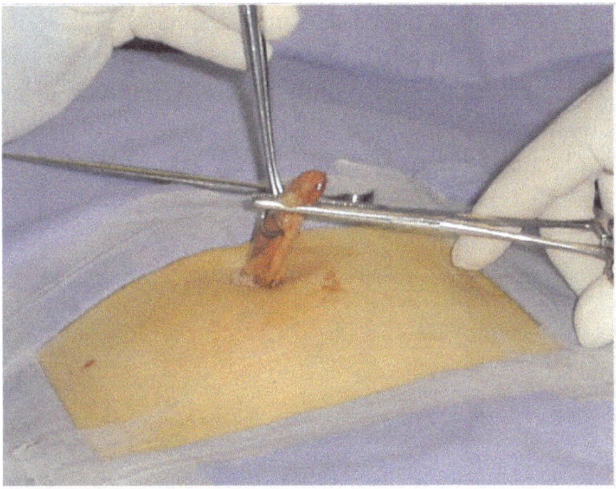

Fig. 18.4 Esteriorizzazione e resezione dell'appendice

moncone. La breccia chirurgica va chiusa saldando accuratamente la fascia sottostante.

Descrizione dell'intervento "three trocars"

Dopo aver introdotto il trocar da 5-10 mm ombelicale come nella tecnica "one trocar" si procede, sotto visione, al posizionamento dei trocar rispettivamente in fossa iliaca sinistra e in regione sovrapubica (vedi Fig. 18.2); l'ispezione iniziale della cavità addominale con l'ottica è fondamentale per la scelta del diametro dei trocar aggiuntivi (da 3 e/o 5 mm).

Repertati il cieco e l'appendice, quest'ultima viene liberata da eventuali aderenze peritoneali e sierose.

Con una pinza da presa si traziona l'appendice per esporre il meso che viene preparato e diviso mediante pinza bipolare o bisturi a radiofrequenza e/o a ultrasuoni.

Il moncone appendicolare può essere legato con l'impiego di 3 endoloop (due prossimali e uno distale) oppure con l'ausilio di una suturatrice meccanica tipo EndoGia (Fig. 18.5).

Questo presidio è indicato nei casi di moncone "difficile" in appendiciti gangrenose; richiede la disponibilità di una porta da 12 mm (posizionabile in sede ombelicale portando l'ottica in fossa iliaca sinistra).

Sezionato il moncone, l'appendice può essere estratta dalla porta ombelicale; la sua legatura distale consente di evitare la contaminazione endoaddominale e della parete. L'impiego di un endobag per l'estrazione dell'appendice può essere utile nelle forme più complicate per evitare contaminazioni (Fig. 18.6).

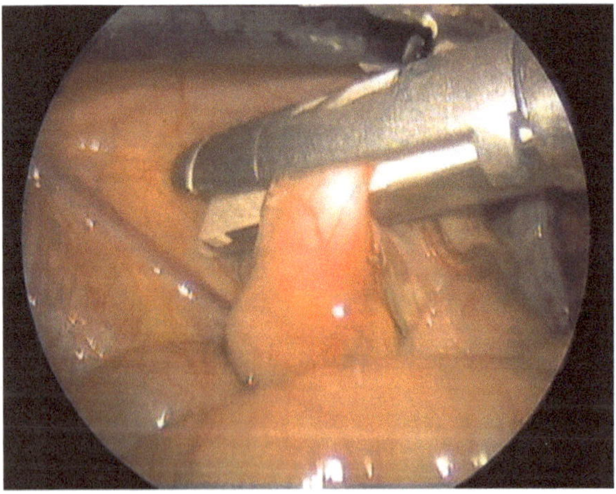

Fig. 18.5 Resezione laparoscopica dell'appendice con EndoGia

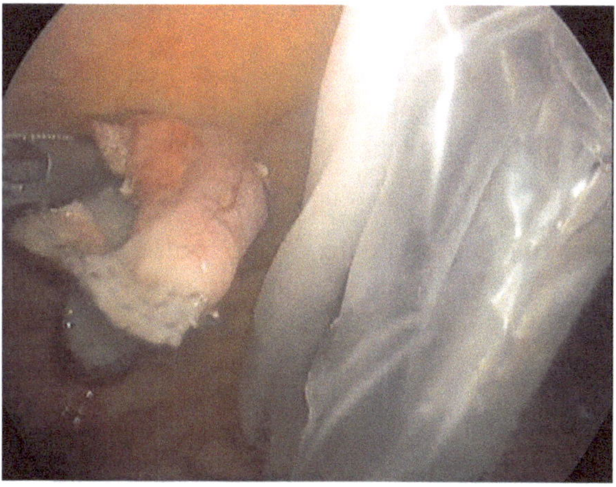

Fig. 18.6 Estrazione dell'appendice con endobag

L'intervento viene completato dall'esplorazione della fossa iliaca destra, dello scavo di Douglas e della regione sottoepatica per la ricerca di eventuali raccolte che andranno drenate; seguono accurato lavaggio e aspirazione della cavità addominale.

L'intervento si conclude con la ricerca del diverticolo di Meckel e, nelle femmine, delle ovaie. Nei casi con peritonite, se necessario, si sfruttano i trocar site per posizionare dei drenaggi sotto visione.

La chiusura delle brecce chirurgiche può essere preceduta dall'iniezione di anestetico locale.

Postoperatorio

Appendicite non complicata da peritonite

Il paziente inizia a bere dopo 12 ore dall'intervento e può essere dimesso dopo 48 ore.

Appendicite complicata da peritonite

Per la rimozione di drenaggi, sondino nasogastrico, catetere vescicale e per la somministrazione della terapia antibiotica valgono i medesimi criteri della chirurgia "open".

Problematiche

La scelta fra tecnica "one trocar" o "three trocar" dipende dalle caratteristiche anatomiche dell'appendice e dall'entità della flogosi.

Appendiciti gangrenose e flemmonose complicate da peritoniti sono trattabili solo con 3 trocar.

La tecnica laparoscopica offre il vantaggio di una migliore visualizzazione e di un'accurata toilette della cavità addominale, nonché di una migliore cosmesi in aggiunta alla diminuzione dell'incidenza di sindromi aderenziali.

Complicanze

Le principali complicanze sono: deiscenza del moncone, ascessi intraddominali, infezioni delle brecce chirurgiche.

Diversi sono i vantaggi della tecnica laparoscopica rispetto alla chirurgia tradizionale; una revisione della letteratura evidenzia alcuni elementi statisticamente significativi. Infatti, la tecnica laparoscopica comporta: una più breve ospedalizzazione; una minore incidenza di infezioni della parete addominale; la comparsa più precoce di movimenti intestinali; per contro, l'incidenza di ascessi intraddominali nelle peritoniti risulta essere maggiore.

Si ipotizza che questa complicanza sia dovuta all'insufflazione di anidride carbonica e che possa essere evitata eseguendo abbondanti lavaggi peritoneali.

Letture consigliate

Bensard DD, Hendrickson RJ, Fyffe CJ, et al. Early discharge following laparoscopic appendectomy in children utilizing an evidence-based clinical pathway. J Laparoendosc Adv Surg Tech A 2009;19(Suppl. 1):S81-S86

Dede K, Mersich T, Zarand A, et al. Laparoscopic or open appendectomy? Orv Hetil 2008;149:2357-2261

Katsuno G, Nagakari K, Yoshikawa S, et al. Laparoscopic appendectomy for complicated appendicitis: a comparison with open appendectomy. World J Surg 2008;33:208-214

Kehagias I, Karamanakos SN, Panagiotopoulos S, et al. Laparoscopic versus open appendectomy: Which way to go? World J Gastroenterol 2008;14:4909-4914

Merchant AM, Cook MW, White BC, et al. Transumbilical Gelport Access technique for performing single incision laparoscopic surgery (SILS). J Gastrointest Surg 2009;13:159-162

Montupet P, Alain JL, Chavrier Y, et al. Acute appendicitis and appendiceal peritonitis in children. Celioscopic Treatment Chirurgie 1993;119:433-435

Sauerland S, Lefering R, Nadler EP, Reblock KK, Qureshi FG, et al. Laparoscopic appendectomy in children with perforated appendicitis. J Laparoendosc Adv Surg Tech A 2006;16:159-163

Neugebauer EA. Laparoscopic versus open surgery for suspected appendicitis. Cochrane Database Syst Rev 2004: CD001546

Simon P, Burkhardt U, Sack U, et al. Inflammatory response is no different in children randomized to laparoscopic or open appendectomy. J Laparoendosc Adv Surg Tech A 2009;19(Suppl. 1):S71-S76

Capitolo 19
Colecistectomia laparoscopica

A. Settimi, C. Esposito, F. Alicchio, A. Farina

La colecistectomia è una delle procedure laparoscopiche più comuni in età adulta, ma anche in età pediatrica è ormai preferita alla tecnica "open". Essa rappresenta la procedura di scelta per la colelitiasi e la colecistite.

Indicazioni

Colelitiasi sintomatica

La diagnosi di colelitiasi sintomatica è confermata, oltre che dalla storia clinica, dall'esame ecografico. Le cause più frequenti di colelitiasi in età pediatrica sono rappresentate dalle malattie emolitiche, dalla nutrizione parenterale totale e dalla fibrosi cistica.

Colecistite alitiasica

La colecistite alitiasica si manifesta in maniera improvvisa ed è di frequente riscontro soprattutto in pazienti che hanno effettuato nutrizione parenterale totale per periodi prolungati.

Tumori

I tumori sono estremamente rari in età pediatrica.

Idrope della colecisti

L'idrope è una distensione acuta della colecisti con edema, asso-

Videochirurgia pediatrica, Ciro Esposito et al. (a cura di)

ciata spesso a episodi settici o a disordini quali malattia di Kawasaki, diarrea severa accompagnata da disidratazione, epatite, scarlattina. L'idrope può essere sospettata dalla presenza di una massa della colecisti alla palpazione. La diagnosi viene confermata dall'ecografia. Nella maggior parte dei casi si risolve spontaneamente; se la sintomatologia è ingravescente si pone l'indicazione alla colecistectomia.

Preparazione preoperatoria

La valutazione preoperatoria include la conferma diagnostica con un esame ecografico, così come i test di funzionalità epatica. Verranno inoltre eseguiti un elettrocardiogramma e indagini di laboratorio [emocromo con formula, quadro proteico elettroforetico (QPE), quadro elettrolitico ecc.]. La procedura viene effettuata in anestesia generale con intubazione orotracheale. Dopo l'induzione dell'anestesia viene posizionato un sondino nasogastrico.

Il paziente è posizionato in decubito supino, con le gambe abdotte e il tavolo operatorio in posizione anti-Trendelenburg, il chirurgo operatore tra le gambe del paziente e il cameraman alla sua destra, lo strumentista alla sua sinistra e il monitor verrà posizionato alla testa del paziente (Fig. 19.1).

Pneumoperitoneo e posizione dei trocar

Viene effettuato l'accesso alla cavità addominale con tecnica "open" mediante incisione intraombelicale. Viene creato lo pneumoperitoneo mediante insufflazione di CO_2, con una pressione tra 8 e 12 mmHg. Viene utilizzata un'ottica 0° da 5 o 10 mm. Altri tre trocar da 5 o 3 mm verranno posizionati sotto visione, rispettivamente uno in regione epigastrica, alla destra della linea mediana, gli altri due sulla linea emiclaveare destra (Fig. 19.2). Il posizionamento dei trocar può variare in base alla conformazione del paziente, all'apertura dell'angolo costale e alla lunghezza del tronco.

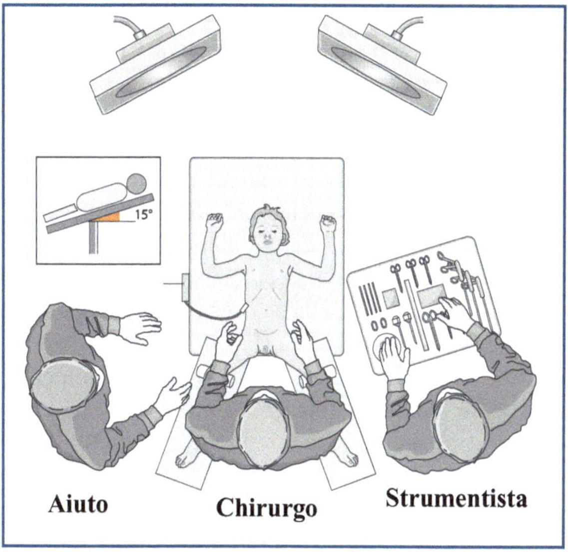

Fig. 19.1 Posizionamento del team chirurgico. Riprodotta da: Bax KNMA et al. (2008), con autorizzazione

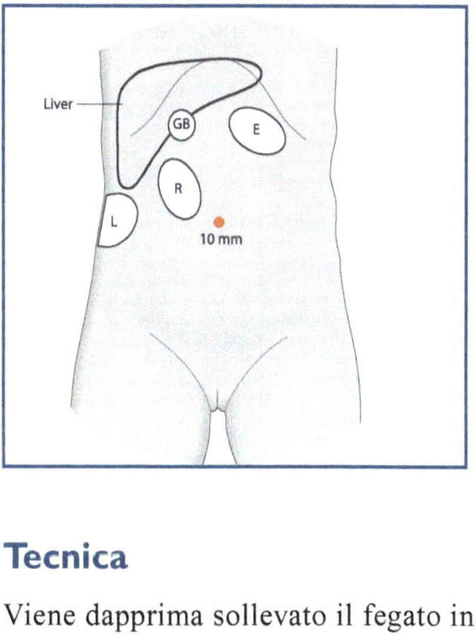

Fig. 19.2 Posizione dei trocar. Riprodotta da: Bax KNMA et al. (2008), con autorizzazione

Tecnica

Viene dapprima sollevato il fegato in maniera da esporre la colecisti, che può presentare aderenze con il tessuto epiploico che verranno lisate. Viene poi sollevato il fondo della colecisti e con una pinza atraumatica trazionato lateralmente l'infundibulo in maniera da esporre le strutture del triangolo di Calot (Fig. 19.3). È necessario non trazionare in maniera eccessiva l'infundibulo della colecisti per evitare la rettilineizzazione delle strutture e conseguenti errori di identificazione. Andranno altresì ricercate anomalie di posizione e numero dell'albero biliare.

A questo punto si procede all'identificazione dapprima del dotto cistico e del coledoco e successivamente all'isolamento del dotto cistico e dell'arteria cistica. Si procede poi alla chiusura del dotto cistico, mediante posizionamento di una clip sul versante colecistico e due sul versante coledocico, e alla sua sezione. Analogamente verrà clippata e sezionata l'arteria cistica (Fig. 19.4).

A questo punto è possibile iniziare lo scollamento della colecisti dal suo letto epatico in senso retrogrado utilizzando un uncino monopolare. Alla fine della procedura viene effettuato il controllo dell'emostasi e la colecisti verrà estratta attraverso il trocar ombelicale.

Presso la struttura degli autori viene routinariamente posizionato un drenaggio sottoepatico attraverso uno dei due trocar di destra. Il drenaggio sarà mantenuto in sede per le prime 24 ore postoperatorie.

La dimissione del paziente avviene di regola in seconda giornata postoperatoria.

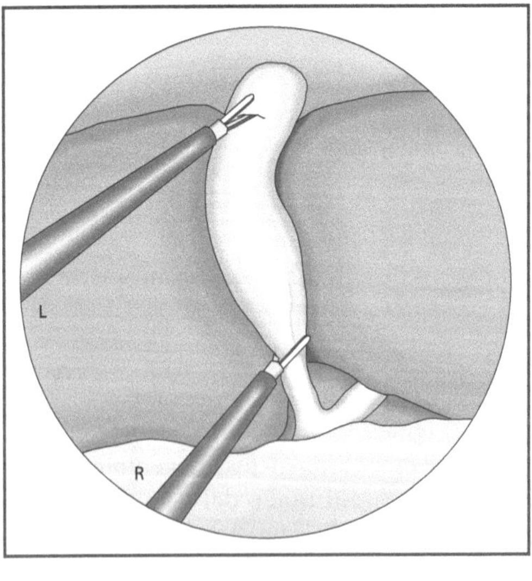

Fig. 19.3 Esposizione del dotto cistico. Riprodotta da: Bax KNMA et al. (2008), con autorizzazione

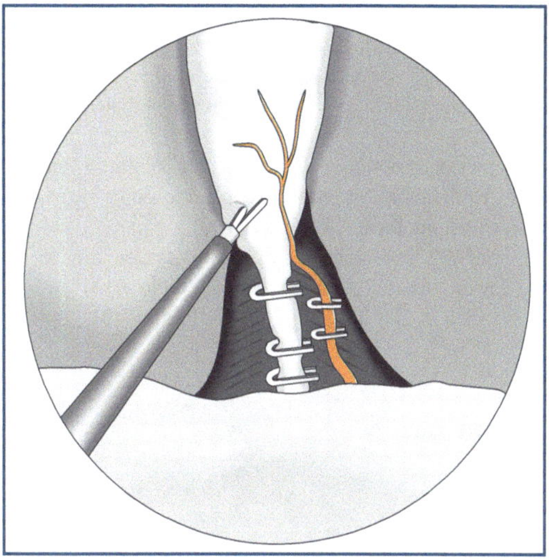

Fig. 19.4 Clippaggio del dotto cistico e dell'arteria cistica. Riprodotta da: Bax KNMA et al. (2008), con autorizzazione

Complicanze

Emorragie

- Sanguinamenti di vasi parietali durante l'inserimento dei trocar.
- Sanguinamento di vasi omentali durante la fase di dissezione.
- Sanguinamento dall'arteria cistica durante la dissezione del triangolo di Calot.

Problemi colecistici

- Perforazione della colecisti durante la fase di dissezione.
- Fuoriuscita di calcoli e spandimento di bile.
- Lesione della via biliare principale.

Letture consigliate

Bax KNMA, Georgeson KE, Rothenberg SS, et al. (Eds). Endoscopic surgery in infant and children. Berlin Heidelberg: Springer 2008

Esposito C, Alicchio F, Giurin I, et al. Lessons learned from the first 109 laparoscopic cholecystectomies performed in a single pediatric surgery center. World J Surg 2009;33:1842-1845

Esposito C, Gonzalez Sabin MA, Corcione F, et al. Results and complications of laparoscopic cholecystectomy in childhood. Surg Endosc 2001;15:890-892

Hofeldt M, Richmond B, Huffman K, et al. Laparoscopic cholecystectomy for treatment of biliary dyskinesia is safe and effective in the pediatric population. Am Surg 2008;74:1069-1072

Schleef J. Complications of endoscopic surgery in infants and children. In: Bax KNMA, Georgeson KE, Rothenberg SS, et al. (Eds). Endoscopic surgery in infants and children. Berlin Heidelberg: Springer 2008

St. Peter SD, Keckler SJ, Nair A, et al. Laparoscopic cholecystectomy in the pediatric population. J Laparoendosc Adv Surg Tech A 2008;18:127-130

Capitolo 20
Diverticolo di Meckel

L. Montinaro

Il diverticolo di Meckel rappresenta una malformazione dell'intestino tenue presente, molto spesso in forma asintomatica, nel 2-4% circa dalla popolazione. La sua esistenza è legata a un difetto di obliterazione del dotto onfalo-mesenterico ed è per questo allocato sul margine antimesenterico dell'ileo a una distanza dalla valvola ileocecale che varia, in media, dai 40 ai 100 cm. Nella maggior parte dei casi questa particolare condizione anatomica è del tutto asintomatica e viene evidenziata incidentalmente. Soltanto il 4% dei casi è sintomatico, in quanto il diverticolo può essere alla base di episodi di sanguinamento intestinale, invaginazione o occlusione intestinale, dolori addominali ricorrenti ed episodi di vomito e/o nausea ripetuti. Le cause di sintomaticità sono varie: in circa il 20-30% dei casi è dimostrabile la presenza di un'eterotopia mucosa, più frequentemente di tipo gastrico e meno frequentemente di tipo colico o pancreatico, in genere maggiormente rappresentata a livello della base e che, in alcuni casi, si estende a livello dell'ileo adiacente. In altri casi, essendo il diverticolo di Meckel costituito da tutti e tre gli strati della parete intestinale e avendo una vascolarizzazione propria, può essere soggetto agli stessi episodi flogistici e/o ostruttivi che interessano l'appendice e che possono determinare l'insorgenza di un quadro acuto o subacuto addominale, spesso del tutto sovrapponibile a quello appendicolare. Nei primi mesi di vita l'evento patologico più frequente è rappresentato da un quadro di occlusione intestinale provocato da un'invaginazione a partenza dal diverticolo stesso oppure da un volvolo o strangolamento intestinale su banda fibrotica onfalo-mesenterica. Nel bambino

Videochirurgia pediatrica, Ciro Esposito et al. (a cura di)

più grande, invece, il sintomo più frequente è il sanguinamento rettale, in genere indolore e non associato a vomito o ematemesi, oppure il dolore addominale di tipo "appendicolare". In considerazione di tale variabilità del quadro clinico, il diverticolo di Meckel ha rappresentato per lungo tempo una sfida dal punto di vista sia terapeutico sia diagnostico, poiché nei casi di difficile interpretazione gli strumenti diagnostici tradizionali, quali quelli radiologici ed ecografici o la scintigrafia con Tc-99m pertecnetato, hanno spesso mostrato il proprio limite, costringendo, a volte, il chirurgo a eseguire delle laparotomie diagnostico-terapeutiche. L'avvento della laparoscopia ha pertanto apportato un notevole ausilio nella diagnostica e nel trattamento di queste affezioni, contribuendo a dirimere i dubbi nei casi di complessa diagnosi e a trattare questi pazienti senza pagare il prezzo di una laparotomia.

Preparazione preoperatoria e strumentario

La disposizione dell'equipe chirurgica e della strumentazione, nonché la sede di inserimento dei trocar, varierà a seconda che l'intervento sia realizzato nel sospetto dell'esistenza di un diverticolo di Meckel, per la presenza di una patologia appendicolare o per una procedura diagnostica e/o terapeutica a carico del basso addome. Nel primo e nel secondo caso il paziente giacerà in posizione supina con l'intera equipe posta alla sua sinistra e la colonna video posta alla destra in posizione speculare a quella del primo operatore (Fig. 20.1). Può risultare utile, per migliorare l'esposizione, realizzare un modesto Trendelenburg, con una rotazione di 15-20° verso l'operatore. I trocar utilizzati saranno tre: 1 da 10-12 mm in sede ombelicale e 2 da 5 mm, posti rispettivamente in fossa iliaca sinistra e in regione sovrapubica mediana (Fig. 20.2). L'ottica utilizzata sarà un'ottica 0° o 30° da 5 mm secondo le circostanze e sarà introdotta nel trocar posto in fossa iliaca sinistra, in modo da avere una visione "frontale" della regione ileocecale e ottenere una perfetta triangolazione con gli strumenti. Attraverso il trocar ombelicale da 10-12 mm possono essere inseriti, se necessari, la suturatrice lineare e l'endobag.

Nel caso l'intervento rappresenti una procedura diagnostica e/o terapeutica a carico del basso addome, la disposizione dei

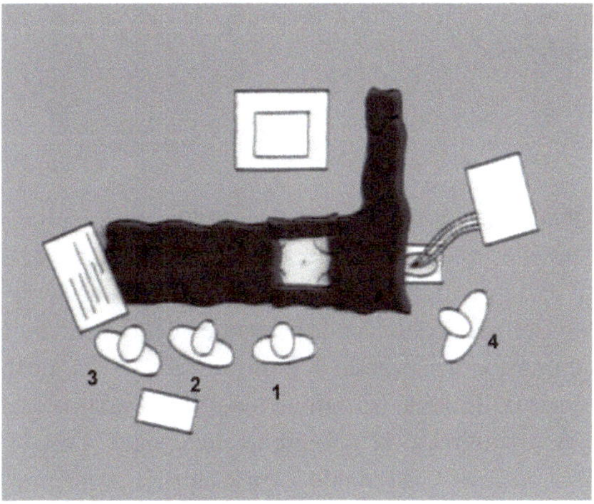

Fig. 20.1 Setup della sala operatoria. **1** Chirurgo; **2** assistente; **3** strumentista; **4** anestesista

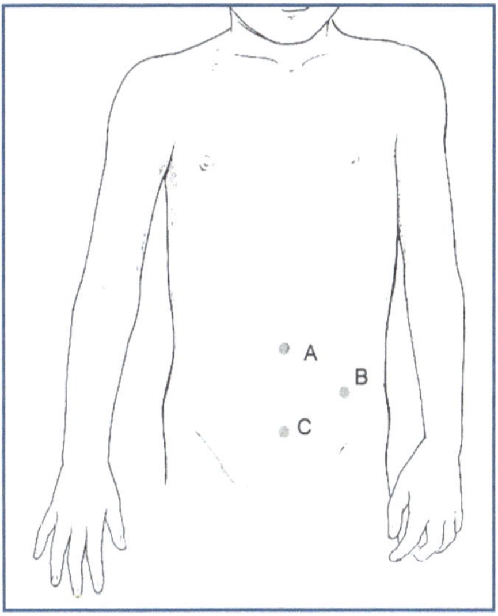

Fig. 20.2 Posizionamento dei trocar. *A*, trocar ombelicale da 10/12 mm; *B*, trocar in fossa iliaca sinistra da 5 mm; *C*, trocar in regione sovrapubica mediana da 5 mm

trocar cambierà, essendo i trocar operativi da 5 mm disposti nelle due fosse iliache. In questo caso risulterà utile lasciare ampio spazio libero intorno alla colonna video e disporre la strumentazione, i cavi per la coagulazione e il tubo di insufflazione in modo tale da consentire all'equipe e alla colonna stessa ampia libertà di movimento e disposizione secondo le necessità che dovessero presentarsi.

Tecnica

Il diverticolo di Meckel è immediatamente identificabile soltanto in pochissimi casi, in genere complicati, proprio in virtù dell'intensa flogosi a carico della struttura e della regione peridiverticolare. Nella maggior parte dei casi deve essere accuratamente e pazientemente ricercarto osservando alcuni semplici, ma utili, accorgimenti. Si è già detto della posizione e dell'inclinazione del paziente; una volta identificata la giunzione ileocecale, l'esplorazione partirà dall'ultima ansa ileale e proseguirà prossimalmente utilizzando due pinze da presa atraumatiche intestinali e realizzando delle prese successive lungo il margine antimesenterico dell'ileo, avendo cura di mantenere verticale l'asse dell'intestino nel campo visivo e il segmento interessato di volta in volta in leggera tensione, in modo da poterlo ispezionare agevolmente anche sul versante antimesenterico. Tale esplorazione dovrà essere estesa per almeno 100 cm dalla valvola ileocecale. Una volta identificato il diverticolo di Meckel, la sua resezione potrà avvenire con metodica videoassistita o totalmente laparoscopica. La procedura videoassistita prevede l'esteriorizzazione del diverticolo attraverso l'incisione ombelicale (Fig. 20.3) e, quindi, un trattamento "classico" che si diversificherà a seconda che si tratti di un diverticolo di Meckel "sintomatico" o "incidentale": nel primo caso si procederà alla resezione intestinale estendentesi per circa 3-5 cm. A valle e a monte del diverticolo di Meckel (Fig. 20.4) [per la già menzionata possibile presenza di eterotopia mucosa], con successiva anastomosi termino-terminale; nel secondo caso sarà sufficiente realizzare una resezione cuneiforme con sutura trasversale, in modo da evitare retrazioni cicatriziali e possibili stenosi del lume intestinale. La procedura totalmente laparoscopica è, ovviamente, basata sugli stessi principi: nel caso di diverticolo di Meckel "sintomatico" si realizzerà una resezione intestinale seguita da un'anastomosi latero-laterale eseguita mediante suturatrice lineare (Fig. 20.5); nel caso di diverticolo di Meckel "incidentale" potrà essere realizzata una

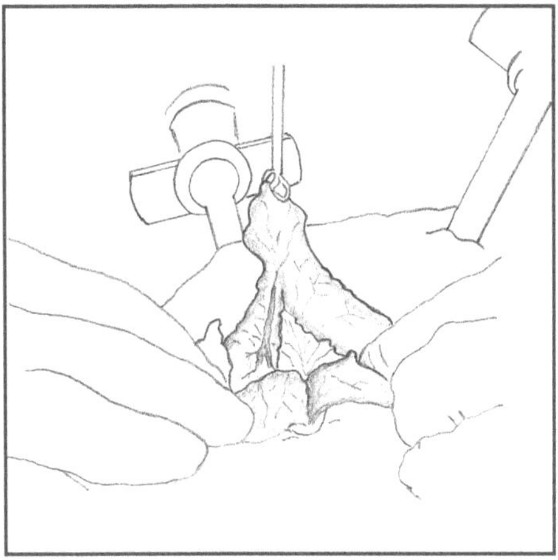

Fig. 20.3 Diverticolo di Meckel esteriorizzato attraverso la porta ombelicale

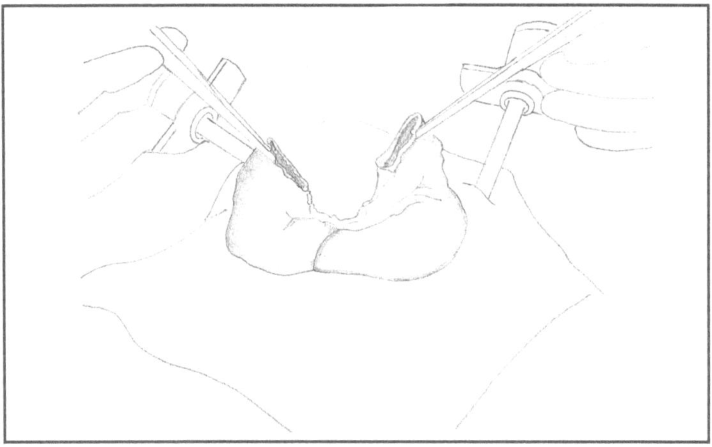

Fig. 20.4 Ampia resezione ileale cui farà seguito anastomosi termino-terminale

resezione semplice con suturatrice lineare posta alla base del diverticolo di Meckel, avendo cura di orientarla perpendicolarmente al margine antimesenterico per evitare possibili stenosi intestinali (Fig. 20.6). La resezione dopo semplice legatura della base del diverticolo di Meckel mediante endoloop espone, più di ogni altra, al rischio di lasciare parzialmente in sede un'ectopia mucosa e, per questo motivo, dovrebbe essere evitata totalmente

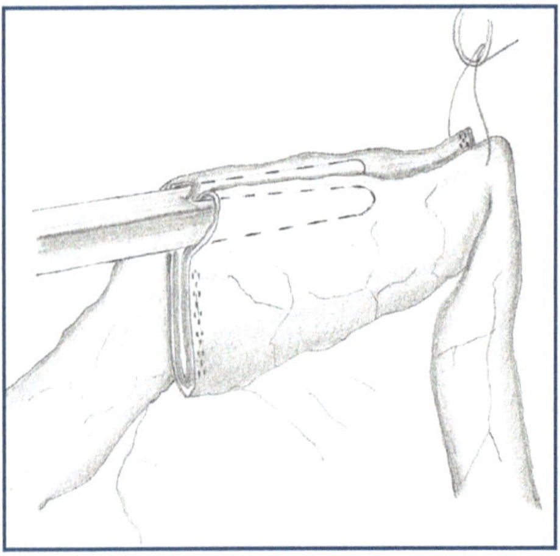

Fig. 20.5 Resezione ileale laparoscopica e anastomosi mediante suturatrice lineare

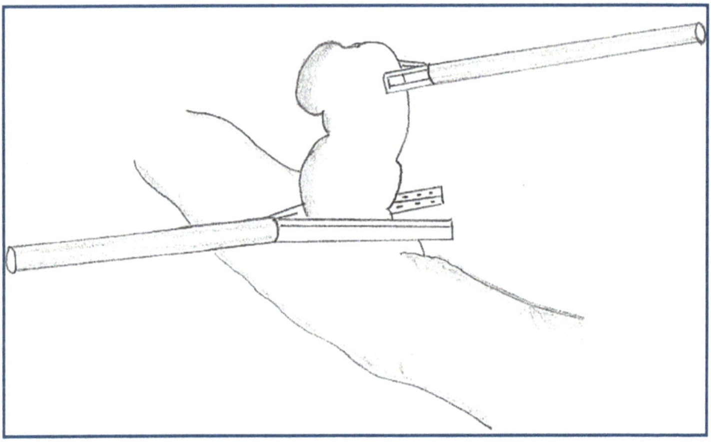

Fig. 20.6 Resezione laparoscopica semplice di diverticolo di Meckel. La suturatrice lineare deve essere orientata perpendicolarmente all'asse longitudinale dell'ileo

nel caso di diverticolo di Meckel sintomatico e utilizzata, nelle altre circostanze, soltanto nell'indisponibilità della suturatrice lineare. In tutti i casi, il pezzo anatomico resecato sarà estratto attraverso la breccia ombelicale per mezzo di endobag.

Postoperatorio

In genere, il decorso postoperatorio è caratterizzato da una rapida ripresa della funzionalità intestinale. L'alimentazione può essere ripresa 24-48 ore dopo l'intervento e la dimissione può realizzarsi a partire dalla quarta giornata postoperatoria.

Letture consigliate

Anderson DJ. Carcinoid tumor in Meckel's diverticulum: laparoscopic treatment and review of the literature. J Am Osteopath Assoc 2000;100:432-434

Kapischke M, Bley K, Deltz E. Meckel's diverticulum: a disease associated with a colored clinical picture. Surg Endosc 2003;17:351

Lee KH, Yeung CK, Tam YH, et al. Laparoscopy for definitive diagnosis and treatment of gastrointestinal bleeding of obscure origin in children. J Pediatr Surg 2000;35:1291-1293

Lu CC, Huang FC, Lee SY, et al. Laparoscopy diagnosis and treatment excision of bleeding Meckel's diverticulum in a child: report of one case. Acta Paediatr Taiwan 2003;44:41-413

Mackey WC, Dineen P. A fifty-year experience with Meckel's diverticulum. Surg Gynecol Obstet 1983;156:54-56

Pauel M, Campan N, Delarue A, et al. Ultrasonographic diagnosis and laparoscopic surgical treatment of Meckel's diverticulum. Eur J Pediatr Surg 1994; 4:344-345

Russell RCG, Williams NS, Bulstrode CJK (Eds). Bailey & Love's short practice of surgery. 23ª edizione. London: Arnold 2000, pp. 1032-1033

St-Vil D, Brandt ML, Panic S, et al. Meckel's diverticulum in children: a 20-year review. J Pediatr Surg 1991;26:1289-1292

Swaniker F, Soldes O, Hirschl RB. The utility of Technetium 99m pertechnetate scintigraphy in the evaluation of patients with Meckel's diverticulum. J Pediatr Surg 1999;34:760-765

Teitelbaum DH, Polley TZ, Obied F. Laparoscopic diagnosis and excision of Meckel's diverticulum. J Pediatr Surg 1994;29:495-497

Capitolo 21
Lisi di aderenze

C. Esposito, F. Perricone, I. Giurin, M. Escolino, A. Settimi

L'ostruzione intestinale da fenomeni aderenziali è un problema di rilevante importanza nei bambini. La maggior parte delle ostruzioni da aderenze insorge in seguito a interventi per appendicectomia ed è fondamentale intraprendere misure preventive per ridurne l'incidenza. Rispetto alla chirurgia "open", l'approccio laparoscopico apporta sostanziali vantaggi. I reinterventi in "open surgery" aumentano la probabilità di sviluppare una recidiva dell'ostruzione, mentre con l'approccio laparoscopico l'incidenza di riostruzione è inferiore rispetto alla chirurgia "open". Altri indiscutibili vantaggi della laparoscopia sono il miglior risultato estetico e la più rapida ripresa funzionale.

Preparazione preoperatoria

L'ostruzione da sindrome aderenziale del piccolo intestino si presenta solitamente come un evento acuto e la diagnosi, nella maggior parte dei casi, non pone particolari difficoltà. Nel caso in cui vi sia stato un ritardo nella diagnosi, il bambino si presenterà molto sofferente, con notevole distensione addominale, ipovolemia e importanti alterazioni dell'equilibrio acido-base e idroelettrolitico. In questo caso è importante stabilizzare il bambino e prepararlo all'intervento, ponendo un sondino nasogastrico e correggendo l'ipovolemia e gli squilibri elettrolitici e acido-base. L'ostruzione da sindrome aderenziale del piccolo intestino determina una stasi del contenuto intestinale e può, quindi, essere opportuno instaurare una copertura antibiotica.

Se un sondino nasogastrico non era già stato inserito, bisogna

Videochirurgia pediatrica, Ciro Esposito et al. (a cura di)

introdurlo. Se l'intervento viene effettuato precocemente ed è di semplice esecuzione, il catetere vescicale non è necessario. Quando la diagnosi è posta in ritardo, invece, il catetere vescicale è essenziale per controllare l'idratazione prima e dopo l'intervento. È opportuno ricordare che la produzione urinaria durante la laparoscopia è solitamente diminuita. Un catetere urinario è inoltre essenziale nel caso di analgesia epidurale postoperatoria.

Tecnica

Posizione del paziente

Il paziente viene posizionato supino sul tavolo operatorio. Il tavolo può essere inclinato in diverse posizioni (Trendelenburg, anti-Trendelenburg, inclinazione destra o sinistra) in base al livello dell'ostruzione.

Posizione dei trocar

Il team chirurgico prenderà posizione in base al livello dell'ostruzione. Come regola generale, il chirurgo, la sede di incisione e il monitor saranno in linea e l'aiuto e l'infermiere strumentista si posizioneranno dallo stesso lato del chirurgo rivolti verso lo stesso monitor. Particolarmente nelle ostruzioni in cui la sede esatta non è sempre chiara prima dell'intervento, è conveniente avere un monitor da ogni lato del tavolo, in modo che il team chirurgico possa cambiare lato senza l'esigenza di spostare il monitor e la colonna laparoscopica.

Per quanto riguarda la strumentazione, può essere utile avere a disposizione l'elettrocoagulazione bipolare, l'energia ultrasonica, o LigaSure®, particolarmente quando le aderenze sono tenaci, vascolarizzate o estese.

Il primo trocar si inserisce per via "open". Si può preventivamente ricorrere a una mappatura ecografica della parete addominale, allo scopo di individuare i punti non interessati dalle aderenze. Se la regione ombelicale è libera, vi si inserisce il primo trocar. Gli altri trocar vengono inseriti sotto guida laparoscopica. I trocar operativi possono essere introdotti anche sulle cicatrici già esistenti, accertandosi, però, che in quel punto non vi siano aderenze e che vi sia una distanza adeguata dalla sede dell'ostruzione. In seguito si regola la pressione desiderata dello pneumoperitoneo, adeguandola anche alle esigenze anestesiologiche.

Descrizione dell'intervento

Una prima ispezione può rivelare la sede dell'occlusione. Soprattutto nelle presentazioni più precoci, la briglia aderenziale può essere immediatamente identificata e sezionata (Fig. 21.1), portando alla risoluzione del problema. Nei casi diagnosticati più tardivamente, e in particolar modo quando l'ostruzione è più distale, le anse del piccolo intestino dilatate a monte possono nascondere la sede dell'occlusione. La soluzione migliore, in questi casi, consiste nel porre il paziente in posizione di anti-Trendelenburg, inclinando il tavolo sul lato sinistro, e nell'iniziare con l'identificazione della regione ileo-cecale. Si procede quindi all'esplorazione delle anse in direzione prossimale, mediante l'utilizzo di due pinze da presa atraumatiche, fino a incontrare la sede dell'ostruzione. La lisi delle aderenze può essere realizzata con forbici, uncino monopolare, forbici bipolari, uncino o bisturi

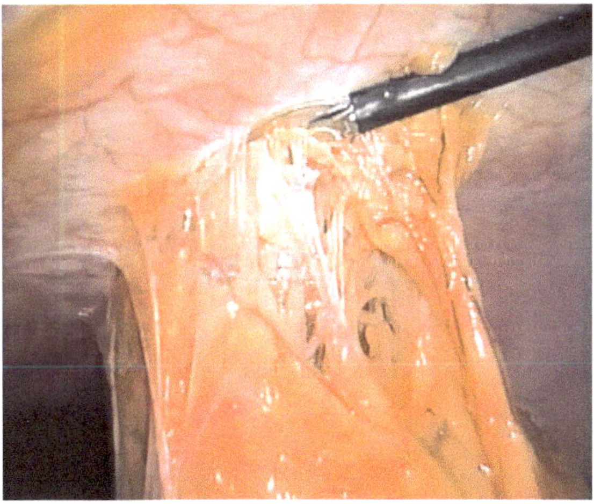

Fig. 21.1 Le aderenze possono essere lisate con le forbici o con l'uncino monopolare o con particolari device

a energia ultrasonica, o LigaSure®. Dopo aver eliminato le aderenze responsabili del quadro occlusivo, è buona norma portare a termine l'esplorazione delle anse intestinali. La lisi delle aderenze non dovrebbe avere un'eccessiva estensione, poiché ciò potrebbe portare alla formazione di nuovi fenomeni aderenziali. Nei casi in cui vi siano aderenze tenaci e il quadro clinico sia più sfumato, potrebbe essere difficile capire quale aderenza è responsabile dei sintomi. In queste circostanze la lisi per via laparoscopica potrebbe presentare delle difficoltà, al punto da richiedere la conversione.

Al fine di prevenire una recidiva delle aderenze, può essere introdotta in addome una membrana bioassorbibile a base di sodio-ialuronato. Non viene lasciato alcun drenaggio. La fascia a livello dei punti di inserzione dei trocar viene suturata sotto visione diretta. In caso di redo surgery le aderenze devono essere lisate prima di proseguire l'intervento (Fig. 21.2).

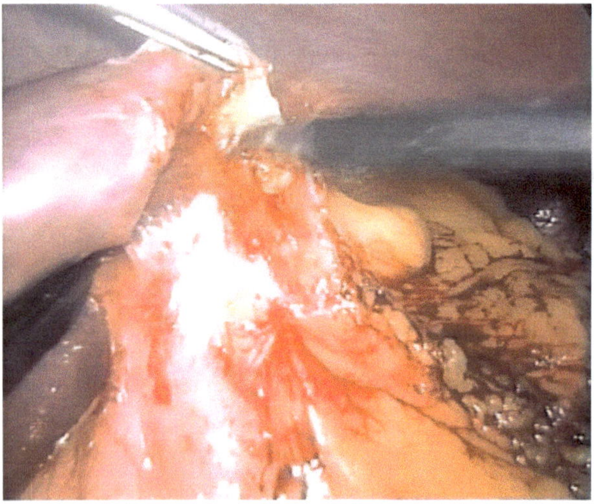

Fig. 21.2 In caso di re-do surgery le aderenze devono essere lisate prima di proseguire l'intervento, come in questo caso di redo surgery dopo una Nissen "open" in un paziente con reflusso gastroesofageo

Postoperatorio

In base alla severità delle condizioni cliniche prima dell'intervento, si decide se rimuovere il sondino nasogastrico o lasciarlo in sede; nei casi non complicati, non è necessario mantenerlo. Il bambino può riprendere precocemente l'alimentazione e dopo alcuni giorni può essere dimesso.

Come terapia antalgica può essere utilizzato paracetamolo, con l'eventuale aggiunta di diclofenac.

Nei casi più complicati, potrebbe essere necessario lasciare a dimora il sondino nasogastrico per un periodo di tempo variabile secondo il quadro clinico.

Analogamente il catetere vescicale dovrebbe essere mantenuto soltanto in caso di analgesia epidurale postoperatoria. Sarebbe opportuno evitare l'utilizzo di sostanze morfino-mimetiche nel periodo postoperatorio, per il loro effetto depressivo sull'attività peristaltica intestinale.

Letture consigliate

Becmeur F, Besson R. GECI treatment of small bowel obstruction by laparoscopy in children. Multicentric study. Eur J Ped Surg 1998;8:343-346

Chosidow D, Johanet H, Montariol T, et al. Laparoscopy for acute small-bowel obstruction secondary to adhesions. J Laparoendosc Adv Surg Tech 2000; 10:155-159

Esposito C, de Petra MR, Palazzo G, et al. Is there a reduction of postoperative adhesion formation in the pediatric age group after laparoscopy compared with open surgery? Pediatr Endosurg Innov Tech 2000;4:115-120

Khaitan L, Scholz S, Houston HL, Richards WO. Results after laparoscopic lysis of adhesions and placement of Seprafilm for intractable abdominal pain. Surg Endosc 2002;17:247-253

Operative Laparoscopic Study Group. Postoperative adhesion development after operative laparoscopy: evaluation at early second-look procedures. Fertil Steril 1991;55:700-704

Van der Zee DC, Bax NMA. Management of adhesive small bowel obstruction in children is changed by laparoscopy. Surg Endosc 1999;13:925-927

Capitolo 22
Gastrostomia laparoscopica

T. Kumar, T.E. Lobe

La gastrostomia è una delle procedure più comunemente realizzata in chirurgia pediatrica. Solo un decennio o due orsono era effettuata in gran parte dei casi "open", ma con i recenti miglioramenti della tecnica e dello strumentario la gastrostomia oggi è realizzata con una varietà di tecniche, in base alla scelta e all'esperienza del chirurgo. La gastrostomia laparoscopica sta ottenendo popolarità tra i chirurghi pediatri per la semplicità della tecnica e i vantaggi della visualizzazione diretta dell'intera procedura comparata alla gastrostomia percutanea endoscopica (*percutaneous endoscopic gastrostomy*, PEG). La gastrostomia nei bambini è principalmente indicata per il fallimento dell'alimentazione, la disfagia, l'aspirazione, la dipendenza dal ventilatore e in associazione alla fundoplicatio per malattia da reflusso gastroesofageo (MRGE), basata su basi individuali e scelta del chirurgo.

Strumentario

- Un trocar da 3 mm e un trocar da 5 mm (oppure da 2 mm se è disponibile un'ottica da 1,7 mm).
- Un'ottica 0° o 30° da 3 mm (oppure può essere utilizzata un'ottica 0° da 1,7 mm).
- Grasper atraumatico.
- Fili 2-0.
- Set di dilatatori vascolari Cook (Cook Vascular, Vandergrift, PA) con dilatatori seriali (8-20 Fr, aghi e guide).
- Aghi guida utilizzati per tecnica "open".

Videochirurgia pediatrica, Ciro Esposito et al. (a cura di)

- Tubo per gastrostomia Mickey (14 Fr con differenti lunghezze dipendenti dallo spessore della parete addominale).
- Il sondino nasogastrico per insufflare lo stomaco e che aiuta a evitare la parete posteriore durante la gastrostomia.

Preparazione preoperatoria

Dopo l'induzione dell'anestesia, il paziente è posizionato in posizione supina. La vescica è svuotata con la manovra di Credé (pressione sovrapubica). Un tubo orogastrico è posizionato nello stomaco dall'anestesista per controllare la distensione gastrica durante la procedura. La posizione della gastrostomia dovrebbe essere stabilita prima dello pneumoperitoneo per allontanare la porzione chiusa della gastrostomia dal margine costale.

Procedura operatoria

- **Posizione del paziente**: supina.
- **Posizione dei trocar**:
  - trocar da 3 mm all'interno o immediatemente sotto l'ombelico per l'introduzione dell'ottica;
  - trocar da 5 mm nel quadrante supero-sinistro dal lato scelto per il sito della gastrostomia.
- **Descrizione della procedura**
  Esistono varie tecniche descritte per la gastrostomia:
  - gastrostomia "open";
  - gastrostomia laparoscopica (LG);
  - gastrostomia percutanea endoscopica (PEG);
  - gastrostomia assistita percutanea laparoscopica (LP + PEG).

Procedura operatoria della gastrostomia laparoscopica

Un trocar da 3 mm è posizionato, utilizzando un ago di Veress o con tecnica "open" (in base alla scelta del chirurgo), attraverso o subito sotto l'ombelico. Dopo che sia stato realizzato adeguato pneumoperitoneo (8-15 torr), viene posizionato un trocar da 5 mm nella sede stabilita per la gastrostomia. La parete anteriore dello stomaco è poi afferrata con una pinza atraumatica laparoscopica e retratta sino alla superficie posteriore della parete anteriore addominale. Due punti a U (Prolene 2-0) vengono passati attraverso la pelle e la parete addominale; la parete anteriore gastrica è attirata dove si vuole confezionare la gastrostomia. L'ago dovrebbe essere introdotto adiacente o superiormente al trocar e dovrebbe essere passato parallelamente all'asse dell'ottica. Uno dei 2 punti a U è posizionato medialmente al trocar e l'altro appena lateralmente a esso. Il grasper è quindi sganciato dalla parete gastrica e il trocar da 5 mm rimosso, lasciando lo stomaco sospeso con i punti a U.

Dopo il posizionamento dei punti a U, l'ago 18 gauge provvisto del set di dilatatore vascolare di Cook viene introdotto attraverso il sito della gastrostomia all'interno dello stomaco tra i due punti a U. La posizione intragastrica dell'ago è confermata dall'iniezione di aria attraverso l'ago utilizzando una siringa da 10 ml. Lo stomaco dovrà distendersi. Attenzione dovrà essere posta per assicurarsi che l'ago non attraversi la parete gastrica sia anteriore sia posteriore e che non si localizzi semplicemente negli strati della parete gastrica. L'ago deve essere nel lume gastrico prima del procedimento. Un filo viene introdotto attraverso l'ago, l'ago è rimosso e il tragitto dilatato sul filo avanzando da un dilatatore 8 Fr a uno 16 Fr per parete gastrica e sino a 20 Fr per la parete addominale per semplificare il passaggio del pallone sul bottone. Il dilatatore 8 Fr viene quindi passato attraverso il lume di un bottone per gastrostomia 14 Fr Mic-Key (Kimberly-Clark Medical Devices, Draper, e UT) [la lunghezza del tubo dipendente dallo spessore della parete addominale]. Il dilatatore e il bottone vengono avanzati attraverso il filo guida nello stomaco (Fig. 22.1). Il pallone del bottone viene insufflato con 5 cc di soluzione fisiologica (Fig. 22.2). Il dilatatore e la guida sono poi rimossi dal bottone e il tubo di alimentazione è connesso per infondere 30 cc di soluzione salina nello stomaco per essere certi che il passaggio sia libero e che l'infusione avvenga nello stomaco e non in cavità peritoneale e per assicurare che non vi siano perdite. Una volta che la posizione è confermata, le estremità dei punti a U sono legate esternamente al di sopra delle ali del tubo gastrostomico, per assicurarlo in sito e per mantenere lo stomaco contro la parete addominale per evitare perdite. Un tubo di connessione

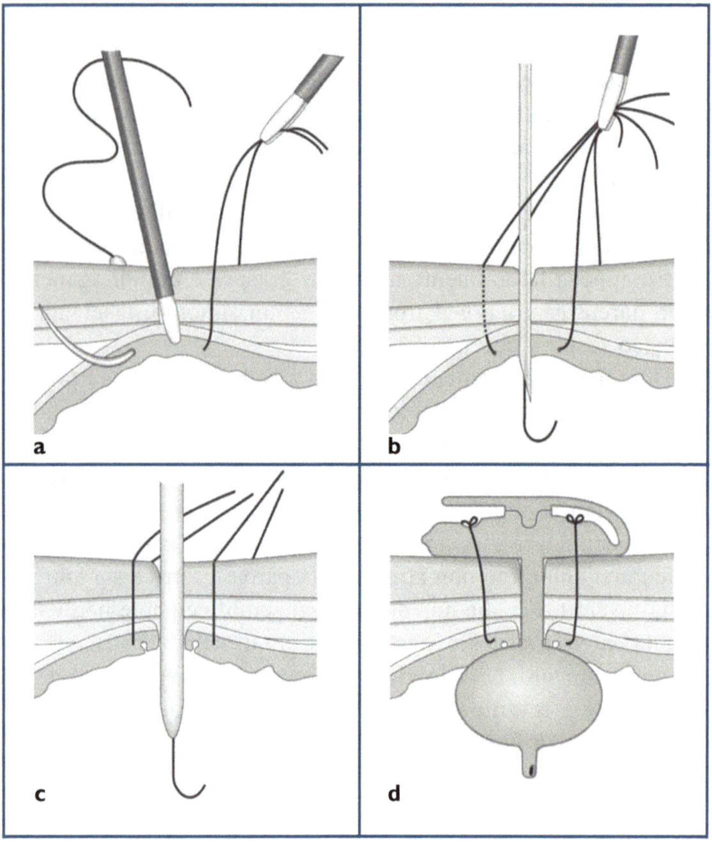

Fig. 22.1 Tecnica di gastrostomia laparoassistita. **a** Si posizionano due punti a U per ancorare la parete gastrica a quella addominale; **b** si introduce l'ago nel lume gastrico; **c** si dilata l'orifizio con la tecnica di Soldinger; **d** si posiziona e si fissa il bottone della gastrostomia. Riprodotta da: Bax KNMA et al. (2008), con autorizzazione

angolato a destra è quindi collegato al bottone della gastrostomia.

Vi sono molte variazioni nel confezionamento della gastrostomia laparoscopica, in base alla scelta del chirurgo e a livello di comodità.

Alcuni chirurghi preferiscono fare come segue: dopo avere avvicinato la porzione anteriore dello stomaco al sito della gastrostomia, spingono lo stomaco verso il sito del trocar da 5 mm e

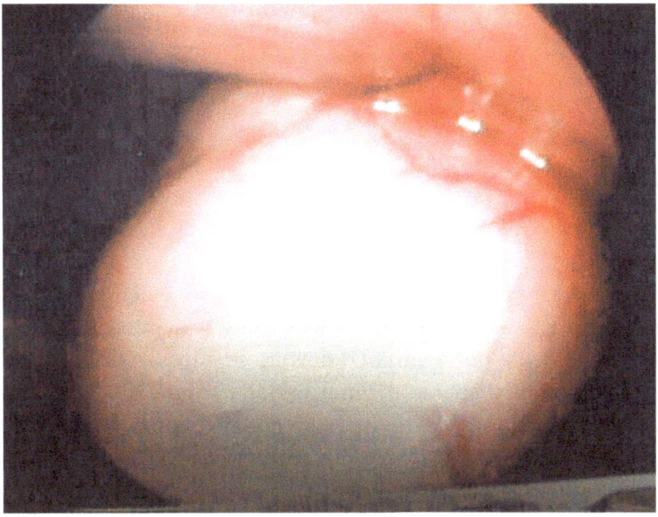

Fig. 22.2 Controllo del posizionamento della gastrostomia a fine intervento

ancorano lo stomaco alla parete posteriore addominale con una sutura permanente o assorbibile con 4 punti di fissazione. Poi realizzano una piccola gastrostomia attraverso la quale inseriscono l'estremità di un catetere a palloncino, assicurandolo con una stretta sutura. Poi riposizionano lo stomaco nell'addome e tagliano i punti di fissazione. Il resto è analogo a quanto descritto in precedenza.

In altri casi il chirurgo sceglie di utilizzare un'ottica da 2 mm transombelicale, così da non avere difficoltà a chiudere, e quando è necessario una porta addizionale può essere inserita per un grasper al fine di facilitare la localizzazione dello stomaco e le suture in addome.

Quando il bambino è troppo grande per un punto a U, possono essere utilizzate legature a T, quattro delle quali sono posizionate nei quattro quadranti intorno al sito della gastrostomia.

Postoperatorio

La medicazione del sito della gastrostomia dovrebbe essere cambiata dopo 48 ore o in base alla scelta del chirurgo. Noi rimuoviamo le suture dopo 48-72 h e riapplichiamo la medicazione per 5-7 giorni. Se i punti a U restano più a lungo, la sutura può determinare infiammazione o irritazione.

Problematiche

- Problemi correlati al posizionamento del trocar e dello pneumoperitoneo: non vi sono differenze con ogni altra procedura laparoscopica e comprendono emorragia, dislocazione dell'ago di Veress, dei trocar o della porta, danni ai vasi sottostanti o ai visceri.
- Posizionamento dei punti a U: devono seguire la curva dell'ago. L'ago può rompersi all'interno della parete addominale o perdersi in addome e richiedere una revisione. L'ago deve essere parallelo all'asse dell'ottica, così che la punta appaia venire direttamente verso l'ottica.
- Difficoltà nel passaggio del bottone gastrostomico Mic-Key sul filo nello stomaco (può essere evitata se la porzione addominale delle legature è ben dilatata).
- Se vengono utilizzate delle legature a T, la T finale della legatura può essere posizionata completamente attraverso entrambe le pareti dello stomaco, o incompletamente attraverso la parete anteriore. In ogni caso essa non può essere utilizzata e occorre utilizzarne una nuova. È importante sapere che esistono queste possibilità.

Complicanze

- Dislocamento del tubo gastrostomico dovuto alla rottura del pallone, accidentale sgonfiamento del pallone o retrazione dello stomaco: ciò può essere verificato con uno studio contrastografico. Un re-intervento può essere richiesto per riposizionare il bottone, se ciò non può essere fatto adeguatamente utilizzando contrasto e imaging.
- Può insorgere un'infezione: le infezioni precoci possono essere osservate negli immunodepressi come nei pazienti sottoposti a chemioterapia per patologie maligne o con altri disordini immunitari.
- Il tessuto di granulazione è una reazione tardiva che può esse-

re osservata dopo poche settimane. Può essere trattato con basse dosi di steroidi topici applicati 2 volte al giorno o può essere cauterizzato con nitrato d'argento. In casi estremi, l'escissione potrebbe essere necessaria e spesso può essere ripetuta.

- La dislocazione del tubo è solitamente dovuta a un'errata scelta della lunghezza del tubo (troppo corto o troppo lungo). Quando il tubo è troppo corto, il pallone creerà troppa pressione sulla mucosa e sulla parete gastrica, cosicché la parete potrà prolassare e la fessura aumentare. Se il tubo è troppo lungo potrebbero esserci troppi movimenti precoci nel periodo postoperatorio, cosicché l'apertura della fistula gastrocutanea si allargherà tendendo a fissurarsi.

Letture consigliate

Georgeson KE. Pediatric Laparoscopic Gastrostomy. In: Pediatric laparoscoy, Landes Bioscience Vademecum. Georgetown, Texas 2003, pp. 113-115

Lobe TE, Kumar T. The management of GER in Neurologically Impaired patients. In: The gastro esophageal Reflux in Infants and children, Diagnosis, Medical therapy, Surgical management. Berlin Heidelberg: Springer 2004, pp. 247-255

Capitolo 23
Digiunostomia laparoscopica

C. Esposito, F. Perricone, A. Roberti, G. Ascione, A. Settimi

La gastrostomia è di norma preferita alla digiunostomia per la sua più semplice realizzazione e cura. Il paziente con gastrostomia può inoltre alimentarsi per bolo o per infusione, mentre quello con digiunostomia può alimentarsi esclusivamente con infusione.

Numerosi autori descrivono il posizionamento laparoscopico della digiunostomia, ma la tecnica è associata a numerose complicanze, tra le quali la fuoriuscita del contenuto enterico dal sito della digiunostomia e l'occlusione intestinale o l'estrema difficoltà di riposizionamento di un tubo dislocato. Tuttavia, nei pazienti malnutriti in cui la gastrostomia è controindicata si preferisce realizzare una digiunostomia.

Preparazione preoperatoria

Bambini che presentano ritardo di crescita associato a severa gastroparesi, vomito cronico con alimentazione intragastrica o severo reflusso gastroesofageo non correggibile sono candidati alla digiunostomia per via laparoscopica.

È consigliabile uno studio del riempimento gastrico per stabilire se è indicato procedere con una gastrostomia o una digiunostomia.

Prima dell'induzione dell'anestesia generale

È consigliabile effettuare una valutazione preoperatoria per correggere eventuali deficit di volume o anomalie elettrolitiche.

Videochirurgia pediatrica, Ciro Esposito et al. (a cura di)

Dopo l'induzione dell'anestesia generale

Il sito della digiunostomia va infiltrato con 0,25% di bupivacaina con o senza adrenalina.

Durante l'intervento viene posizionato un sondino nasogastrico per decomprimere lo stomaco anche in fase postoperatoria.

Viene anche posizionato un catetere urinario e viene intrapresa una terapia antibiotica preoperatoria a discrezione dell'operatore.

Posizione del paziente

Sul tavolo operatorio il paziente è in posizione supina, fissato in modo stabile al fine di evitare alcun tipo di movimento durante la procedura.

Posizione operatori, monitor e strumentario

L'operatore e l'aiuto sono posizionati sul lato destro del paziente, mentre il monitor sul versante sinistro. L'aiuto e la strumentista saranno disposti a destra vicino ai piedi del tavolo (Fig. 23.1).

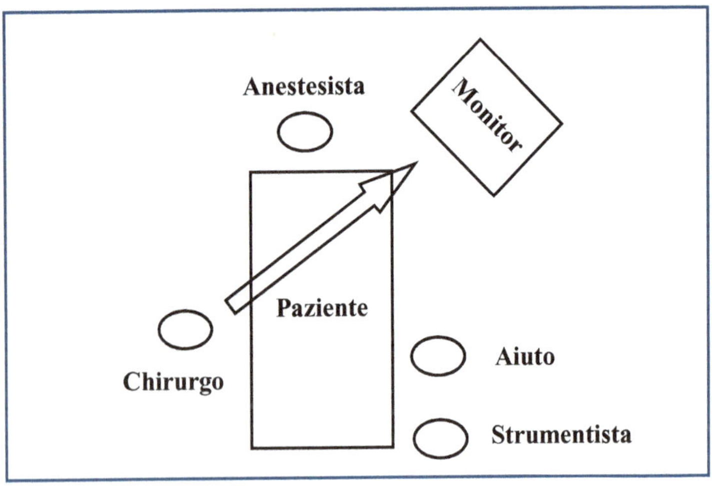

Fig. 23.1 Posizione del team chirurgico

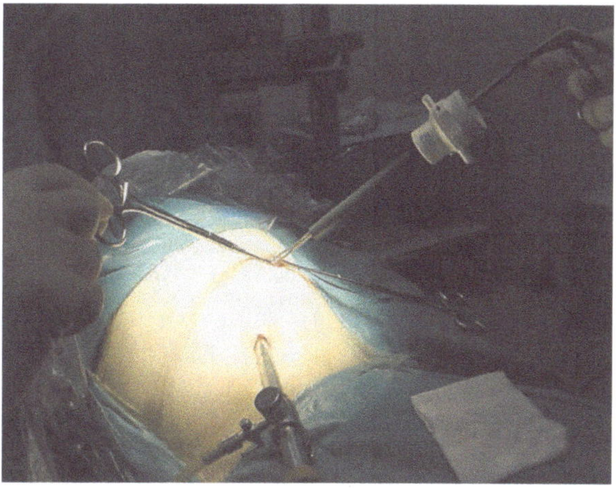

Fig. 23.2 Posizionamento dei trocar

Posizione dei trocar

Vengono posizionati 2 trocar. Il primo trocar da 10 mm è inserito nella cicatrice ombelicale per l'ottica da 10 mm. Dopo l'insufflazione dell'addome si procede al posizionamento di un trocar di 5-10 mm nel quadrante supero-destro dell'addome, sulla linea emiclaveare a livello del margine epatico (Fig. 23.2).

Procedura

Il paziente viene posizionato in anti-Trendelenburg con il tavolo inclinato alla destra del paziente.

Viene identificato il digiuno sino al legamento del Treitz e il sito della digiunostomia viene repertato a circa 10-20 cm distalmente dal legamento. L'ansa scelta per posizionare la digiunostomia viene afferrata con una pinza atraumatica introdotta attraverso il trocar di destra ed esteriorizzata attraverso l'orifizio del trocar sotto visione laparoscopica (Fig. 23.3).

Tecnicamente il posizionamento di un dispositivo digiunostomico è simile a quello del posizionamento di un tubo gastrostomico.

Il tubo della digiunostomia viene posizionato sotto visione diretta (Fig. 23.4) dopo aver fissato l'ansa intestinale alla parete addominale.

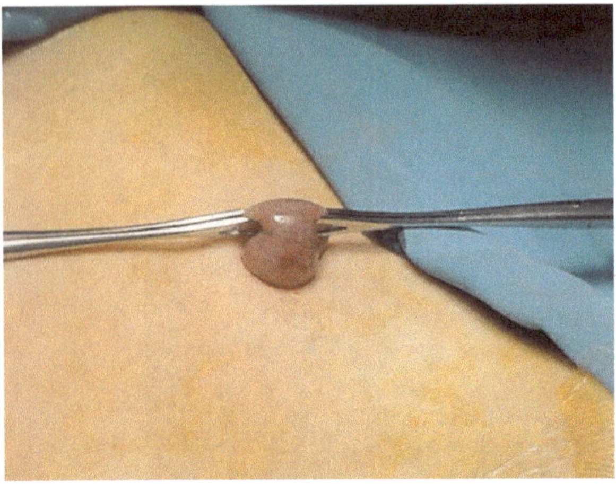

Fig. 23.3 L'ansa digiunale è esteriorizzata attraverso il trocar in ipocondrio destro

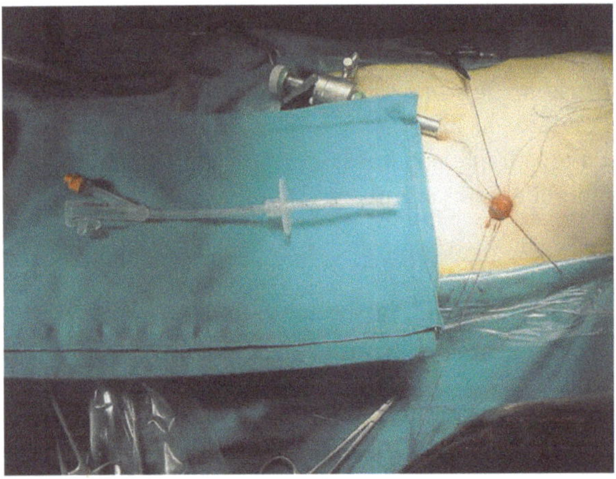

Fig 23.4 Dopo aver fissato l'ansa digiunale alla parete addominale il tubo digiunostomico viene inserito nel digiuno

Per assicurarsi l'adeguato posizionamento del sistema deve essere insufflata aria che perviene nell'ansa che va incontro a dilatazione visibile attraverso la telecamera (Fig. 23.5).

L'intervento si conclude con la chiusura delle porte dei trocar con preventiva chiusura della fascia anteriore e in seguito dello strato cutaneo.

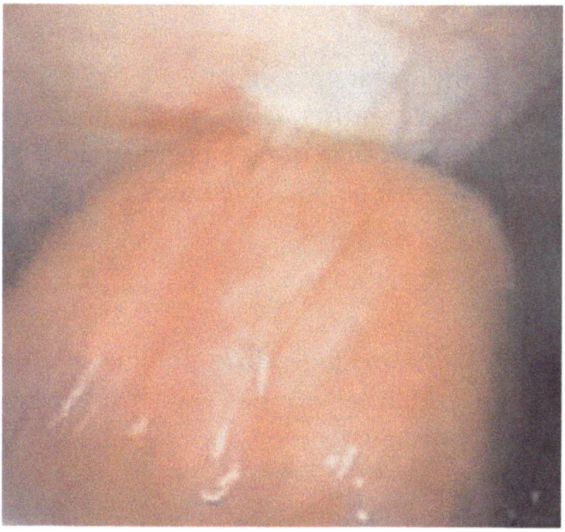

Fig. 23.5 La posizione dell'ansa digiunale viene controllata per via laparoscopica

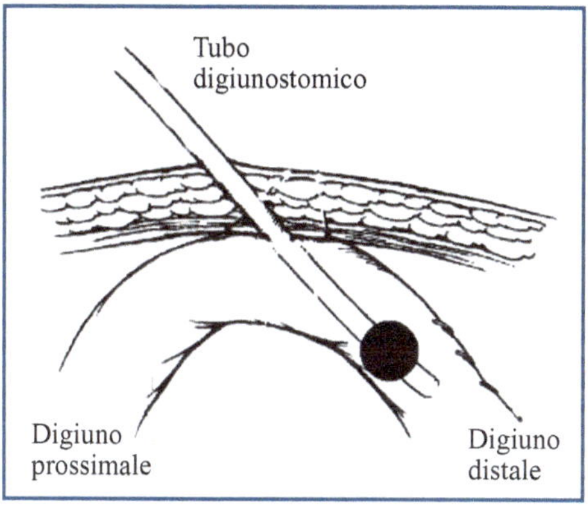

Fig. 23.6 Schema del posizionamento del tubo digiunostomico nella parte distale dell'ansa digiunale

Nella Figura 23.6 è schematizzato il posizionamento del tubo digiunostomico nell'ansa intestinale distale.

Postoperatorio

L'alimentazione inizia quando la funzionalità intestinale si riattiva con alimentazione liquida piuttosto che in bolo, iniziando con minimi quantitativi crescenti in base alla tolleranza del paziente.

Risultati

Il posizionamento di una digiunostomia laparoscopica è una metodica più rara rispetto alla versatilità della gastrostomia, ma negli ultimi anni il tasso di complicanze intra- e postoperatorie si è ridotto grazie alla standardizzazione della metodica.

Discussione

Numerosi autori hanno messo in evidenza il ruolo chiave della digiunostomia nei pazienti pediatrici con severa gastroparesi, vomito cronico, reflusso gastroesofageo non correggibile, intolleranti all'alimentazione.

La necessità di un'alimentazione infusiva limita la versatilità della metodica, rispetto alla gastrostomia, e occorre tenere in debita considerazione le possibili complicanze, inclusi il dislocamento del tubo digiunostomico, l'occlusione intestinale dovuta al volvolo intorno all'ansa o la stenosi della digiunostomia.

Letture consigliate

Esposito C, Grimaldi C. Laparoscopic Jejunostomy. In: Saxena A, Hollwarth M (Eds). Essentials in Pediatric Endoscopic Surgery. Berlin Heidelberg: Springer 2008, pp. 213-117

Esposito C, Settimi A, Centonze A, et al. Laparoscopic-assisted jejunostomy. An effective procedure for the treatment of neurologically impaired children with feeding problems and gastroesophageal reflux. Surg Endosc 2005;19:501-504

Murayama KM, Johnson T, Thompson J. Laparoscopic gastrostomy and jejunostomy are safe and effective for obtaining enteral access. Am J Surg 1996; 172:591-594

Wales PW, Diamond IR, Dutta S, et al. Fundoplication and gastrostomy versus image-guided gastrojejunal tube for enteral feeding in neurologically impaired children with gastroesophageal reflux. J Pediatr Surg 2007;37:407-412

Capitolo 24
Cecostomia endoscopica percutanea

M. Haddad

La stipsi e l'incontinenza fecale nei bambini pongono ancora molte sfide ai medici, ai pazienti e alle loro famiglie. Infatti, se non trattate adeguatamente, queste condizioni possono avere un effetto negativo sullo sviluppo fisico, sociale e psicologico di un bambino. Sebbene la maggior parte dei bambini con stipsi cronica risponda alle terapie convenzionali, un'esigua percentuale ha stipsi intrattabile, refrattaria alle modalità di trattamento non operatorio. Fino a dieci anni fa, la maggior parte delle opzioni di trattamento chirurgico era considerata poco adeguata. Molti interventi chirurgici proposti erano troppo invasivi, frequentemente irreversibili, e spesso erano associati a risultati clinici variabili.

I principi del lavaggio anterogrado del colon sono stati descritti per la prima volta più di un secolo fa. Nel 1990, Malone et al. hanno reintrodotto il concetto di clisteri anterogradi di continenza, presentando una nuova tecnica operatoria che prevede il posizionamento di un dispositivo per il lavaggio del colon. Per più di 10 anni, la procedura con clisteri anterogradi di continenza è stata accettata come una modalità efficace per il trattamento della stipsi intrattabile in bambini selezionati con cura, con tassi di successo riportati fino all'80% a livello mondiale. Con l'aumentare dell'esperienza, la procedura originale posizionata sul lato destro secondo Malone et al. ha subito molti adattamenti tecnici, inclusi l'inserimento di un bottone nella cecostomia, le tecniche di laparoscopia assistita e le cecostomie percutanee.

I risultati preliminari di una procedura minimamente invasiva percutanea endoscopica che crea un canale per la somministrazione di clisteri anterogradi di continenza distale sono stati recente-

Videochirurgia pediatrica, Ciro Esposito et al. (a cura di)

mente descritti. Il clistere anterogrado del colon è considerato efficace per la gestione della stipsi intrattabile nei bambini, quando la gestione intestinale convenzionale fallisce.

Preparazione preoperatoria

Tutti i bambini mostrano un megaretto alla radiografia addominale. Il clisma opaco a doppio contrasto è stato utilizzato per ulteriore conferma nel colon distale. Tutti i bambini ricevono visite preoperatorie a domicilio da parte di infermieri specializzati nella preparazione, che comporta un'educazione intensiva riguardo alla somministrazione di clisteri attraverso la sonda della PEC. Viene fatto firmare ai genitori il consenso informato per lo svolgimento della procedura. I bambini sono ricoverati in ospedale 4 giorni prima della procedura per pulire l'intestino. Cefotaxime (30 mg/kg) e metronidazolo (7,5 mg/kg) sono somministrati per via endovenosa prima dell'induzione dell'anestesia e due ulteriori dosi sono date dopo l'intervento chirurgico.

Tecnica

La PEC distale viene eseguita in anestesia generale. Il paziente è posto sul lato sinistro. La colonscopia viene eseguita prima dell'inserimento della sonda della PEC per visualizzare il colon discendente. Il colon discendente è chiaramente visibile come la parte fluido-dipendente. Il colonscopio viene lentamente ritirato, finché la giunzione tra il colon discendente e il sigma è identificata con sicurezza, perché questo è il punto in cui il colon è maggiormente fissato alla parete addominale laterale (Fig. 24.1).

L'inserimento del tubo della PEC è consentito dalla transilluminazione, che si pratica facilmente grazie alla sottile parete addominale anteriore nei bambini piccoli; la riuscita è confermata dalla pressione digitale esterna che crea un solco nel colon. Una piccola incisione viene effettuata nella zona delimitata e un ago 22 Gauge è introdotto nel lume del colon, sotto la diretta visualizzazione colonscopica. Un tubo 12F PEC (Corpac Medsystems, Merck Pharmaceuticals, Leicestershire, UK) viene successivamente inserito utilizzando una tecnica standard "pull-through", come

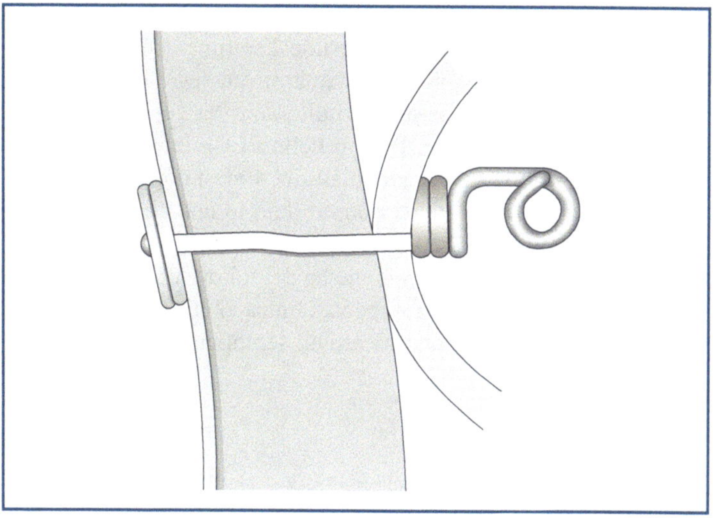

Fig. 24.1 Posizionamento del bottone cestomico. Riprodotta da: Bax KNMA et al. (2008), con autorizzazione

descritto per la gastrostomia percutanea endoscopica. La posizione viene ricontrollata con il colonscopio. La procedura può essere eseguita anche per via laparoassistita per aiutare l'identificazione del sito di inserimento nel colon.

Postoperatorio

Il tubo della PEC non viene utilizzato per 24 ore, dopodiché si effettuano lavaggi con soluzione salina. A seconda della risposta ai lavaggi iniziali, si aggiunge da un quarto a un mezzo di un clistere di fosfato e successivamente si incrementa la dose, secondo il peso e l'età del bambino. Se si riscontra intolleranza al clisma di fosfato, viene sostituito da clisteri di docusato di sodio. Prima della dimissione ospedaliera, per tutti i bambini deve essere stabilito un regime individualizzato di clisteri; esso viene preso in considerazione solo quando la famiglia e l'infermiere specializzato sono sicuri che i clisteri possano essere somministrati correttamente. Il contatto telefonico con l'infermiere in merito al programma di gestione intestinale è fortemente consigliato, con telefonate a giorni alterni durante le prime 2 settimane dopo la dimissione. Per la maggior parte dei bambini, un regime di clisteri a giorni alterni dovrebbe essere istituito sotto la supervisione dell'infermiere professionale. Il tubo della PEC viene convertito in un dispositivo a pulsante in ambulatorio, 4 mesi dopo l'inserimento. Il progresso clinico viene ricontrollato in una clinica pediatrica gastroenterologica/chirurgica a 2, 6 e 12 mesi, e successivamente ogni due anni. La durata media del follow-up è di 12,5 mesi (2-51 mesi). Per valutare la risposta clinica al clistere anterogrado di continenza distale è stato ideato un semplice punteggio.

Letture consigliate

Bax KNMA, Georgeson KE, Rothenberg SS, et al. (Eds). Endoscopic surgery in infant and children. Berlin Heidelberg: Springer 2008

Cotton P, Williams C. Practical gastrointestinal endoscopy. 4th edition. London: Blackwell Science 1996, pp. 220-222

De Peppo F, Iacobelli BD, De Gennaro M, et al. Percutaneous endoscopic caecostomy for antegrade colonic irrigation in fecally incontinent children. Endoscopy 1999;31:501-503

Ellsworth PI, Webb HW, Crump JM, et al. The Malone antegrade colonic enema enhances the quality of life in children undergoing urological incontinence procedures. J Urol 1996;155:1416-1418

Gauderer MW, Ponsky JL, Izant RJ Jr. Gastrostomy without laporotomy: a percutaneous endoscopic technique of the antegrade colonic. J Pediatr Surg 1980;15:872-875

Gauderer MWL, Decou JM, Boyle JT. Sigmoid irrigation tube for the management of chronic evacuation disorders. J Pediatr Surg 2002;37:348-351

Griffiths DM, Malone PS. The Malone antegrade continence enema. J Pediatr Surg 1995;30:68-71

Gutierrez C, Marco A, Nogales A, Tebar R. Total and segmental colonic transit time and anorectal manometry in children with chronic idiopathic constipation. J Pediatr Gastroenterol Nutr 2002;35:31-38

Haddad M, Clarke S, Fell JM. Percutaneous colostomy of the left colon: a new technique for the management of intractable chronic constipation. Pediatr Endosurg Innov Tech 2002;6:207-210. Ann Chir Infant 1970;11:84-88

Kalidasan V, Elgabroun MA, Guiney EJ. Button caecostomy in the management of faecal incontinence. Br J Surg 1997;84:694

Kozarek RA, Ball TJ, Ryan JA Jr. When push comes to shove: a comparison between two methods of percutaneous endoscopic gastrostomy. Am J Gastroenterol 1986;81:642-646

Malone PS, Ransley PG, Keily EM. Preliminary report; the antegrade colonic enema. Lancet 1990;336:1217-1218

Roberts JP, Broadley P, Searles J, MacKinnon AE. Percutaneous tube caecostomy for antegrade colonic enema (ACE). Eur J Pediatr Surg 1999;9(Suppl. 1):47-48

Shandling B, Gilmour RF. The enema continence catheter in spina bifida: successful bowel management. J Pediatr Surg 1987;22:271-273

Squire R, Kiely B, Carr B, et al. The clinical application of the Malone antegrade colonic enema. J Pediatr Surg 1993;28:1012-1015

Webb HW, Barraza MA, Crump JM. Laparoscopic appendicostomy for management of faecal incontinence. J Pediatr Surg 1997;32:457-458

Capitolo 25
Invaginazione intestinale

V. Di Benedetto, M.G. Scuderi, S. Arena

L'invaginazione intestinale è considerata una tra le più comuni cause di occlusione intestinale in età pediatrica. Il trattamento in urgenza di questa patologia si è evoluto nel corso degli anni e, sebbene rimanga ancora controverso, l'atteggiamento conservativo sembra attualmente rappresentare il gold standard. Negli ultimi anni, infatti, sono stati molteplici i cambiamenti e le innovazioni in campo diagnostico e terapeutico, prima fra tutte la riduzione idrostatica o pneumatica dell'invaginazione intestinale mediante clisma. Questa metodica, infatti, sicura e facilmente realizzabile in tutti i centri, permette il trattamento e la risoluzione del quadro occlusivo in circa l'85% dei casi, con una percentuale molto bassa di complicanze. Inoltre, oggi la riduzione dell'invaginazione intestinale viene confermata dall'esame ecografico o, nei casi dubbi, dall'esplorazione laparoscopica, riducendo così i margini d'errore. Malgrado l'elevata percentuale di successo della riduzione dell'invaginazione intestinale mediante clisma, rimane, comunque, una percentuale di pazienti che non possono essere candidati al trattamento conservativo, sia per il rischio di complicanze sia per l'alta probabilità di fallimento della procedura. In particolare, il trattamento chirurgico si rende necessario per quei pazienti che presentano una sintomatologia da più di 48 ore, con emissione di sangue e muco dal retto e con chiari segni di irritazione peritoneale. Attualmente, il ruolo della laparoscopia nel trattamento chirurgico dell'invaginazione intestinale rimane ancora poco chiaro. È ormai riconosciuta l'indicazione all'esplorazione laparoscopica in tutti quei casi in cui si è avuto un fallimento della riduzione dell'invaginazione intestinale

Videochirurgia pediatrica, Ciro Esposito et al. (a cura di)

mediante clisma e non siano presenti chiari segni di peritonite da perforazione intestinale iatrogena. Dalla semplice conferma diagnostica all'esplorazione della cavità addominale per localizzare la sede dell'invaginazione intestinale, oggi la laparoscopia è ritenuta da molti autori l'approccio più moderno nel trattamento dell'invaginazione intestinale con buone percentuali di successo e un basso rischio di complicanze.

Tecnica

Posizione del paziente e dei trocar

Il paziente è supino sul tavolo operatorio. Il primo trocar viene posizionato con tecnica "open" o mediante ago di Verres in sede ombelicale per introdurre un'ottica 0° da 5 o 10 mm. La pressione dello pneumoperitoneo è mantenuta fra 8 e 12 mmHg in base all'età e al peso del paziente. Una volta localizzata la sede dell'invaginazione (non sempre possibile solo con l'ottica), vengono posizionati, sotto visione laparoscopica, due trocar da 5 mm generalmente per la forma classica di invaginazione ileocolica, il primo in fossa iliaca sinistra e il secondo al fianco sinistro o in posizione mediale in base alla localizzazione dell'invaginazione intestinale.

Descrizione dell'intervento

Dopo aver esaminato la zona interessata ed escluso eventuali perforazioni da clisma, è possibile procedere alla disinvaginazione, esercitando una pressione delicata con pinze atraumatiche sul tratto intestinale distale, seguita da una delicata, ma decisa, trazione del tratto prossimale (Fig. 25.1). Una variante della tecnica laparoscopica classica è la "chinese fan spread", ossia la trazione esercitata sui segmenti intestinali opposta e graduale come l'apertura di un ventaglio cinese. Dopo la riduzione è necessaria l'esplorazione delle anse per rilevare zone di ischemia ed escludere eventuali perforazioni, o cause organiche di invaginazione intestinale come diverticoli, polipi, neoplasie. In caso di invaginazione intestinale ileo-colica non vi è indicazione e soprattutto non è consigliabile eseguire l'appendicectomia di "principio", in quanto le condizioni di ipovascolarizzazione del cieco potrebbe-

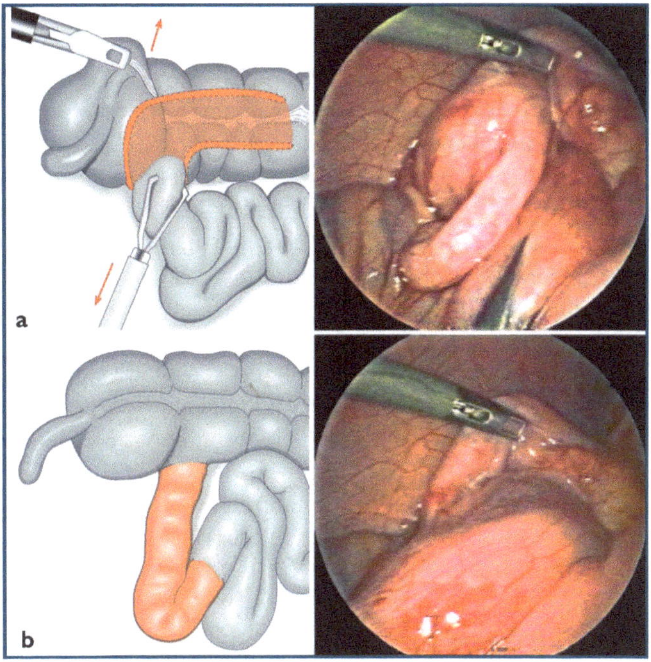

Fig. 25.1 Disinvaginazione laparoscopica con pinze atraumatiche. Riprodotta da: Bax KNMA et al. (2008), con autorizzazione

ro ostacolare il processo di normale cicatrizzazione con elevato rischio di complicanze (perforazione intestinale). Nei casi più complessi in cui le anse intestinali presentano zone di necrosi, o si individua una causa organica dell'invaginazione tale da rendere necessaria la resezione chirurgica, è possibile allargare l'incisione ombelicale e procedere all'esteriorizzazione videoassistita delle anse per poi effettuare una riduzione manuale dell'invaginazione e l'eventuale resezione-anastomosi intestinale. In questo modo si potranno mantenere i vantaggi dell'intervento laparoscopico garantendo la precisione della chirurgia tradizionale.

Approccio laparoscopico

La riduzione laparoscopica dell'invaginazione intestinale rappresenta oggi un ulteriore traguardo per la chirurgia mininvasiva. La tecnica è facilmente realizzabile e, se eseguita con cautela, è gravata da un basso numero di complicanze. La perforazione intestinale, soprattutto per le invaginazioni inveterate con sofferenza vascolare delle anse, può verificarsi e passare inosservata; è fondamentale, quindi, dopo la riduzione dell'invaginazione intestinale, l'ispezione delle anse coinvolte. La conversione chirurgica può rendersi necessaria nei casi più complessi o per ridotto "work space" da distensione delle anse intestinali. È allora consigliabile proseguire l'intervento chirurgico videoassistito con tecnica mininvasiva, mediante un ampliamento dell'incisione ombelicale, qualora possibile, o la realizzazione di una laparotomia trasversale una volta identificata laparoscopicamente la sede dell'invaginazione. Fra i vantaggi del trattamento laparoscopico, ormai riconosciuti, si distinguono il ridotto dolore postoperatorio, la minore manipolazione intestinale e quindi la ridotta formazione di aderenze, la minore durata dell'ospedalizzazione e l'eccellente risultato estetico. Rimane ancora controversa l'indicazione al trattamento laparoscopico. La laparoscopia sembra essere considerata la metodica d'elezione in tutti quei casi in cui si è avuto un fallimento della riduzione mediante clisma, purché le condizioni generali del paziente siano conservate e soprattutto non sia presente una sintomatologia da più di 48 ore. Inoltre, nei casi in cui l'invaginazione intestinale è secondaria a un'altra patologia (neoplasia, diverticolo di Meckel, porpora di Schönlein-Henoch, duplicazioni ileali cistiche, angiomatosi) il rischio di conversione chirurgica rimane ancora elevato. È invece riconosciuto il ruolo della laparoscopia nel trattamento delle recidive dell'invaginazione intestinale. La recidiva dell'invaginazione intestinale dopo riduzione presenta un'incidenza che varia dal 2% al 20% dei casi, la causa della recidiva è sconosciuta e soprattutto, attualmente, è impossibile stabilire quale tipo di invaginazione intestinale possa recidivare. La laparoscopia, soprattutto se eseguita precocemente, è un approccio mininvasivo che garantisce la risoluzione del quadro e permette di escludere eventuali cause organiche e altre zone di invaginazione, se presenti. Inoltre, la semplice esplorazione laparoscopica può essere realizzata per seguire sotto visione diretta un tentativo di riduzione idrostatica e confermare così la risoluzione completa dell'invaginazione intestinale e l'assenza di complicanze. In conclusione, il trattamento laparoscopico dell'invaginazione intestinale è oggi possibile da realizzare; le indicazioni diventano sempre più numerose grazie alla diagnosi precoce (con ecografia e clisma opaco), che garantisce elevate possibilità di successo, e all'atteggiamento conservativo che il chirurgo pediatra ha acquisito anche nel trattamento delle patologie chirurgiche in urgenza. L'esplorazione laparoscopica della cavità addominale rimane comunque consigliata, anche nei casi più complicati, a scopo diagnostico, prima di procedere alla chirurgia tradizionale.

Letture consigliate

Abasiyanik A, dasci Z, Yosunkaya A, et al. Laparoscopic-Assisted pneumatic reduction of intussusception. J Pediatr Surg 1997;32:1147-1148

Bailey KA, Wales PW, Gerstle JT. Laparoscopic versus open reduction of intussusceptions in children: a single-institution comparative experience. J Pediatr Surg 2007;42:845-848

Bax KNMA, Georgeson KE, Rothenberg SS, et al. (Eds). Endoscopic surgery in infant and children. Berlin Heidelberg: Springer 2008

Bonnard A, Demarche M, Dimitriu C, et al. Indication for laparoscopy in the management of intussusceptions. A multicenter retrospective study conducted by the French Study Group for Pediatric Laparoscopy (GECI). J Pediatr Surg 2008;43:1249-1253

Burjonrappa SC. Laparoscopic reduction of intussusceptions: an evolving therapeutic option. JSLS 2007;11:235-237

Chang YT, Lee JY, Wang JY, et al. Early laparoscopy for ileocolic intussusception with multiple recurrences in children. Surg Endosc 2009;23:2001-2004

Cheung ST, Lee KH, Yeung TH, et al. Minimally invasive approach in the management of childhood intussusception. ANZ J Surg 2007;77:778-781

Chui CH, Ong LY, Chua JH, Yap TL. "Chinese fan spread" distraction technique of laparoscopic reduction of intussusceptions. JSLS 2007;11:238-241

Fallat ME. Intussusception. In: Ashcraft KW, Holcomb GW III, Murphy JP (Eds). Pediatric surgery. Philadelphia: Elsevier Saunders 2005, pp. 533-542

Kia KF, Mny VK, Drongowski RA, et al. Laparoscopic vs open surgical approach for intussusceptions requiring operative intervention. J Pediatr Surg 2005; 40:281-284

Schier F. Experience with laparoscopy in the treatment of intussusceptions. J Pediatr Surg 1997;32:1713-1714

Van der Laan M, Bax NM, van der Zee DC, Ure BM. The role of laparoscopy in the management of childhood intussusceptions. Surg Endosc 2001;15:373-376

Capitolo 26

Piloromiotomia extramucosa laparoscopica

P. Montupet, C. Esposito

La stenosi ipertrofica del piloro ha una prevalenza di circa 2/1000 nati e il suo trattamento chirurgico consiste nella semplice piloromiotomia extramucosa secondo la tecnica descritta da Frédet prima e da Ramsted 100 anni più tardi. Prima di effettuare l'intervento chirurgico è necessario correggere l'equilibrio idro-elettrolitico, che la rende una chirurgia semiurgente e la rialimentazione orale può essere ripresa dopo qualche ora dall'intervento. Considerando che l'accesso mediano o transrettale danno delle sequele cicatriziali importanti rispetto alla benignità della patologia, la via periombelicale secondo Bianchi è stata ampiamente utilizzata. Nel 1990 è stato effettuato il primo approccio per via laparoscopica a Limonge da Alain e Grosseau. Malgrado la sua semplicità, la sua eleganza e la sua ampia diffusione in tutto il mondo, la videochirurgia per la stenosi ipertrofica del piloro non è ancora utilizzata dalla maggior parte delle equipe di chirurgia pediatrica. Pertanto, una nuova descrizione dettagliata della tecnica dovrebbe incoraggiare la sua applicazione.

Tecnica

Installazione

L'induzione dell'anestesia e l'installazione dello strumentario è fondamentale al fine di ridurre i tempi di esposizione all'anestesia generale con intubazione. È necessario utilizzare un'ottica 30° da 5 mm, e strumenti da 3 mm, il bisturi laparoscopico a lama retraibile o forbici, le pinze da presa fenestrate o del tipo Babcock e un dissettore per poter divaricare i margini muscolari

Videochirurgia pediatrica, Ciro Esposito et al. (a cura di)

dell'oliva pilorica. L'utilizzo di questa tecnica, che dura ormai da 15 anni, ha consentito la commercializzazione di strumenti perfettamente efficaci.

L'anestesia dovrà evitare l'utilizzo di protossido di azoto, che può indurre un'importante dilatazione intestinale. Non sarà necessaria una polarizzazione, poiché l'oliva non verrà esteriorizzata. Può essere effettuato un blocco paraombelicale. Una sonda gastrica verrà posizionata e lasciata in sede per tutta la durata dell'intervento. Il paziente è posizionato trasversalmente al tavolo operatorio, permettendo un accesso facilitato all'anestesista e una buona installazione del chirurgo. La colonna video è posizionata alla destra del tavolo operatorio e di fronte a questa il chirurgo operatore; l'assistente è posizionato alla sinistra o alla destra dell'operatore secondo le sue esigenze.

Piloromiotomia

Il primo trocar è posizionato mediante tecnica "open" in sede ombelicale e consente l'introduzione di un'ottica 30° da 4-5 mm, che consente di visualizzare l'oliva sul suo versante anteriore. La pressione di insufflazione della CO_2 è di 4-6 mmHg al fine di evitare gli effetti deleteri sul piano emodinamico e ventilatorio. Due trocar laterali, da 3 mm di diametro, sono introdotti in triangolazione sotto visione; l'introduzione del trocar può essere facilitata dall'incisione con una lama da bisturi (Fig. 26.1). È importante che l'operatore compensi la spinta di introduzione del trocar con una contropressione della parete; questo gesto è essenziale nel neonato, in considerazione della sua cute estremamente delicata.

Una pinza atraumatica, meglio se del tipo Babcock, è introdotta attraverso il trocar posizionato al fianco destro e il bisturi retraibile o le forbici chiuse attraverso quella fianco sinistro. Una volta sollevato il margine inferiore del fegato, sarà possibile visualizzare l'oliva pilorica talvolta ricoperta dal tessuto epiploico che la traziona verso il basso. Con la pinza è possibile afferrare la porzione più spessa e resistente (Fig. 26.2). Bisogna evitare di pinzettare il duodeno, al fine di evitare lesioni che sono state recentemente descritte. Si prosegue con la mobilitazione dell'oliva e l'orientamento della sua faccia anteriore e della sua

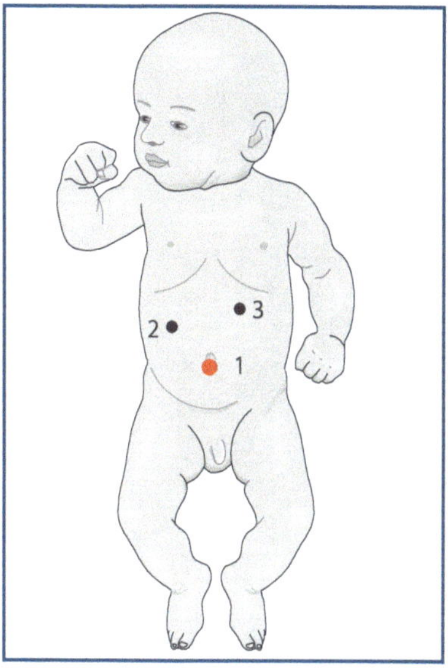

Fig. 26.1 Posizione dei trocar. Riprodotta da: Bax KNMA et al. (2008), con autorizzazione

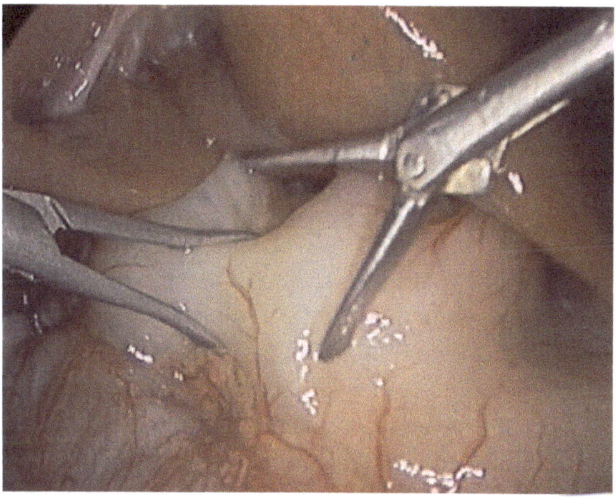

Fig. 26.2 Presa dell'oliva pilorica al suo centro con pinza tipo Babcock

linea avascolare longitudinale davanti all'ottica. La lama del bisturi da 3 o 5 mm introdotta attraverso il trocar di sinistra consente l'incisione dell'oliva dal suo centro o dalla zona più ispessita. Questo gesto di apertura della sierosa dell'oliva può essere

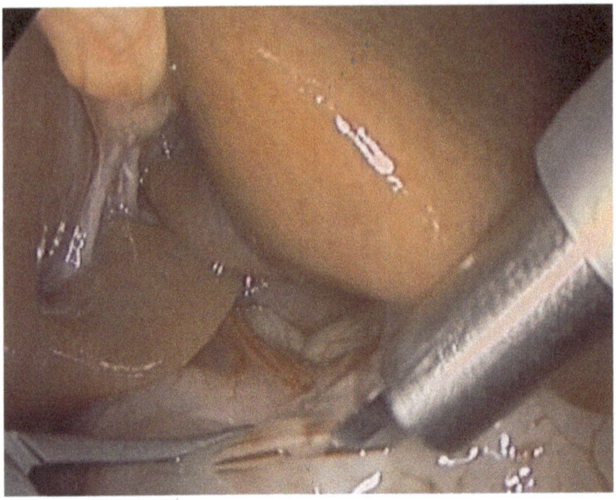

Fig. 26.3 Incisione dell'oliva pilorica sul suo versante avascolare

effettuato per mezzo di forbici da 3 mm. La profondità dell'incisione a questo livello deve essere realizzata senza danneggiare la mucosa (Fig. 26.3). L'incisione procede verso lo stomaco fino a circa 2 cm sull'antro. Riprende poi in direzione del cul di sacco duodenale; l'incisione si arresta a livello dell'arteriola pilorica che è visibile perpendicolarmente. Una volta effettuata la piloromiotomia, la lama o le forbici sono retratte e sostituite da un dissetore. La diserzione delle fibre muscolari è iniziata ugualmente al centro dell'oliva pilorica, dal momento che è più facile posizionare in maniera corretta la pinza e divaricare le branche, denominate "a denti di topo", verso l'esterno. Questo dissettore è anche conosciuto con il nome di dissettore pilorico e ne esistono in commercio differenti modelli (Fig. 26.4). La divaricazione dei margini muscolari mette in evidenza la mucosa, la dissezione viene effettuata a poco a poco sul versante gastrico e duodenale rispettando i limiti della precedente incisione (Fig. 26.5). È necessario effettuare un controllo per verificare l'integrità della mucosa: verrà chiesto all'anestesista di insufflare attraverso la sonda gastrica al fine di dilatare la mucosa pilorica e verificarne l'integrità (Fig. 26.6). I trocar sono rimossi sotto controllo visivo e ciascun orifizio chiuso con un punto sulla parete muscolare. La cute è chiusa con steril strip. La durata dell'intervento varia dai 15 ai 20 minuti e quello che rende i tempi notevolmente ridotti è il

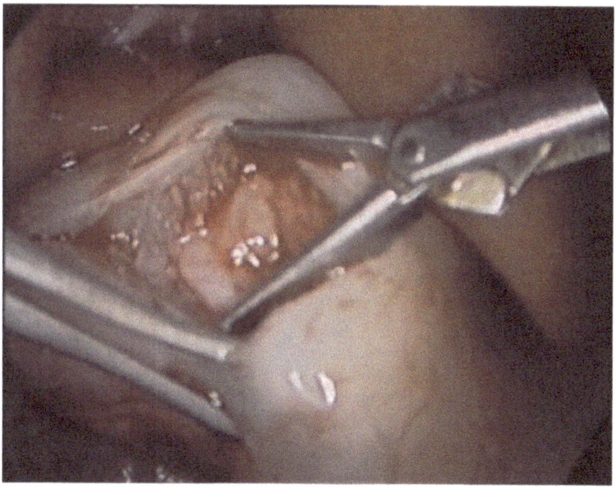

Fig. 26.4 Apertura dell'oliva pilorica con dissettore curvo

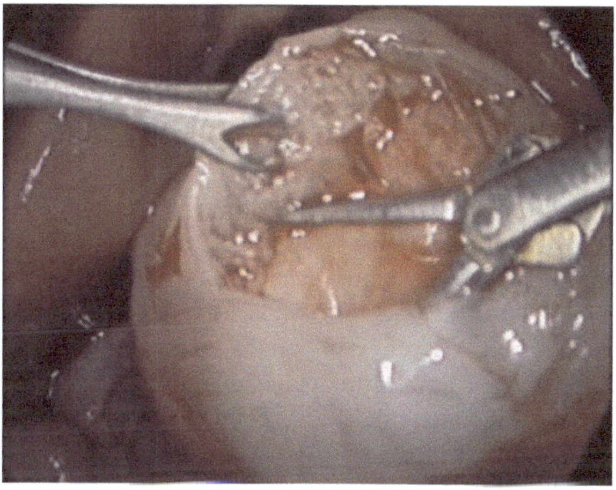

Fig. 26.5 Divaricamento dei margini d'incisione lungo tutta la lunghezza dell'oliva pilorica ispessita

tempo di esteriorizzazione dell'oliva e la chiusura della parete.

Nell'immediato postoperatorio una reintroduzione dei liquidi per os viene effettuata dopo 3 ore e aumentata progressivamente nel corso dei 2-3 giorni successivi quando verrà programmata l'uscita.

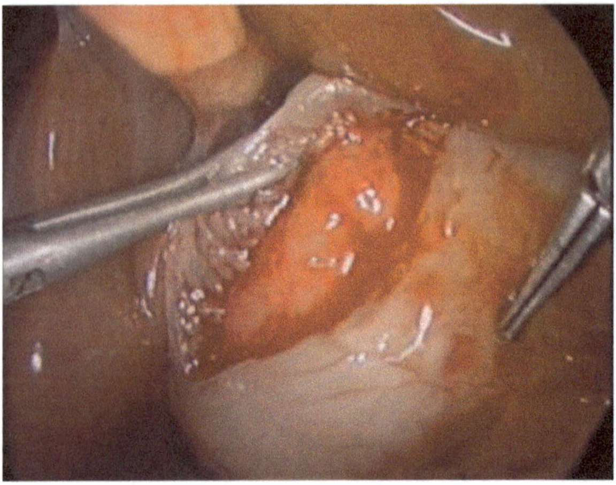

Fig. 26.6 Controllo dell'integrità dello strato mucoso e del passaggio libero d'aria mediante iniezione di un bolo d'aria attraverso la sonda gastrica

Discussione

Il trattamento della SIP è esclusivamente chirurgico e il suo successo per via chirurgica "open" gravato da rare complicanze è difficile da migliorare per via laparoscopica.

Si tratta di una chirurgia semiurgente ed è pertanto essenziale verificare e ristabilire un buon equilibrio idro-elettrolitico prima di programmare l'intervento. Questo ritardo è necessario, anche per preparare lo strumentario laparoscopico. All'inizio dell'esperienza è necessario programmare la presenza di un chirurgo laparoscopista esperto. Il principale vantaggio dell'approccio laparoscopico è l'incisione dell'oliva evitando l'esteriorizzazione e lo stiramento gastrico.

Per quanto riguarda lo strumentario laparoscopico, alcuni autori riportano l'introduzione degli strumenti attraverso la parete senza trocar con l'inconveniente che è più difficile cambiare lo strumento in maniera rapida. Il solo vero problema tecnico riportato in più pubblicazioni riguarda la scelta dello strumento più adatto per l'incisione dell'oliva: lama, forbici, o altri metodi. Questo problema è oggi più teorico che pratico, dal momento che esiste in commercio una notevole varietà di strumenti. Tutte le lesioni mucose devono essere riconosciute e immediatamente riparate. La pratica iniziale non può essere fatta che sotto controllo di un senior e una dozzina di operazioni permetteranno di acquisire la manualità sufficiente. La scelta dello strumento per divaricare i margini dell'oliva è essenziale, perché un'apertura incompleta o mal controllata determinerà una recidiva o una perforazione che può condurre a una peritonite.

Per quanto riguarda il postoperatorio la videochirurgia non ha la pretesa di modificare il decorso della ripresa sotto controllo di una rialimentazione normale e richiede abitualmente un'ospedalizzazione dai due ai quattro giorni. La peristalsi gastrica può risultare migliorata dall'assenza di trazione in fase operatoria facilitando un rapido ritorno alla normale nutrizione.

Conclusioni

In una patologia così benigna quale la stenosi ipertrofica del piloro, dove il trattamento chirurgico è codificato ormai da tempo, è difficile indurre nuove pratiche chirurgiche. Tuttavia i pregiudizi cicatriziali erano già stati migliorati dall'approccio periombelicale secondo la tecnica di Bianchi. La possibilità di effettuare semplicemente la piloromiotomia per via laparoscopica rende possibile la soppressione di tutte le esteriorizzazioni dell'oliva pilorica e l'eradicazione delle complicanze parietali senza cambiare i principi del gesto chirurgico.

Letture consigliate

Alain JL, Grousseau D, Terrier G. Extramucasal pyloromyotomy by laparoscopy. J Pediatr Surg 1991;26:1191-1192

Bax KNMA, Georgeson KE, Rothenberg SS, et al. (Eds). Endoscopic surgery in infant and children. Berlin Heidelberg: Springer 2008

Bufo AJ, Merry C, Shah R, et al. Laparoscopic pyloromyotomy: a safer technique. Pediatr Surg Int 1998;13:240-242

Campbell BT, McLean K, Barhart DC, et al. A comparison of laparoscopic and open pyloromyotomy at a teaching hospital. J Pediatr Surg 2002;37:1068-1071

Desruelle P, Bouabdallah Y, Montupet P. Le bloc para-ombilical et la coelio-chirurgie pédiatrique: à propos de 543 cas. Le Journal de Coelio-Chirurgie 2005;54:40-43

Downey EC. Laparoscopic pyloromyotomy. Semin Pediatr Surg 1998;7:220-224

Ford WD, Crameri JA, Holland AJ. The learning curve for laparoscopic pyloromyotomy. J Pediatr Surg 1997;32:552-554

Frédet P, Lescue E. Sténose du pylore chez le nourrisson. Résultat anatomique de la pyloromyotomie sur un enfant traité et guéri depuis 3 mois. Bull Mém Soc Natl Chir 1908;54:1050

Harris SE, Cywes R. Laparoscopic pyloromyotomy. Pediatr Endosurg Innov Tech 2001;5:405-410`

Lardy H, Braik K, Le Touze A, Robert M. Technique de la pyloromyotomie par laparoscopie. Le Journal de Coelio-Chirurgie 2002;41:37-40

Ramstedt C. Zur operation der angehorenen pylorics stenosis. Med Klin 1912; 8:1702

Rothenberg S. Laparoscopic pyloromyotomy: the slice and pull technique. Pediatr Endosurg Innov Tech 1997;1:39-41

Tan KC, Bianchi A. Circumumbilical incision for pyloromyotomy. Br J Surg 1986;73:399

Tan HL, Najmaldin A. Laparoscopic pyloromyotomy for infantile hypertrophic pyloric stenosis. Pediatr Surg Int 1993;8:376-378

Capitolo 27
Biopsia epatica per via laparoscopica

F. Alicchio, C. Esposito, A. Farina, A. Settimi

La biopsia epatica consiste nel prelievo di un frammento di tessuto epatico. Essa rappresenta la metodica migliore per la diagnosi di malattie epatiche acute e croniche ed è, generalmente, l'ultimo stadio dell'iter diagnostico delle malattie epatiche.

Nella maggior parte dei casi, permette di formulare una diagnosi di certezza e di chiarire eventuali dubbi sull'eziologia, fornendo dati fondamentali sull'eventuale evoluzione della patologia stessa.

La biopsia epatica viene solitamente eseguita mediante agobiopsia transparietale sotto controllo ecografico; quando questa metodica non può essere eseguita per mancata collaborazione del paziente, per alterazioni dell'emostasi o in caso di fallimento di una precedente biopsia ad ago, è indicata la biopsia laparoscopica.

Saenz et al. ed Esposito et al. sono stati i primi a riportare la fattibilità e l'efficacia della biopsia epatica per via laparoscopica in età pediatrica.

Indicazioni

Le principali indicazioni alla biopsia epatica per via laparoscopica sono rappresentate da tutte quelle patologie con elevato rischio di sanguinamento, quali le coagulopatie, e in maniera particolare in pazienti che presentino anche cirrosi, la leucemia acuta mielocitica, casi in cui la biopsia con ago non ha consentito di avere informazioni sufficienti o la necessità di un più ampio campione da esaminare, per esempio nella valutazione di patologie de deficit enzimatici.

Videochirurgia pediatrica, Ciro Esposito et al. (a cura di)

Preparazione preoperatoria

L'ecografia e un'eventuale TC consentiranno di pianificare al meglio le procedure in base alle dimensioni e all'eventuale grado di cirrosi. La procedura richiede la firma di un consenso informato da parte dei genitori e del paziente se di età superiore ai 14 anni.

Posizione del paziente e del team chirurgico

La procedura è eseguita in anestesia generale.

Il paziente è posizionato supino con le gambe addotte e in anti-Trendelenburg. Il chirurgo è posizionato tra le gambe del paziente, il cameramen alla sinistra e l'assistente alla destra (Fig. 27.1).

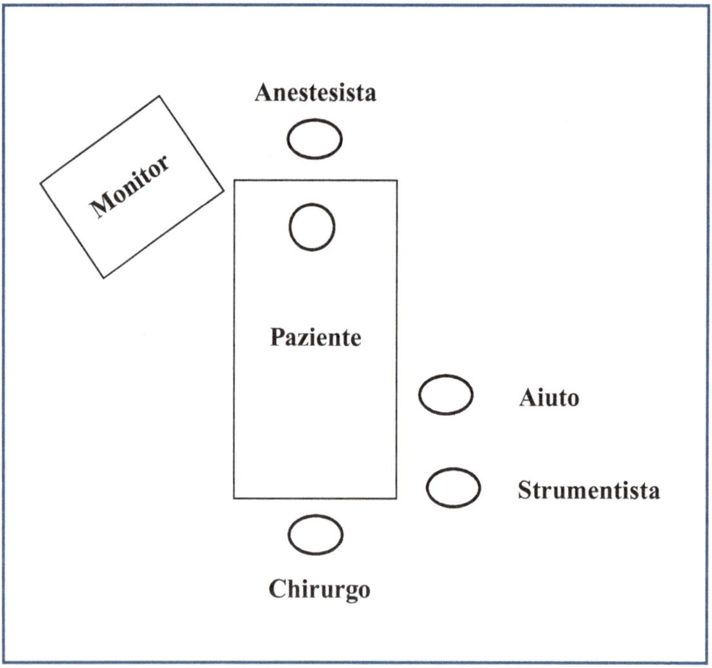

Fig. 27.1 Posizione del team chirurgico

Tecnica

L'accesso alla cavità addominale è eseguito mediante "open laparoscopy" a livello della cicatrice ombelicale. Si utilizza generalmente un'ottica 0° da 10 mm o 5 mm in base alle preferenze del chirurgo. Viene creato lo pneumoperitoneo e mantenuto a una pressione tra gli 8 e i 10 mmHg. Sotto visione vengono poi posizionati altri due trocar da 5 mm in triangolazione con quello ombelicale (Fig. 27.2).

Lo strumentario necessario si compone di una pinza da presa, un paio di forbici rette con coagulazione monopolare ed eventualmente device quali l'harmonic scalpel.

Verrà effettuata preventivamente un'esplorazione della cavità addominale alla ricerca di presenza di ascite, ispezionata poi la superficie epatica si passerà all'esecuzione di biopsia epatica escissionale (Fig. 27.3). Essa consiste nella sezione di un cuneo di parenchima dal margine epatico anteriore, facendo attenzione a sollevare bene il fegato in maniera da esporre al meglio la zona

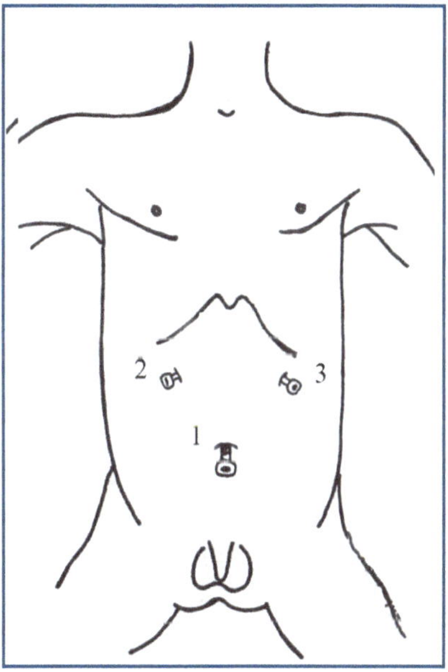

Fig. 27.2 Posizione dei trocar

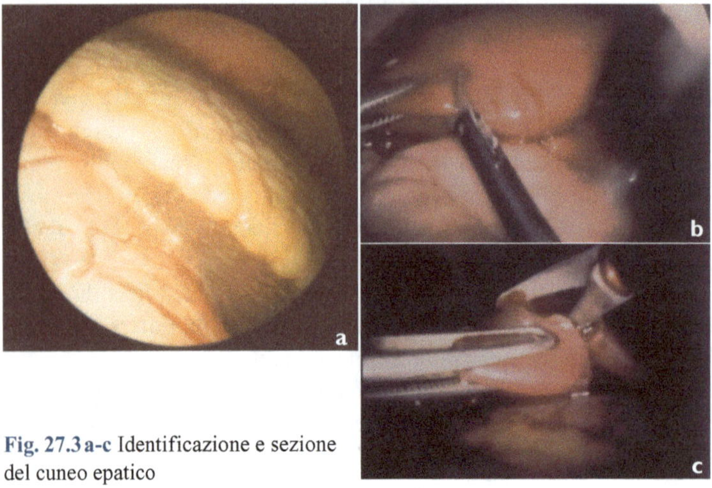

Fig. 27.3 a-c Identificazione e sezione del cuneo epatico

interessata ed evitare di ledere le strutture circostanti. L'utilizzo di device quali l'harmonic scalpel o simili ha semplificato e velocizzato procedure di questo genere, consentendo una sezione più pulita e veloce e un migliore controllo dell'emostasi. Viene verificata l'emeostasi ed eventualmente utilizzata una colla biologica o chimica per controllare il sanguinamento e il pezzo bioptico estratto attraverso uno dei trocar.

Complicanze

Le complicanze più frequentemente riportate legate a questa procedura sono rappresentate dal sanguinamento, dallo spandimento di bile, dall'infezione e dall'embolia gassosa.

Letture consigliate

Esposito C, Damiano R, Settimi A, et al. Experience with the use of tissue adhesives in pediatric endoscopic surgery. Surg Endosc 2004;18:290-292

Esposito C, Garipoli V, Vecchione R, et al. Laparoscopy-guided biopsy in diagnosis of liver disorders in children. Liver 1997;17:288-292

Kimura T, Nakajima K, Wasa M, et al. Laparoscopic liver biopsy performed safely in a child with hepatic dysfunction: report of a case. Surg Today 2003; 33:712-713

Okada T, Sasaki F, Kurauchi N, et al. Laparoscopic liver biopsy using cup-shaped punch biopsy forceps and argon beam coagulator in children. Pediatr Surg Int 2007;23:947-951

Saenz NC, Conlon KC, Aronson DC, LaQuaglia MP. The application of minimal access procedures in infants, children, and young adults with pediatric malignancies. J Laparoendosc Adv Surg Tech 1997;7:289-294

Capitolo 28
Trattamento laparoscopico della malattia da reflusso gastroesofageo

C. Esposito, F. Alicchio, I. Giurin, P. Montupet

La malattia da reflusso gastroesofageo (MRGE) in età pediatrica può essere associata a complicanze potenzialmente serie quali crisi di apnea e aspirazione del contenuto gastrico nelle vie aeree. Mentre la terapia medica dell'MRGE può essere efficace, non elimina la malattia nella sua componente anatomica, modificando solamente la qualità del refluito ed eventualmente riducendo il tempo di contatto rendendo la mucosa esofagea più resistente all'insulto chimico, il trattamento chirurgico dell'MRGE mira alla ricostruzione dei meccanismi anatomici che si oppongono al reflusso. Tale correzione deve essere quanto più fisiologica possibile consentendo, soprattutto in età pediatrica, fenomeni fisiologici come l'eruttazione o parafisiologici come il vomito.

Indicazioni

Il trattamento chirurgico dell'MRGE in età pediatrica trova indicazione in tutti i pazienti resistenti alla terapia medica con inibitori di pompa protonica (IPP) o in particolari situazioni quali crisi di laringo- e/o broncospasmo o di MRGE secondaria a malattie neurologiche. Persistere in un trattamento medico qualora questo risulti inefficace può portare ad arresto della crescita, cronicizzazione della malattia, dolore persistente e stenosi dell'esofago.

Preparazione preoperatoria

Le indagini diagnostiche rappresentano un momento fondamentale prima dell'intervento chirurgico.

Videochirurgia pediatrica, Ciro Esposito et al. (a cura di)

Le indagini strumentali da eseguire per una corretta tattica operatoria sono essenzialmente quattro:

- la pH-impedenziometria delle 24 ore, che permette di quantificare il reflusso nell'arco delle 24 ore, di identificare il numero e la durata dei reflussi, anche alcalini, e di correlarli alle abitudini alimentari e al ritmo sonno veglia del paziente;
- la manometria, che consente di studiare il tono dello sfintere esofageo inferiore (normalmente 15-20 mmHg), ma soprattutto di studiare la peristalsi del corpo esofageo, che può risultare alterata e quindi aggravare ulteriormente l'MRGE;
- Rx baritato del tubo digerente per avere un quadro morfologico della giunzione gastroesofagea ed evidenziare un'eventuale malposizione cardio-tuberositaria;
- l'endoscopia nei casi con sospetta esofagite o esofago di Barrett.

Nel caso siano presenti sintomi respiratori, vanno eseguiti una scintigrafia e un lavaggio broncoalveolare.

Verranno inoltre eseguite indagini di laboratorio di routine (emocromo con formula, QPE, quadro elettrolitico ecc.), un elettrocardiogramma e un'Rx standard del torace.

La procedura richiede la firma di un consenso informato da parte dei genitori e del paziente se di età superiore ai 14 anni.

La procedura è effettuata in anestesia generale con intubazione orotracheale.

Dopo l'induzione dell'anestesia viene posizionato un sondino nasogastrico.

Il paziente è posizionato in decubito supino, con le gambe abdotte e il tavolo operatorio in posizione di anti-Trendelenburg.

Il chirurgo operatore tra le gambe del paziente, il cameraman alla sua sinistra, un secondo assistente e lo strumentista alla sua destra; il monitor verrà posizionato alla testa del paziente (Fig. 28.1).

Pneumoperitoneo e posizione dei trocar

Viene effettuato l'accesso alla cavità addominale con tecnica "open" mediante incisione longitudinale transombelicale. Viene creato lo pneumoperitoneo con insufflazione di CO_2, con una pressione tra 8 e 12 mmHg.

Si utilizza un'ottica 30° da 10 mm.

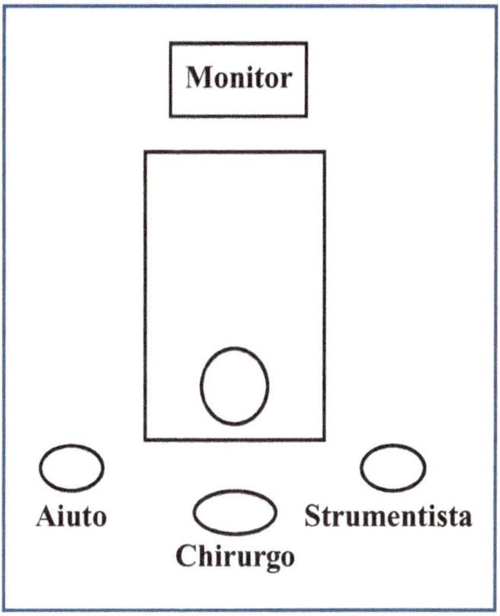

Fig. 28.1 Posizione del paziente e del team chirurgico

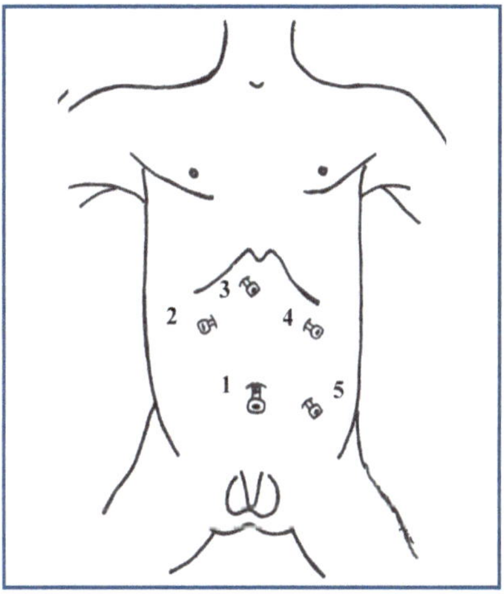

Fig. 28.2 Posizione dei trocar

Altri tre trocar da 5 mm verranno posizionati sotto visione rispettivamente uno in regione epigastrica, alla destra della linea mediana per il divaricatore epatico, gli altri due rispettivamente a destra e a sinistra a livello dei quadranti superiori o più in basso. Un quinto trocar è posizionato al fianco sinistro, in posizione pararettale, per consentire la trazione dello stomaco (Fig. 28.2).

Il posizionamento dei trocar può poi variare in base alla conformazione del paziente, all'apertura dell'angolo costale e alla lunghezza del tronco.

Tecnica

Le tecniche maggiormente utilizzate sono la fundoplicatio secondo Nissen a 360° e la plastica antireflusso secondo Toupet a 270°. La dissezione, l'isolamento delle strutture e la iatoplastica posteriore sono similari per entrambe le tecniche.

Tecnica di Nissen

Sezione del legamento gastroepatico, risparmiando il ramo epatico del vago, per esporre il lobo caudato del fegato. La sezione viene quindi estesa a sinistra verso il legamento costo-frenico.

Si procede alla retrazione del fegato e alla sezione dei legamenti gastrofrenici alla sinistra del pilastro sinistro del diaframma previa sua corretta identificazione.

Preparazione dei pilastri diaframmatici, mediante dissezione per via smussa a raso dell'esofago, tra questi e il pilastro di destra, divaricando a destra l'esofago e a sinistra il pilastro.

Identificazione del vago posteriore e del pilastro di sinistra fino alla completa liberazione dello spazio retroesofageo. Si passa quindi una pinza dietro l'esofago, che viene circondato da un nastro ombelicale che consentirà successivamente la trazione della giunzione esofagogastrica.

La trazione verso il basso e a sinistra della giunzione esofagogastrica consente l'apertura della finestra esofagea posteriormente.

Si completa la dissezione del vago posteriore, che dovrebbe essere separato dall'esofago per una distanza di almeno 4 cm. Liberazione dell'esofago distale per almeno 4-5 cm e sua attrazione in addome. Questa manovra consentirà all'esofago preparato di restare in addome senza tensione; se così non avviene è possibile proseguire la dissezione verso l'alto.

Si procede alla iatoplastica posteriore (Fig. 28.3) con 1 o 2 punti a seconda della grandezza del difetto, in materiale riassorbibile,

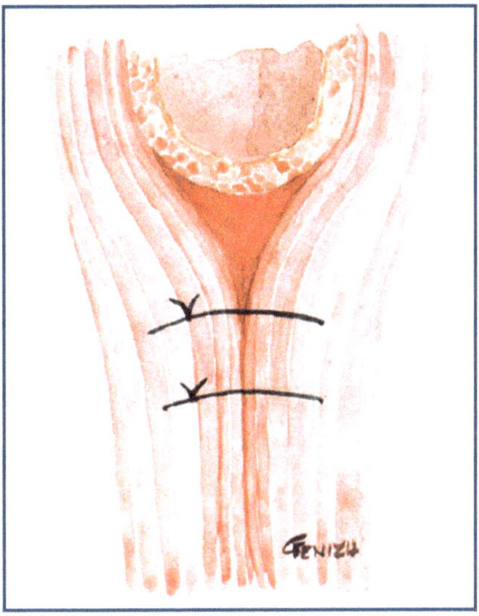

Fig. 28.3 Iatoplastica posteriore

e prestando attenzione che l'eccessiva chiusura non determini successivamente una stenosi esofagea.

Liberazione del fondo gastrico e dell'angolo di His dal diaframma con sezione dei legamenti gastrofrenici fino alla punta della milza (normalmente non è necessaria la sezione dei vasi gastrici brevi come nella tecnica originale, a meno che non vi sia eccessiva trazione del fondo dello stomaco al momento del confezionamento della valvola).

Il fondo dello stomaco viene quindi fatto passare posteriormente all'esofago e se vi resta spontaneamente a destra dell'esofago senza retrazione o tensione è possibile procedere al confezionamento della fundoplicatio 360° (Fig. 28.4) attorno all'esofago distale, posizionando 3-4 punti non riassorbibili che comprendano o meno, a seconda dell'esperienza e della preferenza del chirurgo, anche la parete esofagea. La lunghezza della valvola non dovrebbe superare i 2,5 cm.

Fissazione della valvola al pilastro destro del diaframma per evitare la migrazione della valvola in torace. Controllo dell'emostasi. Lavaggio della cavità se necessario. Rimozione del divaricatore epatico ed estrazione dei trocar sotto visione.

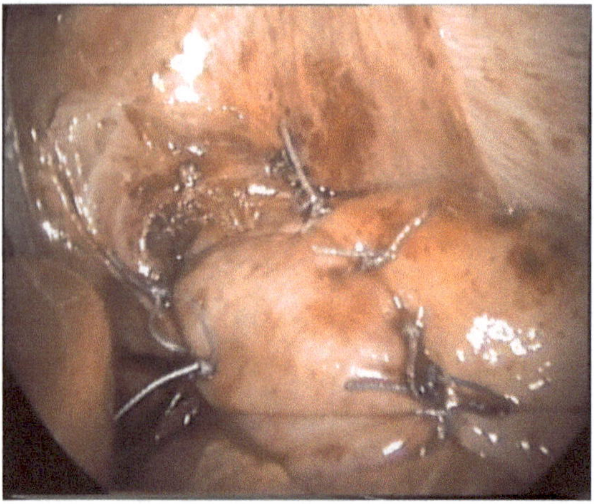

Fig. 28.4 Valvola 360° secondo Nissen

Tecnica di Toupet

Dopo la tecnica di Nissen, la fundoplicatio parziale secondo Toupet rappresenta la tecnica più eseguita in età pediatrica.

La preparazione del paziente, l'approccio alla cavità addominale e la preparazione dell'esofago e la iatoplastica sono step sovrapponibili, dal punto di vista tecnico, alla fundoplicatio secondo Nissen (vedi paragrafo precedente).

In questa tecnica viene invece confezionata un'emivalvola posteriore per 270°, che viene fissata con punti non riassorbibili prima al margine destro dell'esofago e poi al pilastro destro e infine al margine sinistro dell'esofago (Fig. 28.5).

Postoperatorio

Nel postoperatorio la terapia medica viene ridotta in maniera graduale per interromperla definitivamente dopo circa un mese. Per quanto riguarda l'alimentazione, si consiglia ai genitori di somministrare una dieta semiliquida per le prime 3 settimane dopo l'intervento, avvertendo che il piccolo potrà avere episodi di disfagia durante i primi tre mesi dopo l'intervento, soprattutto quando incomincerà a reintrodurre nella dieta alimenti più solidi.

Il follow-up prevede un controllo clinico dopo un mese dal-

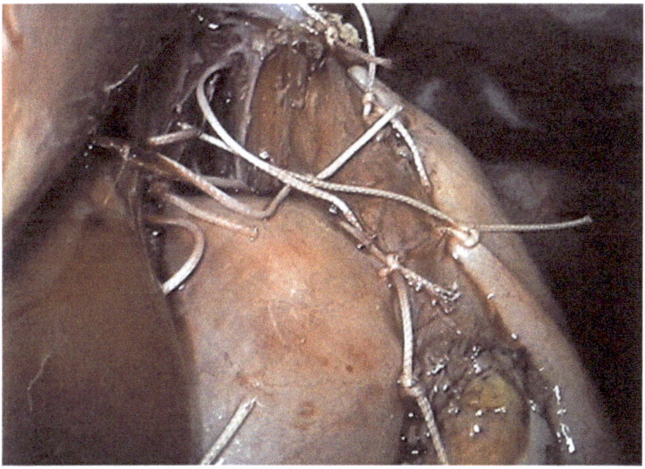

Fig. 28.5 Valvola 270° secondo Toupet

l'intervento e poi ogni 3 mesi per il primo anno e in seguito ogni anno per i primi 5 anni. Un controllo completo di esami strumentali (pH-metria, manometria, endoscopia, Rx-baritato) viene realizzato dopo un anno dall'intervento e poi dopo 2 anni e infine a 5 anni dall'intervento.

Complicanze

Intraoperatorie (2-3%)

- Emorragie:
  - sanguinamento della parete esofagea;
  - sanguinamento dal parenchima epatico dovuto a inappropriata retrazione.
- Perforazione dell'esofago o dello stomaco.
- Apertura della pleura.
- Lesione del nervo vago.

Postoperatorie (3-4%)

- Recidiva per deiscenza della valvola.
- Pneumotorace.

- Disfagia per eccessiva chiusura dello iato esofageo o per valvola stenosante.
- Migrazione della valvola in torace.

Letture consigliate

Esposito C, Becmeur F, Centonze A, et al. Laparoscopic reoperation following unsuccessful antireflux surgery in childhood. Semin Laparosc Surg 2002; 9:177-179

Esposito C, Montupet PH, Rothenberg SS. Gastroesophageal Reflux in Infants and Children. Berlin Heidelberg: Springer 2004

Esposito C, Montupet P, van Der Zee D, et al. Long-term outcome of laparoscopic Nissen, Toupet, and Thal antireflux procedures for neurologically normal children with gastroesophageal reflux disease. Surg Endosc 2006;20:855-858

Mattioli G, Bax K, Becmeur F, et al. European multicenter survey on the laparoscopic treatment of gastroesophageal reflux in patients aged less than 12 months with supraesophageal symptoms. Surg Endosc 2005;19:1309-1314

Mattioli G, Esposito C, Lima M, et al. Italian multicenter survey on laparoscopic treatment of gastro-esophageal reflux disease in children. Surg Endosc 2002;16:1666-1668

Capitolo 29
Acalasia esofagea

C. Esposito, M. Castellano, F. Alicchio, A. Settimi

L'acalasia esofagea è un disturbo funzionale caratterizzato da un'alterata motilità dell'esofago distale e dall'incapacità dello sfintere esofageo inferiore (SEI) a rilasciarsi in seguito alla deglutizione. L'incidenza è di circa 5 casi per milione e solo il 5% di questi è costituito da bambini. Trattamenti conservativi, con dilatazioni esofagee e/o tossina botulinica, possono dare un sollievo temporaneo; in ogni caso la terapia definitiva è chirurgica.

L'introduzione di tecniche mininvasive ha avuto un profondo impatto sul trattamento dell'acalasia e ha reso la miotomia laparoscopica secondo Heller la terapia di scelta.

Indicazioni

- Disfagia severa.
- Malnutrizione.
- Infezioni respiratorie ricorrenti.
- Esofagite severa.
- Metaplasia della mucosa.

Controindicazioni

- Assolute
  - Bambini instabili emodinamicamente.
  - Perforazione esofagea secondaria a dilatazioni.
- Relative
  - Precedente chirurgia dell'addome superiore.

Videochirurgia pediatrica, Ciro Esposito et al. (a cura di)

- Precedente somministrazione di tossina botulinica (aumenta il rischio di perforazione).

Preparazione preoperatoria

Nel sospetto clinico di acalasia devono essere effettuate tre indagini principali:

- una Rx standard del torace, che consente di evidenziare un esofago dilatato, livelli idro-aerei o entrambe le cose. Un esofagogramma, che conferma la dilatazione e l'assenza di contrazioni coordinate dell'esofago. Mostra inoltre l'incapacità del SEI a rilassarsi, con il caratteristico aspetto "a coda di topo" dell'esofago;
- l'endoscopia, che conferma il quadro radiologico e consente di valutare lo stato della mucosa esofagea (presenza di esofagite, metaplasia o altre cause di restringimento);
- la manometria esofagea è il test più specifico, poiché mostra il mancato rilassamento dello sfintere in seguito alla deglutizione, con una zona di alta pressione (> 30 mmHg) e assenza di onde peristaltiche nel corpo dell'esofago.

Tecnica

L'operazione si effettua in anestesia generale con intubazione orotracheale.

Viene posizionato un sondino nasogastrico e, se necessario, la vescica viene svuotata con la manovra di Crede.

Il paziente viene messo in decubito supino o di litotomia dorsale, con le gambe abdotte. Successivamente all'introduzione dei trocar il tavolo operatorio viene posto in anti-Trendelenburg. Il chirurgo operatore tra le gambe del paziente, il cameraman alla sua destra, un secondo assistente e lo strumentista alla sua sinistra. Il monitor verrà posizionato alla testa del paziente (Fig. 29.1).

Viene introdotto il primo trocar ombelicale con tecnica "open" per l'ottica 30° da 10 mm e si crea lo pneumoperitoneo (8-12 mmHg).

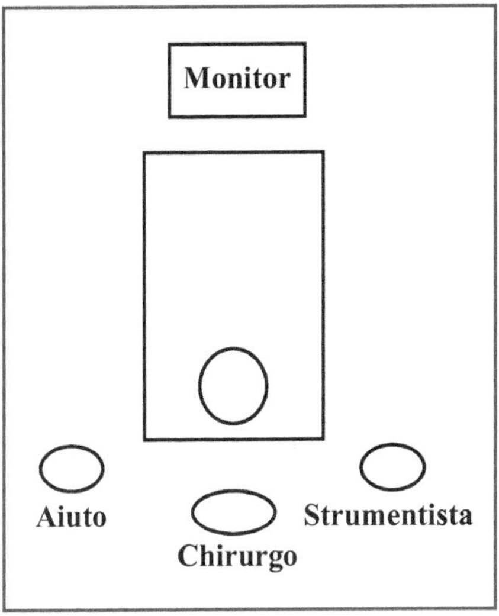

Fig. 29.1 Posizione del paziente e del team chirurgico

Vengono quindi inseriti altri 4 trocar sotto visione diretta: il primo nel quadrante superiore destro per il divaricatore epatico; il secondo e il terzo, trocar operativi, rispettivamente nel quadrante superiore sinistro e al di sotto del processo xifoideo; l'ultimo, lateralmente all'ombelico, per la trazione sullo stomaco (Fig. 29.2).

Si procede quindi alla cardiasmiotomia secondo Heller:

- retrazione del lobo sinistro del fegato e trazione sullo stomaco al di sotto della giunzione gastroesofagea con pinze da presa atraumatiche, per esporre l'esofago addominale e la parte superiore dello stomaco;
- sezione del legamento esofago-epatico per esporre il pilastro diaframmatico destro. Sezione della membrana frenoesofagica ed esposizione dello iato esofageo. Si seziona il legamento freno-gastrico e si effettua una dissezione smussa sulla superficie del pilastro di sinistra;
- si crea la finestra retroesofagea avendo cura di praticare la dissezione lungo il pilastro di destra e non lungo l'esofago, per evitare danni alla parete posteriore dell'esofago stesso. Su questa parete è possibile identificare il nervo vago posteriore, che viene lasciato indenne;

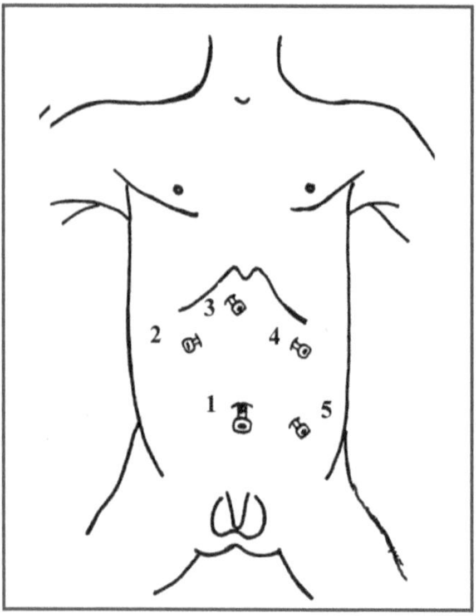

Fig. 29.2 Posizione dei trocar

- posizionamento di un nastro ombelicale intorno alla giunzione esofagogastrica per la trazione verso il basso dello stomaco e una migliore esposizione dell'esofago inferiore. Isolamento degli ultimi centimetri inferiori dell'esofago per via smussa;
- la miotomia viene praticata anteriormente, con un'incisione superficiale della tonaca muscolare, 3 cm sopra la giunzione esofagogastrica (Fig. 29.3). L'incisione viene allargata delicatamente con le forbici. Bisogna prestare molta cura nel mantenere le lame delle forbici parallele all'esofago al piano della sottomucosa, per evitare il rischio di perforazione della mucosa. In alternativa, la miotomia può essere praticata stirando e lacerando le fibre muscolari circolari con due pinze laparoscopiche posizionate in direzioni opposte. Una volta raggiunto il piano della sottomucosa, la tonaca muscolare viene separata da essa tramite la dissezione senza strumenti di taglio e la miotomia viene estesa prossimalmente per 5-6 cm e 1-2 cm distalmente. Due piani muscolari dell'esofago, il longitudinale superficiale e il circolare profondo, sono chiaramente visibili. La miotomia viene interrotta distalmente quando l'orien-

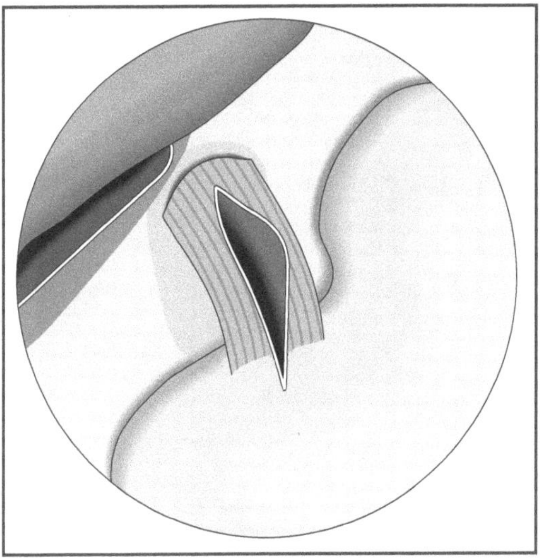

Fig. 29.3 Dopo aver isolato l'esofago, si realizza una miotomia sulla faccia anteriore dell'esofago. Riprodotta da: Bax KNMA et al. (2008), con autorizzazione

tamento delle fibre muscolari gastriche cambia da circolare a obliquo e quando compaiono i vasi della sottomucosa gastrica. Il sanguinamento in seguito alla sezione della tonaca muscolare è minimo. La coagulazione con il bisturi elettrico monopolare potrebbe aumentare il rischio di perforazione della mucosa, sia intraoperatoria sia ritardata. Una volta completata la miotomia, l'esofago e lo stomaco vengono distesi con aria introdotta tramite il sondino nasogastrico, per escludere la presenza di perforazione della mucosa. In alternativa si possono utilizzare l'esofagoscopia o il blu di metilene. Quest'ultimo può rivelarsi utile per constatare la completezza della miotomia;

- a causa dell'alta incidenza di reflusso gastroesofageo significativo in seguito alla miotomia, si pratica abitualmente una procedura antireflusso alla fine dell'intervento. Nella maggior parte dei casi la procedura d'elezione è la fundoplicazione anteriore secondo Dor, che protegge anche il tratto di mucosa esposta (Fig. 29.4). Altri autori preferiscono le tecniche di Toupet o di Nissen;
- i trocar vengono rimossi e le brecce chiuse con suture assorbibili (se necessario).

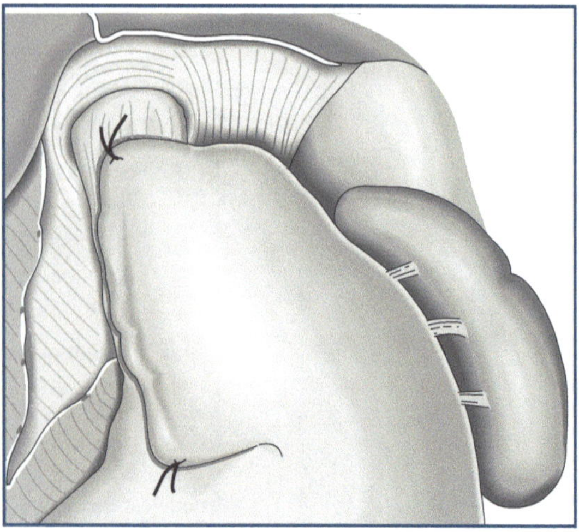

Fig. 29.4 Dopo aver realizzato la miotomia, si realizza una valvola anti-reflusso anteriore secondo la tecnica di Dor. Riprodotta da: Bax KNMA et al. (2008), con autorizzazione

Postoperatorio

Nel primo giorno postoperatorio si possono utilizzare analgesici non steroidei per via endovenosa.

Il sondino nasogastrico viene rimosso e gradualmente si riprende l'alimentazione 24 ore dopo l'intervento (dieta liquida per le prime 24 ore, seguita da una dieta semisolida e alla fine solida dopo 15-30 giorni). Di solito i bambini possono lasciare l'ospedale dopo circa 48-72 ore dall'intervento.

Il follow-up a lungo termine è essenziale. In letteratura si consiglia un riscontro clinico a 1, 6 e 12 mesi, e successivamente una volta l'anno per i primi 5 anni. Una sintomatologia residua di disfagia e problemi respiratori si riscontrano in meno del 25% dei casi. Una pH-metria delle 24 ore aiuta nel riscontro di reflusso gastroesofageo postoperatorio. Questi esami vanno effettuati anche quando il paziente sembra essere asintomatico. La dilatazione con palloncino dovrebbe essere presa in considerazione in caso di restringimenti residui sintomatici.

In caso di fundoplicazione stretta o miotomia incompleta, viene effettuato un second look.

Complicanze

Perforazione della mucosa

Generalmente a livello della giunzione esofago-gastrica. Il rischio viene ridotto al minimo da una tecnica meticolosa e dalla cura nell'evitare il danno termico da bisturi elettrico ed energia a ultrasuoni. Una perforazione identificata in corso di intervento chirurgico può essere suturata laparoscopicamente e protetta con la fundoplicazione anteriore di Dor. Una perforazione sfuggita all'attenzione del chirurgo, o ritardata in seguito a necrosi della mucosa per danno termico, si presenta di solito con sintomi e segni di peritonite o mediastinite dopo 24-48 ore dall'operazione. In questi casi, una semplice radiografia può confermare la diagnosi, che richiede un adeguato trattamento medico e chirurgico.

Disfagia

La disfagia può essere secondaria a una miotomia incompleta o a una fundoplicazione stretta. Una disfagia residua che duri più di poche settimane dopo l'intervento deve essere indagata con esofagogramma e manometria. Una sola dilatazione potrebbe risolvere il problema; in taluni casi, però, potrebbe essere necessario praticare nuovamente la laparoscopia.

Reflusso gastroesofageo

Questa complicanza può riscontrarsi nel 10-30% dei bambini che subiscono miotomia dell'esofago distale. La scelta di effettuare allo stesso tempo una procedura antireflusso rimane controversa. I pazienti vengono trattati prima in maniera conservativa; in alcuni casi è richiesta la chirurgia antireflusso.

Altre complicanze

Comprendono pneumotorace, danno splenico, danno al nervo vago e perforazione viscerale.

Letture consigliate

Bax KNMA, Georgeson KE, Rothenberg SS, et al. (Eds). Endoscopic surgery in infant and children. Berlin Heidelberg: Springer 2008

Esposito C, Cucchiara S, Borrelli O, et al. Laparoscopic esophagomyotomy for the treatment of achalasia in children: a preliminary report of eight cases. Surg Endosc 2000;14:110-113

Esposito C, Mendoza-Sagaon M, Roblot-Maigret B, et al. Complications of laparoscopic treatment of esophageal achalasia in children. J Pediatr Surg 2000; 35:680-683

Holcomb GW, Richards WO, Riedel BD. Laparoscopic esophagomyotomy for achalasia in children. J Pediatr Surg 1996;31:716-718

Mattioli G, Cagnazzo A, Barabino A, et al. The surgical approach to esophageal achalasia. Eur J Pediatr Surg 1997;7:323-327

Tovar JA, Prieto G, Molina M, Arana J. Esophageal function in achalasia: preoperative and postoperative manometric studies. J Pediatr Surg 1998;33:834-838

Capitolo 30
Malformazioni anorettali

M. Lima, G. Ruggeri, C. Antonellini, B. Randi, M. Maffi

Le malformazioni anorettali comprendono un ampio spettro di anomalie che vanno dall'agenesia dell'ano e del retto alla fistola ano-cutanea.

Si ritiene che le malformazioni anorettali abbiano un'incidenza di 1/5000 neonati. A seconda dei diversi tipi classificativi vi è una diversa distribuzione nei sessi: in generale, per le forme alte e intermedie il rapporto maschi:femmine è di 3:1, mentre per quelle basse è di 1:3.

Sebbene nella pratica clinica venga spesso utilizzato il termine "ano imperforato", questo termine è inappropriato, essendo le malformazioni anorettali numerose e quasi sempre comunicanti con l'apparato genitourinario o con la cute perineale.

Sulla base di questi presupposti le malformazioni anorettali vengono distinte in forme alte, intermedie e basse:

- *forme alte*: si tratta di malformazioni "rettali"; il tratto agenesico o il suo tramite fistoloso si trova al di sopra della fionda puborettale del muscolo elevatore dell'ano;
- *forme intermedie*: anch'esse malformazioni "rettali", sono caratterizzate dalla complessa relazione con il muscolo puborettale. La fistola, se presente, si trova nel contesto della fionda o l'attraversa come nelle forme basse, mentre il retto agenesico è a contatto della fionda o al di sopra di essa come nelle forme alte;
- *forme basse*: si tratta di malformazioni "anali": il retto, infatti, attraversa in modo completo il piano degli elevatori e l'orifizio esterno – in posizione più o meno anteriore rispetto a quella fisiologica – può essere di due tipi: normale o fistoloso.

Videochirurgia pediatrica, Ciro Esposito et al. (a cura di)

Le malformazioni anorettali possono essere associate ad altre anomalie che possono coinvolgere a vario grado l'apparato genitourinario, digerente, cardiaco, cerebrale e scheletrico.

Se l'esame obiettivo della regione perineale è sufficiente per porre una diagnosi generica di malformazioni anorettali, più complesso risulta l'esatto riconoscimento del tipo. È infatti la diagnosi a orientare il tipo di approccio chirurgico e quindi a condizionarne la prognosi. Per tale motivo è necessario conoscere bene sia le varianti esterne dello "spettro malformativo" (specialmente nelle femmine) sia le indagini strumentali che consentono di definire l'esatto livello, l'anatomia interna, la muscolatura disponibile per la ricostruzione e l'integrità dell'innervazione perineale.

L'indagine più specifica per lo studio delle malformazioni anorettali è l'invertografia, che consiste nell'esecuzione di una semplice radiografia diretta, con il neonato "a testa in giù". È possibile quindi valutare lo spazio tra l'ombra gassosa (che delimita la tasca atresica) e la cute perineale o i punti di repere anatomici delle ossa pelviche (linea pubococcigea e punto ischiatico). Si distingueranno così le forme:

- alte, se l'ombra gassosa viene a trovarsi al di sopra della linea P-C;
- intermedie, se è compresa fra la linea P-C e il punto I;
- basse, se viene a trovarsi al di sotto del punto I.

La diagnostica si completa successivamente con l'esecuzione della risonanza magnetica (RM), che fornisce informazioni sul grado di sviluppo delle diverse componenti muscolari e dei rapporti anatomici dei vari organi. Infine, con l'esecuzione di un cologramma distale è possibile documentare e verificare la sede dell'eventuale fistola tra il moncone rettale e l'uretra, e più raramente la vescica, o nelle femmine tra retto e vagina.

L'anorettoplastica videolaparoassistita secondo Georgeson è l'intervento che dal 2000 rappresenta un'ottima alternativa all'intervento di anorettoplastica sagittale posteriore proposto da De Vries e Peña, che fino a quella data è stato il trattamento di scelta per la correzione chirurgica delle malformazioni anorettali alte e intermedie. Il *pull-through* anorettale videoassistito prevede un primo tempo addominale laparoscopico, volto a isolare e liberare il moncone rettale previa legatura dell'eventuale fistola, e un secondo tempo perineale attraverso cui repertare e abbassare il moncone isolato, che viene quindi aperto e anastomizzato alla cute della regione anale.

Grazie all'esecuzione della dissezione pelvica del retto per via laparoscopica e all'ausilio dell'elettromiostimolatore durante il tempo perineale, questa metodica videolaparoassistita permette di ridurre l'entità della dissezione perineale e di posizionare il retto al centro del complesso muscolare, minimizzando il traumatismo sulle delicate strutture pelviche e rappresentando, quindi, un ulteriore passo avanti nel trattamento di questa patologia.

Posizione del paziente e del team chirurgico

Il paziente va posizionato all'estremità distale del tavolo operatorio, con il team chirurgico alla testa del paziente. Il monitor viene messo ai piedi del tavolo. L'assistente che manovra la telecamera si colloca alle spalle del primo operatore, alla destra del paziente. L'aiuto, invece, si colloca dal lato opposto. L'intervento viene eseguito con il paziente in moderato Trendelenburg, per favorire lo scivolamento del piccolo intestino fuori dalla pelvi. Le gambe e i piedi vengono avvolti da telini sterili e i glutei sollevati in posizione simil-ginecologica (Figg. 30.1, 30.2).

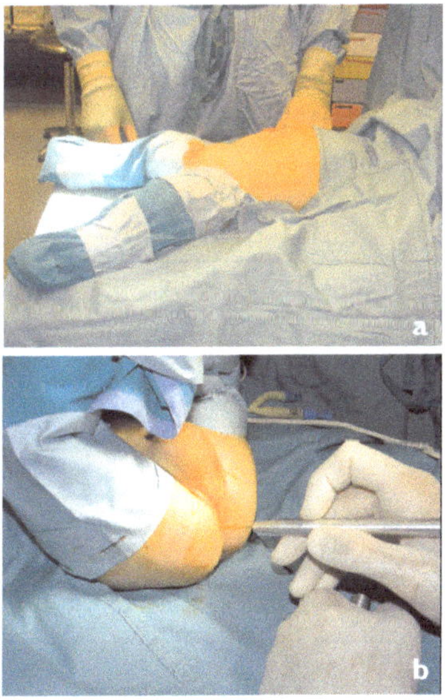

Fig. 30.1 **a** Posizione del paziente, tempo laparoscopico; **b** tempo perineale

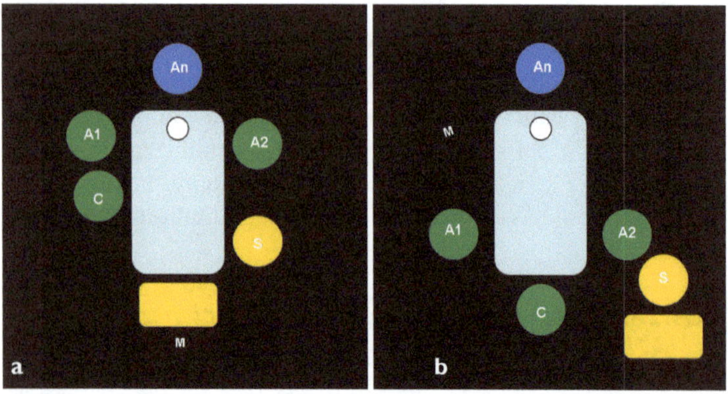

Fig. 30.2 Posizione del team chirurgico. **a** Tempo laparoscopico, il primo operatore alla destra del paziente, l'assistente che manovra la telecamera alle spalle del primo operatore, l'aiuto alla sinistra del paziente e il monitor ai piedi del tavolo; **b** tempo perineale, il primo operatore ai piedi del paziente, il secondo e il terzo alla destra e alla sinistra rispettivamente del primo operatore

Fase laparoscopica

Il primo accesso laparoscopico da 5 mm, per l'ottica, viene inserito mediante tecnica "open" incidendo a circa 3 cm sopra e alla destra dell'ombelico, quindi viene creato lo pneumoperitoneo, a una pressione di 8 mmHg. Sotto visione diretta vengono successivamente inseriti altri 3 trocar da 3 mm, uno in regione ombelicale, uno lungo la linea ascellare anteriore sinistra a circa 2 cm dall'ombelico e un terzo al fianco destro (Fig. 30.3).

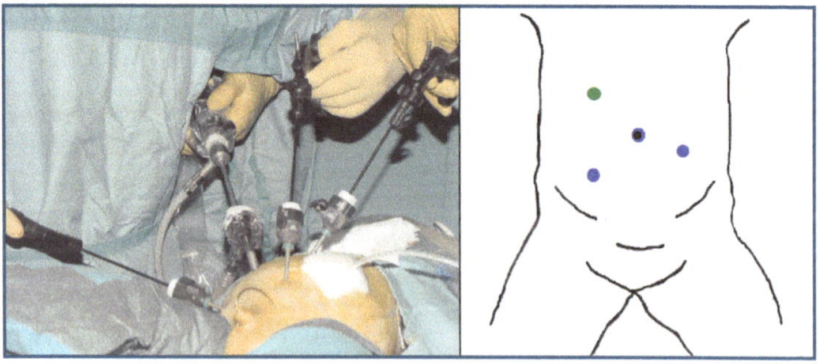

Fig. 30.3 Disposizione dei trocar

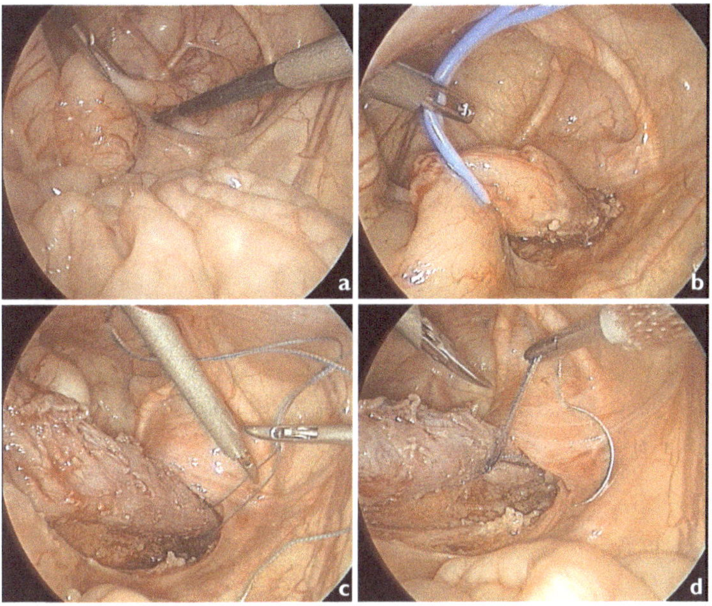

Fig. 30.4 Tempo laparoscopico. **a, b** Dissezione laparoscopica del tratto distale del retto: aperto il peritoneo si procede all'isolamento della fistola; **c, d** chiusura laparoscopica della fistola mediante punto di sutura transfisso posizionato più distalmente possibile, si procede quindi alla sezione della fistola

Partendo dalla riflessione peritoneale si procede con la dissezione rettale, utilizzando la coagulazione bipolare con le pinze e le forbici e la coagulazione monopolare con l'uncino, estendendo la dissezione anteriormente e lateralmente sulla parete rettale stessa per mobilizzare distalmente il cul di sacco atresico (Fig. 30.4a, b).

Identificata la fistola uretrale o vaginale, si procede alla sua obliterazione mediante legatura o posizionamento di clip (Fig. 30.4c, d).

Fase perineale

Mediante l'utilizzo dell'elettrostimolatore muscolare transcutaneo, sul versante perineale viene individuata l'area anale che coincide con la zona di massima contrazione in cui il perineo viene introflesso (Fig. 30.5a). Si procede pertanto a delimitare quest'area posizionando dei punti di sutura cardinali e si esegue un'incisione di pochi millimetri sul perineo nella sede precedentemente individuata. Successivamente si scolla delicatamente il sottocute, sino a ottenere uno spazio che si viene a creare naturalmente, nella sede anatomica del retto. Sotto visione laparoscopica si identifica la fionda del muscolo pubo-coccigeo mediante l'utilizzo di un elettrostimolatore muscolare laparoscopico impostato a un'intensità di 60 mA (Fig. 30.5b).

Attraverso la via perineale creata si procede inserendo un trocar, controllando contemporaneamente, per via laparoscopica, che il passaggio avvenga attraverso la fionda del muscolo pubo-coccigeo. Grazie a una pinza da presa introdotta attraverso que-

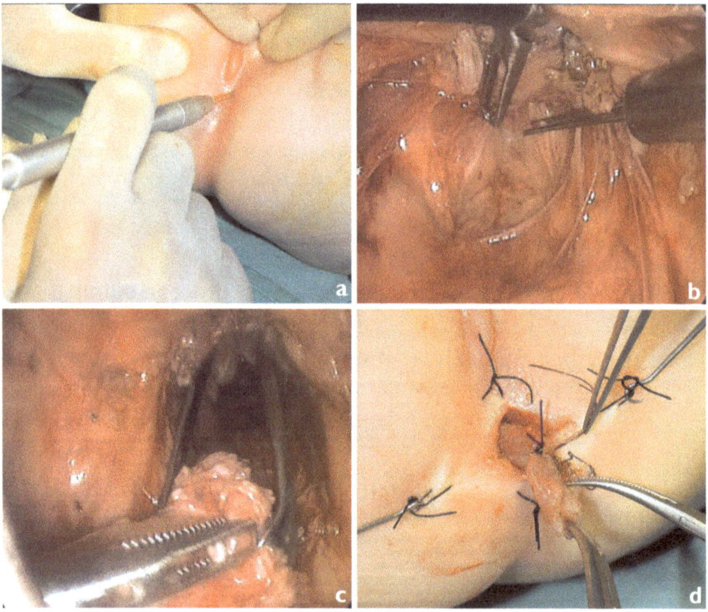

Fig. 30.5 Tempo perineale. **a** Elettrostimolazione muscolare transcutanea per l'individuazione del neoano; **b** si identifica la fionda del muscolo pubo-coccigeo mediante l'utilizzo di un elettrostimolatore muscolare laparoscopico; **c** *pull-through* del colon attraverso la fionda del muscolo pubo-coccigeo (visione laparoscopica); **d** *pull-through* del colon (visione perineale), si procede quindi all'anastomosi coloanale

st'ultimo trocar, si afferra il cul di sacco rettale e lo si traziona verso il basso fino a esteriorizzarlo dall'orifizio anale creato e in precedenza sufficientemente dilatato (Fig. 30.5c, d).

Segue l'anastomosi tra il retto e il neoano (Fig. 30.6). Infine si procede con il controllo laparoscopico che precede la rimozione dei trocar sotto visione diretta (Fig. 30.7).

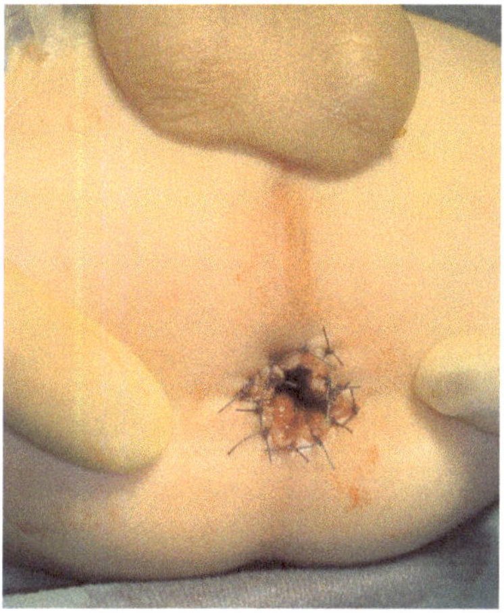

Fig. 30.6 Anastomosi colo-anale

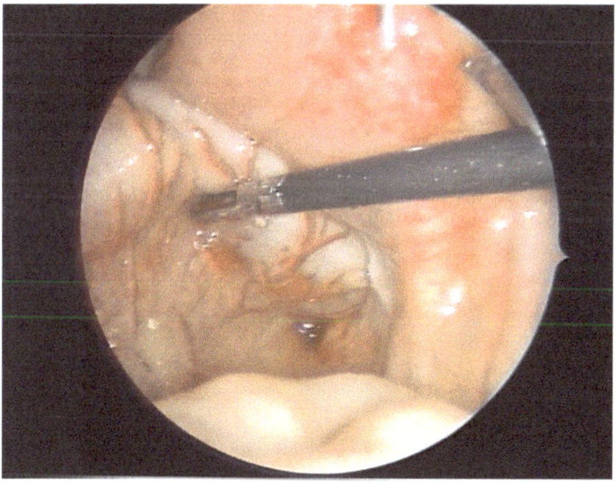

Fig. 30.7 Controllo laparoscopico a fine intervento

Postoperatorio

L'alimentazione può essere ripresa dopo 12 ore in presenza della colostomia, mentre a partire dalla prima giornata negli altri casi; la copertura antibiotica si esegue per quattro giorni e la dimissione è possibile entro la quarta giornata.

Dopo due settimane dall'intervento, si procede con il ciclo di calibrazioni del neoano.

Complicanze

L'evento più temibile in laparoscopia è rappresentato dall'emorragia intraoperatoria, che può richiedere la conversione in laparotomia.

Letture consigliate

Bax KNMA, Georgeson KE, Najmaldin A, Valla JS. Endoscopic surgery in children. Berlin Heidelberg: Springer 1999

De Vries PA, Peña A. Posterior Sagittal Anorectoplasty. J Pediatr Surg 1982; 17:638-643

Dòmini R, Lima M. Chirurgia delle malformazioni digestive. Padova: Piccin 1993

Georgeson KE, Inge TH, Albanese CT. Laparoscopically Assisted Anorectal Pull-Through for High Imperforate Anus - A New Technique. J Pediatr Surg 2000;35:927-931

Peña A, Hong A. Advances in the management of anorectal malformations. Am J Surg 2000;180:370-376

Peña A, Levitt MA. Anorectal Malformations. In: Grosfeld JL, O'Neil JA Jr, Fonkalsrud EW, Coran AG (Eds). Pediatric Surgery. 6th edition. Philadelphia: Mosby Elsevier 2006, pp. 1566-1588

Yamataka A, Segawa O, Yoshida R, et al. Laparoscopic muscle electrostimulation during laparoscopy-assisted anorectal pull-through for high imperforate anus. J Pediatr Surg 2001;36:1659-1661

Capitolo 31
Ostruzioni intestinali

M. Lima, G. Ruggeri, M. Libri, B. Randi, D. Beghelli

Le atresie del piccolo intestino sono la causa più frequente di occlusione intestinale in età neonatale.

Attualmente si delineano due correnti di pensiero a riguardo del trattamento mininvasivo di forme steno-atresiche del piccolo intestino: la continuità intestinale può essere stabilita con un approccio laparoscopico o laparoscopicamente assistito.

Nel 2001 è stato descritto il primo trattamento laparoscopico di una forma di atresia duodenale. A oggi nessun trattamento laparoscopico di forme steno-atresiche digiuno-ileali è stato completato, data la necessità, nella quasi totalità dei casi, di tapering del moncone intestinale prossimale.

Dal 2000 al 2004 sono state descritte 17 correzioni di atresia duodenale laparoscopica con un tasso di conversione del 23,5%. La presenza di malformazioni associate ne rappresenta la causa principale (importante distensione gastroduodenale con impossibilità all'esecuzione della duodeno-duodenostomia in caso di coesistenza di atresia esofagea di tipo I o malrotazioni intestinali associate). La correzione laparoscopica di forme atresiche duodenali si è inoltre dimostrata gravata da un alto tasso di complicanze postoperatorie (46,1%), rappresentate per frequenza dalla deiscenza dell'anastomosi (30,7%), dalla stenosi da eccessivo utilizzo di cauterizzatori (7,7%) e dalla perforazione colica iatrogena (7,7).

Queste le ragioni dell'introduzione del trattamento laparoscopicamente assistito delle steno-atresie del piccolo intestino, che può essere interpretato come un'evoluzione del trattamento laparoscopico puro. Forme sia atresiche duodenali sia steno-atresiche

Videochirurgia pediatrica, Ciro Esposito et al. (a cura di)

digiuno-ileali sono state trattate a oggi con un approccio laparoscopicamente assistito.

Il minore traumatismo tissutale, con minore sviluppo di aderenze, e un più rapido decorso postoperatorio, caratterizzato da una riduzione dei tempi di canalizzazione, rappresentano a oggi i principali vantaggi dell'approccio laparoscopico alle steno-atresie del piccolo intestino.

L'atresia, nelle sue varianti morfologiche, è la causa più frequente di ostruzione duodenale e digiuno-ileale neonatale.

Le forme duodenali interessano per lo più la prima o la seconda porzione e in genere l'ostruzione è sottoampollare.

Le forme digiuno-ileali si localizzano equamente nel tratto digiunale e nel tratto ileale (31% digiuno prossimale, 20% digiuno distale, 13% ileo prossimale e 36% ileo distale).

Le steno-atresie digiuno-ileali costituiscono in genere un'anomalia isolata a differenza delle forme duodenali. Infatti, circa la metà dei neonati affetti da steno-atresia duodenale presenta altre anomalie; tra queste dominano per frequenza e impatto clinico la sindrome di Down (28%) e le cardiopatie congenite (22%).

Attualmente la maggior parte delle forme steno-atresiche del piccolo intestino vengono sospettate in epoca prenatale. Alla nascita l'esame radiologico diretto dell'addome ne confermerà il sospetto.

Un neonato affetto da steno-atresia del piccolo intestino non rappresenta un'emergenza chirurgica. Posizionato un sondino nasogastrico e garantito un supporto endovenoso di liquidi, verranno eseguiti tutti gli accertamenti relativi al completamento diagnostico non solo per la problematica intestinale ma, soprattutto nel caso di forme duodenali, anche per escludere anomalie associate. In caso di grave prematurità o di condizioni generali che controindichino l'intervento, la correzione chirurgica deve essere procrastinata.

Trattamento laparoscopicamente assistito delle atresie del piccolo intestino

Posizione del paziente

Il paziente viene posizionato supino all'estremità del tavolo operatorio. Gli arti inferiori possono essere divaricati o "a rana" (Fig. 31.1).

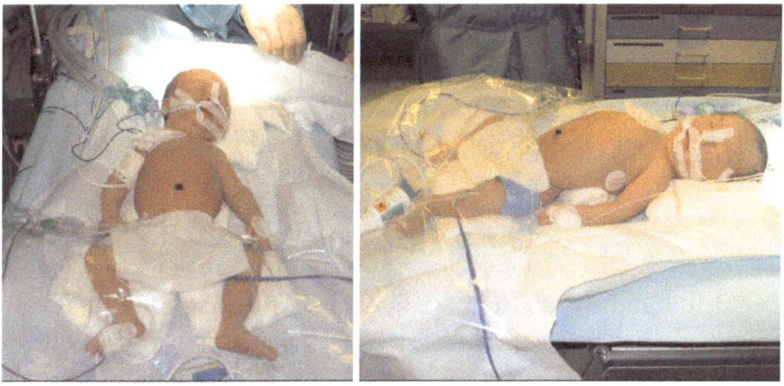

Fig. 31.1 Posizione del paziente

Il campo operatorio si estende dalla regione xifoidea al tubercolo pubico e lateralmente al di sotto delle spine iliache anterosuperiori.

Il tavolo operatorio viene posizionato durante la procedura in anti-Trendelenburg (15-20°).

Il primo operatore si pone ai piedi del paziente, l'aiuto alla sinistra del primo operatore. Si preferisce l'utilizzo di due monitor, uno sopra la testa del paziente e uno alla sinistra del primo monitor (Fig. 31.2).

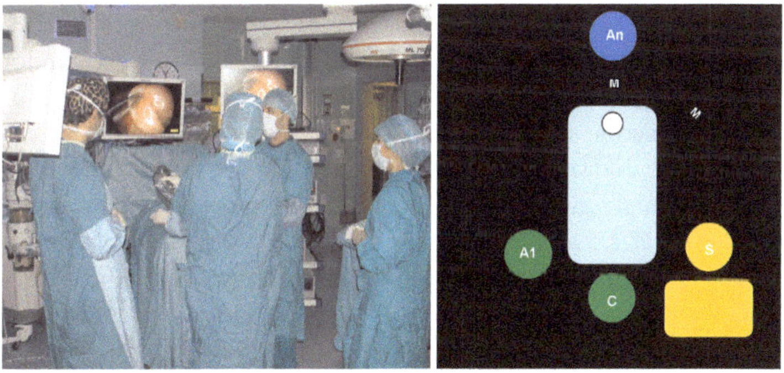

Fig. 31.2 Posizione del team operatorio: il primo operatore si pone ai piedi del paziente, l'aiuto alla sinistra del primo operatore. Si preferisce l'utilizzo di due monitor, uno sopra la testa del paziente e uno alla sinistra del primo monitor

Strumentario laparoscopico

Trocar monouso da 10 mm ad ancoraggio pneumatico, 1-2 trocar poliuso da 3 mm, ottica 0° da 5 mm, 1-2 pinze atraumatiche da presa da 3 mm, elettrocoagulatore monopolare a uncino da 3 mm.

Tecnica

Per il trattamento dell'atresia duodenale, mediante un'incisione sovraombelicale a semiluna, si inserisce con tecnica "open" il primo trocar da 10 mm per l'ottica 0° da 5 mm. Quindi si induce lo pneumoperitoneo alla velocità di 0,5 L/min fino a raggiungere una pressione endoaddominale di 6-7 mmHg e si esplora la cavità addominale. Il trattamento delle forme duodenali necessita di una mobilizzazione del duodeno, essendo questo retroperitoneale, pertanto si posizionano sotto visione diretta altri 2 trocar da 3 mm, uno in fossa iliaca destra e l'altro in ipocondrio sinistro (Fig. 31.3a).

Esplorata la cavità addominale ed esclusa la coesistenza di altre malformazioni intestinali, si individua il tratto duodenale atresico (Fig. 31.3b, c) che viene mobilizzato (Fig. 31.3d). Quindi si rimuove il trocar ombelicale e si procede all'esteriorizzazione del tratto duodenale patologico dalla breccia ombelicale (Fig. 31.3e). L'incisione sovraombelicale può essere ampliata in senso epigastrico per facilitare questa manovra, talvolta difficoltosa nelle atresie duodenali.

La seconda parte dell'intervento si esegue a cielo aperto. L'intero piccolo intestino deve essere esplorato, esteriorizzandolo dalla breccia ombelicale. La cornice colica sarà già stata valutata laparoscopicamente. L'approccio laparoscopicamente assistito permette di non fermarsi alla sola ispezione esterna delle anse, ma di poter irrigare l'intero piccolo intestino, onde poter escludere con certezza la coesistenza di forme steno-atresiche digiuno-ileali e soprattutto la coesistenza di forme atresiche a diaframma.

A cielo aperto si procede infine o all'escissione di diaframma mediante duodenotomia (Fig. 31.3f) o alla duodeno-duodenostomia.

L'anastomosi viene poi riposizionata nella cavità addominale

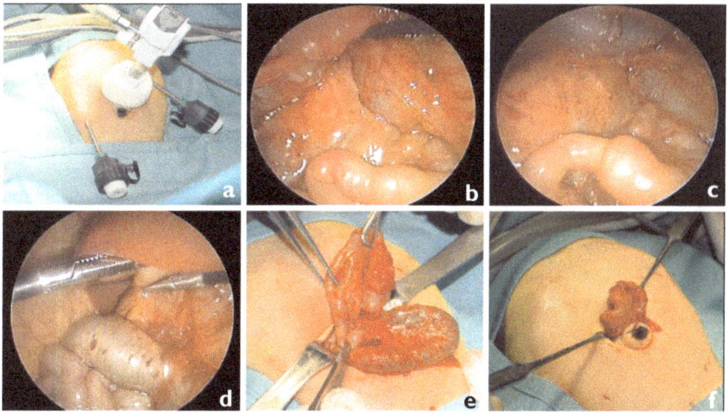

Fig. 31.3 Trattamento laparoscopicamente assistito dell'atresia duodenale. **a** Disposizione dei trocar; **b** identificazione laparoscopica del tratto duodenale atresico; **c** la corretta identificazione viene confermata dall'evidente discrepanza di calibro fra il tratto preatresico e quello postatresico in seguito all'introduzione di aria dal sondino nasogastrico; **d** mobilizzazione duodenale laparoscopica; **e** esteriorizzazione dalla breccia ombelicale; **f** sutura trasversale previa escissione del diaframma

e l'ultima valutazione (buona posizione dell'anastomosi, assenza di sanguinamenti) viene eseguita laparoscopicamente. Non si ritiene necessario il posizionamento di un sondino transanastomotico né di drenaggi addominali.

Per il trattamento delle steno-atresie digiuno-ileali si procede con analoga incisione sovraombelicale a semiluna e si inserisce con tecnica "open" il primo trocar da 10 mm per l'ottica 0° da 5 mm. Quindi si induce lo pneumoperitoneo e si posiziona in ipocondrio sinistro sotto visione diretta un trocar da 3 mm. Esplorata la cavità addominale, si individua il tratto steno atresico digiuno-ileale (Fig. 31.4a, 31.5a, 31.6a, 31.7a) che viene esteriorizzato dalla breccia ombelicale (Fig. 31.4b, 31.5b, 31.6b, 31.7b). Si esteriorizza l'intero piccolo intestino, che viene irrigato per poter escludere forme atresiche multiple (Fig. 31.4c, 31.5b). Quindi a cielo aperto si procede all'anastomosi intestinale termino-terminale previo tapering del moncone prossimale, come necessario nella maggior parte dei casi (Fig. 31.4c, d, 31.5c, d, 31.6c, d, 31.7c, d). Riposizionata l'anastomosi in cavità

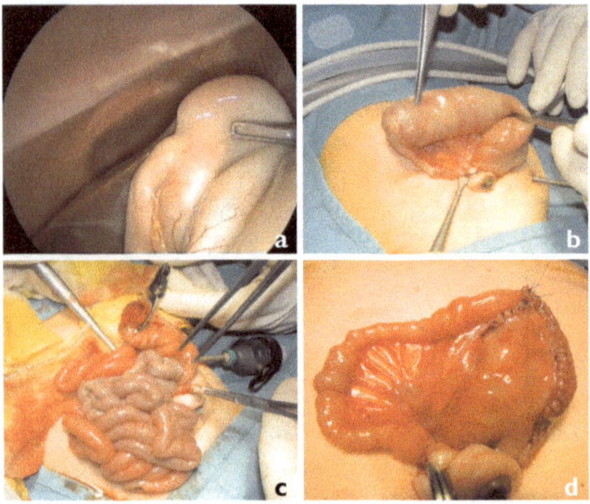

Fig. 31.4 Trattamento laparoscopicamente assistito dell'atresia digiunale. **a** Identificazione laparoscopica del tratto digiunale atresico; **b** esteriorizzazione dalla breccia ombelicale; **c** esteriorizzazione del piccolo intestino per escludere forme atresiche multiple e resezione del tratto atresico; **d** digiuno-digiunostomia previo tapering del moncone prossimale

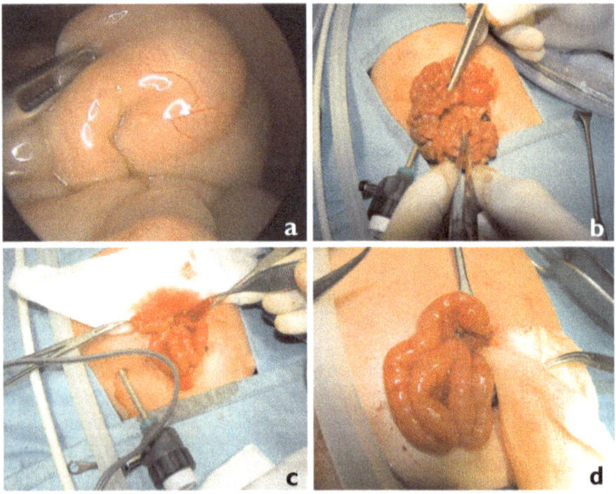

Fig. 31.5 Trattamento laparoscopicamente assistito dell'atresia digiunale. **a** Identificazione laparoscopica del tratto digiunale atresico; **b** esteriorizzazione dalla breccia ombelicale del tratto atresico e dell'intero piccolo intestino per escludere forme atresiche multiple; **c** resezione del tratto atresico; **d** digiuno-digiunostomia previo tapering del moncone prossimale

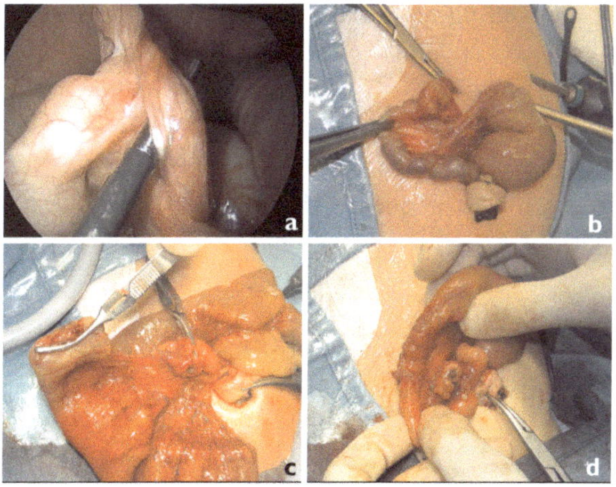

Fig. 31.6 Trattamento laparoscopicamente assistito dell'atresia digiunale. **a** Identificazione laparoscopica del tratto digiunale atresico; **b** esteriorizzazione dalla breccia ombelicale; **c** resezione del tratto atresico; **d** digiuno-digiunostomia previo tapering del moncone prossimale

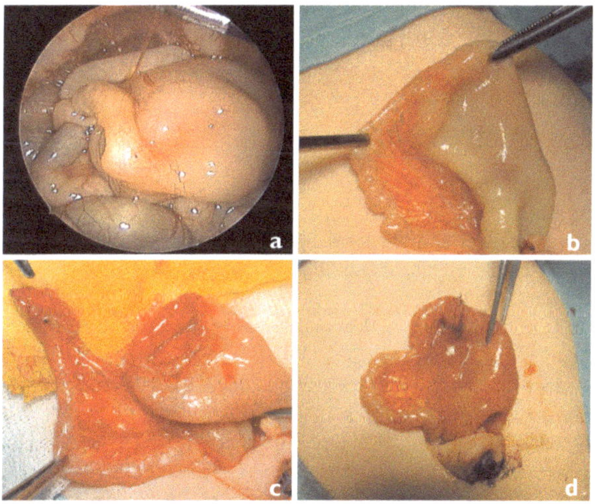

Fig. 31.7 Trattamento laparoscopicamente assistito dell'atresia ileale. **a** Identificazione laparoscopica del tratto ileale atresico; **b** esteriorizzazione dalla breccia ombelicale; **c** resezione del tratto atresico; **d** ileo-ileostomia previo tapering del moncone prossimale

addominale si esegue l'ultima valutazione laparoscopica. Non si posizionano drenaggi addominali.

Complicanze

Sovrapponibili per tipo e frequenza alle complicanze del trattamento chirurgico laparotomico.

Postoperatorio

L'alimentazione inizia in 5ª-6ª giornata postoperatoria.

Controindicazioni

Rispettato il timing del classico trattamento chirurgico delle forme steno-atresiche del piccolo intestino, le cardiopatie congenite associate alle forme atresiche duodenali rappresentano la principale controindicazione al trattamento laparoscopico; tuttavia, la chirurgia mininvasiva è reputata a oggi eseguibile in sicurezza nella maggior parte dei pazienti affetti da anomalie congenite cardiologiche, a esclusione delle cardiopatie dotto-dipendenti.

Letture consigliate

Bax NM, Ure BM, van der Zee DC, et al. Laparoscopic duodenoduodenostomy for duodenal atresia. Surg Endoscop 2001;15:217

Nakajima K, Wasa M, Soh H, et al. Laparoscopically assisted surgery for congenital gastric or duodenal diaphragm in children. Surg Laparosc Endosc Percutan Tech 2003;13:36-38

Rothenberg SS. Laparoscopic duodenoduodenostomy for duodenal obstruction in infants and children. J Pediatr Surg 2002;37:1088-1089

Steyaert H, Valla JS, Van Hoorde E. Diaphragmatic duodenal atresia: laparoscopic repair. Eur J Pediatr Surg 2003;13:414-416

Van der Zee DC, Bax NM, Sreeram N, et al. Minimal access surgery in neonates with cardiac anomalies. Pediatr Endosurg Innovat Tech 2003;7:233-236

Yamatacha A, Koga H, Shimotakahara A, Urau M, et al. Laparoscopy-assisted surgery for prenatally diagnosed small bowel atresia. Simple, safe and virtually scar free. J Pediatr Surg 2004;39:1815-1818

Capitolo 32
Atresia duodenale

H. Allal

L'ostruzione congenita del duodeno include l'atresia e la stenosi, che occorrono approssimativamente in 1/6000-1/10.000 nascite. I vantaggi delle tecniche mininvasive negli ultimi vent'anni ne hanno consentito l'utilizzo anche in questa patologia. Dall'introduzione della laparoscopia in età pediatrica, le tecniche e gli strumenti si sono evoluti, consentendo lo sviluppo di procedure sempre meno invasive. Sono riportati, tuttavia, pochi casi di procedure laparoscopiche in epoca neonatale.

Preparazione preoperatoria

Le associazioni con altre patologie mediche o chirurgiche sono numerose. Questa patologia si associa frequentemente alla trisomia 21, come parte della sindrome VACTERL, ad altre atresie intestinali e anche ad anomalie cardiache. Pertanto, prima dell'intervento è indispensabile eseguire uno screening diagnostico completo.

Un sondino nasogastrico viene posizionato in tutti i pazienti per decomprimere lo stomaco. La somministrazione di antibiotici preoperatori può essere effettuata in base alle preferenze del chirurgo.

Posizione del paziente

Il paziente è posizionato supino alla fine del tavolo, con la testa in alto e lievemente ruotato verso sinistra, il chirurgo è ai piedi

Videochirurgia pediatrica, Ciro Esposito et al. (a cura di)

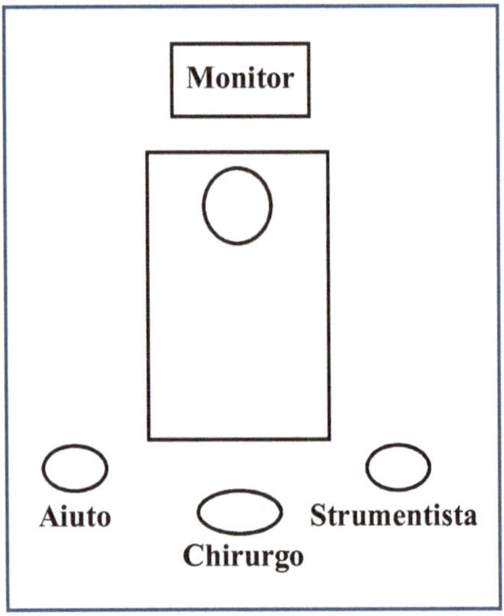

Fig. 32.1 Posizione del paziente e del team chirurgico

del paziente con l'assistente alla sua sinistra e lo strumentista alla sua destra; il monitor è posizionato a destra nella parte alta del tavolo operatorio (Fig. 32.1).

Strumentario

È utilizzata la strumentazione laparoscopica neonatale standard, posizionando 3 o 4 trocar da 3 o 5 mm e un'ottica da 30°; gli strumenti da 3 mm includono palpatore, forbici, uncino monopolare, porta-aghi, dissettore, pinza da presa e sistema di lavaggio-aspirazione (Fig. 32.2).

Tecnica

L'inserimento della cannula per un'ottica 30° da 5 mm avviene con tecnica "open" attraverso un'incisione sovraombelicale alla sinistra della vena ombelicale. Viene creato uno pneumoperitoneo con CO_2 alla pressione di 5-8 mmHg e con un flusso di 2 litri al minuto.

Due trocar da 3 mm sono inseriti nei quadranti sovraombelicali a livello della linea pararettale destra e sinistra. Qualche

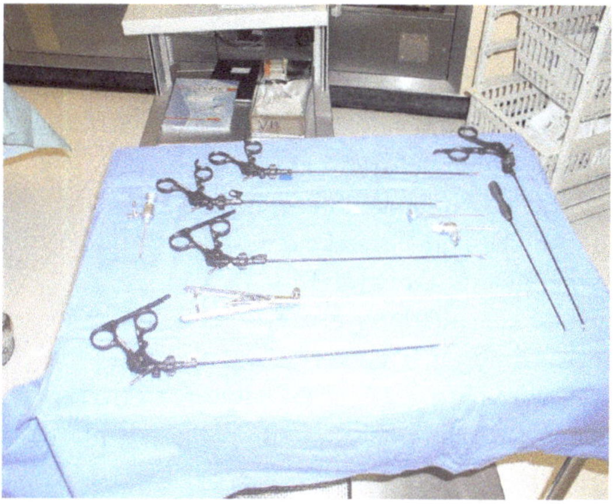

Fig. 32.2 Strumentario

volta due trocar aggiuntivi sono inseriti uno a livello dell'appendice xifoide per sollevare il fegato e uno alla sinistra per mobilitare la zona sovra-atresica del duodeno (Fig. 32.3).

La condizione che più frequentemente si presenta in pazienti con ostruzione intestinale è la notevole dilatazione e una cavità addominale limitata; non è questo il caso dell'atresia duodenale. Tutto il piccolo intestino e il colon sono decompressi, pertanto vi è un'eccellente esposizione del duodeno prossimale. L'intestino può essere controllato visivamente alla ricerca di segmenti

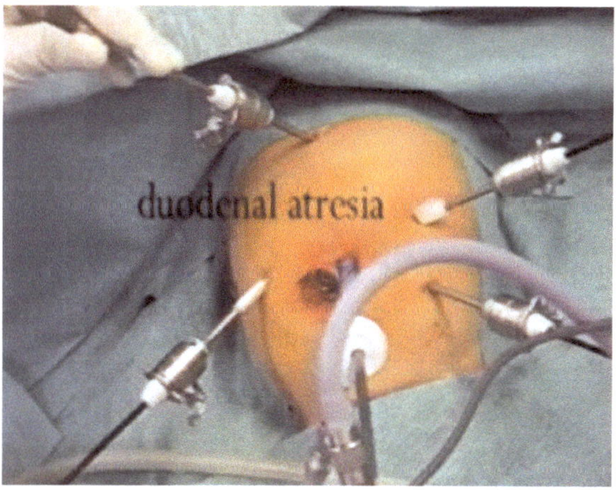

Fig. 32.3 Posizione dei trocar

ostruiti più distalmente o di anomalie associate. La manovra di Kocker consente un'adeguata esposizione del duodeno. Il colon trasverso è scollato dallo stomaco e il duodeno trazionato inferiormente e mobilizzato dalla sua posizione retroperitoneale, consentendo l'identificazione del tratto atresico.

La seconda e la terza porzione del duodeno sono adeguatamente mobilizzate, consentendo una duodeno-duodenostomia senza alcuna tensione, come mostra la Figura 32.4.

La porzione distale del duodeno è aperta per circa 2 cm di lunghezza sul bordo antimesenterico verticalmente utilizzando la coagulazione monopolare (Fig. 32.5) e un'enterotomia trasversa è praticata al duodeno superiore (Fig. 32.6). Viene poi praticata

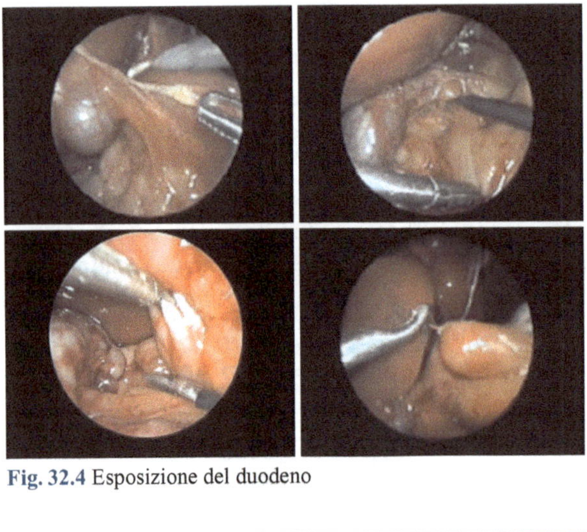

Fig. 32.4 Esposizione del duodeno

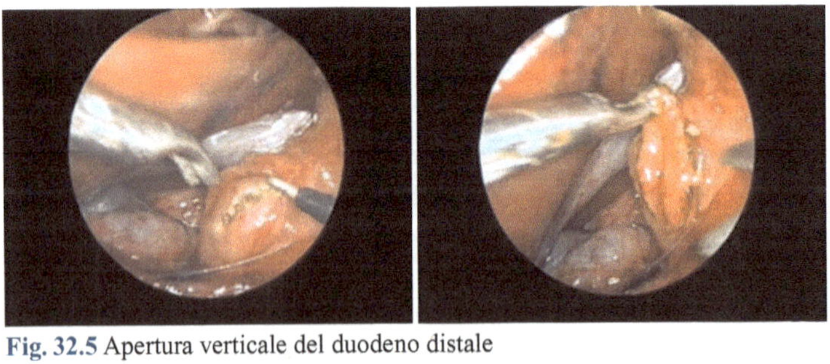

Fig. 32.5 Apertura verticale del duodeno distale

un'anastomosi a forma di losanga in continua con filo 5/0 di Vicryl, come nella tecnica "open" (Fig. 32.7).

Il primo punto viene posto tra il punto di mezzo del margine inferiore dell'incisione sul duodeno prossimale e l'angolo superiore dell'incisione praticata sul duodeno distale (Fig. 32.8). La sutura prosegue da questo punto iniziale rispettivamente a destra e a sinistra in maniera simmetrica (Fig. 32.9) sino a ultimare l'anastomosi (Fig. 32.10). Normalmente non viene posizionato un

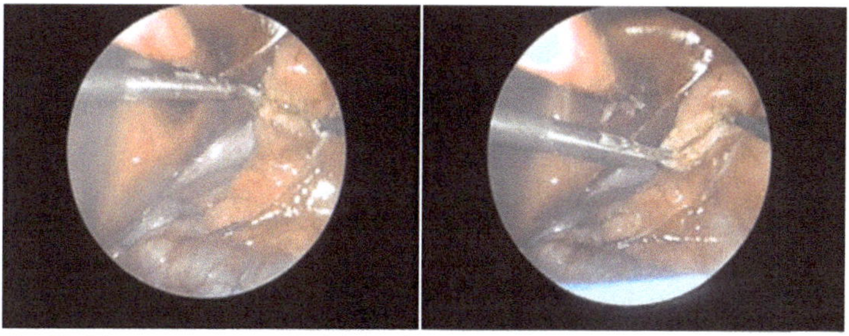

Fig. 32.6 Apertura trasversale del duodeno prossimale

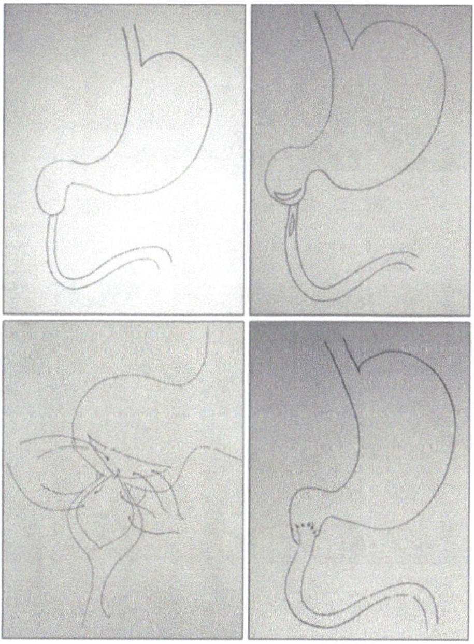

Fig. 32.7 Schema della duodeno-duodenostomia

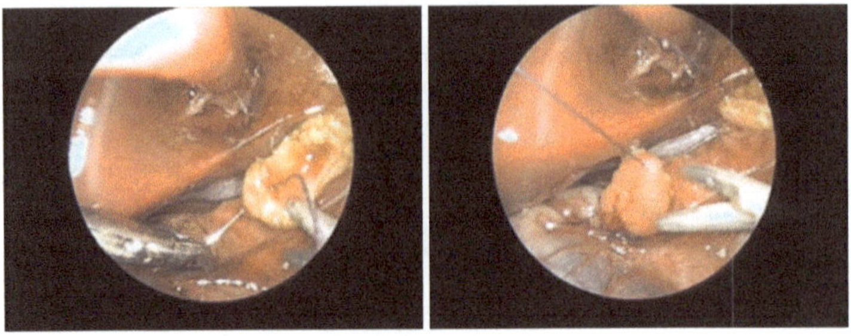

Fig. 32.8 Anastomosi duodenale in atresia

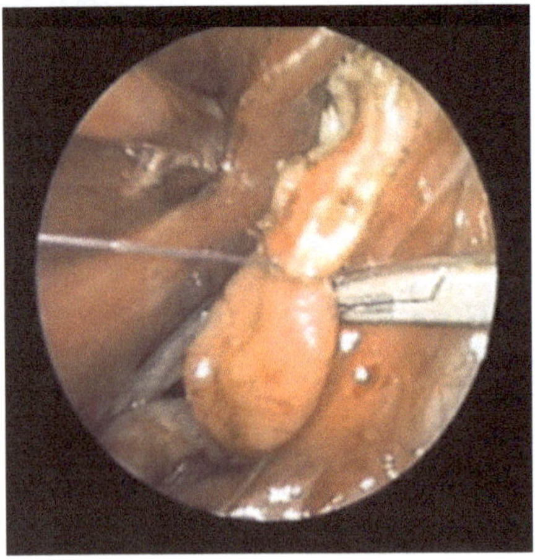

Fig. 32.9 Sutura destra e sinistra per l'anastomosi

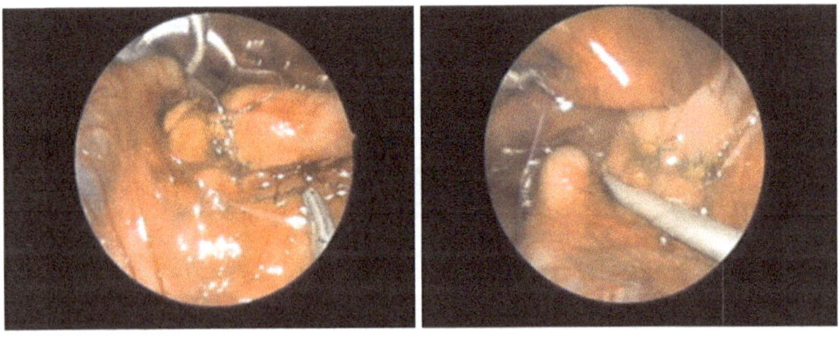

Fig. 32.10 Anastomosi

tubo transanastomotico, per il rischio di danneggiare la struttura posteriore. Effettuato il lavaggio della cavità addominale con soluzione salina, si esegue una prova di tenuta dell'anastomosi mediante insufflazione d'aria attraverso il sondino nasogastrico.

Stenosi duodenale

Duodenoplastica

Dopo aver identificato la stenosi duodenale si pratica un'incisione longitudinale sul versante prossimale e distale. Viene ricercata la presenza di una membrana successivamente sezionata in maniera da non danneggiare la parete posteriore. Viene poi suturata l'incisione utilizzando la tecnica di Miculickz (Fig. 32.11).

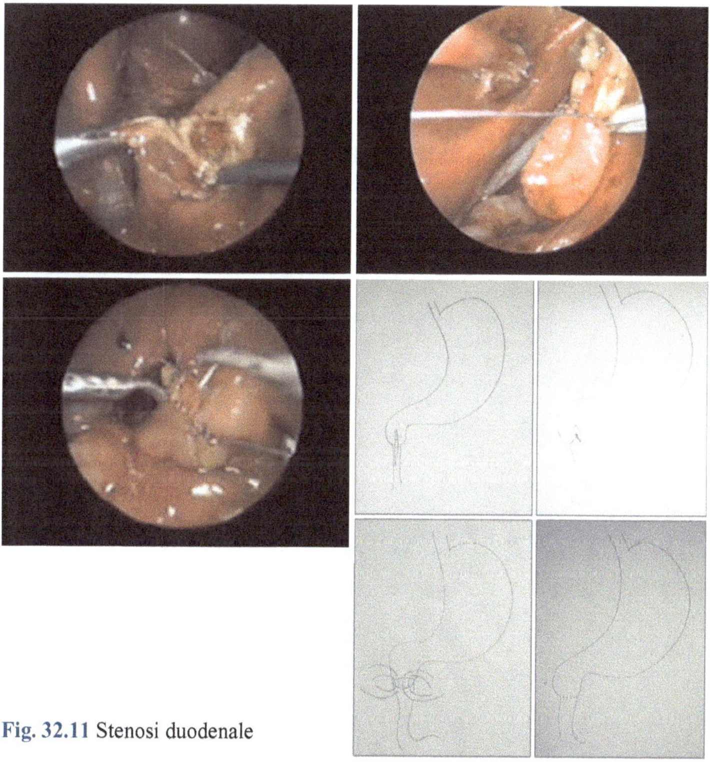

Fig. 32.11 Stenosi duodenale

Postoperatorio

Viene lasciato in sede il sondino nasogastrico e la rialimentazione per via orale viene ripresa in terza-quinta giornata postoperatoria; qualche volta, in alternativa, è possibile ricorrere alla rialimentazione attraverso il sondino nasogastrico. La terapia antalgica varia a discrezione del chirurgo e dell'anestesista.

Letture consigliate

Ponsky T, Rothenberg S. Minimally invasive surgery in infants less than 5 kg: experience of 649 cases. Surg Endosc 2008;22:2014-2019

Rothenberg S. Laparoscopic Duodenoduodenostomy for Duodenal Obstructions in Infants and Children. J Pediatr Surg 2002;37:1088-1089

Spilde T, St Peter S, Kecler S, et al. Open Vs laparoscopic repair of congenital duodenal obstruction: a concurrent series. J Pediatr Surg 2008;43:1002-1005

Valusek P, Spilde T, Tsao K, et al. Laparoscopic duodenal atresia repair using surgical U-clips: a novel technique. Surg Endosc 2007;21:1023-1024

Van der Zee DC, Bax NMA. Laparoscopic treatment of Duodenal and Jejunal Atresia and stenosis. Berlin Heidelberg New York: Springer 2008, pp. 293-297

Van der Zee DC, Bax NMA, Ure BM, Van Tuijl I. Laparoscopic duodenoduodenostomy for duodenal atresia. Surg Endosc 2001;15:217-219

Capitolo 33
Ernia diaframmatica congenita

P. Philippe-Chomette, A. Farina, C. Esposito

L'ernia diaframmatica congenita deriva da un difetto di chiusura del canale pleuro-peritoneale che si verifica solitamente tra la 6ª e l'8ª settimana di gestazione, provocando la fuoriuscita di visceri dall'addome verso la cavità toracica. Il difetto è delimitato anteriormente dal margine anteriore del diaframma, lateralmente dal pilastro diaframmatico e posteriormente dal margine costale. Tale condizione genera una compressione sul polmone dal lato erniato, impedendone il normale sviluppo (ipoplasia polmonare).

L'ernia diaframmatica congenita ha una frequenza di 1 caso ogni 3000-5000 nati vivi, con una lieve predominanza nel sesso maschile rispetto a quello femminile. Non è una patologia ereditaria, pur essendo stata descritta eccezionalmente in più soggetti della stessa famiglia.

La diagnosi in genere viene posta nel secondo trimestre di gravidanza quando, a seguito di un esame ecografico, è possibile visualizzare in torace uno o più organi addominali (intestino, milza, stomaco, fegato). Il torace e il cuore si presentano spostati generalmente verso destra, poiché la parte sinistra risulta essere quella più frequentemente interessata.

Alla nascita, a causa del non completo sviluppo polmonare, i piccoli pazienti presentano solitamente importanti difficoltà respiratorie. In alcuni casi, la patologia può manifestarsi in epoca tardiva, nei primi mesi di vita o durante i primi anni. In questi casi, l'ernia può manifestarsi con episodi di incarceramento o strangolamento degli organi erniati.

Videochirurgia pediatrica, Ciro Esposito et al. (a cura di)

Strumentario

Sono necessari 3 o 4 trocar. Un trocar da 5 mm per un'ottica 0° da 5 mm. Altri due trocar da 3 mm sono posizionati in triangolazione con l'ottica. Può essere utile posizionare un altro trocar al quadrante superiore sinistro per retrarre lo stomaco durante la riparazione del difetto. Non sono richiesti strumenti specifici, anche se è preferibile utilizzare un set da 3 mm; un elettrocoagulatore monopolare è sufficiente per la maggior parte dei casi. Fili di sutura non riassorbibili, polifilamento, 2/0 o 3/0, vengono utilizzati per la chiusura del difetto. È necessario avere a portata di mano un set di strumenti per un'eventuale conversione a "open surgery", così come dovrebbe essere garantito un eventuale utilizzo di protesi in goretex o mersilene.

Preparazione preoperatoria

In primo luogo è necessario selezionare i pazienti in base al loro grado di stabilità emodinamica e ventilatoria. Ipoplasia polmonare severa con elevati livelli di PCO_2, ipertensione polmonare e instabilità emodinamica sono da considerarsi controindicazioni assolute alla laparoscopia.

La presenza di malformazioni associate, quali difetti cardiovascolari in grado di generare uno shunt destro-sinistro o disturbi cerebrali con ipertensione intracranica, dovrebbe essere ricercata e studiata. La contemporanea presenza di tali problematiche rappresenta un'ulteriore controindicazione alla laparoscopia. I pazienti vengono sottoposti ad anestesia generale, con intubazione endotracheale, senza ventilazione unipolmonare selettiva; in genere non si utilizza l'anestesia epidurale.

In aggiunta, si possono attuare ulteriori procedure per ridurre il dolore postoperatorio, quali l'infiltrazione delle porte di accesso dei trocar con anestetici locali, il blocco del nervo intercostale e l'analgesia epidurale, nei pazienti più grandi.

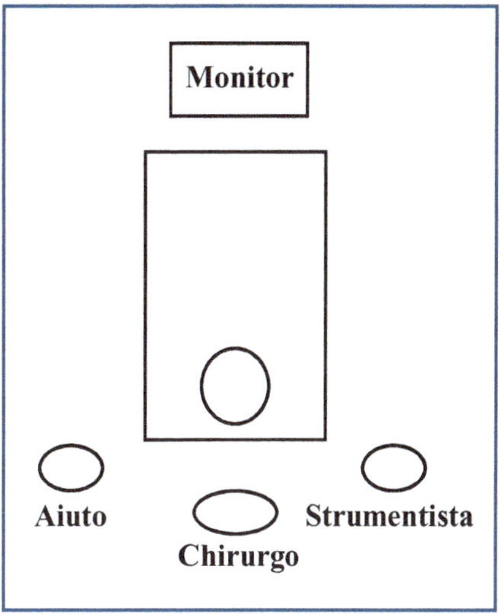

Fig. 33.1 Posizione del paziente e del team chirurgico

Tecnica

Posizione del paziente

Il paziente viene posto in posizione supina. L'equipe chirurgica è composta da un operatore e un assistente. Essi si pongono di fronte al paziente. L'operatore si pone ai piedi del paziente, mentre l'assistente alla sinistra dell'operatore. Lo strumentista è alla destra dell'operatore. Il monitor è posto di fronte all'operatore, in corrispondenza della testa del paziente (Fig. 33.1).

Posizione dei trocar

Il posizionamento dei trocar è simile a quello che si attua nella correzione della fundoplicatio secondo Nissen. L'ottica è posizionata in sede ombelicale. I trocar in triangolazione con l'ottica (fianco destro e fianco sinistro) e un altro trocar al quadrante superiore sinistro per retrarre lo stomaco durante la riparazione del difetto (Fig. 33.2).

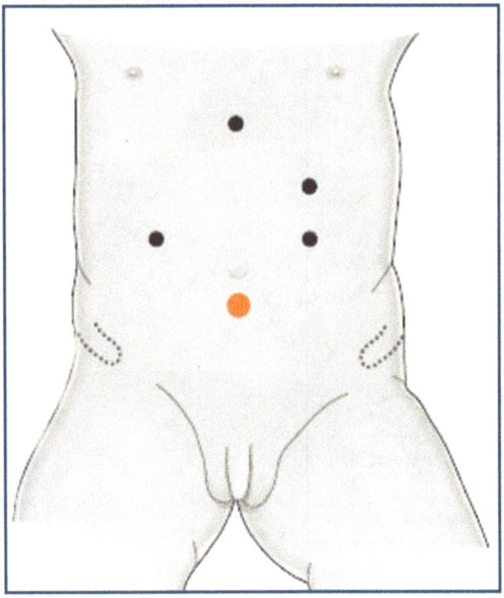

Fig. 33.2 Posizione dei trocar. Riprodotta da: Bax KNMA et al. (2008), con autorizzazione

Descrizione dell'intervento

Dopo aver introdotto il primo trocar, si procede all'insufflazione di CO_2. Il primo tempo operatorio è la riduzione dei visceri erniati. In caso di ernia senza sacco, sul lato sinistro, bisogna cominciare a ridurre i visceri cavi erniati. Successivamente si riduce la milza, facendo attenzione a mantenere l'orifizio erniario sufficientemente aperto, aiutandosi con due pinze. Questo è senza dubbio il momento più delicato dell'intervento.

In caso di sacco erniario non è indispensabile procedere alla sua resezione; è possibile, infatti, evertere il sacco entro la cavità addominale prima di realizzare la sutura diaframmatica. È preferibile comunque procedere alla resezione del sacco, mediante forbici monopolari, facendo attenzione in questo caso a non ledere la vascolarizzazione e l'innervazione diaframmatica (Fig. 33.3).

In caso di ernia senza sacco non è indispensabile modellare i margini muscolari, se essi sono perfettamente identificabili. Potrebbe essere di beneficio liberare il foglietto pleuro-parietale sul bordo muscolare posteriore situato lungo l'arco costale posteriore.

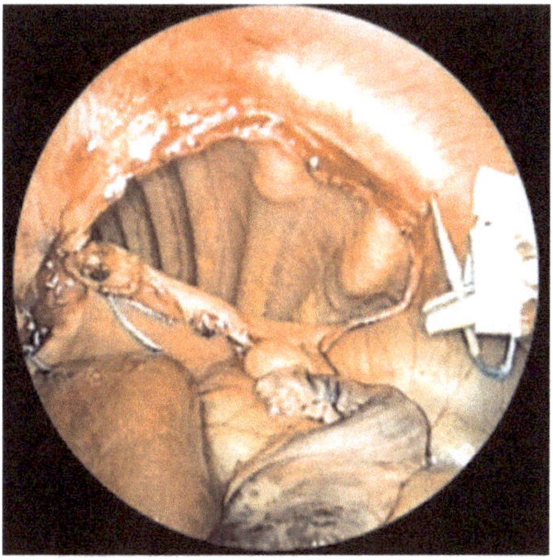

Fig. 33.3 Dopo la riduzione dei visceri erniati in addome viene resecato il sacco erniario. Riprodotta da: Bax KNMA et al. (2008), con autorizzazione

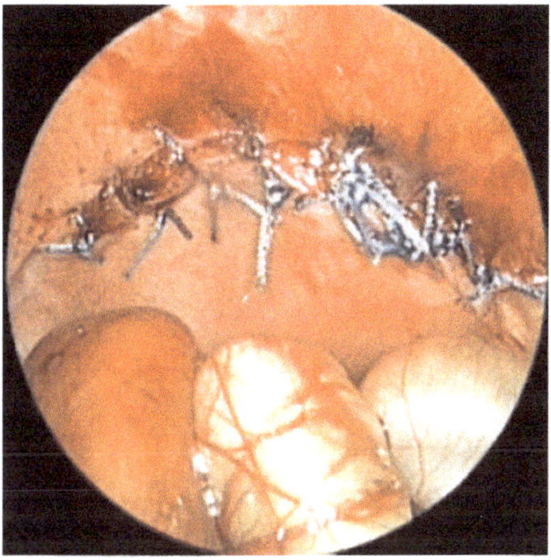

Fig. 33.4 Il difetto muscolare viene chiuso a punti staccati in filo non assorbibile. Riprodotta da: Bax KNMA et al. (2008), con autorizzazione

La sutura del diaframma è generalmente possibile senza artefici tecnici. Una semplice sutura dei margini a punti staccati con fili non riassorbibili intrecciati è la scelta più frequentemente utilizzata (Fig. 33.4).

Se la sutura non garantisce una tenuta stabile, è possibile applicare una placca in materiale non riassorbibile. La placca dovrà abbondantemente debordare i margini del diaframma, andando a coprire una parte della muscolatura anteriormente, e risalendo lungo la parete toracica posteriormente. La placca viene dunque fissata mediante punti staccati.

Postoperatorio

Il decorso postoperatorio è influenzato in gran parte dal grado di ipoplasia polmonare e dalla persistenza dell'ipertensione polmonare, che condizionano la risposta emodinamica e ventilatoria del paziente. Il paziente resta intubato immediatamente dopo l'intervento. Il dolore è controllato con ketorolac e piccole dosi di morfina. Alcuni pazienti possono avere reflusso gastroesofageo, che può essere corretto con metoclopramide e anti-H2. L'alimenta-zione orale viene iniziata in prima giornata postoperatoria, a meno di controindicazioni particolari.

Problematiche

L'impossibilità di verificare correttamente la presenza di anomalie di rotazione dell'asse mesenterico rappresenta uno dei principali limiti di tale approccio.

Non vi sono limiti all'utilizzo di protesi non riassorbibili in caso di un ampio difetto diaframmatico e, inoltre, tale tecnica consente di trattare ugualmente casi di ernia di Morgagni-Larrey con le stesse modalità descritte per l'ernia diaframmatica congenita: insufflazione di CO_2, plicatura, sutura e drenaggio toracico per 24 ore.

Complicanze

La riduzione del contenuto erniario in addome non pone di solito problematiche di sorta, eccetto che per la presenza della milza, che va manipolata evitando eccessivi traumatismi.

La resezione del sacco erniario è una manovra sul cui beneficio e reale significato il dibattito è tuttora aperto. In caso di utilizzo di forbici monopolari è necessario prestare estrema attenzione a non danneggiare l'innervazione e la vascolarizzazione del diaframma, anche a distanza; si ricorda, infatti, che elettrocoagulatori monopolari possono generare lesioni tissutali a distanza per l'instaurarsi di archi elettrici.

Infine, non sono riportate differenze in termine di rischio di recidiva tra l'approccio mininvasivo e la chirurgia "open".

Letture consigliate

Arca MJ, Barnhart DC, Lelli JL, et al. Early experience with minimally ìnvasive repair of congenita diaphragmatic hernias: results and lessons learned. J Pediatr Surg 2003;38:1563-1568

Bax KNMA, Georgeson KE, Rothenberg SS, et al. (Eds). Endoscopic surgery in infant and children. Berlin Heidelberg: Springer 2008

Becmeur F, Reimberg O, Dimitriu C, et al. Repair of congenital diaphragmatic hernia in children. Sem Ped Surg 2007;16:238-244

Harinath G, Senapati PS, Politi MJ, et al. Laparoscopie reduction of an acute gastric volvulus and repair of a hernia of Bochdalek. Surg Laparosc Endosc Percutan Tech 2002;12:180-183

Hendrickson RJ, Rothenberg SS, Partrick DA. Laparoscopic repair of congenital diaphragmatic hernia. Pediatr Endosurg Innov Tech 2003;7:97

Marin-Blazquez AA, Candel MF, Parrà PA, et al. Morgagni hernia: repair with a mesh using laparoscopie surgery. Hernia 2003;8:70-72

Matthews BD, Bui H, Harold KL, et al. Laparoscopic repair of traumatic diaphragmatic injuries. Surg Endosc 2003;17:254-258

Phillipe P, Becmeur F, Bax NN, et al. Endoscopic surgery of diaphragmatic anomalies. A multicentric study of GECI: postero lateral hernias and eventrations. Xith Annual Congress for Endosurgery in Children (IPEG). Genova 2-4 maggio 2002

Settembre A, Cuccurullo D, Pisaniello D, et al. Laparoscopic repair of congenital diaphragmatic hernia with prosthesis: a case report. Hernia 2003;7:52-54

Willemse P, Schutte PR, Plaisier PW. Thoracoscopic repair of a Bochdalek hernia in an adult. Surg Endosc 2003;17:162

Yag EY, Allmendinger N, Johnson SM, et al. Neonatal thoracoscopic repair of congenital diaphragmatic hernia: selection criteria for succesful outcome. J Pediatr Surg 2005;40:1369-1375

Capitolo 34

Malattia di Hirschsprung: pull-through endorettale secondo Soave-Georgeson

V. Jasonni, S. Avanzini, A. Pini Prato, G. Mattioli

La diagnosi di malattia di Hirschsprung richiede una valutazione enzimoistochimica su biopsia rettale per suzione per stabilire la presenza o meno di strutture gangliari nella sottomucosa intestinale e l'incremento di fibre colinergiche nella lamina propria. L'estensione prossimale della malattia può essere solamente intuita radiologicamente con l'esecuzione di un Rx clisma opaco e deve essere pertanto confermata su biopsia sieromuscolare in sede intraoperatoria. I piccoli pazienti affetti da malattia di Hirschsprung possono essere sottoposti al trattamento chirurgico radicale diretto (pull-through endorettale secondo Soave-Georgeson) qualora non siano presenti condizioni, quali l'enterocolite e/o altre anomalie associate, che possano limitarne le condizioni generali di salute. Tali pazienti, infatti, generalmente vengono sottoposti a enterostomia di livello e successivamente possono essere trattati radicalmente in maniera analoga.

Preparazione preoperatoria

La preparazione intestinale rappresenta il cardine della fase preoperatoria nel trattamento laparoscopico della malattia di Hirschsprung: i clisteri di pulizia intestinale vengono intensificati nella settimana antecedente l'intervento; la dieta, inizialmente priva di scorie, è idrica a 48 ore dall'intervento e sospesa – proseguendo con la sola idratazione endovenosa – nelle ultime 24

Videochirurgia pediatrica, Ciro Esposito et al. (a cura di)

ore preoperatorie.

Antibiotici endovenosi ad ampio spettro vengono iniziati la mattina dell'intervento.

All'induzione dell'anestesia generale vengono posizionati il sondino nasogastrico e il catetere vescicale.

Le moderne tecniche di anestesia locoregionale sono sicuramente da privilegiare, in quanto permettono di ridurre la necessità di farmaci analgesici per via sistemica, che possono interferire con la motilità gastrointestinale e quindi sulla possibilità di una pronta ricanalizzazione intestinale postoperatoria.

Tecnica

Il paziente è generalmente posizionato supino al bordo inferiore del tavolo operatorio, con i piedi congiunti in modo da facilitare il passaggio alla fase perineale. Il campo operatorio si estende dalla linea intermammaria alla punta dei piedi (Fig. 34.1).

Previa iniezione di anestetico locale, vengono posizionati dai 3 ai 4 accessi laparoscopici, posizionando l'accesso per l'ottica visiva a 30° (10-12 mm) in quadrante superiore destro o, even-

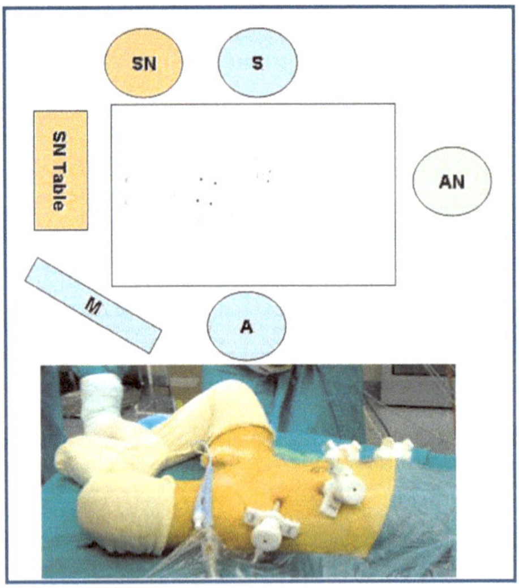

Fig. 34.1 Posizione del team chirurgico al tavolo operatorio e posizione degli accessi laparoscopici. *S*, chirurgo operatore; *A*, aiuto-chirurgo; *SN*, ferrista; *AN*, anestesista; *SN Table*, tavolo dei ferri chirurgici; *M*, monitor

tualmente, in sede ombelicale. I due canali operativi (5 mm) possono essere meglio sfruttati in presenza di un quarto accesso in sede sovrapubica sinistra, che ottimizzi la trazione sul colon (vedi Fig. 34.1).

Viene inizialmente identificata la zona di transizione, che deve essere confermata istologicamente su biopsie sieromuscolari estemporanee, definendo pertanto il livello gangliare normale (estensione prossimale di malattia) (Fig. 34.2).

Successivamente viene creata una finestra nell'ambito del meso-colon e si procede nella dissezione del colon agangliare in maniera circonferenziale sul piano della riflessione peritoneale (Fig. 34.3). Grande attenzione va posta nel preservare i rami vascolari mesenterici deputati all'irrorazione del retto. Il piano rettale posteriore risulta più agevole da dissecare in quanto relativamente avascolare. Anteriormente, la dissezione deve essere spinta per circa 1-2 cm al di sotto della riflessione peritoneale. Una dissezione troppo spinta in profondità anteriormente e/o lateralmente rischia di danneggiare i nervi erigendi, con il conseguente rischio di impotenza e/o vescica neurologica. Sul versante prossimale, la dissezione vascolare deve preservare l'arcata marginale: una dissezione troppo vicina al margine del colon

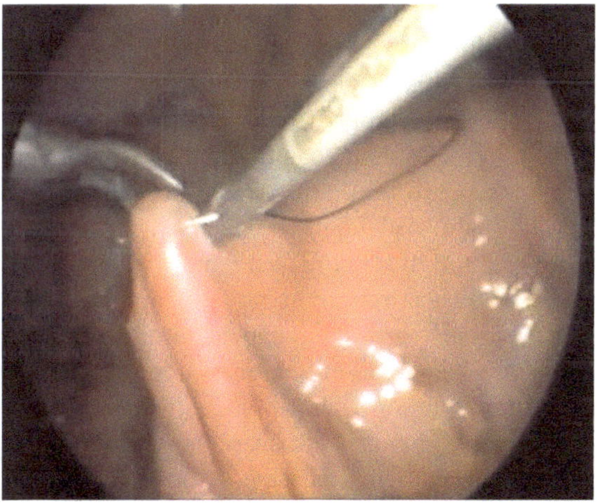

Fig. 34.2 Preparazione per l'esecuzione della biopsia sieromuscolare sul segmento colico normogangliare

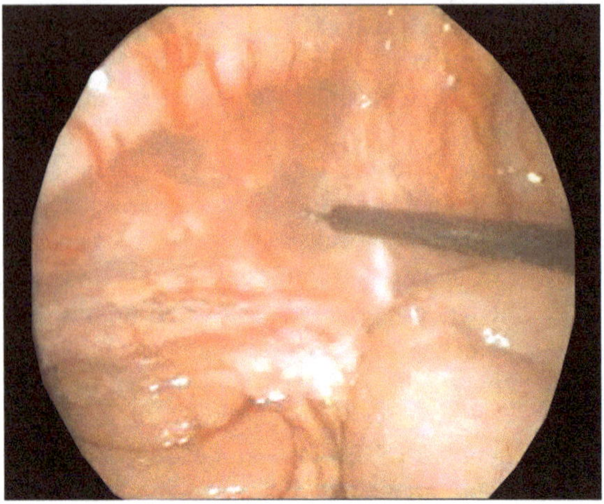

Fig. 34.3 Interruzione del mesocolon e scheletrizzazione del retto-sigma

comporta alti rischi di ischemia, disfunzioni motorie e/o deiscenze anastomotiche. A seconda dell'estensione della malattia, dovranno essere progressivamente mobilizzati il sigma, il legamento laterale del colon discendente, la flessura splenica o oltre, in caso di forme ultralunghe.

Dopo aver completato la dissezione endoscopica del colon e del retto, lo pneumoperitoneo viene evacuato e si procede alla fase perineale. Gli accessi laparoscopici vengono tuttavia lasciati in sede per il controllo finale dopo il pull-through.

Gli arti inferiori, preventivamente congiunti alle estremità dei piedi, vengono a questo punto ribaltati verso l'alto dando il via alla seconda fase (perineale) dell'intervento.

Con l'ausilio di 6-8 punti di trazione, vengono esposti l'ano e il retto (Fig. 34.4). La mucosa rettale viene interrotta circonferenzialmente con l'elettrobisturi a mano appena al di sopra della linea dentata. La mucosa viene quindi trazionata con 4-5 punti di sutura 3/0 per facilitarne la dissezione dal sottostante piano muscolare. Il piano di dissezione risulta avascolare e può essere guadagnato facilmente in maniera smussa e/o con l'ausilio dell'elettrobisturi. La dissezione prosegue prossimalmente fino a ottenere una progressiva eversione del retto: tale evenienza indica

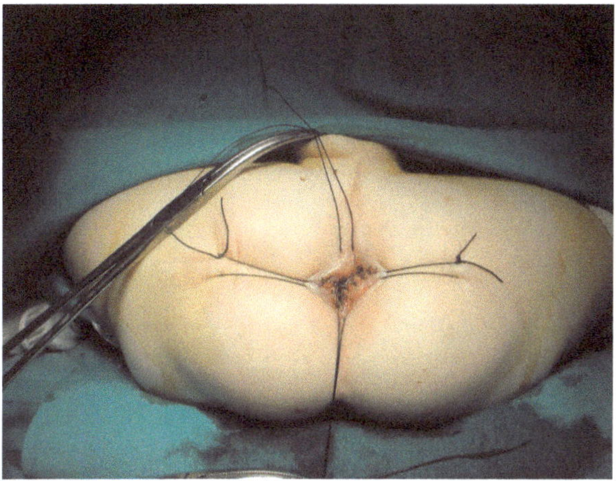

Fig. 34.4 Passaggio alla fase perineale con esposizione della mucosa anale e della linea dentata

il raggiungimento del livello di dissezione intraddominale. La cuffia muscolare rettale può quindi essere incisa posteriormente con l'elettrobisturi, a congiungere il piano sottomucoso appena dissecato con il piano di dissezione intraddominale.

A questo punto il colon può essere liberamente trazionato (pull-through) all'interno della cuffia muscolare rettale fino al livello giudicato istologicamente gangliare (biopsia estemporanea) (Fig. 34.5). La sede prescelta per l'anastomosi viene esteriorizzata, dopo aver verificato la buona vascolarizzazione e l'assenza di tensione. La porzione anteriore del colon viene quindi sezionata e conseguentemente eseguita un'anastomosi colorettale in singolo strato con sutura riassorbibile. L'anastomosi viene completata progressivamente sul versante posteriore, dopo aver completato la sezione del colon abbassato, con 4 punti di sutura cardinali e 3 per ciascun quadrante, per un totale di 16 punti di sutura (Fig. 34.6).

Da ultimo, viene ricreato lo pneumoperitoneo per verificare l'assenza di complicanze legate alla procedura di abbassamento (esclusione di torsioni del colon abbassato e la possibilità di ernie interne).

Gli accessi laparoscopici vengono quindi chiusi senza necessità di drenaggi (Fig. 34.7).

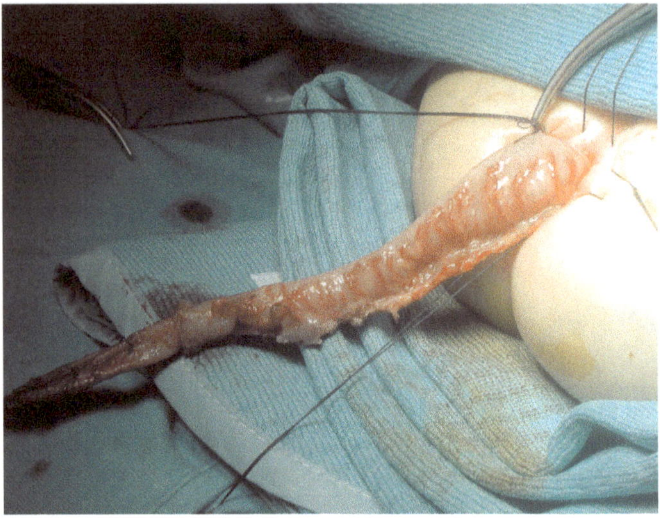

Fig. 34.5 Trazione della mucosa e del colon agangliare all'interno della cuffia muscolare rettale fino al livello giudicato istologicamente gangliare (biopsia estemporanea)

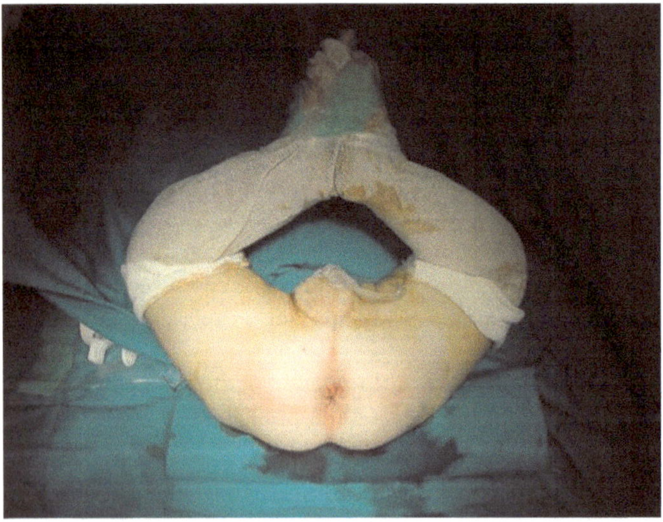

Fig. 34.6 Completamento dell'anastomosi perineale

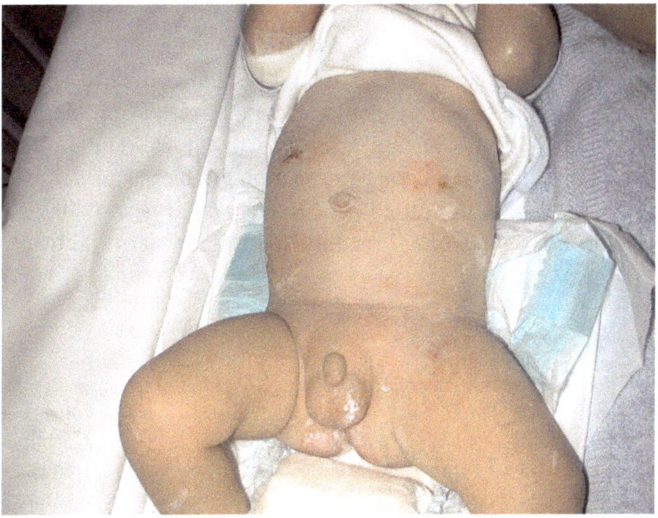

Fig. 34.7 Risultato estetico al termine della procedura dopo la chiusura degli accessi laparoscopici

Postoperatorio

Il sondino nasogastrico può essere rimosso nelle 12-24 ore successive all'intervento. Non appena si ripristina la canalizzazione intestinale, può essere ripresa l'alimentazione per via orale (generalmente in prima o seconda giornata postoperatoria). Il ciclo di copertura antibiotica endovenosa viene opportunamente completato nelle prime 24 ore dall'intervento o, se le condizioni cliniche lo richiedono, proseguito nei giorni successivi. Il paziente può essere dimesso quando è in grado di tollerare il suo normale regime dietetico.

A distanza di 3 settimane è opportuna una valutazione dell'anastomosi con esplorazione rettale ed eventuali dilatazioni anorettali. Tale procedura, se necessaria, può anche essere insegnata ai genitori ed eseguita a domicilio. Nell'immediato postoperatorio, la maggior parte dei pazienti sperimenta evacuazioni frequenti, probabilmente a causa dell'assenza di una vera e propria ampolla rettale e per l'indebolimento del complesso sfinterico rettale. Nonostante tale evenienza sia generalmente autolimitantesi e vada incontro a risoluzione nel giro di breve tempo, è consigliabile prevenire la comparsa di escoriazioni perineali con l'utilizzo generoso di creme dermoprotettive. Nel medio-lungo termine, altre possibili complicanze, tra cui l'enterocolite (10-30%) e la stipsi persistente (5-10%), possono comparire: tali problematiche andranno opportunamente e specificamente trattate in base alla tipologia e alla gravità della sintomatologia. Per quanto riguarda, invece, la qualità di vita e l'aspetto cosmetico legato alle procedure chirurgiche eseguite, i risultati si attestano su ottimi livelli.

Letture consigliate

Fonkalsrud EW. Complications of Hirschsprung's disease, allied disorders. In: Holschneider AM, Puri P (Eds). Hirschsprung's disease and allied disorders. 2nd edition. Singapore: Harwood 2000, pp. 425-431

Georgeson KE, Cohen RD, Hebra A, et al. Primary laparoscopic-assisted endorectal colon pull-through for Hirschsprung's disease: a new gold standard. Ann Surg 1995;229:678-683

Martucciello G, Favre A, Torre M, et al. A new rapid acetylcholinesterase histochemical method for the intraoperative diagnosis of Hirschsprung's disease and intestinal neuronal dysplasia. Eur J Pediatr Surg 2001;11:300-304

Martucciello G, Pini Prato A, Puri P, et al. Controversies concerning diagnostic guidelines for anomalies of the enteric nervous system: a report from the fourth International Symposium on Hirschsprung's disease and related neurocristopathies. J Pediatr Surg 2005;40:1527-1531

Mattioli G, Pini Prato A, Giunta C, et al. Outcome of primary endorectal pull-through for the treatment of classic Hirschsprung disease. J Laparoendosc Adv Surg Tech A 2008;18:869-874

Meier-Ruge W, Lutterbeck PM, Herzog B, et al. Acetylcholinesterase activity in suction biopsies of the rectum in the diagnosis of Hirschsprung's disease. J Pediatr Surg 1972;7:11-17

Teitelbaum DH, Cilley RE, Sherman NJ, et al. A decade of experience with the primary pull-through for Hirschsprung's disease in the newborn period. Ann Surg 2000;232:372-380

Teitelbaum DH, Coran AG. Enterocolitis. Semin Pediatr Surg 1998;7:162-169

Capitolo 35
Colectomia totale

H. Steyaert, J.S. Valla

Le indicazioni per la colectomia totale nell'infanzia includono: il morbo di Hirschsprung, la rettocolite ulcerosa e la poliposi adenomatosa familiare. Per un chirurgo con un po' di esperienza la colectomia totale è uno degli interventi più graditi, perché può essere effettuato con un approccio mininvasivo. Infatti, la cosmesi è semplicemente ottima (i membri familiari possono facilmente confrontarsi in caso di poliposi), inoltre molti dati confermano una scomparsa dei problemi parietali e un importante decremento di occlusione nel postoperatorio. Infine, anche la funzionalità intestinale sembra migliore. Comunque, i giorni di degenza non sembrano inferiori alla chirurgia "open" e il tasso di complicanze è ancora alto, soprattutto nella rettocolite ulcerosa. In più, molte parti della tecnica chirurgica sono difficili, soprattutto: la dissezione dell'angolo splenico, del retto negli adolescenti e dell'anastomosi. L'approccio mininvasivo non ha cambiato alcunché sia per il tipo di resezione (colectomia, proctocolectomia) sia per il tipo di anastomosi (ileo anale con o senza "tasca a J").

Strumentario

La dissezione dei legamenti peritoneali colici e del mesentere è eseguita più facilmente utilizzando forbici a ultrasuoni. Le "cucitrici" endoscopiche possono essere usate per fissare il moncone rettale e/o per la costruzione di un'eventuale "tasca a J". La tasca è, nella maggior parte dei casi, confezionata dopo un ampliamento dell'incisone in fossa iliaca destra o tramite una piccola inci-

Videochirurgia pediatrica, Ciro Esposito et al. (a cura di)

sione in sede sovrapubica. Sono necessari alcuni strumenti “classici” e divaricatori. Una cucitrice endoscopica è necessaria in caso di preservazione del retto. Le nuove unità, completamente integrate all’intervento mininvasivo, sono di grande interesse per tale chirurgia. Un movimento perfetto dello schermo e l’ergonomia generale sono un di più.

Preparazione preoperatoria

Una preparazione intestinale deve essere fatta il giorno prima dell’intervento. Pulizie rettali sono proposte affinché la soluzione utilizzata diventi chiara. Antibiotici per via endovenosa (ev) devono essere somministrati prima di iniziare l’intervento in accordo con i protocolli dell’ospedale. È consigliabile un sondino nasogastrico. Un catetere vescicale viene posizionato sterilmente. Al fine di permettere un facile movimento della colonna durante la dissezione, tutti i cavi devono essere ben posizionati in una garza, che può essere fissata ai teli con l’aiuto di una pinza.

Tecnica

Posizione del paziente

La posizione del paziente dipende dalla sua età. Nella fascia di età tra i 2 e i 3 anni, il paziente è posizionato lateralmente e nella parte più bassa del tavolo; ciò permette movimenti più facili del chirurgo (ed eventualmente dello schermo) durante la dissezione. Nei pazienti più grandi la posizione è quella standard (Fig. 35.1).

Posizione dei trocar

Questa operazione è condotta con l’aiuto di una porta ombelicale (5 mm) per l’ottica operativa, 3 (da 5 mm) più 1 (tra 5 e 12 mm) porte operative. Le porte sono disposte nei 4 quadranti addominali, con quella maggiore in fossa iliaca destra. Per diminuire le cicatrici e in caso di incisione sovrapubica, la porta più grande può essere effettuata in quest’ultima regione (Fig. 35.2).

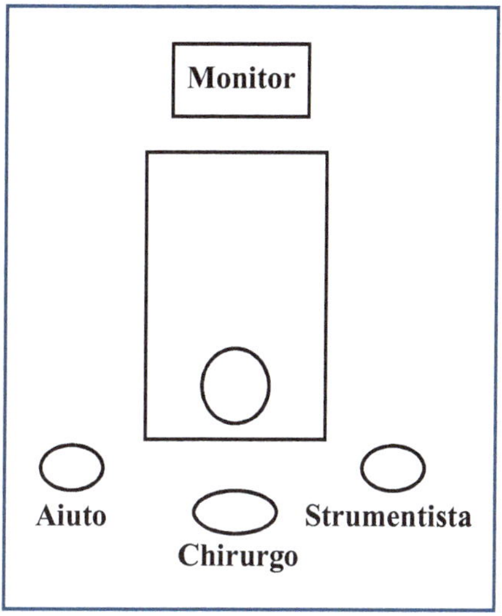

Fig. 35.1 Posizione del paziente e del team chirurgico

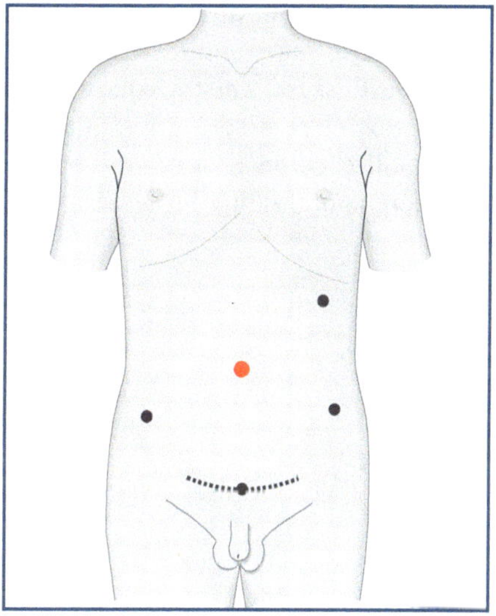

Fig. 35.2 Posizione dei trocar. Riprodotta da: Bax KNMA et al. (2008), con autorizzazione

Descrizione dell'intervento

È più facile cominciare con la mobilizzazione colica nella regione del sigma. Il chirurgo sta alla destra del paziente durante questa parte. Un'accurata dissezione è importante per prevenire un danno ureterale. La dissezione procede distalmente. La riflessione peritoneale è aperta e viene mobilizzato progressivamente il retto (Fig. 35.3). L'estensione della dissezione distale dipende da parecchi fattori. In caso di rettocolite ulcerosa con conservazione del retto, la dissezione è condotta a sufficienza da esaminare il retto durante l'introduzione della cucitrice endoscopica per l'anastomosi ileo-rettale. In caso di rettocolite ulcerosa, i bambini sono più grandi e la dissezione può essere più difficoltosa. La dissezione rettale è condotta in basso fino a quanto possibile, senza aprire la mucosa e la proctectomia è completata utilizzando un approccio transanale in un secondo tempo (Soave invertito). Una volta fatta o iniziata la dissezione rettale, il chirurgo si muove tra le gambe del paziente per dividere i legamenti peritoneali colici e il mesentere. Una cosa importante, soprattutto se si utilizza uno strumento a ultrasuoni, è restare vicino al viscere. Questo potrebbe aiutare a evitare danni al duodeno, per esempio, o il sanguinamento dei vasi mesenterici. La dissezione del colon destro e sinistro è davvero facile. Un po' più difficile è la dissezione della flessura destra, ma la parte più complicata di questa fase è la dissezione a carico della flessura sinistra. Questa è la ragione per cui tale dissezione dovrebbe essere effettuata alla fine, affinché sia possibile demolire colon destro, trasverso e sinistro, prima "liberati", e rendere apprezzabile la flessura sini-

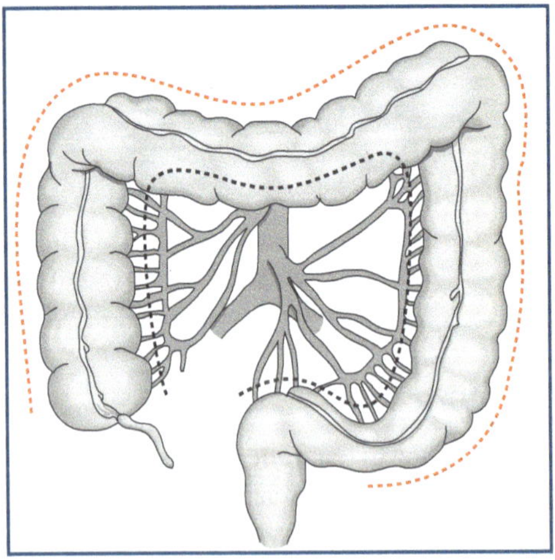

Fig. 35.3 Linee di sezione delle aderenze peritoneali e del mesentere. Riprodotta da: Bax KNMA et al. (2008), con autorizzazione

stra, frequentemente alta e lunga. Una volta ottenuta la mobilizzazione completa del colon e la resezione ileale, con l'ausilio di una cucitrice endoscopica dovrebbe essere confezionata un'ileostomia terminale o un'anastomosi ileo-anale, con o senza reservoir, oppure un'anastomosi ileo-rettale. In caso di un'ileostomia terminale la via più semplice è allargare la porta in fossa iliaca destra. In caso di anastomosi ileo-anale la proctectomia è completata esternamente all'ano. Punti di retrazione sono posti in maniera circonferenziale dal perineo all'ano, appena distalmente alla linea dentata. La mucosa rettale è incisa a circa 5 mm prossimalmente alla linea dentata. Si inizia la dissezione della sottomucosa e viene continuata una volta dissecato il retto, la cavità peritoneale è aperta posteriormente. Dopo un'incisione circonferenziale del piano muscolare, il colon viene tirato giù attraverso l'ano. Una lieve dilatazione potrebbe essere richiesta prima dell'abbassamento. L'anastomosi ileo-anale viene effettuata tramite punti staccati riassorbibili. In caso di costruzione di un reservoir ileale, la tasca a J può essere confezionata per via extracorporea attraverso un allargamento della porta in fossa iliaca destra o tramite un'incisione sovrapubica. In caso di confezionamento intracorporeo, vengono posizionati punti per allineare l'ileo in una configurazione a J (5-8 cm di lunghezza) (Fig. 35.4).

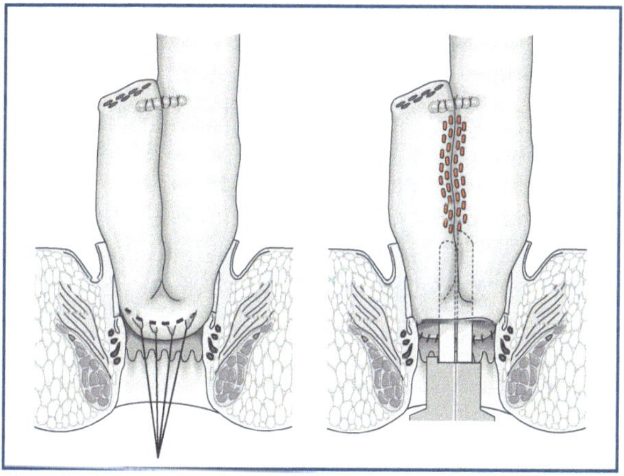

Fig. 35.4 Costruzione del J pouch. Riprodotta da: Bax KNMA et al. (2008), con autorizzazione

Punti di trazione vengono posizionati alla parte più bassa della tasca (apice) e quest'ultima viene tirata fuori dall'ano. Una volta preparata la tasca, l'anastomosi viene confezionata utilizzando punti staccati riassorbibili. In caso di anastomosi ileo-rettale l'ileo viene portato fuori dall'addome tramite un allargamento della porta in fossa iliaca destra o tramite un'incisione sovrapubica. A questo punto una parte dello strumento endoscopico viene posizionata nell'ileo e questo viene chiuso tramite sutura continua. Dopo la re-introduzione dell'ileo nella cavità addominale, la ferita viene chiusa al fine di evitare la fuoriuscita di CO_2 e la cucitrice viene introdotta attraverso l'ano dopo una lieve dilatazione. La cucitrice viene poi connessa allo strumento endoscopico ileale e l'anastomosi è completata. Dopo aver estratto lo strumento endoscopico, è raccomandabile ispezionare i due anelli (ileale e rettale), che devono essere completi. Il chirurgo deve sapere che, prima di qualsiasi anastomosi, è importante dapprima controllare l'ileo mesenteriale per verificare se c'è torsione e controllare la capacità dell'ileo nel raggiungere il pavimento pelvico. Un'ileostomia protettiva viene confezionata solo in caso di dubbio circa la qualità dell'anastomosi.

Postoperatorio

Antibiotici a largo spettro vengono somministrati ev per 2-3 giorni, in accordo ai protocolli ospedalieri. Il catetere vescicale viene tenuto per parecchi giorni, soprattutto in caso di anestesia locoregionale. Il sondino nasogastrico viene mantenuto fino alla ripresa della peristalsi intestinale oppure rimosso dopo il primo giorno postoperatorio. L'alimentazione orale viene ripresa nel postoperatorio, presto nei bambini piccoli (2°-3° giorno) e più tardi negli adolescenti. In caso di ileostomia protettiva, questa dovrebbe essere chiusa nelle 6-8 settimane successive alla proctectomia.

Problematiche

Dal punta di vista chirurgico:

- la dissezione del colon deve essere eseguita correttamente per evitare danni al duodeno e agli ureteri;

- la dissezione del retto non è semplice negli adolescenti, ma recenti descrizioni di un approccio intraparietale dal di sotto rendono questa parte più semplice (Soave invertito);
- la preparazione della tasca a J attraverso l'ano non è semplice. Si può procedere a una piccola laparotomia.

Dal punto di vista medico è ancora aperta la discussione sul miglior trattamento delle malattie che necessitano di una colectomia totale:

- in caso di malattia di Hirschsprung l'intervento deve essere eseguito subito dopo la diagnosi, evitando una colostomia di diversione, ma molti autori preferiscono intervenire intorno al 1° anno di età. È ancora dibattuto se sia più utile, in questo caso, un'anastomosi ileo-anale o un intervento di Duhamel. Nel caso dell'intervento di Duhamel sembra che l'anastomosi ileo-colica latero-laterale sia corta, evitando la torsione dell'ileo. È anche possibile un approccio mininvasivo secondo Swensson;
- in caso di poliposi adenomatosa familiare procedere è più facile. È raccomandabile una procto-colectomia. Nonostante ciò, alcuni autori suggeriscono un intervento con preservazione del retto in quelle indicazioni con ablazione endoscopica dei polipi rettali e normale controllo del retto. Gli stessi dubbi si pongono circa la preparazione di una tasca a J o di un'anastomosi ileo-anale.

Le domande sono numerose in caso di colite. La preservazione del retto permette un miglior controllo delle feci, ma c'è bisogno di un'ispezione continua del retto e qualche volta di farmaci immunosoppressori. Anche per la tasca a J (pouch J) c'è bisogno di un'ispezione continua, perché la pouchite non è rara e realmente invalidante. L'anastomosi ileo-anale è sicuramente più sicura, ma porta spesso problemi di continenza.

Complicanze

Le complicanze sono di tre tipi:

- perioperatorie: le complicanze maggiori comprendono danni agli organi, soprattutto duodeno e ureteri. Un'ottima dissezione e il buon uso dell'ultracision (strumento endoscopico) possono prevenire tali complicanze. La torsione del mesentere è un'altra complicanza. Un buon controllo laparoscopico e la posizione dei punti può aiutare a prevenire tale complicanza;

- postoperatorie precoci: l'approccio mininvasivo non cambia le complicanze come stenosi dell'anastomosi o fistola. L'occlusione non è rara, ma i problemi parietali e le infezioni lo sono;
- postoperatorie tardive: in questo caso non c'è stato un reale cambiamento con l'approccio mininvasivo, infatti si osservano: diarrea, soiling, feci frequenti. La subocclusione è tipica in caso di malattia di Hirschsprung e spesso è ben gestita con iniezioni perianali di botulino. Stenosi tardive possono presentarsi e un regolare controllo endoscopico del retto e/o pouch J è obbligatorio in caso di rettocolite ulcerosa.

Letture consigliate

Bax KNMA, Georgeson KE, Rothenberg SS, et al. (Eds). Endoscopic surgery in infant and children. Berlin Heidelberg: Springer 2008

Georgeson KE. Laparoscopic-assisted total colectomy with pouch reconstruction. Semin Pediatr Surg 2002;11:1800-1807

Proctor Ml, Langer JC, Gerstle JT, et al. Is laparoscopic subtotal colectomy better than open subtotal colectomy in children? J Pediatr Surg 2002;37:706-708

Rintala RJ, Lindahl H. Proctocolectomy and J-pouch ileo-anal anastomosis in children. J Pediatr Surg 2002;37:66-70

Saito JM. Total colectomy with J-Pouch. In: Bax KNMA, Georgeson KE, Rothenberg SS, et al. (Eds). Endoscopic Surgery in infants and children. Berlin Heidelberg: Springer 2008, pp. 355-360

Tsuji H, Spitz L, Kiely EM, et al. Management and long-term follow-up of infants with total colon aganglioonisis. J Pediatr Surg 1999;34:158-161

Capitolo 36
Atresia delle vie biliari

M. Martínez-Ferro, C. Millán

L'atresia biliare è una condizione rara nei neonati, che insorge entro i primi 3 mesi di vita ed è caratterizzata da obliterazione o discontinuità del sistema biliare extraepatico, con conseguente ostruzione al flusso biliare. È una delle cause più comuni di colestasi neonatale, che conduce invariabilmente alla cirrosi biliare quando la patologia non è corretta chirurgicamente. Inoltre, è responsabile di più della metà dei trapianti epatici in età pediatrica.

La rivoluzione più importante negli esiti dei pazienti con atresia biliare è avvenuta grazie a Kasai con l'introduzione, nel 1959, della portoenterostomia, che consiste nell'anastomosi chirurgica del digiuno a una zona decapsulata del fegato nella regione della porta hepatis e al duodeno. La portoenterostomia di Kasai crea essenzialmente una comunicazione che va dai dotti biliari intraepatici all'intestino.

Gli svantaggi principali della procedura convenzionale sono la necessità di effettuare una delle più grandi incisioni realizzate in chirurgia pediatrica e la tendenza alla formazione di multiple e tenaci aderenze intraddominali con abbondante vascolarizzazione, particolarmente nel compartimento sopracolico. Inoltre, sebbene l'epoca migliore per l'intervento sia a sei settimane di vita, non tutti i bambini affetti recuperano completamente. Nella maggior parte dei casi il flusso biliare rimane insufficiente e la fibrosi epatica peggiora. Un trapianto epatico, prima o poi, diventa l'unica opzione che consente la sopravvivenza dei pazienti con atresia biliare.

La presenza delle aderenze postoperatorie aggiunge conside-

Videochirurgia pediatrica, Ciro Esposito et al. (a cura di)

revoli difficoltà tecniche e rischi alla già complessa procedura del trapianto.

Quando la chirurgia mininvasiva è diventata un'opzione terapeutica, numerosi studi sono stati condotti nel tentativo di determinare se una portoenterostomia di Kasai laparoscopica fosse migliore del trapianto epatico da solo e come una precedente portoenterostomia di Kasai laparoscopica potrebbe interferire con un futuro trapianto epatico. La portoenterostomia di Kasai laparoscopica offre un intervallo pretrapianto prolungato, permettendo che i pazienti guadagnino peso, crescano e si sviluppino.

Gli autori ritengono che questa sia una tecnica nuova che avrà bisogno ovviamente di una curva di apprendimento e per conoscere il suo valore reale dovrebbe essere effettuato un importante studio clinico randomizzato prospettico.

Indicazioni per l'intervento

La maggior parte dei pazienti con atresia biliare sviluppa un ittero insidioso entro la seconda settimana di vita. Il bambino sembra attivo, non malato acutamente e progressivamente sviluppa feci acoliche, coluria ed epatomegalia. Diversamente dalla forma più comune di ittero, i pazienti con atresia biliare non riprendono spontaneamente il loro normale colore di pelle. Una persistente iperbilirubinemia coniugata (maggiore del 20% del totale o superiore a 1,5 mg%) dovrebbe essere immediatamente valutata.

La valutazione iniziale dovrebbe comprendere un'anamnesi ben raccolta e un esame fisico, così come una serie di esami di laboratorio non specifici che includano la determinazione della bilirubina parziale e totale, il gruppo sanguigno, il test di Coombs, il conteggio dei reticolociti e uno striscio periferico. Le infezioni perinatali (titoli dei TORCH, profilo epatitico) e le cause metaboliche (livelli di alfa$_1$-antitripsina), sistemiche o ereditarie possono essere escluse. Livelli di lipoproteina-X maggiori di 300 mg% e gammaglutamil-transpeptidasi (GGT) superiore a 200 unità% suggeriscono la diagnosi.

D'altro canto, l'ecografia dell'addome dovrebbe essere il primo esame diagnostico per valutare la presenza della colecisti e l'ecogenicità del parenchima epatico e identificare una dilatazione dei dotti biliari intra- o extraepatici. Le caratteristiche ecografiche dell'atresia biliare sono: colecisti assente o piccola, che non si contrae in seguito agli stimoli ormonali, in aggiunta a un'aumentata ecogenicità epatica.

Lo studio nucleare della secrezione bilio-enterica (DISIDA) dopo prestimolazione del sistema microsomiale epatico con fenobarbital per 3-5 giorni è l'esame diagnostico di scelta. I pazienti con atresia biliare mostrano una captazione epatica aumentata precocemente durante l'iniezione, senza una significativa escrezione bilio-enterica nelle ultime acquisizioni (24 ore).

La biopsia epatica percutanea dovrebbe essere lo step diagnostico successivo se gli esami precedenti suggeriscono un'atresia biliare e il bambino non ha una coagulopatia associata. I rilievi (istologici tipici) dell'atresia biliare sono: proliferazione dei dotti biliari e fibrosi. Purtroppo queste modificazioni non sono specifiche dell'atresia biliare e possono essere ritrovate nell'epatite neonatale.

Infine, una volta sospettata la diagnosi di atresia biliare, è indicata una colangiografia laparoscopica. La conferma dell'atresia biliare durante questo esame dovrebbe essere subito seguita da una portoenterostomia di Kasai laparoscopica.

Preparazione preoperatoria

Data la complessità chirurgica, i chirurghi hanno bisogno di una visione ottimale del campo chirurgico e di uno spazio sufficiente per introdurre gli aghi, i fili di sutura e gli strumenti. Di conseguenza, la distensione dei visceri cavi intraddominali può interferire seriamente con i vari passaggi. La pulizia dell'intestino con 100 ml/kg di soluzione di polietilenglicole rappresenta la procedura di scelta. In alternativa, sono indicati 3-4 clisteri di soluzione salina (30 ml/kg ciascuno) a 6, 3 e 1 ora prima dell'intervento.

Una volta in sala operatoria e sotto anestesia generale, un catetere di gomma morbida è inserito attraverso l'ano fino al sigma, per evacuare tutta l'aria residua o il contenuto intestinale.

Tecnica

Posizione del paziente

I neonati e i bambini piccoli sono disposti in posizione supina di traverso sul tavolo o all'estremità inferiore del tavolo. Il chirurgo si posiziona al centro ai piedi del paziente ed entrambi gli aiuti alla sua destra e alla sua sinistra. Per aumentare l'escursione del movimento degli strumenti, i pazienti sono sollevati in alto per mezzo di una piattaforma su misura di 10 cm d'altezza che viene chiamiata "l'altare" (Fig. 36.1). I bambini più grandi sono disposti in posizione supina all'estremità inferiore del tavolo in una posizione a gambe di rana, analogamente alla fundoplicatio secondo Nissen.

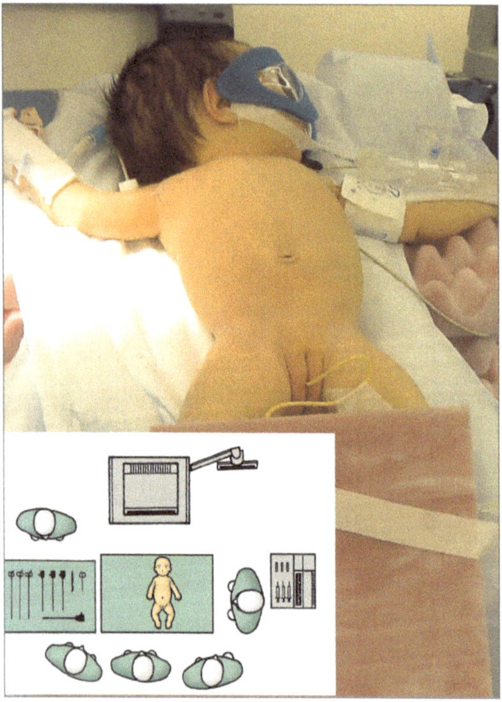

Fig. 36.1 Il paziente è disposto di traverso sul tavolo sopra una piattaforma elevata per ottenere la massima mobilità dello strumentario. Il chirurgo ed entrambi gli aiuti si posizionano ai piedi del paziente di fronte al monitor. Riprodotta da: Martínez-Ferro M et al. (2005), con autorizzazione

Posizione dei trocar

Si posizionano quattro trocar (Fig. 36.2). Per l'inserzione del primo trocar da 6 mm (8,5 cm), l'accesso alla cavità peritoneale si ottiene utilizzando una porta d'accesso intraombelicale. In primo luogo si confeziona una sutura a borsa di tabacco intorno all'apertura prima della sua introduzione e si stringe intorno alla cannula. La fissazione supplementare del trocar è realizzata utilizzando la tecnica di Shah-Neto per mezzo di un tubo da aspirazione di gomma da 3 millimetri che è disposto intorno alla cannula. Un punto non riassorbilbile sarà quindi legato intorno al tubo e poi intorno al rubinetto d'arresto dell'insufflazione (vedi Fig. 36.2). Questa tecnica di stabilizzazione del trocar è utilizzata per tutti gli orifizi, evitando così la dislocazione delle cannule e l'enfisema sottocutaneo da CO_2.

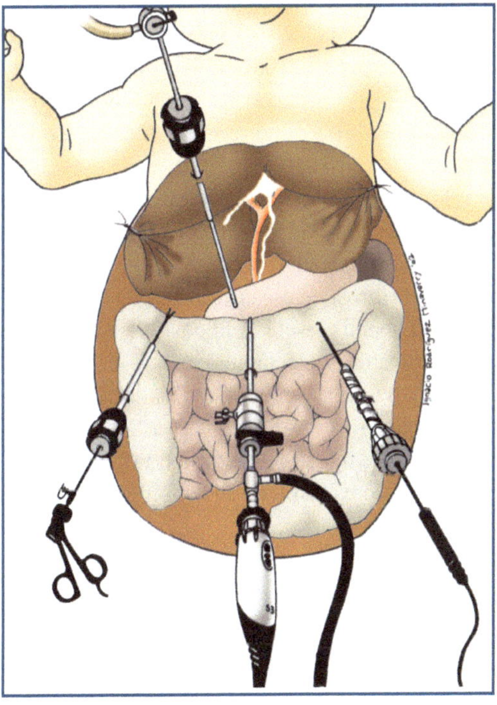

Fig. 36.2 Posizionamento dei quattro trocar, con gli strumenti che si fanno passare più frequentemente attraverso di essi. Notare la tecnica di Shah-Neto per la fissazione del trocar raffigurata nel quadrante superiore sinistro dell'immagine. Riprodotta da: Martínez-Ferro M et al. (2005), con autorizzazione

Il primo trocar è utilizzato per l'inserimento di un'ottica 30° da 4 mm corta (18 cm) grandangolare. Suggeriamo l'utilizzo di un'ottica grandangolare, perché fornisce una migliore visione in uno spazio di lavoro limitato. Questo trocar è utile anche per iniziare l'insufflazione della CO_2. Una pressione di 8 mmHg con un flusso di 4-6 L/min fornisce un eccellente campo operativo ed è ben tollerata dai pazienti.

Se una voluminosa distensione intestinale impedisce una visione ottimale del campo operativo, è incoraggiata l'aspirazione transperitoneale selettiva dell'intestino (STAB). Le anse intestinali dilatate sono punte e il loro contenuto è aspirato utilizzando un ago regolare da 25 Gauge o 21 Gauge e una siringa da 20 o 60 cc, sotto visione endoscopica. La procedura può essere ripetuta (quante volte sono necessarie) fino a realizzare un campo operativo sufficiente.

Un secondo trocar da 6 mm (6 cm) è posto nel fianco sinistro con un riduttore supplementare di gomma da 3 mm. Se possibile, è preferibile la cannula filettata che aumenta la fissazione alla parete addominale. Questo trocar deve avere una valvola pieghevole di silicone o un dispositivo simile per l'introduzione di un ago curvo.

Un terzo trocar da 3,5 mm (5 cm) è posto al fianco destro ed è utilizzato per l'introduzione delle pinze e delle forbici da dissezione.

Il quarto trocar da 3,5 mm (5 cm) è introdotto al quadrante inferiore destro ed è principalmente utilizzato per l'introduzione di un dispositivo di aspirazione/irrigazione da 3 mm.

In pazienti più grandi con fibrosi epatica avanzata, il IV segmento può protrudere nella porta hepatis, oscurando così la visione laparoscopica. In questi casi, un quinto trocar può essere posizionato appena al di sotto del margine costale destro a livello della linea emiclaveare. La cannula di aspirazione allora è spostata dalla sua posizione originale nel quadrante inferiore destro a questo sito d'accesso per la retrazione del fegato e l'aspirazione supplementare.

Retrazione ed esposizione del fegato

Le suture non riassorbibili epatiche sono molto convenienti per un'esposizione adeguata dell'albero biliare. Si appongono due punti transepatici percutanei (Fig. 36.3) che entrano nella cavità

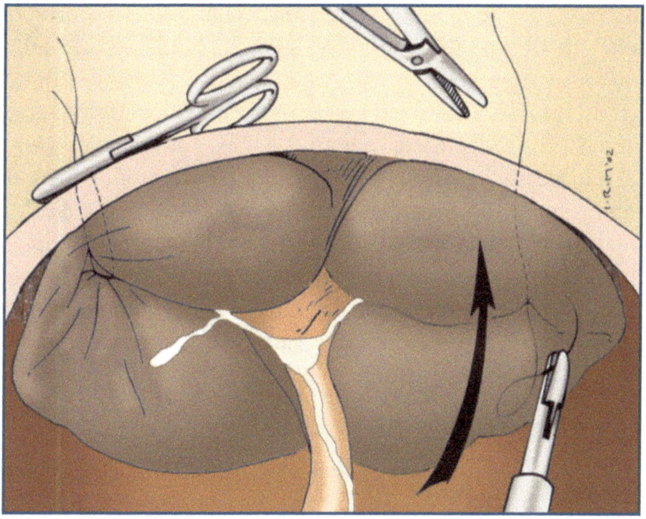

Fig. 36.3 Esposizione del fegato come descritta da Esteves E. Un punto non riassorbibile transepatico percutaneo è posto sui lobi destro e sinistro. Se necessario, un altro punto percutaneo può essere passato da appena sotto il processo xifoideo per afferrare il legamento rotondo e per ritrarre il fegato superiormente. Riprodotta da: Martínez-Ferro M et al. (2005), con autorizzazione

addominale vicino al bordo dei margini costali destro e sinistro, passando attraverso il parenchima epatico e uscendo dalla cavità addominale 1 cm lontano dal punto d'entrata. Per una retrazione supplementare, un altro punto percutaneo da appena sotto il processo xifoideo può essere utilizzato per afferrare il legamento rotondo e per ritrarre il fegato superiormente.

Dissezione e resezione dell'albero biliare anormale

Un controllo iniziale dell'albero biliare atresico è importante per valutare se vi è una reale esigenza di effettuare una colangiografia. Nella maggior parte dei casi, nessun esame è necessario, poiché i chirurghi esperti possono determinare con precisione se l'albero biliare è pervio o atresico. Se la colangiografia è necessaria, si utilizza un angiocath da 22 G per accedere per via percutanea alla colecisti ed eseguire un esame contrastografico con meglumina diatrizoato e regolare fluoroscopia. Una volta confermata la presenza di albero biliare atresico, si inizia la dissezione della colecisti con un uncino da 3 mm. La colecisti atresica e il dotto cistico sono dissecati dal fegato e la dissezione è condotta verso il residuo fibroso del dotto comune e dei dotti epatici (Fig. 36.4a). La dissezione prosegue poi verso il duodeno e il pancreas distalmente, seguendo i residui del coledoco che vengono sezionati con l'uncino monopolare. Prossimalmente l'albero biliare atresico conduce direttamente alla porta hepatis. A questo punto, è necessaria un'attenta resezione dei linfonodi ilari ingranditi per accedere ai vasi ilari. Una volta che entrambe le arterie epatiche

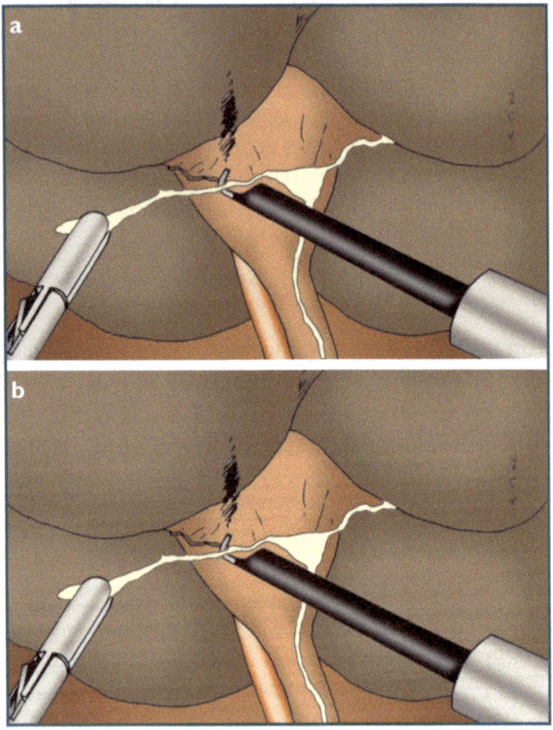

Fig. 36.4 Tecnica per l'atresia biliare. **a** La maggior parte della dissezione e della resezione del tratto biliare atresico è realizzata con uno strumento monopolare a uncino da 3 mm; **b** la porta hepatis è sezionata con attenzione e asportata con le forbici da 3 mm. Riprodotta da: Martínez-Ferro M et al. (2005), con autorizzazione

e la vena porta sono riconosciute, la porta hepatis deve essere delicatamente dissecata con un dissettore Maryland da 3 mm. Un'attenzione particolare deve essere posta nei confronti dei piccoli vasi portali che emergono verticalmente dalla vena porta verso la porta hepatis. Questi devono essere coagulati con l'uncino per aumentare la superficie della porta hepatis. Le arterie epatiche principali (sinistra e destra) e la vena porta rappresentano i limiti anatomici che definiscono i contorni della porta hepatis. Infine, il residuo fibroso della porta hepatis viene asportato con un taglio netto con le forbici endoscopiche curve da 3 mm (Fig. 36.4b). Nella maggior parte dei casi si aspetta di osservare sotto magnificazione la bile che scorre dai piccoli dotti biliari ancora pervi a livello della porta hepatis (Fig. 36.5). La maggior parte delle volte compare un profuso sanguinamento dopo la sezione della porta hepatis. Si raccomanda di evitare l'uso della cauterizzazione monopolare, poiché i microscopici dotti biliari ancora pervi potrebbero essere danneggiati. È invece raccomandabile

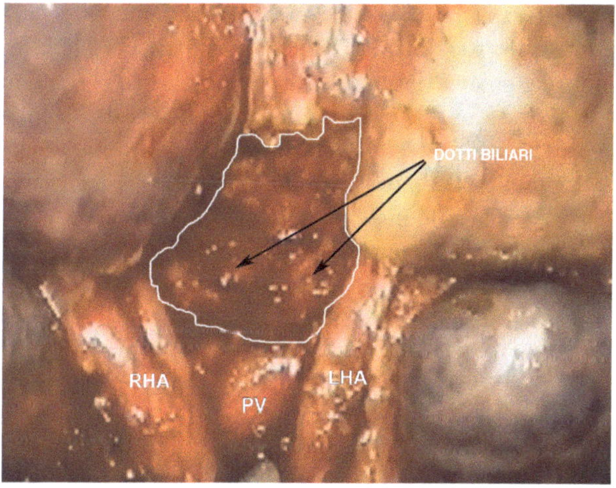

Fig. 36.5 La grande magnificazione fornita dalla metodica aumenta la visione da parte del chirurgo della porta hepatis, come si può apprezzare in questa immagine ripresa dopo la resezione dei residui fibrosi. L'ansa a Y secondo Roux sarà disposta nella zona circoscritta. *LHA*, arteria epatica di sinistra; *PV*, vena porta; *RHA*, arteria epatica di destra. Riprodotta da: Martínez-Ferro M et al. (2005), con autorizzazione

riempire il sito della porta hepatis con un impacco di Surgicel® (Ethicon, inc. Somerville, NJ, USA) fino a che l'ansa a Y secondo Roux non possa essere realizzata. L'impacco emostatico deve essere ripetuto successivamente prima di iniziare l'anastomosi.

Confezionamento dell'ansa a Y secondo Roux

Con la laparoscopia si identifica facilmente il legamento di Treitz. Il digiuno prossimale viene afferrato a 20-40 cm distalmente al legamento, isolato e successivamente esteriorizzato. Isolare correttamente l'intestino è fondamentale a questo punto per identificare precisamente l'estremità prossimale e distale dell'ansa dopo l'esteriorizzazione. A questo scopo, segniamo con un punto l'estremità prossimale e due punti l'estremità distale. I contrassegni sono posti delicatamente applicando la punta dell'uncino monopolare sulla superficie sieromuscolare del digiuno. Il digiuno contrassegnato viene esteriorizzato attraverso l'incisione della porta d'accesso ombelicale e sezionato. La zona precedentemente segnata (da 1 a 2 cm di lunghezza) deve essere completamente resecata per evitare le complicazioni. Si raccomanda di allargare verticalmente l'incisione ombelicale fino a 15 mm, in modo da poter effettuare l'anastomosi senza problemi (Fig. 36.6). Si confeziona un'ansa a Y secondo Roux di 30 cm e l'estremità prossimale è lasciata aperta e riportata nella cavità peritoneale per un'anastomosi termino-terminale. Una nuova borsa di tabacco con un filo più spesso (0 o 1 di nylon) deve essere realizzata intorno all'incisione ombelicale per evitare la dispersione della CO_2. Infine, l'ansa a Y secondo Roux viene passata davanti o dietro al colon fino alla porta hepatis.

Anastomosi bilio-intestinale

L'anastomosi alla porta hepatis viene effettuata con PDS® 5/0 (Ethicon, inc. Somerville, NJ, USA) con un ago C1 (Fig. 36.7). Tutti i punti di sutura sono passati dentro e fuori la cavità peritoneale attraverso il trocar da 6 mm al fianco sinistro. Sebbene l'anastomosi possa essere effettuata direttamente, è preferibile passare attraverso la cute due punti di sostegno non riassorbibili inizia-

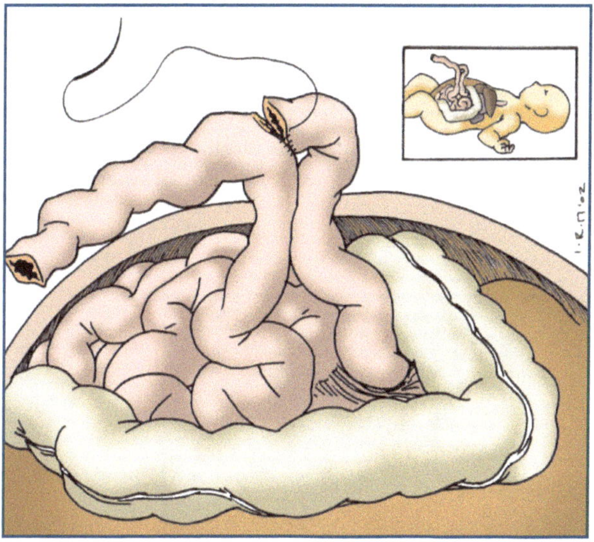

Fig. 36.6 L'ansa a Y secondo Roux è realizzata al di fuori della cavità peritoneale utilizzando l'incisione ombelicale precedentemente allargata. Riprodotta da: Martínez-Ferro M et al. (2005), con autorizzazione

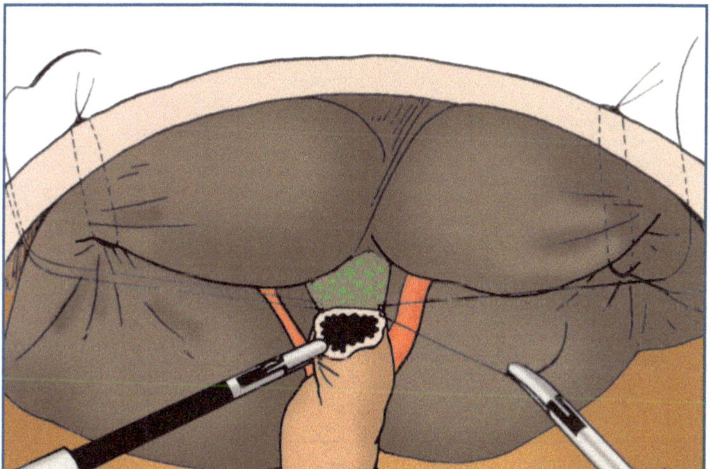

Fig. 36.7 Inizio dell'anastomosi biliodigestiva, effettuata con sutura a punti staccati con PDS® 5/0 sulla parete posteriore e sutura continua sulla parete anteriore. Riprodotta da: Martínez-Ferro M et al. (2005), con autorizzazione

li a entrambi gli angoli posteriori dell'anastomosi. Questa manovra facilita il posizionamento preciso dei punti centrali posteriori, che devono entrare nella porta hepatis in prossimità del suo bordo posteriore. Per l'anastomosi si utilizza la legatura extracorporea con nodo di Roeder. La parete anteriore della porto-digiunostomia è realizzata facilmente per mezzo di punti staccati (Fig. 36.8).

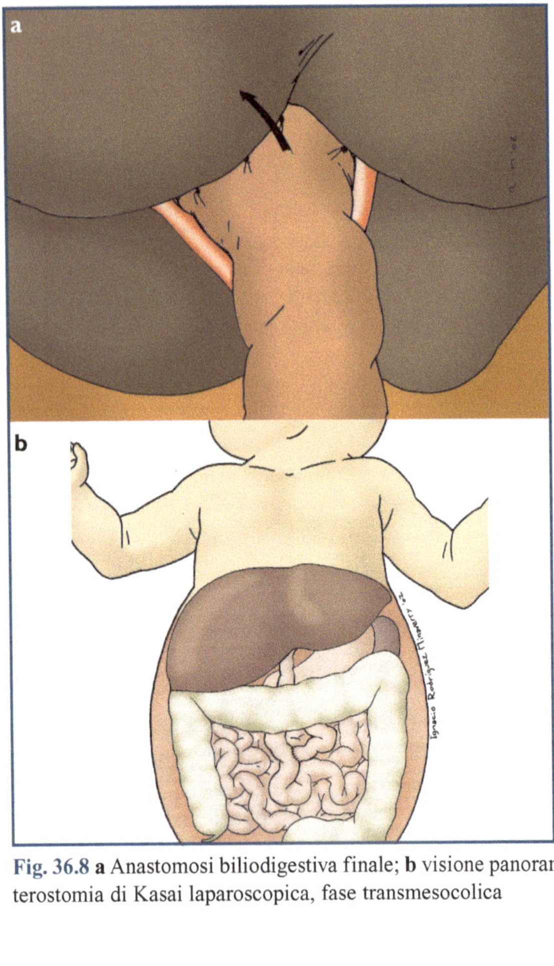

Fig. 36.8 **a** Anastomosi biliodigestiva finale; **b** visione panoramica della portoenterostomia di Kasai laparoscopica, fase transmesocolica

Postoperatorio

I pazienti vengono ricoverati in seguito all'intervento e possono liberamente bere liquidi o mangiare omogeneizzati dopo meno di dieci ore dall'intervento a un basso volume e a una bassa concentrazione. Il volume e la concentrazione possono essere aumentati dopo 24 ore. Più dell'80% dei nostri pazienti è pronto per la dimissione il giorno dopo l'intervento e il restante 20% è dimesso in seconda giornata postoperatoria.

Nei bambini di età superiore a uno o due anni, è estremamente importante ricorrere anche per tre settimane a una dieta che preveda cibi molli, che evitino insulti meccanici, finché permane il gonfiore a livello dell dell'anastomosi digiunale a T. Ciò è particolarmente vero per gli adolescenti, in cui bocconi medi di carne, pane tostato e simili possono precocemente arrestarsi in corrispondenza dell'anastomosi digiunale a T nel decorso postoperatorio.

Conclusioni

L'atresia biliare rappresenta una grave anomalia del sistema biliare. L'intervento di Kasai per via "open" è stato ampiamente accettato come trattamento di scelta. Estevez et al. e Martinez Ferro et al. hanno riportato la procedura di epatodigiunostomia laparoscopica per il tipo III di atresia biliare, mentre Liu et al. lo hanno fatto per i tipi I e II di atresia biliare. Malgrado l'opinione contraria di molti autori alla portoenterostomia di Kasai laparoscopica, è stato dimostrato che tale procedura non è più una soluzione idealistica e impraticabile nei bambini.

Wong K et al., per esempio, ritengono che la portoenterostomia di Kasai "open" rimanga il gold standard per il trattamento dell'atresia biliare. Nella loro revisione retrospettiva hanno analizzato i risultati ottenuti da una serie di 9 pazienti e li hanno confrontati con quelli ottenuti da una serie di 63 pazienti sottoposti a una portoenterostomia di Kasai "open". Il tasso di insuccesso precoce è stata definito come l'esigenza di un trapianto entro un anno dall'intervento di Kasai. Secondo i loro risultati, un tasso di insuccesso precoce del 66% (portoenterostomia di Kasai laparoscopica) rispetto al 38,5% (portoenterostomia di

Kasai "open") e le difficoltà tecniche inerenti la natura altamente complessa della procedura laparoscopica li hanno resi cauti nei confronti della tecnica laparoscopica attuale per l'atresia biliare. Hanno riportato maggiori complicanze postoperatorie e anche un risultato clinico peggiore.

Purtroppo, poiché l'incidenza dell'atresia biliare è relativamente bassa, nella maggior parte dei centri di tutto il mondo sarebbe necessario un certo numero di anni per formare completamente i chirurghi, con esperienza in chirurgia mininvasiva, per dimostrare che l'approccio laparoscopico è fattibile, sicuro ed efficace.

Ciò nonostante, un certo numero di chirurghi completamente formati in chirurgia mininvasiva ha riportato l'esperienza come soddisfacente. Hanno osservato che un flusso biliare e una funzione epatica migliori potrebbero essere realizzati con la portoenterostomia di Kasai laparoscopica. Gli eccellenti risultati estetici dovrebbero essere ovviamente accolti favorevolmente, in confronto alle grandi incisioni richieste per la chirurgia convenzionale, in aggiunta al maggior trauma operatorio. Questi bambini malati con squilibri della funzione epatica sono stati ulteriormente indeboliti dalla chirurgia maggiore per via "open".

Tutti gli altri benefici conosciuti della chirurgia mininvasiva quali minor dolore, recupero veloce, rapida ripresa dell'alimentazione orale, breve degenza in ospedale e tasso di conversione basso sono stati osservati in questi pazienti. La magnificazione fornita dall'ottica ha contribuito indubbiamente a ottimizzare la dissezione e l'identificazione dell'anatomia della porta hepatis. Quando si va ad analizzare la presenza di aderenze peritoneali, la maggior parte dei pazienti con atresia biliare sottoposti a una portoenterostomia di Kasai laparoscopica ne ha mostrato un'assenza completa, facilitando così un successivo trapianto epatico. Il decorso postoperatorio era infine tranquillo nella maggior parte dei pazienti (Fig. 36.9).

Si può concludere quindi che la portoenterostomia di Kasai laparoscopica può essere realizzata in età pediatrica e potrebbe essere utilizzata come procedura per il trattamento iniziale dell'atresia biliare.

Ulteriori studi clinici prospettivi e randomizzati in chirurgia mininvasiva sono necessari prima di poterne raccomandare un'applicazione diffusa.

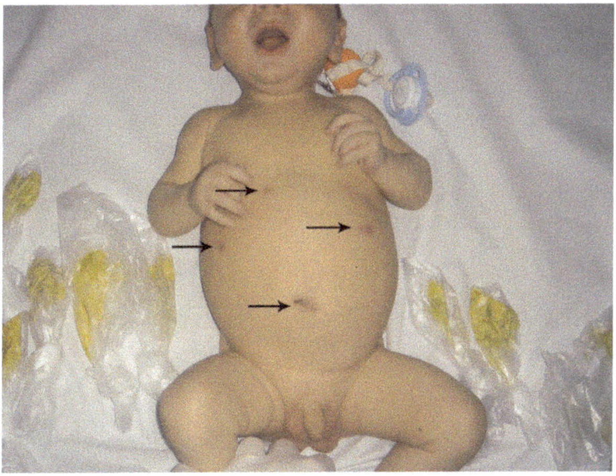

Fig. 36.9 Risultato estetico alla settima giornata postoperatoria dopo una portoenterostomia di Kasai laparoscopica. Notare le piccole cicatrici lasciate nei siti dei quattro trocar utilizzati per l'introduzione dell'ottica e degli strumenti

Letture consigliate

Dutta S, Woo R, Albanese CT. Minimal access portoenterostomy: advantages and disadvantages of standard laparoscopic and robotic techniques. J Laparoendosc Adv Surg Tech A 2007;17:258-264

Esteves E, Neto EC, Neto MO, et al. Laparoscopic Kasai portoenterostomy for biliary atresia. Pediatr Surg Int 2002;18:737-740

Liu S, Li L, Cheng W, et al. Laparoscopic hepatojejunostomy for biliary atresia. J Laparoendosc Adv Surg Tech A 2009;19(Suppl. 1):S31-S35

Martínez Ferro M, Esteves E, Laje P. Laparoscopic treatment of biliary atresia and choledocal cyst. Seminar Pediatr Surg 2005;14:206-215

Martínez Ferro M, Questa H, Gutierrez V. Operación de Kasai laparoscópica Detalles técnicos y resultados iniciales de una técnica promisoria. Cir Pediatr 2004;17:36-39

Capitolo 37
Cisti del coledoco

F. Schier

La prima resezione laparoscopica di una cisti del coledoco in un paziente pediatrico è stata effettuata in Italia nel 1995. Oggi tutte le casistiche circa il trattamento laparoscopico della cisti del coledoco in età pediatrica vengono dagli stati asiatici, poiché essi hanno un numero elevato di pazienti. L'età di manifestazione della maggior parte delle cisti del coledoco è intorno alla prima decade di vita. Se è presente il sospetto, l'ecografia e la RM mostreranno l'anatomia della cisti e il tipo. Le varie fasi dell'intervento per via laparoscopica sono uguali a quelle dell'intervento "open". La porzione cistica del dotto extraepatico viene escissa. Il dotto distale è legato. Viene realizzata un'ansa alla Roux di 40 cm del piccolo intestino che viene portata dietro al colon destro, aperta e anastomizzata alla porzione ilare del dotto epatico. Due caratteristiche devono essere menzionate. In primo luogo, nei bambini piccoli la dissezione della cisti non è difficile. In secondo luogo, la procedura non è al 100% per via laparoscopica, perché la base dell'ansa alla Roux è suturata al di fuori della cavità addominale.

Strumentario

Con il paziente in posizione supina (Fig. 37.1), a livello dell'ombelico un trocar da 10 mm è inserito per un'ottica da 10 mm. Questo può apparire fuori misura. Successivamente il piccolo intestino è esteriorizzato attraverso tale apertura per suturare la base dell'ansa alla Roux. Un trocar da 10-12 mm è sufficientemente grande per esteriorizzare il piccolo intestino. Tutti gli stru-

Videochirurgia pediatrica, Ciro Esposito et al. (a cura di)

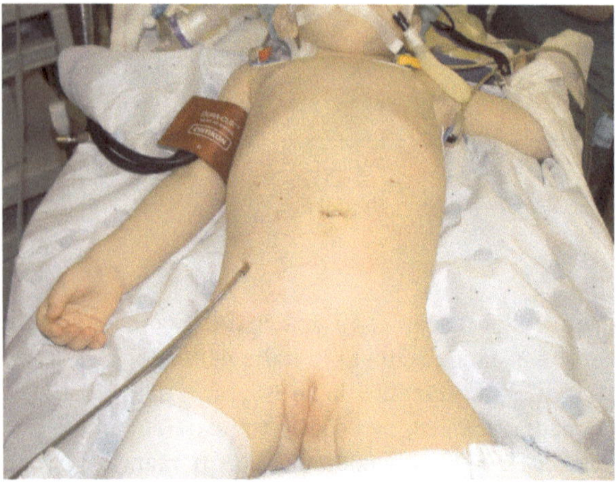

Fig. 37.1 Paziente in posizione supina

menti rimanenti sono da 2 mm o da 3 mm. Probabilmente la maggior parte dei chirurghi utilizza strumenti da 3 mm. Gli strumenti da 2 mm si curvano o si rompono più facilmente. Noi utilizziamo da anni solo strumenti da 2 mm. Essi sono 2 porta-aghi, 1 paio di forbici, 1 uncino elettrico per la dissezione e 2 dissettori, 1 dei quali dentato.

Preparazione preoperatoria

Prima dell'intervento viene somministrata una cefalosporina per 4 giorni. Nessun'altra preparazione è attualmente a disposizione. Noi preferiamo operare durante un intervallo libero da pancreatite.

Tecnica

La procedura è considerata difficile con un'estesa "learning curve", ma noi non siamo d'accordo. La procedura è lunga, infatti l'intervento dura circa 5 ore. È richiesta esperienza nel suturare, ma non è difficile. La visione laparoscopica all'ilo epatico è migliore di quella in "open". Un trocar da 10 mm è inserito nell'ombelico per un'ottica operativa da 10 mm. Perché così grande? La ragione è che durante la procedura il piccolo intestino è esteriorizzato attraverso l'ombelico per l'ansa alla Roux. L'apertura di 10 mm è sufficiente per esteriorizzare il piccolo intestino. Tutti gli strumenti rimanenti sono da 2 mm (o da 3 mm). Dapprima una pinza afferra la colecisti spostandola in direzione cefalica. Tale manovra espone l'ilo epatico. La colecisti è utilizzata durante l'intervento come "un manico". Non importa se si schiaccia la colecisti, poiché successivamente dovrà essere rimossa. La manovra espone la cisti del coledoco. È necessario un assistente per tenere la pinza.

Un altro strumento dentato è inserito in regione sottocostale sinistra. Noi preferiamo i porta-aghi perché muniti di una presa sicura. Questo strumento è passato dal lato sinistro al di sotto della superficie epatica al lato destro dove afferra la parete addominale interna. Il morso dello strumento viene chiuso e lo strumento resta sospeso per gravità; non c'è bisogno di un assistente per mantenere lo strumento.

Ora la colecisti e la cisti del coledoco sono chiaramente visibili (Fig. 37.2).

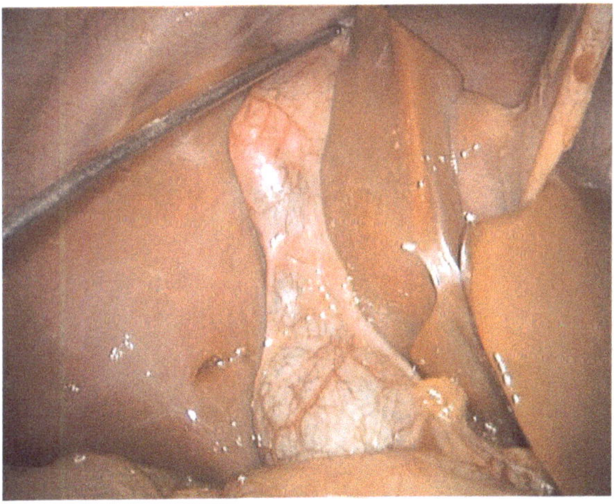

Fig. 37.2 Esposizione della colicisti e della cisti del coledoco

Successivamente due strumenti per la mano destra e sinistra del chirurgo sono posti a destra e a sinistra della parete addominale, distanti a sufficienza dall'ottica operativa, ma non così lontani da forzare il chirurgo a tenere il suo braccio molto esteso per un intervento di 5 ore.

Il primo tempo è la dissezione della cisti del coledoco. Noi ritieniamo che questo tempo non sia rischioso o complicato come descritto da altri autori, perché solo piccoli bambini con cisti non complicate vengono operati. In tutti i casi il peritoneo al di sopra della cisti viene sollevato e inciso. Viene creato e mantenuto un piano intorno alla cisti mediante un dissettore smusso fino a quando la cisti non è del tutto circondata. Non ci sono problemi a stare lontani dai grossi vasi adiacenti, come anche dalla vena porta. Fino a questo livello non ci sono sanguinamenti. La situazione cambia nel caso in cui il dotto viene isolato in posizione più distale verso il duodeno e soprattutto il pancreas. Ci sono sempre perdite di sangue. Esse dovrebbero essere controllate dalle tecniche laparoscopiche tradizionali. Alla fine, nella parte più distale della cisti il dotto viene legato con due legature distalmente e una prossimalmente (Fig. 37.3). Le legature prevengono la fuoriuscita del contenuto della cisti. Si raccomanda di posizio-

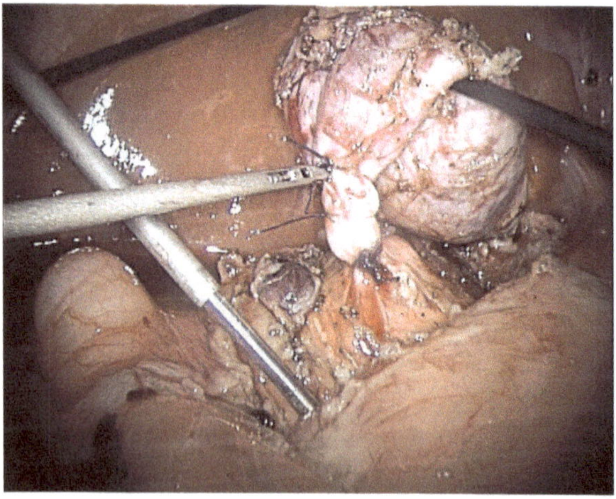

Fig. 37.3 Legatura del dotto

nare la legatura prossimale con un punto attraverso tutti i tessuti della parete della cisti. Questa legatura verrà utilizzata per tenere la cisti e sollevarla durante la dissezione. Se questa legatura viene posizionata (e non suturata) intorno al dotto distale, può scivolare e causare la fuoriuscita del contenuto della cisti.

La cisti distale è sollevata e la parte inferiore della cisti è dissecata verso l'ilo epatico con un uncino elettrico fino prossimalmente alla biforcazione dei dotti biliari (Fig. 37.4). Molti autori sezionano il dotto prossimale della cisti e pongono la cisti escissa temporaneamente sulla superficie superiore del fegato. La fuoriuscita di bile che ne risulta è contemplata. Noi, invece, non sezioniamo il dotto fino a quando l'ansa alla Roux è completata, passata dietro al colon e posizionata nelle vicinanze. Così la fuoriuscita di bile è ridotta al minimo. A questo punto la dissezione della cisti del coledoco è terminata temporaneamente. Ora comincia la preparazione dell'ansa alla Roux. Viene identificato il legamento del Treitz e sono esposti i primi 10 cm prossimali del piccolo intestino. Potrebbero essere necessari molti tentativi, perché non è facile determinare l'ansa idonea e la corretta lunghezza di 10 cm. Tale segmento deve essere portato fuori attraverso l'ombelico. Per non creare confusione circa la porzione prossimale e quella dista-

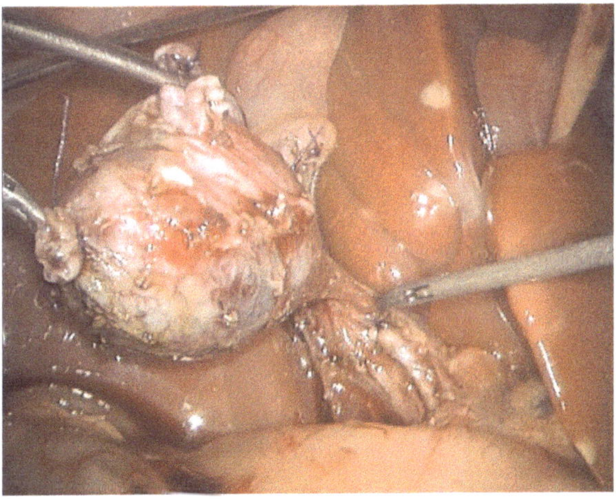

Fig. 37.4 Dissezione della cisti del coledoco

le, il piccolo intestino viene segnato con un cauterio (Fig. 37.5). Ciò permette di sapere qual è il versante prossimale e quale il distale, dopo che il piccolo intestino viene esteriorizzato attraverso la cavità addominale. Tre segni come la punta di una freccia permettono di sapere chiaramente la direzione. Solo un piccolo segmento intestinale sarà portato fuori. Parecchie anse possono creare incarceramento e congestione venosa. Ciò creerebbe sanguinamenti durante l'anastomosi. A livello dei segni il piccolo intestino è sezionato in maniera trasversale. Il segmento distale è suturato a fondo cieco. Il filo della precedente sutura è più lungo a sinistra (5 cm o più). Questo rende più facile trovare la sutura dopo che tutto il piccolo intestino è riportato nella cavità addominale. Poi, 40 cm più in basso lungo il piccolo intestino si effettua in senso antimesenteriale un'anastomosi termino-laterale dell'estremità prossimale al piccolo intestino. Alcuni autori sezionano il piccolo intestino in maniera obliqua, come per permettere all'intestino di svuotare il suo contenuto in direzione distale invece che nell'ansa ascendente. Ciò conclude la preparazione dell'ansa alla Roux. Il piccolo intestino è riportato nella cavità addominale e il trocar da 10 mm è riposizionato nell'ombelico. L'insufflazione viene ripresa.

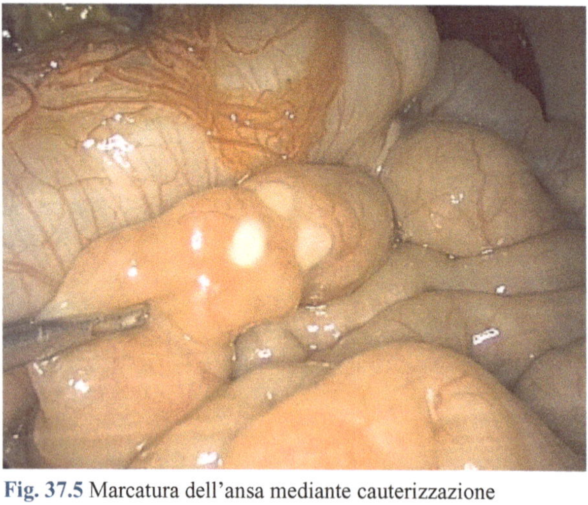

Fig. 37.5 Marcatura dell'ansa mediante cauterizzazione

È piuttosto facile aprire una finestra nel mesocolon di destra per via smussa. La sutura lasciata lunga in corrispondenza dell'ansa chiusa la rende facile da identificare e da tirarla attraverso il meso. E resta vicino all'ilo del fegato. Ora la colecistectomia è effettuata con la tecnica usuale, salvo che gli ultimi centimetri della cistifellea rimangono sul posto. Il resto della cistifellea viene utilizzato come "un manico" per spingere verso l'alto il fegato, così da esporne l'ilo del fegato per l'anastomosi biliodigestiva da effettuare. Successivamente il dotto epatico verrà sezionato prossimalmente alla cisti del coledoco (Fig. 37.6). Il campione (comprendente soltanto la cisti del coledoco e non la cistifellea) è disposto temporaneamente al di sopra del fegato per essere estratto alla conclusione della procedura attraverso l'ombelico, insieme alla cistifellea in un endobag. Poco prima dell'estremità dell'ansa del piccolo intestino, una piccola apertura viene realizzata lateralmente. L'apertura dovrebbe essere piuttosto piccola, perché diventa più larga con le manipolazioni successive durante la sutura tra i margini dell'apertura stessa con i margini del dotto epatico (Fig. 37.7). Queste suture richiedono pratica per via laparoscopica. Sono utilizzati monofilamenti 5-0 o 6-0 a lento

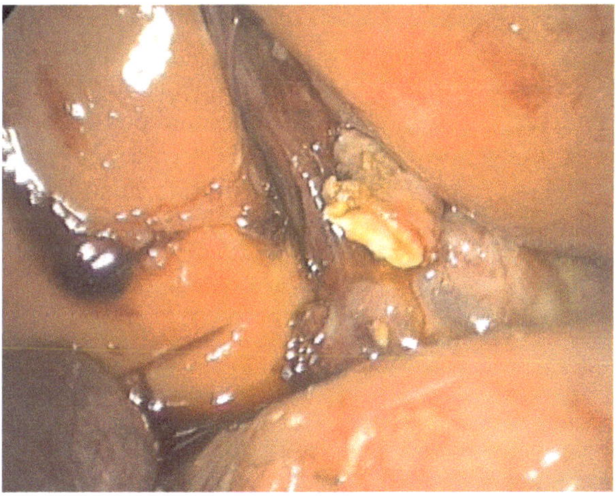

Fig. 37.6 Sezione del dotto epatico

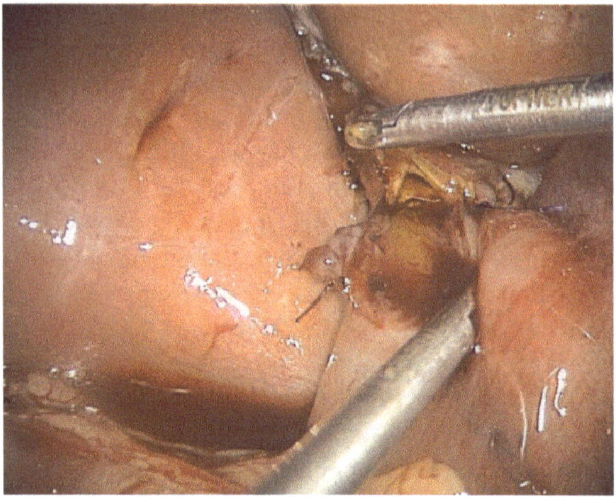

Fig. 37.7 Sutura dell'ansa intestinale ai margini del dotto epatico

riassorbimento. I chirurghi dell'adulto realizzano una breve fessura longitudinale a livello della parte anteriore del condotto epatico per allargare l'anastomosi. Ciò conclude la procedura. Siamo incerti circa l'utilità dei drenaggi e complessivamente ci siamo astenuti dai drenaggi negli ultimi pazienti.

Postoperatorio

È inevitabile che un po' di bile possa versarsi nella cavità addominale, pertanto vengono somministrati antibiotici per 4 giorni. Si comincia con l'alimentazione per via orale circa dopo 4 giorni dall'intervento, dal momento che l'anastomosi termino-laterale è localizzata solo a 10 cm più in basso al legamento di Treitz. Il paziente proseguirà con la dieta normale per 2 giorni e verrà dimesso poco dopo.

Problematiche

La retrazione del fegato è il punto più importante. Qualsiasi tecnica si reputi opportuna è adeguata per raggiungere questo obiettivo. Ci sono retrattori utili per il fegato che possono essere piegati dalla parte esterna o dalla parte interna dell'addome.

Purtroppo non sono disponibili in 2 millimetri o 3 millimetri. Con la tecnica precedentemente descritta (che consiste nel passare il porta-aghi dall'addome superiore di sinistra sotto il fegato nel lato destro) funziona spesso, ma non sempre. Ci sono retrattori epatici sotto forma di "stampelle" di filo spesso. Noi li utilizziamo come retrattore supplementare del fegato nel caso il porta-aghi trasversale non funzioni da sé. In un bambino era presente una cicatrice addominale superiore trasversale da un precedente intervento, per la riparazione di un'ernia diaframmatica nel periodo postnatale; questo caso si è dimostrato relativamente facile, perché le aderenze intraddominali hanno retratto completamente il fegato. In tutti i pazienti, durante la procedura non sono avvenuti sanguinamenti – tranne nel passaggio in cui il coledoco distale è stato dissecato in direzione del pancreas. C'era sempre lo stillicidio continuo, non importante ma fastidioso.

Complicanze

Nel primo paziente è stato messo un drenaggio, uscente dalla cavità addominale a livello della parete addominale di destra e con la punta aguzza appena vicino all'anastomosi biliodigestiva. Il giorno seguente la bile è fuoriuscita dal drenaggio che aveva perforato l'anastomosi con la relativa punta. Le stesse posizioni dei trocar sono state utilizzate per una re-laparoscopia. Il drenaggio che è stato tirato indietro di circa 2 cm. L'anastomosi è stata chiusa con due suture supplementari. Nessun'altra complicanza si è presentata nella nostra piccola serie di 8 casi.

Letture consigliate

Davenport M, Sinha CK. Congenital choledochal malformations – A European perspective. Eur J Pediatr Surg 2009;19:63-67

Farello GA, Cerofolini A, Rebonato M, et al. Congenital choledochal cyst: Video-guided laparoscopic treatment. Surg Laparosc Endosc 1995;5:354-358

Hong L, Wu Y, Yan Z, et al. Laparoscopic surgery for choledochal cyst in children: a case review of 31 patients. Eur J Pediatr Surg 2008;18:67-71

Miyano T, Yamataka A. Choledochal cysts. Curr Opin Pediatr 1997;9:284

Ure BM, Schier F, Schmidt AI, et al. Laparoscopic resection of congenital choledochal cyst, choledochojejunostomy, and extraabdominal Roux-en-Y anastomosis. Surg Endosc 2005;19:1055-1057

Capitolo 38
Splenectomia totale/splenectomia parziale

M. Lima, M. Dòmini, S. Tursini, T. Gargano, G. Mazzero

La splenectomia risulta ancora oggi fondamentale nel trattamento di numerosi disordini ematologici e immunologici. Le principali indicazioni alla splenectomia sono rappresentate dalla sferocitosi ereditaria non responsiva al trattamento medico, dalla porpora idiopatica trombocitopenica steroido-dipendente e dalla sferocitosi ereditaria. Altre indicazioni sono la talassemia, i disordini emolitici autoimmuni, la leucemia, il linfoma di Hodgkin, i disordini linfoproliferativi e la presenza di milza ectopica. Controindicazioni relative alla splenectomia laparoscopica sono rappresentate dalla presenza di coagulopatie, ipertensione portale, ascessi splenici e splenectomia d'urgenza post-traumatica. Come noto l'effetto collaterale più temuto della splenectomia è rappresentato dall'aumentato rischio di sepsi da *Streptococcus pneumoniae* o altri microrganismi che possono rappresentare un rischio per la vita del paziente. Negli ultimi anni sono stati pubblicati numerosi studi che segnalano un aumentato rischio a lungo termine di eventi avversi su base arterovenosa e di ipertensione polmonare post-splenectomia. Sulla scia di queste valutazioni alcuni autori propongono di utilizzare la splenectomia parziale, già applicata in caso di lesioni focali, anche nel trattamento della sferocitosi ereditaria. Tuttavia, questo tipo di trattamento è gravato da una percentuale di ricrescita della milza, con ripresa della malattia, e può rendere necessaria la splenectomia totale. La splenectomia laparoscopica può essere eseguita attraverso due vie, quella posteriore (French position) o quella anteriore, che sarà di seguito descritta e utilizzata nel nostro centro di chirurgia pediatrica. Nel caso dell'emisplenectomia l'approccio sarà anteriore.

Videochirurgia pediatrica, Ciro Esposito et al. (a cura di)

Strumentario

Si utilizzano generalmente 4 trocar. Un trocar da 10 mm per l'introduzione dell'ottica transombelicale 0°/30°. Tre trocar da 5 mm, due operativi e uno per il retrattore; per milze di modeste dimensioni, può essere utilizzato un retrattore da 3 mm. Un ulteriore trocar da 5 o 10 mm può essere utilizzato per la suturatrice meccanica o per l'endobag. Fondamentali per l'emisplenectomia gli strumenti a energia alternativa quali Ultracision e LigaSure®.

Preparazione preoperatoria

Due settimane prima dell'intervento è obbligatoria la vaccinazione contro *Pneumococcus, Neisseria meningitidis* ed *Haemophilus*. Una profilassi antibiotica ad ampio spettro viene somministrata prima dell'intervento. In caso di sferocitosi ereditaria andrà sempre eseguita un'ecografia epatica per la ricerca di un'eventuale calcolosi della colecisti. La preparazione con clistere evacuativo non è obbligatoria, ma fortemente consigliata. Gli autori ritengono sempre prudente avere a disposizione in sala operatoria sangue per eventuali trasfusioni.

Posizione del paziente

Nell'approccio anteriore il decubito è dorsale con le gambe abdotte e può essere utilizzata una leggera elevazione del lato sinistro. Il tavolo può essere inclinato in anti-Trendelenburg di circa 20° per permettere un ampliamento del campo visivo. Vengono posizionanti il sondino nasogastrico e il catetere vescicale. Il campo sterile va dalla regione sovraombelicale subito al di sopra dell'appendice xifoidea sino al tubercolo iliaco, al di sotto e lateralmente alle spine iliache. Il monitor verrà posizionato alla testa del paziente, sul lato sinistro. Il chirurgo si pone tra le gambe, mentre l'assistente si pone alla sinistra del paziente. L'eventuale ulteriore assistente si pone dal lato opposto. Lo strumentista è posto alla destra dell'operatore.

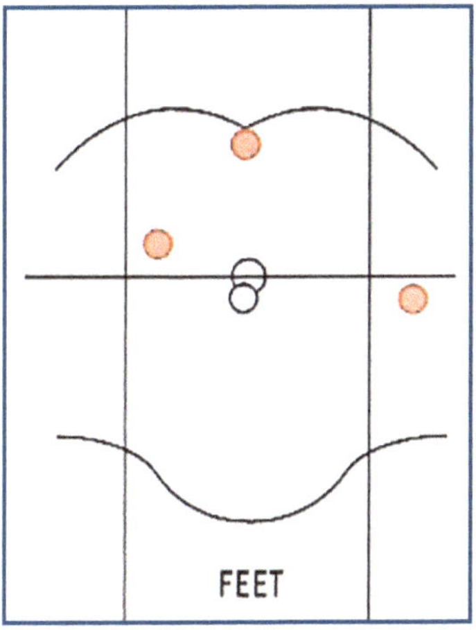

Fig. 38.1 Posizione dei trocar

Posizione dei trocar

Due trocar operativi da 5 mm vengono posizionati in regione sottocostale destra e sinistra; il destro è posizionato generalmente subito medialmente alla linea emiclaveare, mentre il sinistro è posto lateralmente a questa e un po' più in basso rispetto al controlaterale. Un trocar da 5 mm o 3 mm viene posizionato al di sotto del processo xifoideo e viene utilizzato per introdurre il retrattore (Fig. 38.1). Tuttavia, la posizione dei trocar può variare anche notevolmente in ragione delle dimensioni della milza. Un ulteriore trocar da 5 mm o 10 mm può essere posizionato al di sotto e medialmente al trocar opertativo di sinistra, per introdurre la suturatrice meccanica e/o l'endobag.

Splenectomia (via anteriore)

Lo pneumoperitoneo viene creato previo acccsso "open" transombelicale o sotto/periombelicale per l'introduzione del trocar ad ancoraggio pneumatico. La pressione intraddominale varia da 8 mmHg a 12 mmHg secondo l'età del paziente. Ottenuto lo pneumoperitoneo a un flusso di 0,5-1 L/min, si posizionano i trocar; l'introduzione dei trocar deve avvenire sempre sotto visione diretta e transilluminando la parete addominale per evitare la lesione di vasi sanguigni parietali. Esercitando una leggera trazione sulla grande curvatura dello stomaco si accede attraverso la sezione del legamento gastrocolico, dei rami dei vasi gastroepiploici di sinistra e dei vasi gastrici brevi, alla cavità del piccolo epiploon, esponendo immediatamente l'ilo splenico (Figg. 38.2, 38.3).

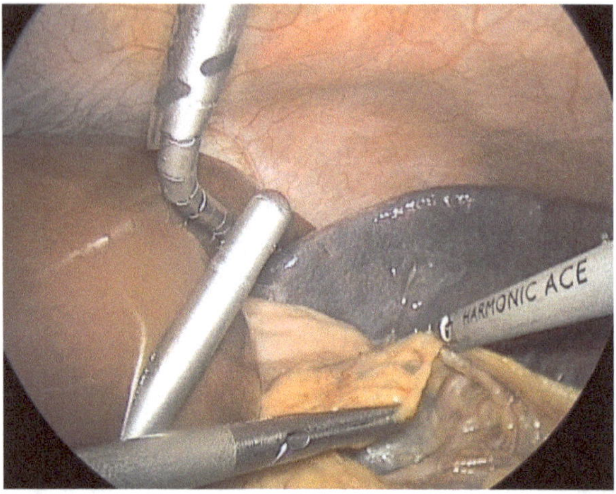

Fig. 38.2 Sezione del legamento gastrocolico

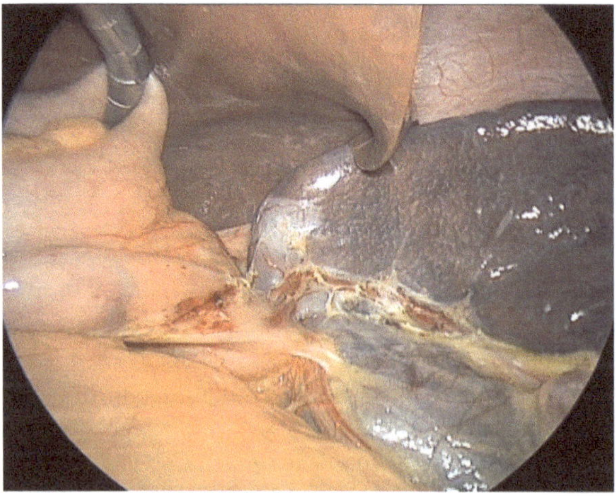

Fig. 38.3 Sezione dei vasi gastrici brevi

Arteria e vena splenica vengono isolate e sezionate in sequenza arteria-vena utilizzando clip, lacci, suturatrice meccanica o strumenti a energia alternativa (Ultracision, LigaSure®). Se viene utilizzata la suturatrice meccanica, si può eseguire la sezione dei due vasi in maniera consensuale (Fig. 38.4).

Il polo superiore viene liberato sezionando i legamenti frenosplenico e splenopancreatico sino alla completa liberazione della milza (Fig. 38.5).

Il controllo dell'emostasi deve essere accuratissimo e in questa fase è opportuno ispezionare bene il campo anche alla ricerca di eventuali milze accessorie che vanno asportate. L'estrazione della milza può essere effettuata sia introducendola in un endobag, frammentandola ed estraendo in frammenti attraverso l'ombelico, oppure, opzione da noi scelta, attraverso una piccola incisione secondo Pfannenstiel (Fig. 38.6).

In caso si decida di utilizzare l'endobag, la frammentazione sarà effettuata mediante digitoclasia. Gli autori sconsigliano fortemente l'utilizzo di strumenti quali forbici, pinze e morcellatori, che potrebbero lacerare l'endobag causando la diffusione di materiale splenico nel cavo peritoneale.

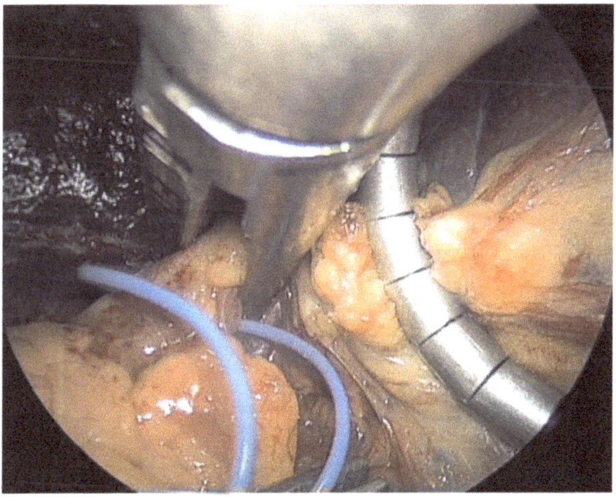

Fig. 38.4 Vasi splenici isolati e sezionati con suturatrice meccanica; in questo caso arteria e vena possono essere isolate insieme

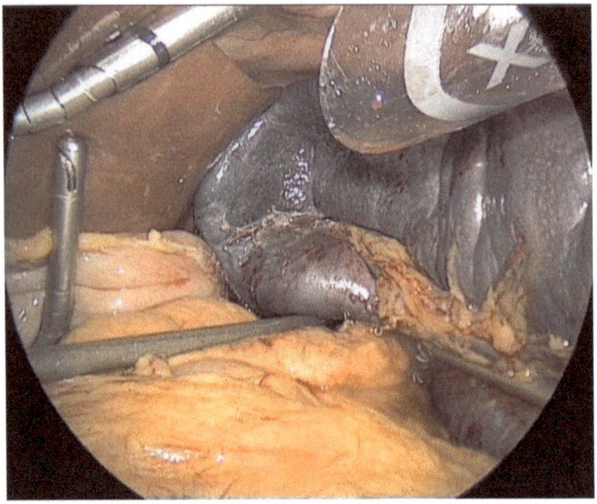

Fig. 38.5 Completa liberazione e mobilizzazione della milza

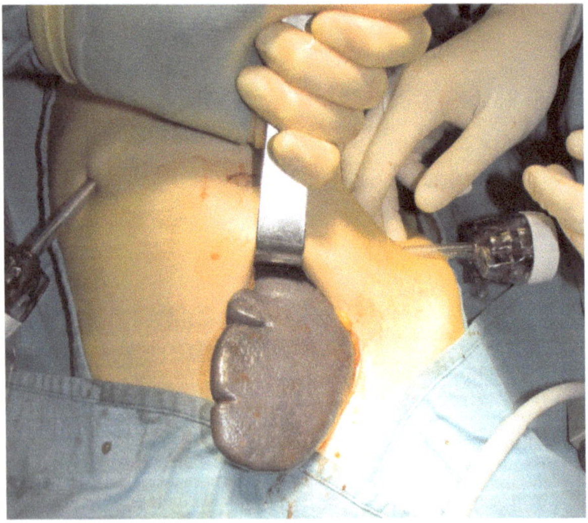

Fig. 38.6 Estrazione della milza attraverso l'incisione secondo Pfannenstiel

Splenectomia parziale

La splenectomia parziale è resa possibile dalla peculiare distribuzione della vascolarizzazione splenica. L'arteria splenica si divide all'ilo in due (86%) o tre arterie (12,2%) intraspleniche che non si anastomizzano tra loro, ma si comportano come arterie terminali. In questo modo la milza può essere divisa in due o tre territori vascolari separati; la sezione selettiva di uno dei due, di preferenza l'inferiore, permetterà di individuare e asportare la porzione corrispondente di parenchima in maniera esangue. Lo strumentario necessario è lo stesso utilizzato nella splenectomia ma con la presenza, questa volta "fondamentale", di strumenti a energia alternativa (Ultracision, LigaSure®) che permettano la sezione del parenchima splenico in assoluta sicurezza. La posizione del paziente e dei trocar e l'approccio sono i medesimi utilizzati nella splenectomia totale. Particolare cura dovrà essere posta, in corrispondenza della porzione anteriore dell'ilo splenico, all'accuratissima identificazione del numero delle arterie segmentali. La dissezione dei rami vascolari inizia sempre dal ramo arterioso inferiore. I vasi devono essere preparati piuttosto vicino al parenchima e per una lunghezza di almeno 1-2 cm, in modo da disporre di una lunghezza sufficiente per eseguire la legatura e la sezione in assoluta sicurezza. La medesima procedura verrà ripetuta nel caso siano presenti tre arterie segmentali e si opti per la resezione dei 2/3 inferiori della milza. Terminata la sezione dei vasi, la superficie della milza verrà demarcata chiaramente dall'ischemia. A questo punto il polo inferiore può essere afferrato con una pinza atraumatica e la sezione del parenchima può essere iniziata con Ultracision o LigaSure®, restando a circa 1 cm dalla linea di demarcazione ischemica. La porzione di milza resecata potrà essere estratta, così come nella splenectomia totale, attraverso una piccola incisione secondo Pfannenstiel o con l'ausilio di un endobag.

Postoperatorio

Nel caso della splenectomia totale il catetere vescicale viene rimosso immediatamente e il sondino nasogastrico nella giornata successiva. L'alimentazione viene ripresa gradualmente dopo 24 ore. Il paziente può essere dimesso in seconda giornata postoperatoria. In caso di splenectomia parziale il postoperatorio potrà essere più lungo di 1-2 giorni e la dimissione preceduta dall'esecuzione di un'ecografia addominale per la valutazione di eventuali raccolte o di trombosi della vena splenica.

Problematiche

Le problematiche legate alla splenectomia sono dovute soprattutto alle dimensioni della milza, che può essere, anche se raramente, motivo di conversione. Inoltre, non è sempre possibile introdurre la milza nell'endobag. Gli autori preferiscono estrarre la milza attraverso un'incisione secondo Pfannenstiel. Sembrerebbe una soluzione ragionevole con minimo/nullo impatto chirurgico sulla muscolatura addominale e un esito estetico ottimo. Un'accurata ricerca di eventuali milze accessorie deve essere effettuata prima di estrarre la milza. Nel caso dell'emisplenectomia, particolare attenzione dovrà essere posta all'atto della preparazione e sezione dei vasi; andrà evitata ogni lesione del parenchima, il cui sanguinamento è molto difficile da controllare ed è la causa principale di conversione di questo intervento.

Complicanze

Oltre alle normali complicanze legate all'introduzione dei trocar o comuni a ogni procedura laparoscopica, si segnala il rischio di sanguinamento, che può essere motivo di conversione e/o di trasfusione. Sono stati descritti anche casi di perforazione del diaframma o di anse intestinali ileali e/o coliche. In particolare, per quanto riguarda la splenectomia parziale il sanguinamento a brevissimo termine rappresenta un evento da tenere in considerazione nel postoperatorio.

Letture consigliate

de Lagausie P, Bonnard A, Benkerrou M, et al. Pediatric laparoscopic splenectomy: benefits of the anterior approach. Surg Endosc 2004;18:80-82

Reinberg O. Partial splenectomies by laparoscoy in children. In: Bax KNMA, Georgeson KE, Rothenberg SS, et al. (Eds). Endoscopic Surgery in Infants and Children. Berlin Heidelberg: Springer 2008, pp 455-461

Rice HE, Oldham KT, Hillery CA, et al. Clinical and hematologic benefits of partial splenectomy for congenital hemolytic anemias in children. Ann Surg 2003;237:281-288

Schilling RF, Gangnon RE, Traver MI. Delayed adverse vascular events after splenectomy in hereditary spherocytosis. J Thromb Haemost 2008;6:1289-1295

Capitolo 39
Chirurgia laparoscopica epatica

A. Rinaldi, M. Catti, M.D. Leclair, Y. Héloury, G. Podevin

A differenza di altre aree in chirurgia pediatrica, la resezione epatica mininvasiva non ha ottenuto ampia popolarità. Le ragioni di ciò sono presumibilmente correlate al timore di complicanze intraoperatorie quali sanguinamento o embolismo gassoso. Comunque, i miglioramenti in tecnologia laparoscopica e l'incrementata esperienza nella chirurgia degli adulti a partire dalla prima descrizione nel 1992 ora autorizza le resezioni laparoscopiche epatiche e la ricostruzione del tratto biliare in pazienti pediatrici selezionati.

Indicazioni

Nonostante vi siano pochi report in letteratura circa la chirurgia epatica laparoscopica in età pediatrica, in particolare la biopsia e il management della cisti idatidea, è possibile postulare che molti chirurghi pediatrici con una buona esperienza laparoscopica hanno già effettuato biopsie epatiche e resezioni parziali di lesioni cistiche superficiali. L'introduzione di strumentario armonico e di adesivi tissutali ha notevolmente migliorato la sicurezza delle procedure laparoscopiche. Il management della cisti idatidea e la ricostruzione del tratto biliare non verranno discussi in questo contesto.

La resezione dei tumori solidi epatici con la laparoscopia non è stata ancora valutata in chirurgia pediatrica. L'approccio laparoscopico è stato limitato alle lesioni benigne. Obiettivi dovrebbero ovviamente essere: l'assenza di mortalità operatoria; un tasso di complicanze e un outcome uguale o migliore dell'approccio

Videochirurgia pediatrica, Ciro Esposito et al. (a cura di)

"open"; l'assenza della necessità di trasfusione di sangue eterologo. Il primo obiettivo è proporre l'approccio laparoscopico a bambini e loro genitori di un gruppo selezionato di pazienti con piccole, superficiali e periferiche lesioni localizzate nei segmenti anteriori della parte destra del fegato (parte anteriore del segmento IV, segmento V e VI) o nei segmenti laterali sinistri (II e III). Tumori grandi, tumori localizzati centralmente o posteriormente e tumori contigui alle vene epatiche richiedenti mobilizzazione del fegato, controllo preoperatorio dei vasi epatici maggiori e tecniche di isolamento totale vascolare sono difficili da realizzare con la laparoscopia all'attuale stato dell'arte.

Preparazione preoperatoria

La valutazione radiologica include ecografia addominale e/o tomografia computerizzata. Questa valutazione consente la pianificazione della procedura in base alla dimensione e alla posizione della lesione.

Un'anestesia generale con intubazione tracheale è realizzata con livelli di CO_2 costante, monitoraggio cardiaco e intubazione nasogastrica. Sono necessari per la sezione parenchimale un catetere urinario e il monitoraggio della pressione ematica.

Il paziente è posizionato supino con le gambe abdotte sui supporti. Il tavolo è in anti-Trendelenburg. L'addome è disinfettato dallo sterno al pube e lateralmente alle linee anteriori ascellari, permettendo una buona visione dell'intero addome. Il chirurgo si posiziona tra le gambe del paziente con l'operatore della camera sul lato destro e l'assistente sul lato sinistro del bambino (Fig. 39.1).

Tecnica e strumentario

La laparoscopia "open" si realizza attraverso un'incisione cutanea di 1 cm sul lato sinistro dell'ombelico. La porta dell'ottica è inserita per via smussa e si realizza uno pneumoperitoneo con pressione monitorata e mantenuta a meno di 10 mmHg.

La biopsia epatica richiede tre trocar e l'utilizzo dello scalpello armonico. Per ampie lesioni cistiche, resezioni a ponte, o lobectomia laterale sinistra, è utilizzata una tecnica a 5 porte

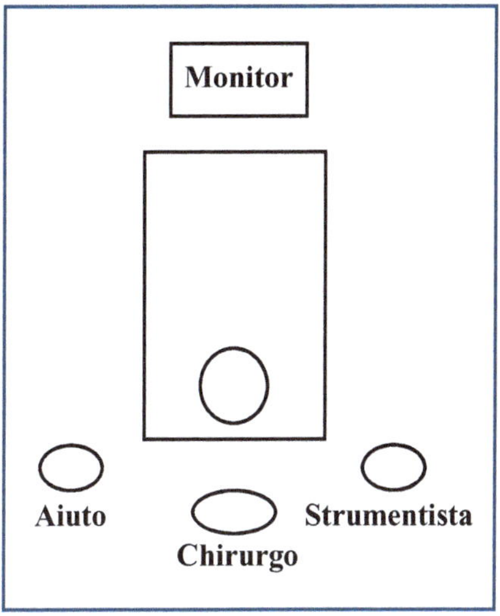

Fig. 39.1 Posizione del paziente e del team chirurgico

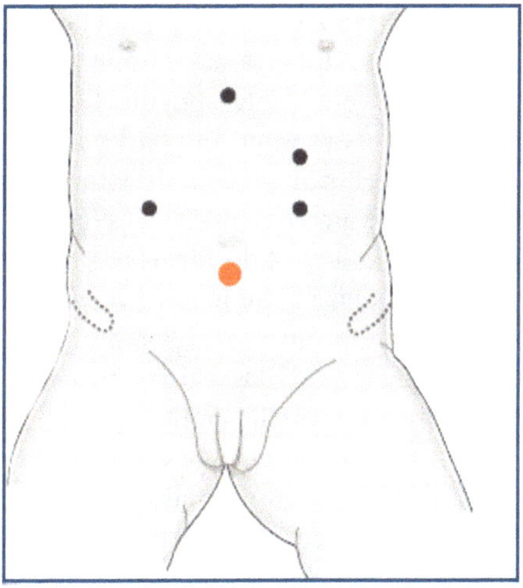

Fig. 39.2 Posizione dei trocar. Riprodotta da: Bax KNMA et al. (2008), con autorizzazione

(Fig. 39.2). Quattro porte, includendo la porta ombelicale dell'ottica, sono inserite in una configurazione semicircolare dal quadrante addominale destro inferiore al sinistro superiore. La particolare localizzazione della lesione potrebbe richiedere un approccio specifico.

I tumori localizzati nei segmenti VI e VII dovrebbero essere approcciati con 2 trocar sul lato destro e uno sul lato sinistro, e in modo speculare per lesioni controlaterali. La quinta porta è inserita in posizione subxifoidea. È consigliabile utilizzare una camera angolata per lesioni localizzate nei segmenti dorsali.

Lo scalpello armonico è utile per resezioni a ponte e biopsie. La transezione epatica si realizza con uno scalpello armonico a 5 mm o dissettore ultrasonico endoscopico di 10 mm, che divide i tessuti ultrasonicamente e coagula le strutture vascolari e biliari con un diametro di meno di 2 mm. Strutture dal calibro più ampio sono clampate con clip, LigaSure®, o Endostapler lineare vascolare. Nelle ampie resezioni, alcuni chirurghi dovrebbero essere in grado di realizzare la manovra di Pringle, occludendo la porta epatica con un pezzo di garza introdotta attraverso un segmento di tubo Silastic inserito nella porta di 10 mm più a destra.

Lesioni cistiche possono essere eliminate, con la coagulazione della rimanente mucosa. Quando il tumore è largo, centrale e localizzato nel lobo epatico destro, viene realizzata una lobectomia laterale sinistra (bisegmentectomia 2 e 3 secondo la classificazione di Couinaud). In questo caso, dopo la dissezione parenchimale su una piccola distanza, la vena porta sinistra, l'arteria epatica sinistra e il dotto biliare sinistro sono clippati con clip assorbibili o coagulati con LigaSure® prima della divisione. La sezione parenchimale viene successivamente condotta, seguendo poi una linea sul lato sinistro del legamento falciforme dalla vena epatica sinistra alla porta epatis. La dissezione parenchimale può realizzarsi con il metodo kellyclasty o più recentemente con la dissezione ultrasonica. Alla conclusione della sezione parenchimale, la vena epatica sinistra viene divisa dall'applicazione di un endostapler lineare vascolare. Il legamento triangolare sinistro e l'omento vengono divisi solo alla conclusione della procedura, appena prima della rimozione del pezzo operatorio al fine di ottenere un'adeguata fissazione del lobo sinistro alla zona sovrastante durante la sezione parenchimale. Il campione tissutale viene estratto utilizzando un endobag in materiale plastico attraverso l'incisione del trocar ampliata, o attraverso un'incisione sovrapubica orizzontale per quelli più ampi. La restante superficie epatica è controllata per eventuale sanguinamento e perdite di bile ed è ricoperta con colla di fibrina (Fig. 39.3). Nel caso di

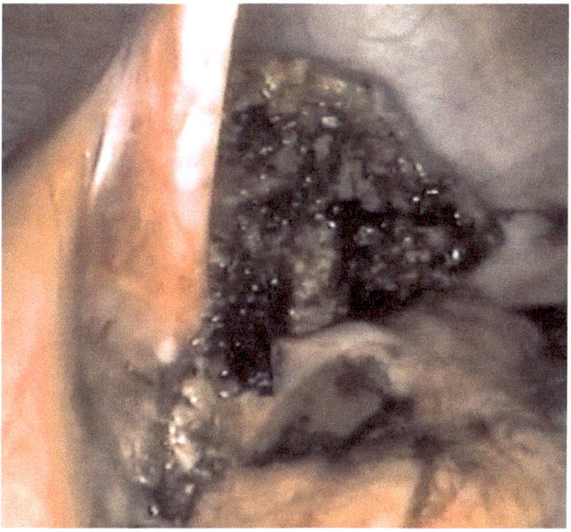

Fig. 39.3 Controllo dell'emostasi

conversione alla laparotomia, viene utilizzata un'incisione addominale superiore trasversale.

Complicanze e discussione

L'approccio laparoscopico potrebbe determinare una perdita ematica massiva rispetto all'approccio "open", non tanto per la tecnica di transezione parenchimale, analoga in entrambi gli approcci, ma per i tempi operatori superiori. Questo argomento è ancora dibattuto nella chirurgia degli adulti, con risultati controversi in recenti studi controllati. In ogni modo, per ampie resezioni occorrerebbe preventivare un'eventuale trasfusione di sangue autologo.

Il rischio di embolismo gassoso di diossido di carbonio durante la resezione laparoscopica epatica preoccupa in modo legittimo il chirurgo. La procedura pediatrica sfrutta per le resezioni limitate uno pneumoperitoneo a basse pressioni e con un basso rischio di queste complicanze.

Per quanto concerne le indicazioni delle rimozioni tumorali, vi sono alcune sostanziali differenze tra la chirurgia per pazienti adulti e pazienti pediatrici. Occorre tenere in considerazione la potenziale crescita dell'iperplasia nodulare focale in un paziente giovane. Dati in letteratura dimostrano che sono accettabili sia un trattamento conservativo sia una resezione.

Un altro fattore potenziale è rappresentato dal trauma epatico e la sua interazione con un tumore cistico o solido ampio. È noto quanto gli organi interni di un bambino sono maggiormente suscettibili alle sollecitazioni a causa della limitata azione protettiva muscolare e l'aumentata flessibilità e mobilità dello scheletro pediatrico. Inoltre, gli organi maggiormente sottoposti a traumi nei bambini con trauma addominale sono il fegato e la milza. Ci si attendeva dunque che i pazienti con tumori cistici o solidi palpabili sottoposti a un concomitante trauma addominale potessero avere un danno epatico più serio. In questi casi, questi due fattori, la potenziale crescita del tumore e il possibile trauma addominale spingono a effettuare resezioni tumorali epatiche.

È stato scelto l'approccio laparoscopico al fine di beneficiare degli attesi vantaggi della chirurgia mininvasiva. Il chirurgo ricerca una ripresa rapida, un dolore postoperatorio minore, una cicatrice addominale accettabile. Un altro obiettivo è ridurre lo stress e preservare la risposta immunitaria come dimostrato recentemente con la resezione epatica laparoscopica.

Conclusioni

In conclusione, la resezione tumorale laparoscopica epatica richiede un chirurgo esperto in chirurgia epatica e un approccio laparoscopico. Il recente contributo delle nuove tecnologie, come lo scalpello armonico, il LigaSure®, i dissettori endoscopici ultrasonici e l'endostapler vascolare, è utile e rende sicure alcune procedure, riducendo il rischio di stravaso biliare e perdite ematiche. L'imaging virtuale delle malattie epatiche, la chirurgia computer-guidata e la robotica potranno in futuro estendere notevolmente gli ambiti di competenza della chirurgia epatica.

Letture consigliate

Bax KNMA, Georgeson KE, Rothenberg SS, et al. (Eds). Endoscopic surgery in infant and children. Berlin Heidelberg: Springer 2008

Burpee SE, Kurian M, Murakame Y, et al. The metabolic and immune response to laparoscopic versus open liver resection. Surg Endosc 2002;16:899-904

Esposito C, Damiano R, Settimi A, et al. Experience with the use of tissue adhesives in pediatric endoscopic surgery. Surg Endosc 2004;18:290-292

Khoury G, Jabbour-Khoury S, Bikhazi K. Result of laparoscopic treatment oh hydatid cysts of the liver. Surg Endosc 1996;10:57-59

Reymond D, Plaschkes J, Luthy AR, et al. Focal nodular hyperplasia of the liver in children: review of follow-up and outcome. J Pediatr Surg 1995;30:1590-1593

Takishima T, Sugimoto K, Asari Y, et al. Characteristics of pancreatic injury in children: a comparison with such injury in adults. J Pediatr Surg 1996; 31:896-900

Capitolo 40

Approcci chirurgici all'obesità in pediatria

A.R. Al-Qahtani

La chirurgia bariatrica è conosciuta per essere il trattamento più efficace e più duraturo per l'obesità patologica e i disturbi correlati. Crescenti evidenze suggeriscono che la chirurgia bariatrica sia fra i trattamenti più efficaci per le malattie e i disordini metabolici compreso il diabete di tipo 2, l'ipertensione, l'ipercolesterolemia, la steatosi epatica non alcolica e l'apnea ostruttiva nel sonno nei pazienti obesi. Vi è un importante dibattito circa i rischi e i benefici della chirurgia bariatrica negli adolescenti, mentre sta aumentando il numero degli studi che dimostrano il successo di questa opzione.

Selezione dei pazienti e indicazioni chirurgiche

Criteri generali

Le indicazioni, il tipo di procedura e l'età a cui la chirurgia può essere effettuata sono controversi. Una task force riunita dall'American Pediatric Surgical Association ha affrontato la questione per evitare di proporre il trattamento a pazienti di età inferiore ai 18 anni. I nostri criteri per indirizzare i pazienti alla chirurgia sono gli stessi che vengono presi in considerazione per gli adulti; in aggiunta a essi, si valuta il supporto dell'ambiente familiare, il fallimento nell'ottenere la perdita di peso per almeno 6 mesi (con un trattamento medico conservativo) e la volontà e la motivazione dei pazienti e delle loro famiglie a sottoporsi alla chirurgia e a seguire le prescrizioni postoperatorie. Nel nostro istituto è suggerito e seguito un algoritmo (Fig. 40.1).

Videochirurgia pediatrica, Ciro Esposito et al. (a cura di)

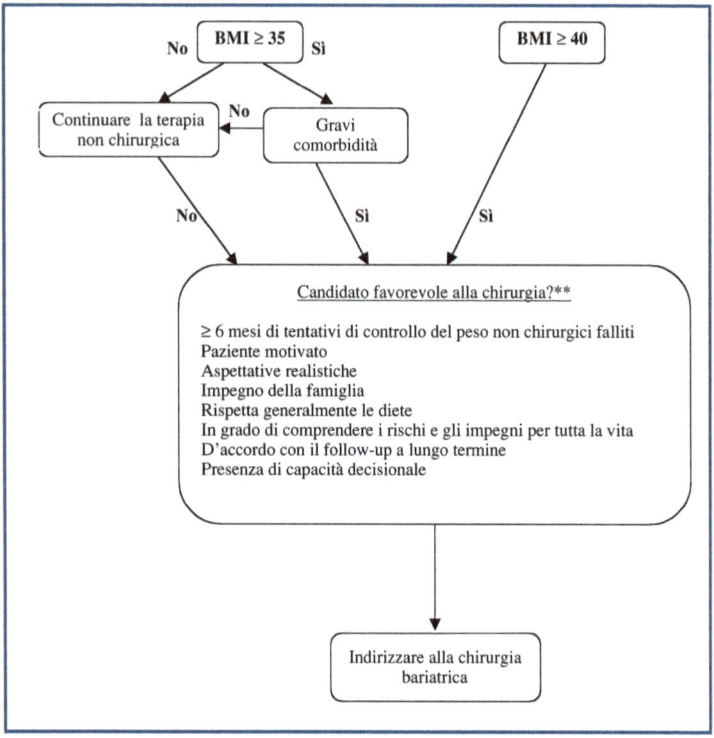

Fig. 40.1 Algoritmo della gestione dei pazienti bariatrici adolescenti

Limiti di età

Fissare i limiti di età per l'intervento è complesso. In ogni caso la preoccupazione riguardo gli effetti della chirurgia bariatrica sulla crescita può essere giustificata per le procedure che risultano in un significativo malassorbimento (es. il bypass gastrico); le procedure come il bendaggio gastrico e la tubulizzazione gastrica sono relativamente sicure da realizzare nei pazienti più giovani.

Valutazione preoperatoria e preparazione

Valutazione clinica

Un approccio di squadra completo è sostenuto e raccomandato dalla maggior parte dei medici. Un team multidisciplinare è impegnato nella valutazione del paziente prima dell'intervento e nell'educazione e nel trattamento dopo l'intervento. Il team ideale dovrebbe comprendere un medico, un nutrizionista, uno psicologico e un chirurgo.

Valutazione chirurgica

Il chirurgo valuta la motivazione e le aspettative del paziente, discute i rischi e i benefici dei differenti interventi chirurgici, esclude ogni controindicazione chirurgica (Tab. 40.1) e sceglie la procedura più adatta per ogni singolo paziente.

Tabella 40.1 Controindicazioni alla chirurgia bariatrica

- Adolescente o famiglia non in grado di comprendere i rischi e i benefici dell'intervento
- Adolescente non autonomamente motivato a considerare l'intervento
- L'adolescente ha aspettative non realistiche per i risultati dell'intervento chirurgico
- Famiglia/adolescente non in grado di impegnarsi nell'osservanza delle raccomandazioni nutrizionali postoperatorie e nel controllo medico e nutrizionale a lungo termine
- Storia di non osservanza dei regimi terapeutici o delle visite previste dal curante (nella mia esperienza possono ancora essere abbastanza rispettosi delle prescrizioni postoperatorie).
- Presenza di cause di obesità correggibili con terapia medica
- Esistenza di una patologia medica, psichiatrica, o di un disturbo cognitivo che può alterare la capacità del paziente di dare il consenso all'intervento o di aderire al regime terapeutico e alimentare postoperatorio
- Tentativi di perdita di peso inadeguatamente documentati
- Esistenza di abuso di sostanze nell'anno precedente
- Gravidanza o allattamento in corso, o progetti di gravidanza nei 2 anni successivi
- Inabilità di fornire il consenso informato (paziente) e l'autorizzazione (famiglia)

Counseling preoperatorio

Si consigliano almeno tre sedute di counseling nella nostra pratica, con il paziente e la sua famiglia, prima dell'intervento. Una buona comprensione della procedura chirurgica, delle aspettative realistiche alle varie tappe, delle complicanze possibili e delle misure per ridurle al minimo è utile per garantire la compliance nel postoperatorio. Durante questi incontri vengono forniti istruzioni e libretti illustrativi che spiegano le procedure, la terapia e la dieta rigorosa postoperatoria.

Terapie concomitanti e preoperatorie

Al paziente si consiglia di proseguire le terapie abituali, tranne insulina e ipoglicemizzanti orali, fino al momento dell'intervento. La profilassi antibiotica è importante a causa dell'aumentato rischio di infezione postoperatoria della ferita. Durante la premedicazione si dovrebbe provvedere alla sedazione e alla profilassi contro la polmonite da aspirazione e la trombosi venosa profonda (TVP).

Considerazioni anestesiologiche nel paziente obeso

Apnea nel sonno

I pazienti con obesità patologica si presenteranno frequentemente con apnea ostruttiva nel sonno (OSA). Questi pazienti sono particolarmente sensibili a oppioidi e sedativi e molti di essi richiedono la ventilazione meccanica a pressione positiva delle vie aeree (*continuous positive airway pressure*, CPAP) continua durante la notte, che può complicare il loro decorso postoperatorio, poiché è importante ridurre al minimo la pressione sulla nuova anastomosi in caso di tubulizzazione gastrica o bypass gastrico.

Considerazioni intraoperatorie

Posizione

Per un'anestesia sicura possono essere richiesti tavoli specificamente progettati. I pazienti sottoposti a chirurgia bariatrica tendono a scivolare dal tavolo operatorio durante cambi di posizione del tavolo stesso. Una cura particolare dovrebbe essere posta nel proteggere le zone di pressione, perché le piaghe da pressione e le lesioni neurali sono più comuni in questa popolazione, particolarmente nei diabetici.

Monitoraggio

Oltre ai protocolli standard di monitoraggio intraoperatorio dell'ASA 2002, sono raccomandate la valutazione della temperatura corporea e le misure per mantenere la normotermia.

Altri problemi tecnici

Gli anestesisti contribuiscono a facilitare l'adeguato posizionamento di un pallone endogastrico e di un sondino nasogastrico durante l'intervento per aiutare il chirurgo a calibrare il pouch gastrico nel bypass e nella tubulizzazione gastrica. Inoltre, contribuiscono a effettuare le prove di tenuta con soluzione salina e blu di metilene oppure con aria per accertare l'integrità dell'anastomosi.

Tipi di chirurgia bariatrica in adolescenti e bambini

Procedure attuali

Attualmente le procedure di chirurgia bariatrica possono essere divise in base al meccanismo di perdita di peso in restrittive (riduzione della capienza dello stomaco) e malassorbitive. Le procedure restrittive includono il bendaggio gastrico laparoscopico (*laparoscopic adjustable gastric banding*, LAGB), la gastroplastica verticale (*vertical banded gastroplasty*, VBG) e la tubulizzazione gastrica; le malassorbitive comprendono il bypass digiuno-ileale (*jejunal ileal bypass*, JIB), la diversione bilio-pancreatica (*bilio-pancreatic diversion*, BPD) e la BPD con *duodenal switch* (BPD/DS).

Le tre opzioni chirurgiche principali per gli adolescenti attualmente includono il bypass gastrico con ansa ad Y secondo Roux (*Roux-en-Y gastric bypass*, RYGB), il LAGB e la tubulizzazione gastrica.

Bypass gastrico con ansa a Y secondo Roux (RYGB)

Tecnicamente il RYGB (Fig. 40.2) implica la formazione di un pouch gastrico e il confezionamento di una gastrodigiunostomia con ansa a Y secondo Roux, escludendo il corpo-fondo dello stomaco, il duodeno e una lunghezza variabile di digiuno prossimale. Ciò riduce efficacemente la quantità di cibo che il paziente può ingerire. Il segmento biliopancreatico comprende lo stomaco escluso, il duodeno e il digiuno prossimale e drena bile, enzimi digestivi e secrezioni gastriche. Questo bypass determina un certo grado di malassorbimento e può avere un importante rilievo fisiologico.

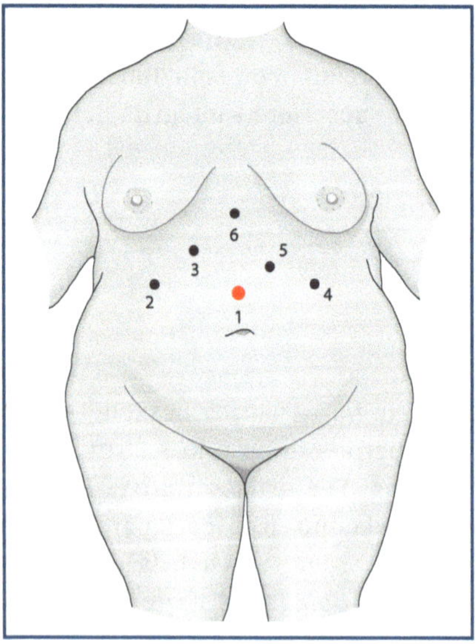

Fig. 40.2 Posizione dei trocar. Riprodotta da: Bax KNMA et al. (2008), con autorizzazione

Durante la procedura i pazienti sono posti a gambe divaricate in posizione di anti-Trendelenburg, il chirurgo tra le gambe, gli aiuti da entrambi i lati. Dopo l'induzione di uno pneumoperitoneo di 15 mmHg con un ago di Veress lungo, il bypass gastrico laparoscopico si realizza con cinque-sette trocar di misure variabili (uno di 10/11 mm per l'ottica, tre di 12 mm per gli strumenti e tre di 5 mm per retrarre il fegato, lo stomaco e per l'aspirazione). Il pouch gastrico si confeziona immediatamente sotto la giunzione gastroesofagea, applicando una stapler lineare orizzontalmente attraverso la piccola curvatura e poi girando la stapler in direzione cefalica verso l'angolo di His (Fig. 40.3). Si passa poi al digiuno: il segmento digiunale distale è portato in alto verso il nuovo pouch gastrico come ansa alla Roux e l'omento è sezionato per creare uno spazio attraverso il quale l'ansa alla Roux è trasferita davanti al colon in una collocazione contigua al nuovo pouch gastrico. La lunghezza dell'ansa alla Roux è misurata con attenzione da 75 a 150 cm, e a questo punto il segmento biliopancreatico del digiuno è anastomizzato all'ansa alla Roux,

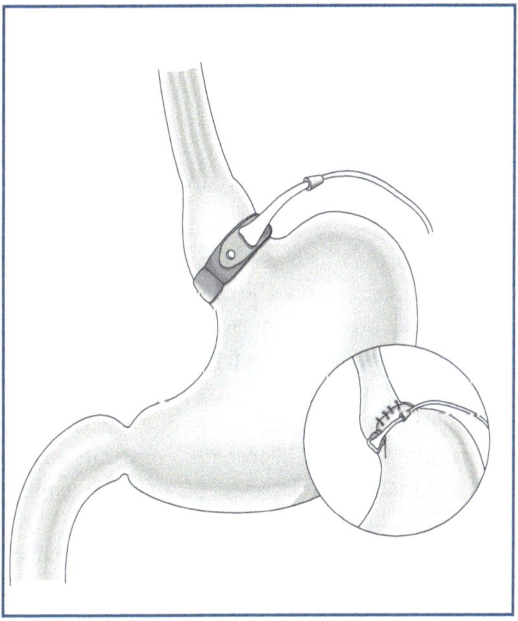

Fig. 40.3 Bendaggio gastrico (LAGB). Riprodotta da: Bax KNMA et al. (2008), con autorizzazione

utilizzando una stapler lineare. Infine, si confeziona un'anastomosi fra il pouch gastrico e l'ansa alla Roux con una stapler circolare, che viene rinforzata ulteriormente con numerosi punti staccati per ridurre la tensione lungo la linea di sutura gastro-digiunale. Si pratica un'endoscopia intraoperatoria con insufflazione di aria, mentre l'anastomosi è sommersa in acqua per assicurare che l'anastomosi sia chiusa ermeticamente.

Bendaggio gastrico laparoscopico (LAGB)

L'accesso operativo nel LAGB è realizzato con un ago di Veress lungo seguito dall'inserimento di cinque trocar. La procedura implica il posizionamento di un bendaggio gonfiabile per formare un pouch gastrico superiore di 15-20 ml. Una volta posizionato, il bendaggio è stretto chiudendo l'anello ed è fissato embricando il bendaggio anteriormente con il fondo gastrico per impedire lo slittamento del bendaggio o l'erniazione dello stomaco. Il bendaggio si collega a un reservoir autosigillante (Portacath) impiantato nel sottocute. Ciò permette di calibrare il diametro dello stomaco per aumentare o ridurre il livello di passaggio del cibo dal pouch superiore nel corpo dello stomaco. Il LAGB è completamente reversibile, poiché nessuna porzione del tratto intestinale viene sezionata.

Tubulizzazione gastrica (Sleeve Gastrectomy, SG)

La SG, chiamata anche gastrectomia della grande curvatura, verticale o longitudinale, è una forma di gastroplastica che prevede una resezione parziale dello stomaco (circa l'80%). La SG sta guadagnando un crescente interesse dovuto a un rischio prevedibilmente inferiore di complicanze nutrizionali e risultati in termini di perdita di peso, potenzialmente paragonabili ad altre procedure.

La SG produce la perdita di peso attraverso due meccanismi: in primo luogo, determina la sazietà precoce come procedura puramente restrittiva; secondariamente, riduce i livelli plasmatici di grelina in aggiunta ad altre variazioni fisiologiche.

Durante la procedura i pazienti sono posizionati con le gambe divaricate in posizione di anti-Trendelenburg, il chirurgo tra le gambe, gli aiuti da entrambi i lati. Di routine si realizzano cinque accessi. Si induce lo pneumoperitoneo a 15 mmHg e si utilizza un'ottica a 30°. I vasi gastrici brevi della grande curvatura e i legamenti retrogastrici si sezionano con uno strumento da coagulo/sezione. La dissezione si estende prossimalmente fino alla giunzione esofago-gastrica e distalmente verso il piloro. L'antro è conservato e la grande curvatura dello stomaco è sezionata a 4-6 cm dal piloro. Una sonda da 36 F è inserita per via orale fino al duodeno e allineata lungo la piccola curvatura. Si confeziona quindi la gastrectomia verticale parziale a manica lungo la piccola curvatura al lato della sonda verso la giunzione esofago-gastrica. Lo stomaco resecato è recuperato attraverso un trocar. La sonda è rimossa e sostituita con un sondino orogastrico per un test con blu di metilene o con insufflazione di aria. Il duodeno prossimale è compresso con strumenti atraumatici per permettere la distensione dello stomaco con il colorante o l'aria, che indicano se la misura del pouch è nel range di 60-120 ml. Si rimuove il sondino orogastrico e si provvede alla chiusura della fascia di tutti gli accessi superiori ai 10 mm.

Postoperatorio

I pazienti con storia di apnea ostruttiva nel sonno o di altri disturbi concomitanti significativi dovrebbero accedere a un'unità di terapia intensiva. Alcuni di loro potrebbero richiedere l'impiego della CPAP o della ventilazione a due livelli di pressione positiva (BiPAP). La deambulazione precoce postoperatoria e la stimolazione spirometrica dovrebbero essere iniziate appena possibile per ridurre la disfunzione polmonare e ridurre il rischio di trombosi venosa profonda e di embolia polmonare. Un'adeguata analgesia è fondamentale per permettere la deambulazione iniziale e ristabilire la funzione polmonare.

Protocollo del follow-up

Dopo il bendaggio gastrico i pazienti possono andare a casa il giorno dell'intervento o il giorno seguente. Nei pazienti con tubulizzazione gastrica si effettua uno studio con mezzo di contrasto idro-solubile in prima giornata postoperatoria per assicurarsi che non vi siano perdite gastriche. Tutti i pazienti saranno visitati dai dietisti e a ognuno sarà fornito un protocollo dietologico postoperatorio completo basato sull'intervento realizzato (Tab. 40.2).

Tabella 40.2 Raccomandazioni per il follow-up dopo chirurgia bariatrica secondo il Gruppo di Controllo dell'Obesità

Anni dopo a procedura	RYGB	LAGB	Tubulizzazione gastrica
1	A 1, 3, 6 e 12 mesi	Prima visita dopo 2 settimane. Ogni 4-6 settimane per 6 mesi poi ogni 3-6 mesi se la perdita di peso è buona	Prima visita dopo 2 settimane. Poi ogni 4-6 settimane per 3 mesi poi ogni 6 mesi
2	Ogni 6 mesi	Ogni 6 mesi	Ogni 6-12 mesi
3	Annualmente	Ogni 6 mesi	Annualmente
A lungo termine	Annualmente	Annualmente	Annualmente

RYGB, bypass gastrico con ansa a Y secondo Roux; LAGB, bendaggio gastrico laparoscopico regolabile.

Dieta postoperatoria nel bendaggio gastrico

- La dieta liquida dovrebbe essere assunta per 24 ore dopo l'intervento.
- I liquidi devono essere assunti per le 2 settimane successive.
- Alimenti sminuzzati/tagliati devono essere assunti per le 3-4 settimane seguenti.
- Ci dovrebbe essere un intervallo di 30 minuti fra l'assunzione di cibo e quella di bevande.
- Bere liquidi durante o subito dopo i pasti tende a espellere l'alimento attraverso il pouch prima che sia raggiunta la sazietà.
- Mangiare tre piccoli pasti al giorno e assicurarsi che contengano le sufficienti sostanze nutrienti.

Dieta postoperatoria nella tubulizzazione gastrica

Regole generali

- Dieta morbida per 3-4 settimane.
- Mangiare lentamente e masticare bene (almeno 25 volte).
- Dopo l'intervento, 2-3 cucchiai di cibo sono sufficienti per sentirsi sazi.
- Bere almeno 6-8 tazze di liquidi al giorno per prevenire la disidratazione.
- Assumere piccoli pasti ricchi di nutrienti (tre volte) e 1 spuntino ad alto contenuto proteico una volta al giorno.
- I nuovi alimenti devono essere introdotti uno alla volta per evitare intolleranze.
- Dieta liquida frullata (1 settimana).
- Dieta morbida (3-4 settimane).
- Dieta solida personalizzata.
- È normale sperimentare intolleranze alimentari. Provare a reintrodurre quell'alimento non tollerato dopo una settimana, facendo attenzione a mangiare lentamente, masticare bene e non assumere cibo in eccesso.

Complicanze e risultati

Si limiterà la discussione agli interventi più frequentemente realizzati o accettati nei bambini e negli adolescenti e cioè: bendaggio gastrico, tubulizzazione gastrica e bypass gastrico (Tab. 40.3).

Bendaggio gastrico laparoscopico

La complicanza principale del bendaggio gastrico è lo slittamento. Mentre questo processo evolve, il rigurgito e il vomito durante la notte diventano una caratteristica. Il risultato finale è l'ostruzione completa con i segni dell'incarceramento del pouch prossimale. Lo slittamento del bendaggio può essere limitato realizzando alcuni punti di sutura siero-sierosi alla parete gastrica anteriore. Si può anche verificare la disconnessione del tubo, benché non comune. Inoltre, è stata segnalata la dilatazione aneurismatica della camera gonfiabile in bendaggi con un siste-

Tabella 40.3 Complicanze della chirurgia bariatrica

Tutte le procedure	Bypass gastrico	Bendaggio gastrico	Tubulizzazione gastrica
Atelettasia e polmonite Trombosi venosa profonda Embolia polmonare Infezione della ferita Emorragia gastroenterica Calcolosi biliare Mancata perdita di peso Vomito intrattabile	Perdita anastomotica Stenosi dell'anastomosi Ulcere marginali Deiscenza della sutura della stapler Carenze nutrizionali (ferro, calcio, acido folico, vitamina B_1 e B_{12}) Dumping syndrome Ostruzione del piccolo intestino Ernia interna	Slittamento del bendaggio Erosione del bendaggio Dilatazione esofagea Infezione del bendaggio o del port Disconnessione del port Dislocazione del port	Perdita gastrica Ostruzione Ritardato svuotamento gastrico Reflusso gastrico Stenosi

ma ad alta pressione. Queste complicanze potrebbero essere minimizzate utilizzando un bendaggio a bassa pressione disposto lungo il decorso della parte flaccida, dal momento che lo scivolamento dipende, nella maggior parte dei casi, dal decorso stesso.

Tubulizzazione gastrica laparoscopica

Questa procedura prevede di mobilizzare l'intera grande curvatura dello stomaco. Questa manovra potrebbe danneggiare la milza. Altre complicanze possibili sono le perdite dalla linea di sutura della stapler e la perforazione gastrica o esofagea.

Bypass gastrico

Il rischio di morte per complicanze dell'intervento nel primo mese dopo un bypass gastrico con ansa ad Y secondo Roux è di circa 0,2-0,5% nei centri esperti. Il bypass gastrico laparoscopico ha un tasso maggiore di complicanze intraddominali, mentre la durata dell'ospedalizzazione è più breve, le complicanze a carico della ferita sono inferiori e il "comfort" postoperatorio del paziente è maggiore. Il supplemento orale o intramuscolare per tutta la vita di vitamina B_{12} e il supplemento di ferro, acido folico e calcio è consigliato per evitare specifiche carenze nutrizionali.

Letture consigliate

Al-Qahtani AR. Laparoscopic adjustable gastric banding in adolescent: Safety and efficacy. J Pediatr Surg 2007;42:894-897

Bax KNMA, Georgeson KE, Rothenberg SS, et al. (Eds). Endoscopic surgery in infant and children. Berlin Heidelberg: Springer 2008

Bryson GL, Chung F, Cox RG, et al. Patient selection in ambulatory anesthesia—an evidence-based review: part II. Can J Anaesth 2004;51:782-794

Buchwald H. Consensus Conference Panel. Bariatric surgery for morbid obesity: Health implications for patients, health professionals, and third-party payers. J Am Coll Surg 2005;200:593-604

ECRI Institute. Health Technology Assessment Information Service. Health Technology Assessment. Bariatric surgery in pediatric patients. (August, 2007) - Retrieved Feb 26, 2008 from ECRI Institute

Inge TH, Krebs NF, Garcia VF, et al. Bariatric surgery for severely overweight adolescents: concerns and recommendations. Peds 2004;114:217-223

Lawson L, Harmon C, Chen M, et al. One year outcomes of Roux en Y gastric bypass in adolescents: A multicenter report from the Pediatric Bariatric Study Group. J Pediatr Surg 2006;241:137-143

Peeters A, O'Brien P, Laurie C, et al. Does weight loss improve survival? Comparison of a bariatric surgical cohort with a community based control group (abstract). Obes Rev 2006;7:S2-95

Schilling PL, Davis MM, Albanese CT, et al. National Trends in Adolescent Bariatric Surgical Procedures and Implications for Surgical Centers of Excellence. J Am Coll Surg 2001;206:1-12

Tsai WS, Inge TH, Burd RS. Bariatric surgery in adolescents: recent national trends in use and in-hospital outcome. Arch Pediatr Adolesc Med 2007; 161:217-221

Capitolo 41

Nefrectomia/eminefrectomia laparoscopica in età pediatrica

T. Blanc, A. El Ghoneimi

La nefrectomia in videochirurgia è eseguita in età pediatrica esclusivamente per patologie benigne, come il rene multicistico, il rene non funzionante da reflusso o da idronefrosi. Alcuni realizzano la nefrectomia bilaterale nei pazienti che devono essere trapiantati.

Per quel che riguarda l'eminefrectomia è di norma effettuata in pazienti pediatrici per rimuovere un polo superiore o inferiore non funzionante secondario a duplicazioni complicate del rene. La tipica patologia del polo superiore è l'ostruzione associata a ureterocele o l'incontinenza secondaria a un uretere ectopico. La tipica patologia del polo inferiore è il reflusso e meno frequentemente l'ostruzione della giunzione uretero-pelvica con perdita di funzione. L'eminefrectomia laparoscopica è tecnicamente più complessa della nefrectomia totale. Queste procedure possono essere realizzate con approccio sia retro- sia transperitoneale. La laparoscopia è una metodica ben standardizzata, con i benefici di una perfetta e globale esposizione dell'anatomia dell'intero rene e della sua vascolarizzazione senza la necessità di mobilizzare la restante parte del rene. Un altro vantaggio è che non vi è necessità di una seconda incisione inguinale per escindere l'uretere distale. Noi preferiamo effettuare un approccio retroperitoneale con un accesso posteriore al rene senza dissecare il peduncolo renale principale, tempo necessario durante l'approccio anteriore transperitoneale. L'accesso retroperitoneale può essere ottenuto sia posteriormente in posizione prona, sia in decubito laterale (Fig. 41.1).

Borzi ha confrontato i due approcci e ha riscontrato che l'approccio laterale crea più spazio infero-mediale, consente un mi-

Videochirurgia pediatrica, Ciro Esposito et al. (a cura di)

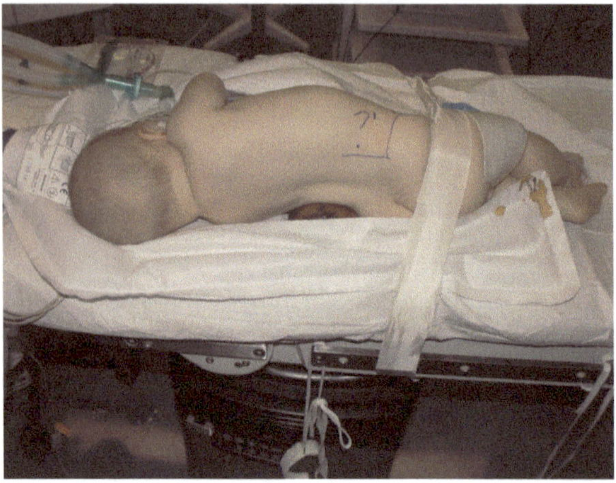

Fig. 41.1 Paziente in decubito laterale

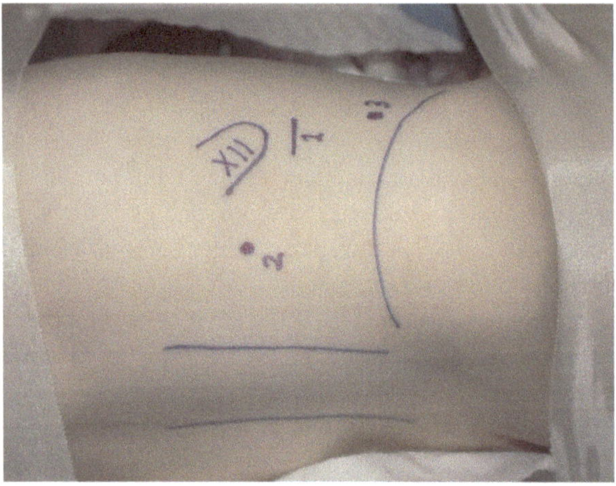

Fig. 41.2 Limiti anatomici dello spazio retroperitoneale e posizione dei trocar

gliore accesso ai reni in sede ectopica e consente un'ureterectomia totale in tutti i casi (Fig. 41.2). Noi utilizziamo comunemente l'approccio retroperitoneale laterale come descritto in precedenza. Considerando che la nefrectomia retroperitoneoscopica è ormai una tecnica standardizzata, si focalizzerà l'attenzione in questo capitolo soprattutto sull'eminefrectomia, dal momento

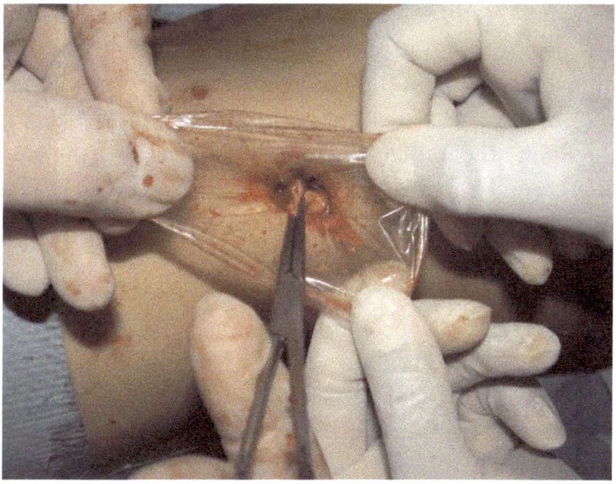

Fig. 41.3 Fase di estrazione

che l'accesso al retroperitoneo e le fasi di dissezione e di estrazione sono uguali per entrambe le tecniche (Fig. 41.3). Al contrario, l'eminefrectomia ha alcuni aspetti peculiari da chiarificare.

Importanti elementi tecnici dell'eminefrectomia retroperitoneale

Eminefrectomia retroperitoneale del polo superiore

L'uretere del polo superiore è identificato al polo inferiore del rene e dissecato molto strettamente alla sua parete per evitare danni alla componente vascolare dell'uretere del polo inferiore. Sembrerebbe utile legare l'uretere prossimale prima di tagliarlo, così da lasciare l'uretere prossimale dilatato, facilitando la dissezione del polo superiore.

Dal momento che l'esposizione è posteriore, contrariamente all'approccio anteriore transperitoneale, l'uretere del polo superiore è isolato dai vasi con una dissezione delicata superiormente. L'uretere del polo superiore è trazionato manualmente in modo da facilitare questa fase della dissezione. Il piano tra la pelvi dilatata del polo superiore e il parenchima del polo inferiore è facilmente identificabile con una delicata dissezione tra i ponti parenchimatosi della porzione superiore. A questo punto, i vasi del polo superiore sono identificati a partire dall'aorta o dai vasi renali sino al parenchima del polo superiore. Essi sono clippati o sezionati in base alla loro dimensione. Il polo superiore è identificato mediante il cambio di colore dopo la sezione dei vasi e dalla differenza dell'aspetto tra il polo inferiore normale e il polo superiore dilatato e displasico. Le duplicazioni hanno una linea vascolare di demarcazione ben definita tra i poli superiore e inferiore del rene. Talora è comunque difficile individuare i vasi del polo superiore. La resezione può essere effettuata con l'elettrobisturi, ma noi preferiamo il bisturi ultrasonico con le branche curve, che consente un taglio pulito tra i poli superiore e inferiore. Per minimizzare la mobilizzazione del polo superiore e conseguentemente ridurre il rischio di traumi vascolari indiretti del peduncolo vascolare, il polo inferiore resta attaccato al peritoneo durante tutte le fasi della procedura. Il polo superiore è completamente isolato dall'attacco peritoneale prima di sezionare il parenchima per evitare danni intestinali transperitoneali.

Eminefrectomia retroperitoneale del polo inferiore

L'accesso è il medesimo del polo superiore. L'uretere del polo inferiore è identificato sino alla pelvi del polo inferiore per essere sicuro della sua identificazione. Contrariamente alla nefrectomia del polo superiore, la dissezione completa dei vasi del polo inferiore è necessaria prima della dissezione dell'area. Poiché la patologia principale è il reflusso con ripetute infezioni, il polo inferiore è usualmente retratto e facilmente identificabile dal parenchima del polo superiore sano. L'uretere va sezionato in prossimità della vescica per evitare un reflusso postoperatorio del moncone ureterale. La linea di dissezione è talora difficile nell'eminefrectomia inferiore se è associata con calici dilatati. Di norma si inserisce un catetere ureterale nell'uretere del polo superiore e lo si connette con una siringa con blu di metilene da iniettare al momento della dissezione. Ciò è fatto anche per l'eminefrectomia superiore se vi sono dubbi sulla diagnosi o sull'assenza di dilatazione maggiore dell'uretere del polo superiore. Se vi è una perdita di blu, la perdita può essere identificata e suturata e il catetere in questo caso permarrà in sede per 48 ore.

Questo inconveniente è insorto due volte nella nostra esperienza ed entrambi i casi in corso di eminefrectomia del polo superiore.

Risultati e complicanze

Il tempo operatorio è il maggiore parametro nello sviluppo di una nuova tecnica in una struttura complessa. Abbiamo osservato che non vi sono differenze nel tempo operatorio tra "open surgery" e nefrectomia retroperitoneale laparoscopica. La degenza operatoria è risultata significativamente più breve nel gruppo laparoscopico se paragonato al gruppo "open". Robinson et al., in uno studio prospettico non randomizzato, hanno messo a confronto costi e risultati dell'eminefrectomia laparoscopica con l'"open surgery" in pazienti pediatrici. Il tempo operatorio medio nel gruppo laparoscopico e "open" è risultato di 200,4 e 113,5 minuti, e la degenza media di 25,5 e 32,6 ore, rispettivamente. L'eminefrectomia in età pediatrica resta una sfida anche in mani esperte. Valla et al. hanno riportato il 37% di complicanze intraoperatorie, le maggiori correlate ai residui perirenali sulla linea di dissezione. La maggiore complicanza è comunque la perdita di funzione della porzione restante. All'inizio della nostra esperienza, abbiamo avuto la perdita di un rene dovuto alla trombosi dell'arteria renale insorta precocemente nel postoperatorio dopo un'eminefrectomia superiore in un paziente di 7 anni. Il paziente è stato sottoposto in seguito a nefrectomia totale. Abbiamo compreso che l'errore tecnico maggiore era liberare il restante parenchima dal peritoneo incrementando il rischio di torsione del peduncolo renale principale. Wallis et al. hanno riportato una perdita di funzione del restante parenchima in due pazienti di 6 e 7 mesi. È importante effettuare un follow-up di questi bambini con scintigrafia DMSA e non solo con studio Doppler, che potrebbe mostrare un normale flusso ematico. Essi sono giunti alla conclusione che in pazienti di età inferiore a un anno vi è un rischio più elevato di complicanze. Leclair et al. hanno riportato un più alto tasso di conversione e complicanze in bambini di età inferiore a un anno.

Castellan et al. hanno confrontato gli approcci transperitoneale e retroperitoneale. Quattro delle cinque complicanze (80%) sono state osservate in pazienti di età inferiore a 1 anno e hanno concluso che il tasso di complicanze non dipende dall'approccio chirurgico, ma piuttosto dall'età del paziente. Conversione in chirurgia "open" risulta più alta nelle serie che includono l'inizio dell'esperienza di chirurgia laparoscopica avanzata (retroperitoneale o transperitoneale). Comunque, recenti serie pubblicate incoraggiano sulla fattibilità e sicurezza della procedura, come in uno studio di Denis et al., che riportano nessuna conversione in una serie di 18 eminefrectomie. Noi abbiamo rivisto la nostra esperienza con speciale attenzione al gruppo di pazienti al di sotto di un anno. Tra le 10 eminefrectomie superiori effettuate al di sotto di un anno di età, non vi sono state complicanze e una ha necessitato di conversione nel primo anno di attività per identificare la linea di sezione parenchimale. Tre pazienti sono stati sottoposti a eminefrectomia inferiore al di sotto di un anno e nessuno ha avuto complicanze e necessità di conversione anche per pelvi inferiore con dilatazione di 60 mm in un bambino di 1 mese. Il tempo medio operatorio è risultato di 150 minuti (120-180) per l'eminefrectomia del polo inferiore e 150 minuti (75-180) per l'eminefrectomia del polo superiore. Un bimbo ha presentato un urinoma asintomatico dopo eminefrectomia del polo inferiore. Tutti i pazienti hanno mostrato un parenchima residuo normalmente vascolarizzato ai follow-up dopo 36 mesi (6-60).

Conclusioni

L'eminefrectomia-ureterectomia resta una sfida in laparoscopia. Il principale fattore limitante è la learning curve e non l'età al momento dell'intervento o l'importanza di dilatazione. Nei bambini al di sotto di un anno di vita, la chirurgia dovrebbe essere effettuata con grande cura e da parte del chirurgo con maggiore esperienza nel team. Noi riteniamo che entrambi gli approcci, retro e transperitoneale, risultano sicuri con risultati paragonabili. Noi suggeriamo di scegliere una delle due opzioni e concentrare gli sforzi sul miglioramento della propria procedura e non cercare di confrontare gli approcci. Dopo le tante complicanze pubblicate, è ora chiaro che l'obiettivo è ridurre l'elevato tasso di complicanze all'inizio dell'esperienza chirurgica. Esercitarsi ed effettuare metodiche standardizzate è buona pratica per un chirurgo prima di effettuare interventi personalmente.

Letture consigliate

Badawy HCE, Aigrain Y, El Ghoneimi A. Retroperitoneal laparoscopic partial nephro-urereterectomy in infants and children: analysis of risk factors and age related complications. J Pediatr Urol 2007:S80

Borzi PA. A comparison of the lateral and posterior retroperitoneoscopic approach for complete and partial nephroureterectomy in children. BJU Int 2001;87:517-520

El-Ghoneimi A, Farhat W, Bolduc S, et al. Retroperitoneal laparoscopic vs open partial nephroureterectomy in children. BJU Int 2003;91:532-535

El-Ghoneimi A, Valla JS, Steyaert H, Aigrain Y. Laparoscopic renal surgery via a retroperitoneal approach in children. J Urol 1998;160:1138-1141

Robinson BC, Snow BW, Cartwright PC, et al. Comparison of laparoscopic versus open partial nephrectomy in a pediatric series. J Urol 2003;169:638-640

Capitolo 42
Pieloplastica retroperitoneoscopica

J.S. Valla

La stenosi del giunto pielo-ureterale è la più comune causa di uropatia ostruttiva delle vie escretrici superiori; è più frequente nel sesso maschile, a sinistra e nel 1° anno di vita; rappresenta, inoltre, la più comune causa di massa in epoca neonatale ed è spesso associata a ulteriori malformazioni delle vie urinarie, quali reflusso vescico-ureterale, reni cistici, criptorchidia ecc.

L'eziologia è legata a fattori intrinseci o estrinseci. Tra i primi la fibrosi o alterazione della parete muscolare della giunzione rappresenta la causa più frequente, mentre polipi e valvole sono cause rare. Le anomalie estrinseche comprendono vasi anomali, angolazioni e aderenze.

La sintomatologia è caratterizzata da infezioni urinarie, massa, dolore, talvolta ematuria, ipertensione, anemia fino al quadro di insufficienza renale.

La diagnosi si avvale dell'ecografia (spesso prenatale), della scintigrafia renale e dell'URO-RMN.

Il trattamento mininvasivo della stenosi del giunto pieloureterale consta di un approccio videochirurgico per via trans- o retroperitoneale. Sebbene quest'ultimo sia gravato da una maggiore difficoltà tecnica e richieda una "learning curve" più lunga, oltre che a maggiori abilità da parte del chirurgo, sempre più urologi pediatri ricorrono a questo tipo approccio, il cui maggiore vantaggio è quello di avere un accesso semplice e diretto alla camera di lavoro, senza necessità di dissezione delle strutture intraperitoneli che potrebbero essere lese durante questa fase. Inoltre, la camera di lavoro non è oscurata dalle anse intestinali e il rischio di ileo paralitico e di aderenze intestinali è pressoché eliminato.

Videochirurgia pediatrica, Ciro Esposito et al. (a cura di)

I risultati riportati su casistiche più ampie sono di fatto sovrapponibili a quelli della tecnica eseguita per via "open".

Preparazione preoperatoria

Il paziente candidato all'intervento avrà precedentemente eseguito tutte le indagini necessarie per porre in maniera corretta indicazione alla chirurgia.

La procedura richiede la firma di un consenso informato da parte dei genitori e del paziente se di età superiore ai 14 anni.

Posizione del paziente e del team chirurgico

La procedura è eseguita in anestesia generale.

Il posizionamento del paziente rappresenta una tappa fondamentale per la corretta riuscita dell'intervento. Previo posizionamento di un catetere di tipo Foley, il paziente è posizionato in decubito laterale controlateralmente al rene affetto dal stenosi del giunto pieloureterale, con il fianco rialzato per aumentare la distanza tra la l'ultima costa e la cresta iliaca (Fig. 42.1).

Il chirurgo, l'assistente all'ottica e lo strumentista sono posizionati alle spalle del paziente e il monitor di fronte (Fig. 42.2).

Di recente è stato proposto da Borzi un approccio retroperitoneoscopico a paziente prono, al fine di ridurre la possibilità di rottura del peritoneo, ma la scelta di questa posizione deve essere ben ponderata.

Accesso retroperitoneale

È da preferirsi un approccio tipo "open" per il posizionamento del primo trocar. Questo aspetto rappresenta, nell'esperienza degli autori, un punto chiave, in quanto la maggior parte delle complicanze può verificarsi in questa fase.

L'incisione cutanea viene eseguita subito sotto la coda della 12ª costa e posteriormente alla linea ascellare posteriore. Dopo dissezione con forbici a punta smussa della fascia trasversalis, dei muscoli obliquo esterno e interno si visualizza il grasso retro-

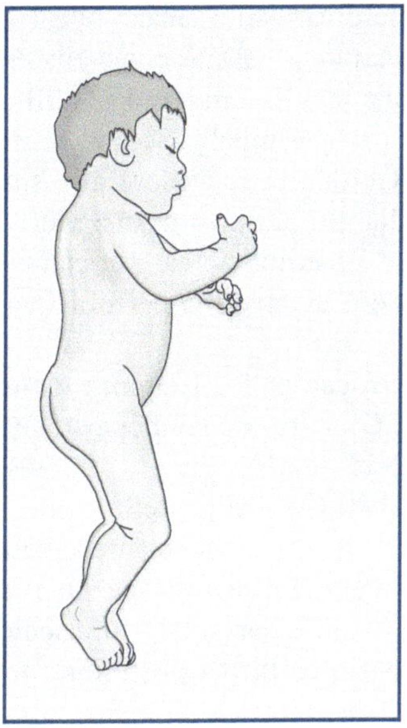

Fig. 42.1 Posizione del paziente per la retroperitoneoscopia. Riprodotta da: Bax KNMA et al. (2008), con autorizzazione

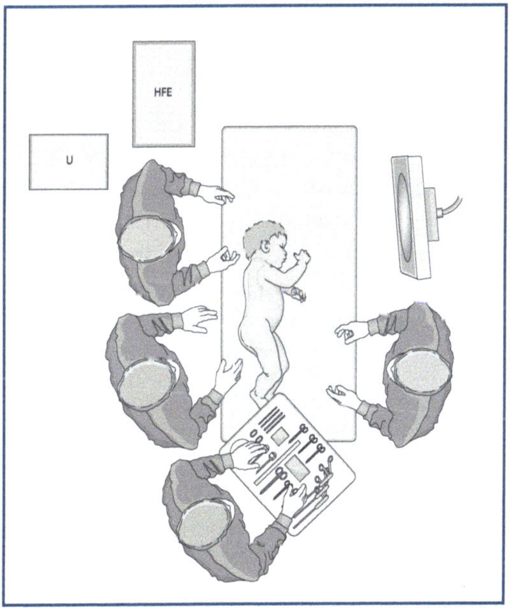

Fig. 42.2 Posizione del team chirurgico. Riprodotta da: Bax KNMA et al. (2008), con autorizzazione

peritoneale. Gli strati muscolari sono divaricati a mezzo di 2 fili di trazione. Con questa procedura è talvolta possibile visualizzare la fascia di Gerota e aprirla in maniera da iniziare l'insufflazione di CO_2 direttamente nello spazio perirenale. Se non fosse possibile visualizzare la fascia di Gerota, si procederà alla sua apertura nello step successivo. Mediante l'utilizzo di una piccola garza introdotta nel retroperitoneo è possibile creare in maniera delicata una buona camera di lavoro evitando la perforazione del peritoneo.

Viene quindi introdotto il primo trocar, da 5 o 10 mm, e viene creato mediante insufflazione di CO_2 il retropneumoperitoneo (8-10 mmHg nei più piccoli e 12-15 mmHg nei più grandi). Viene introdotta un'ottica da 0° o 30°, per mezzo della quale è possibile ampliare la camera di lavoro precedentemente creata con la piccola garza mediante movimenti di basculazione. Questa manovra consente l'esposizione di alcuni reperi quali il muscolo quadrato dei lombi, il muscolo psoas e la faccia posteriore del rene. Tenendo conto della situazione anatomica e della maggiore presenza di componente ossea in questa regione, è fondamentale che il paziente sia ben curarizzato.

Posizione dei trocar

Due trocar aggiuntivi sono posizionati sotto visione. Il trocar posteriore è introdotto per primo a livello dell'angolo costo-spinale. Un palpatore introdotto attraverso questo trocar consentirà di spostare in maniera delicata, medialmente, la riflessione laterale del peritoneo. A questo punto il trocar inferiore può essere posizionato con sicurezza, facendo attenzione a non essere troppo vicini alla cresta iliaca, che ne potrebbe limitare i movimenti (Fig. 42.3).

Tecnica

Individuato il polo inferiore del rene, la pelvi sarà esposta e di conseguenza la giunzione pieloureterale stenotica. La superficie anteriore del rene non deve essere completamente separata dal

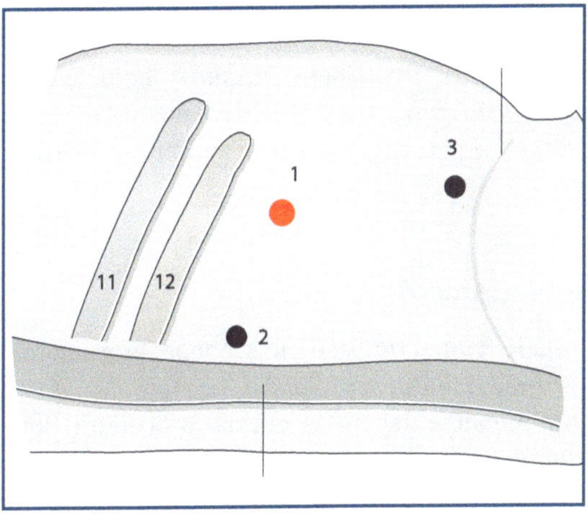

Fig. 42.3 Triangolazione degli strumenti in retroperitoneoscopia. Riprodotta da: Bax KNMA et al. (2008), con autorizzazione

peritoneo, in maniera che il rene sia naturalmente sollevato senza necessità di divaricatori. Un punto 5/0 tra la parete anteriore della giunzione pieloureterale e il muscolo psoas può aiutare nella trazione della giunzione e a esporre al meglio la porzione stenotica. L'uretere è sezionato in maniera da lasciare prossimalmente la porzione stenotica; allo stesso modo viene parzialmente sezionata la pelvi dilatata

Anastomosi pielo-ureterale

Il primo punto di anastomosi tra la pelvi e l'uretere deve essere posizionato tra il punto più in basso dell'uretere e la pelvi. In caso di eccessiva trazione può essere conveniente preferire l'annodamento extracorporeo. La parete anteriore della pelvi può essere suturata in continuo con filo riassorbibile. A questo punto, se necessario, è possibile inserire un doppio J. Si procede con la sutura in continuo della parete posteriore.

Viene posizionato un drenaggio e lasciato in sede per 2 giorni. La giunzione stenotica è rimossa attraverso un trocar da 5 mm.

Tecnica in caso di vaso anomalo

A differenza della procedura precedente, la giunzione una volta attaccata al muscolo psoas può essere completamente sezionata in maniera da consentire il passaggio del vaso anomalo posteriormente all'anastomosi.

Postoperatorio e complicanze

Il drenaggio perirenale viene rimosso in seconda giornata, lo stent doppio J a un mese dalla procedura.

Le possibili complicanze legate a questa procedura sono spandimento di urine in cavità retroperitoneale, deiscenza parziale o completa dell'anastomosi, recidiva, danno ischemico dell'uretere.

Letture consigliate

Bax KNMA, Georgeson KE, Rothenberg SS, et al. (Eds). Endoscopic surgery in infant and children. Berlin Heidelberg: Springer 2008

Borzi PA. A comparison of lateral and posterior retroperitoneoscopic approach for complete and partial nephrectomy in children. BJU Intern 2001;87:1095-1097

El-Ghoneimi A, Farhat W, Bolduc S, et al. Laparoscopic dismembered pyeloplasty by a retroperitoneal approach in children. BJU Int 2003;92:104-108

Valla JS. Retroperitoneoscopic surgery in children. Semin Pediatr Surg 2007; 16:270-277

Valla JS, Breaud J, Griffin SJ, et al. Retroperitoneoscopic vs open dismembered pyeloplasty for ureteropelvic junction obstruction in children. J Pediatr Urol 2009;5:368-373

Yeung CK, Tam YH, Sihoe JD, et al. Retroperitoneoscopic dismembered pyeloplasty for pelvi-ureteric junction obstruction in infants and children. BJU Int 2001;87:509-513

Zhou H, Li H, Zhang X, et al. Retroperitoneoscopic Anderson-Hynes dismembered pyeloplasty in infants and children: a 60-case report. Pediatr Surg Int 2009;25:519-523

Capitolo 43
Pieloplastica videoassistita

M. Lima, G. Ruggeri, M. Dòmini, R. Manuele, P. Messina

L'idronefrosi congenita è una delle malattie congenite più frequenti, la cui incidenza è di 1 ogni 1500 neonati. Nel corso degli ultimi 30 anni l'introduzione della diagnostica prenatale ecografica ha permesso di diagnosticare l'idronefrosi congenita prima della nascita e quindi di anticipare il trattamento, quando necessario, entro il primo anno di vita.

La pieloplastica secondo Anderson-Hynes è la tecnica di scelta nel trattamento dell'idronefrosi congenita, assicurando percentuali di successo chirurgico pari al 90-95%, ma è correlata agli esiti cicatriziali propri dell'incisione lombotomica prevista per l'accesso alla loggia renale. È stato pertanto eseguito il medesimo intervento per via sia laparoscopica sia retroperitoneoscopica, riducendo così l'entità del dolore postoperatorio e l'entità della cicatrice chirurgica, ma l'utilizzo della laparoscopia ha reso transperitoneale un intervento retroperitoneale, mentre eseguendo la pieloplastica secondo Anderson-Hynes in retroperitoneoscopia ci si trova a effettuare l'intervento in uno spazio fortemente limitato dalla scarsa compliance dello spazio retroperitoneale stesso, in particolare nel classico paziente pediatrico per questa patologia, che è il lattante.

Combinando i principi della tecnica "open" (accedere chirurgicamente alla loggia renale rispettando l'integrità della cavità peritoneale) con quelli della chirurgia mininvasiva eseguita per via retroperitoneoscopica, si è proposta la *one trocar assisted pieloplasty* (OTAP).

Mediante l'utilizzo di un solo trocar e dell'ottica operativa si è in grado di accedere alla loggia renale con un'incisione chirur-

Videochirurgia pediatrica, Ciro Esposito et al. (a cura di)

gica di 10 mm, attraverso questa esteriorizzare il giunto pielo-ureterale (GPU) isolato per via retroperitoneoscopica e quindi eseguire la pieloplastica secondo Anderson-Hynes.

Strumentario laparoscopico

Trocar da 10 mm, ad ancoraggio pneumatico (di Hasson) (Fig. 43.1a); ottica operativa 0° corta (Storz mod. 26034AAV), con valvola (Storz mod. 26034V) (Fig. 43.1b); dissettore (batuffolo) (vedi Fig. 43.2a); pinza da preparazione e da presa (Fig. 43.2b); fettuccia morbida, uncino (Fig. 43.2c).

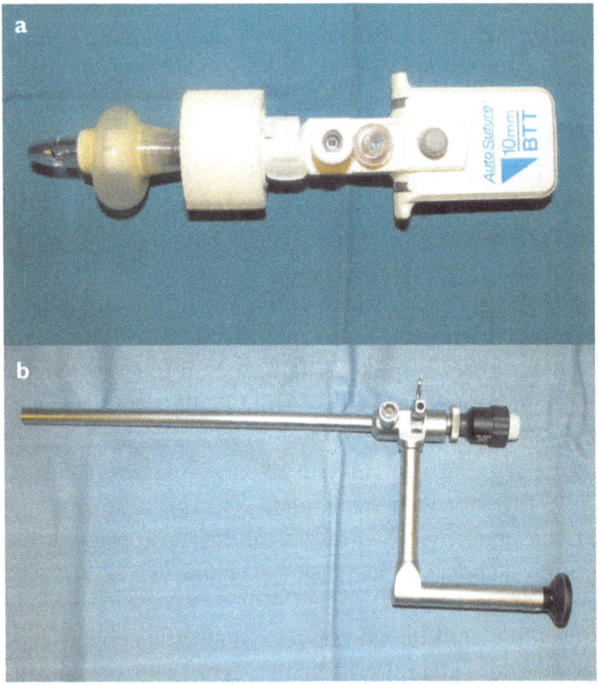

Fig. 43.1 a Trocar da 10 mm ad ancoraggio pneumatico; **b** ottica operativa 10 mm, 0° corta con valvola

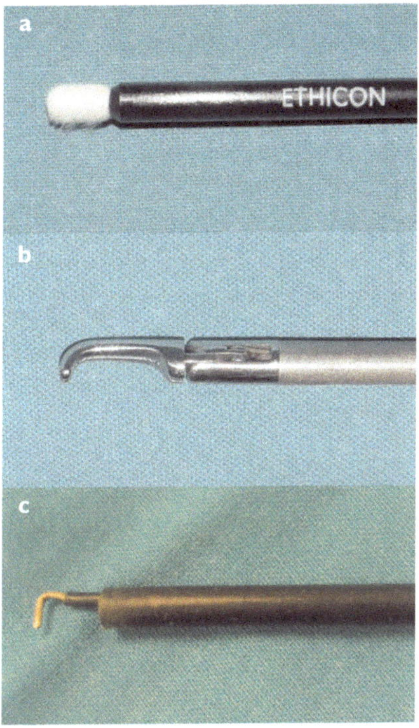

Fig. 43.2 **a** Batuffolo; **b** pinza da preparazione e da presa; **c** uncino

Posizione del paziente

Il paziente è posto sul tavolo operatorio in decubito laterale sul lato sano (Fig. 43.3), con una spezzatura posta tra la cresta iliaca e l'ultima costa per permettere una migliore esposizione di questo spazio. Il chirurgo e lo strumentista sono posizionati alle spalle del paziente e l'aiuto dal lato opposto (Fig. 43.4).

Posizione del trocar

Incisione cutanea a partenza dalla linea ascellare media verso l'ombelico, anteriormente all'apice dell'undicesima-dodicesima costa (vedi Fig. 43.3).

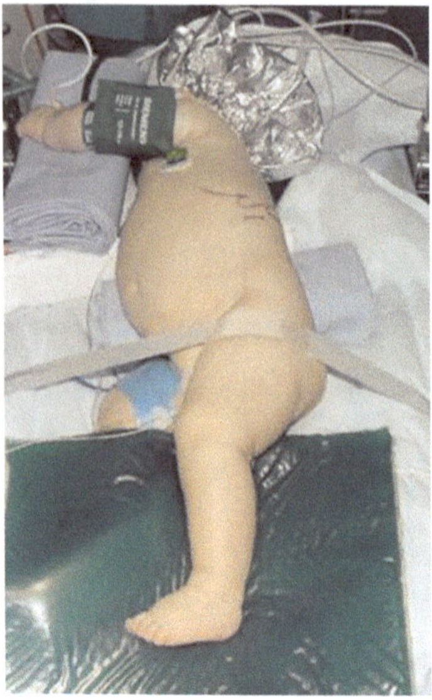

Fig. 43.3 Posizione del paziente sul tavolo operatorio e reperi per l'incisione cutanea

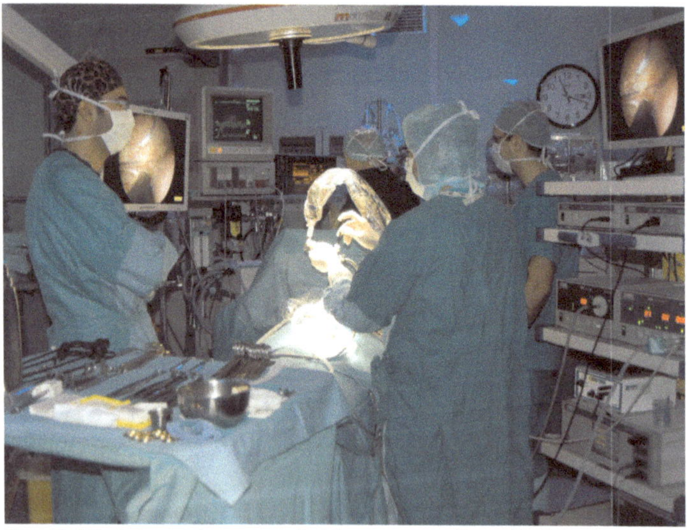

Fig. 43.4 Posizione del team con il chirurgo posto alle spalle del paziente e l'aiuto dal lato opposto

Tecnica

Attraverso l'incisione cutanea si dissecano i piani sottocutaneo e muscolofasciale fino ad accedere nello spazio retroperitoneale e a incidere la fascia di Gerota. Si posiziona quindi il trocar e si insuffla la CO_2 (pressione 8 mmHg, velocità 0,5 L/min). Viene introdotta l'ottica operativa e si crea lo spazio operatorio con movimenti oscillatori dell'ottica mediante l'ausilio di un batuffolo; identificato il rene si procede all'isolamento della pelvi e del tratto prossimale dell'uretere con l'ausilio del batuffolo e della pinza da preparazione e da presa (Fig. 43.5).

Dopo avere ottenuto una mobilizzazione adeguata del GPU, questo viene esteriorizzato attraverso l'incisione cutanea mediante l'utilizzo di una fettuccia morbida e si esegue la pieloplastica secondo Anderson-Hynes (Fig. 43.6).

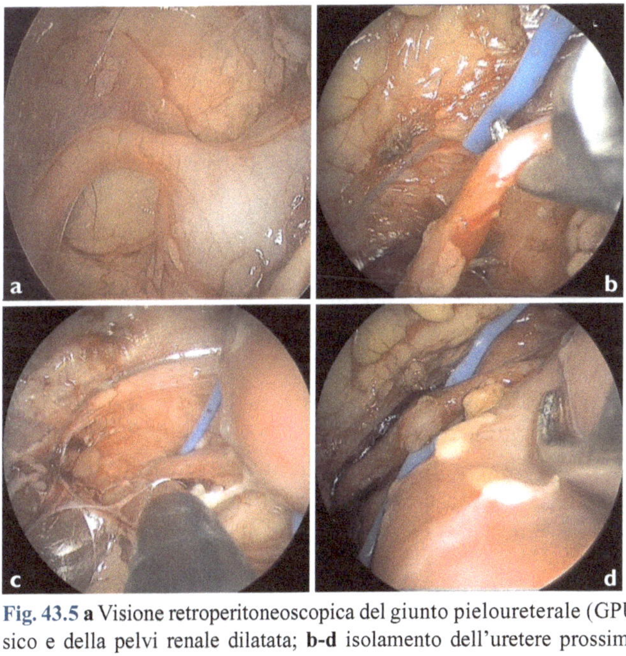

Fig. 43.5 a Visione retroperitoneoscopica del giunto pieloureterale (GPU) displasico e della pelvi renale dilatata; **b-d** isolamento dell'uretere prossimale e del GPU; viene passata sotto l'uretere una fettuccia morbida con l'utilizzo della pinza da preparazione e da presa, che trazionata attraverso la breccia permetterà l'esteriorizzazione del GPU

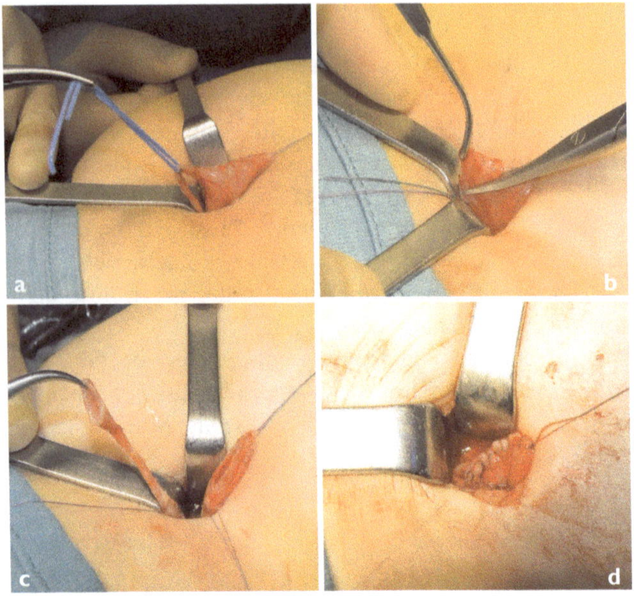

Fig. 43.6 **a** Esteriorizzazione del giunto pieloureterale GPU attraverso l'incisione chirurgica; **b** resezione del GPU displasico; **c** preparazione dell'uretere prossimale e della pelvi renale prima dell'anastomosi pieloureterale; **d** pieloplastica confezionata mediante sutura a punti staccati in PDS 7/0 per l'anastomosi pieloureterale e sutura continua sulla pelvi in PDS 7/0

Completata la plastica del GPU, la pelvi viene riposizionata nello spazio retroperitoneale; si controlla l'anastomosi sotto visione diretta dell'ottica (Fig. 43.7).

Al termine dell'intervento si posizionano un drenaggio tipo Penrose nella loggia renale e un catetere vescicale, senza utilizzare alcun drenaggio nefrostomico né tutore ureterale. È invece raccomandato l'utilizzo di un catetere uretero-pielo-nefrostomico (Mazeman-Porges®) (Fig. 43.8a) o di un tutore ureterale tipo doppio "pig tail" (Fig. 43.8b) nei casi di idronefrosi massiva, di difficile esecuzione della pieloplastica, in pazienti con scarsa funzionalità renale o con rene singolo, o nel caso di una revisione di pieloplastica.

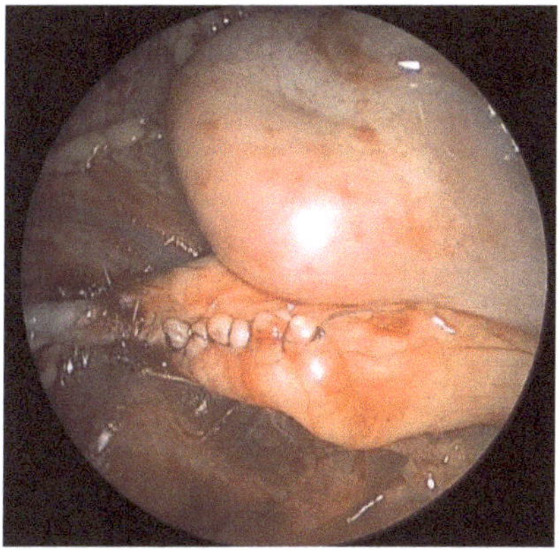

Fig. 43.7 Visione retroperitoneoscopica della pieloplastica secondo Andeson-Hynes; particolare dei punti staccati dell'anastomosi pieloureterale e della sutura continua sulla pelvi, detesa dopo l'intervento

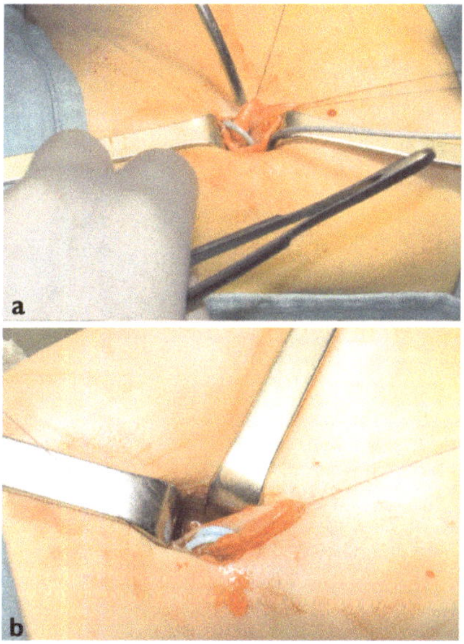

Fig. 43.8 **a** Catetere uretero-pielo-nefrostomico tipo Mazeman, già posizionato nell'uretere, attraverso la pelvi e il parenchima renale, prima della sutura della pelvi; **b** estremità di tutore ureterale tipo doppio "pig tail" nella pelvi renale

Postoperatorio

Il catetere vescicale viene rimosso a 24 ore dall'intervento, il Penrose nel corso della seconda giornata postoperatoria. Il drenaggio transanastomotico, nel caso in cui sia stato utilizzato un catetere tipo Mazeman-Porges, viene rimosso nel corso della quinta giornata postoperatoria; nel caso in cui sia stato utilizzato un tutore ureterale tipo doppio "pig tail" la rimozione avviene per via cistoscopica a distanza di 15 giorni dall'intervento.

Problematiche

La tecnica non prevede alcuna controindicazione nel caso di idronefrosi congenita causata da compressione dell'uretere prossimale da parte di un vaso polare anomalo inferiore (Fig. 43.9a): il GPU riesce a essere ugualmente isolato e trazionato all'esterno (Fig. 43.9b, c), come nel caso di un'idronefrosi da displasia del GPU, e la pieloplastica secondo Anderson-Hynes eseguita dopo aver scrociato il GPU anteriormente al vaso renale che ne causava l'ostruzione (Figg. 43.9d e 43.10).

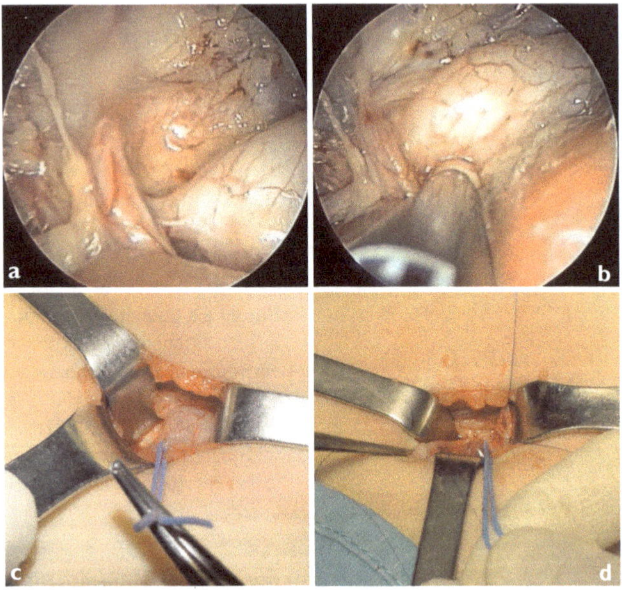

Fig. 43.9 **a** Compressione dell'uretere prossimale da parte di un vaso polare anomalo inferiore; **b** isolamento retroperitoneoscopico del giunto pieloureterale (GPU); **c** esteriorizzazione del GPU, con la medesima tecnica utilizzata nel caso di idronefrosi congenita da displasia del GPU; **d** previo posizionamento di punti di repere sia sulla pelvi sia sull'uretere prossimale, si seziona il GPU, che viene successivamente ricostruito scrociando anteriormente il vaso polare anomalo inferiore, qui trazionato con una fettuccia morbida

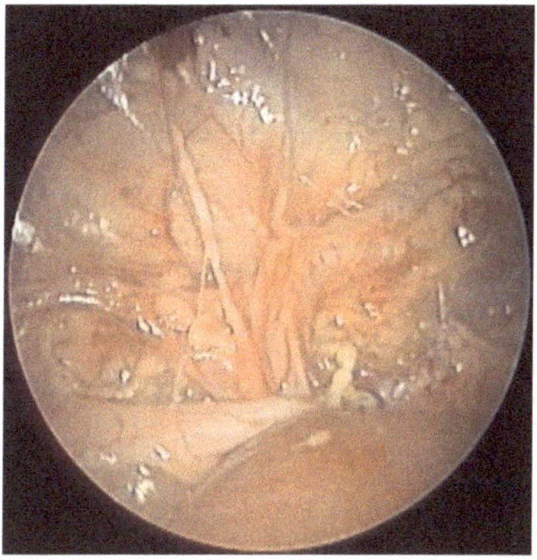

Fig. 43.10 Controllo retroperitoneoscopico della pieloplastica secondo Anderson-Hynes, confezionata posizionando il neo-giunto pieloureterale (GPU) anteriormente al vaso polare anomalo inferiore

Complicanze

Nonostante l'altissima percentuale di successo della pieloplastica secondo Anderson-Hynes, è necessario eseguire uno stretto follow-up ecografico (la prima ecografia a un mese dall'intervento), per identificare precocemente un'eventuale, seppur rara, recidiva dell'ostruzione del GPU.

Inoltre, così come per la pieloplastica secondo Anderson-Hynes eseguita mediante tecnica "open", attraverso il Penrose si controlla l'eventuale insorgenza di un urinoma retroperitoneale che verrà monitorato ecograficamente; in tali casi è ritardata la rimozione del Penrose stesso per poter permettere il drenaggio della raccolta.

Letture consigliate

Arda IS, Oguzkurt P, Sevmis S. Transanastomotic stents for dismembered pyeloplasty in children. Pediatr Surg Int 2002;18:155-118

Dòmini R, Ruggeri G, Appignani A, De Castro R. Idronefrosi primitiva. In: Domini R, De Castro R. Chirurgia delle malformazioni urinarie e genitali. Padova: Piccin Editore 1998, pp. 145-174

Flashner SC, King LR. Ureteropelvic Junction. In: Kelais PP, King LR, Belman BA (Eds). Clinical Pediatric Urology, 3rd edition. Philadelphia: WB Saunders 1992, p. 693

Lima M, Tursini S, Ruggeri G, et al. One trocar assisted pyeloplasty (OTAP): initial experience and codification of a technique. Pediatr Med Chir 2007; 29:108-111

Peters CA, Schussel RN, Retik AB. Pediatric laparoscopic dismembered pyeloplasty. J Urol 1995;153:1962-1965

Schier F. Laparoscopic Anderson-Hynes pyeloplasty in children. Pediatr Surg Int 1998;13: 497-500

Shoma AM, El Nahas AR, Bazeed MA. Laparoscopic pyeloplasty: a prospective randomized comparison between the transperitoneal approach and retroperitoneoscopy. J Urol 2007;178:2020-2024

Yeung CK. Retroperitoneoscopic dismembered pyeloplasty for pelvi-ureteric junction obstruction in infants and children. BJU Int 2001;87:509-513

Capitolo 44
Calcolosi renale in età pediatrica: ruolo della chirurgia mininvasiva

A. Savanelli, C. Esposito, C. Imbimbo, A. Settimi, J.S. Valla

La calcolosi urinaria è una patologia poco frequente in età pediatrica, soprattutto nei Paesi occidentali.

L'incidenza riportata è di circa un caso ogni 20.000 bambini per anno.

L'età di più frequente riscontro è tra i 2 e i 4 anni. Nei Paesi in via di sviluppo le condizioni ambientali aride e lo stato socioeconomico favoriscono l'insorgenza di calcoli in sede vescicale, mentre la calcolosi osservata nella popolazione europea e nordamericana di origine metabolica e/o infettiva è più frequentemente a carico delle vie escretrici superiori. Il 70% circa dei bambini con calcoli presenta malformazioni urinarie. Una dieta ricca di proteine di origine vegetale (cereali), tipica dei Paesi a basso sviluppo socioeconomico, facilita l'insorgenza di calcoli di acido urico e urati acidi di ammonio. Nei Paesi occidentali sono in aumento i calcoli contenenti calcio, soprattutto nei bambini con ipercalciuria idiopatica.

La malattia litiasica si presenta nel bambino frequentemente con dolore addominale (50-75%), seguito per frequenza da ematuria macro- o microscopica non glomerulare. Il dolore colico tipico dell'adulto è presente solo nel 7% dei casi.

Il trattamento della calcolosi è ben codificato nell'adulto, mentre è dibattuto nel bambino per le sue peculiarità.

Negli ultimi vent'anni la chirurgia a cielo aperto è praticata sempre più raramente (nel 2% degli adulti e nel 17% dei bambini), mentre sono indicate nuove tecniche di trattamento come la litotrissia extracorporea con onde d'urto (*extracorporeal shock wave lithotripsy*, ESWL), la nefrolitotomia percutanea (*percuta-*

Videochirurgia pediatrica, Ciro Esposito et al. (a cura di)

neous nephrolithotomy, PCNL), l'ureteroscopia e la chirurgia laparoscopica in alternativa alla chirurgia a cielo aperto. L'intervento chirurgico ("open" o laparoscopico) è indicato solo nei rari casi in cui sono presenti calcoli con diametro superiore a 5 mm e grave ostruzione, dolore non sensibile alla terapia medica, rene solitario e grave infezione urinaria. La dimensione, la sede e la composizione del calcolo e l'età del paziente influenzano il tipo di trattamento. Calcoli con diametro minore di 5 mm sono normalmente eliminati spontaneamente e non vanno trattati, tranne in caso di complicanze.

La litotripsia extracorporea è una metodica riservata al trattamento dei calcoli del tratto urinario superiore. I lavori riportati sembrano dimostrare nel bambino una minore efficacia della tecnica nel provocare la frammentazione del calcolo e la sua successiva eliminazione rispetto all'adulto. I calcoli multipli che appaiono densi alla radiografia diretta dell'addome e quelli più grandi di 10 mm e i calcoli di cistina sembrano poco sensibili alle onde d'urto. In questi casi il trattamento percutaneo può essere primitivamente indicato eventualmente associato al trattamento extracorporeo.

Indicazioni alla PCNL sono la dimensione del calcolo superiore a 2 cm, la presenza di un calcolo ramificato o multiplo, la composizione in cistina, la sede nei calici inferiori, la presenza di anomalie renali, anomalie scheletriche e un precedente insuccesso con la ESWL.

Controindicazioni sono la presenza di infezione, di disturbi della coagulazione e di rene unico. Complicanze possono essere emorragie, lesioni pleuriche e peritoneali, lesioni delle vie escretrici, sovraccarico idrico per riassorbimento del liquido di lavaggio, ipotermia, diffusione di frammenti di calcolo, sepsi.

L'ureteroscopia è indicata nei calcoli ureterali inferiori a 10 mm. L'ureteroscopia con lasertrissia permette il 100% di successo nel trattamento dei calcoli ureterali distali nel bambino di età superiore ai 5 anni, ma necessita di anestesia ed è gravata da complicanze per la fragilità dell'uretere e dell'uretra nel maschietto.

La ESWL è altrettanto efficace nel trattamento dei calcoli ureterali distali, con un successo nell'80% dei casi, ma con meno invasività e minori complicanze.

La cistolitotomia è il metodo tradizionale di rimozione dei calcoli vescicali; tuttavia, oggi i calcoli vescicali possono essere rimossi agevolmente sotto diretta visione e quando le dimensioni sono maggiori di 10 mm anche per via percutanea sovrapubica, soprattutto se in neovesciche o vesciche ampliate con anse intestinali.

La percentuale di complicanze delle due metodiche, extracorporea ed endoscopica, è simile, mentre i tempi di ospedalizzazione si riducono nei pazienti trattati con tecniche endoscopiche.

Tuttavia, una discreta percentuale di bambini con calcoli richiede il trattamento chirurgico per insuccesso della litotripsia o per l'impossibilità di utilizzare la via endoscopica.

La chirurgia mininvasiva consente di seguire tutte le procedure della chirurgia "open" con minore morbilità.

Strumentario

Per approcciare una litiasi delle vie urinarie superiori vengono utilizzati gli stessi strumenti già descritti per realizzare un approccio retroperitoneoscopico.

Vengono utilizzati: un'ottica 0° da 5 o 10 mm di diametro o 30°; un trocar a palloncino per evitare perdite di gas; un divaricatore ad ansa per sospendere l'uretere ed evitare la migrazione del calcolo; un device a ultrasuoni; un buon sistema di irrigazione e aspirazione; un endobag di plastica per la raccolta del calcolo e dei detriti. Inoltre, può essere necessario l'uso di strumenti speciali come un cistoscopio pediatrico rigido o flessibile o di uretroscopio per esplorare le cavità intrarenali. Laser, cestelli, cateteri doppio J e fluoroscopia dovrebbero essere sempre disponibili. Un eco-doppler e un YAG laser potrebbero essere d'aiuto.

Al contrario, per approcciare una litiasi vescicale viene innanzitutto realizzata una cistoscopia, la vescica viene riempita con fisiologica o con aria (pneumovescica) e poi viene introdotto un trocar per via sovrapubica sotto visione cistoscopica per estrarre il calcolo.

Preparazione preoperatoria

Una completa valutazione metabolica per lo screening di malattie metaboliche e uno studio morfologico con eco, urografia e scintigrafia sono necessari per valutare eventuali malformazioni e per localizzare l'esatta sede e la dimensione del calcolo.

Non devono essere presenti infezioni in atto e la terapia antibiotica a largo spettro dovrebbe essere praticata all'inizio dell'intervento. Controindicazione relativa alla retroperitoneoscopia può essere la presenza di pregressi interventi "open" o laparoscopici retroperitoneali o precedente nefrolitotomia percutanea.

Tecnica

L'accesso al tratto urinario superiore può essere sempre retroperitoneale con una pielotomia, una nefrolitotomia o un'ureterolitotomia. L'accesso all'uretere distale è invece indicato per via transperitoneale. La via sovrapubica è indicata, infine, per i calcoli vescicali.

Posizione del paziente

Per la calcolosi renale il paziente è posto in posizione laterale standard per l'accesso al retroperitoneo con il fianco sollevato per aumentare la distanza tra ultima costa e cresta iliaca.

Il chirurgo, l'assistente e la strumentista si posizionano alle spalle del paziente e la colonna video di fronte.

La posizione laterale certamente è più indicata se è prevedibile una conversione per problemi vascolari.

Posizione dei trocar

Sono necessari 3 trocar per la calcolosi renale e sempre 3 per i calcoli dell'uretere prossimale e medio. Nel trattamento dei calcoli renali l'ottica da 5-10 mm viene inserita nel trocar principale. Altri due trocar saranno inseriti sotto visione; il posteriore nell'angolo costo-spinale nel punto di giunzione tra il bordo laterale del muscolo spinoso con la 12ª costa. Il terzo trocar inferiore al di sopra della cresta iliaca dopo aver delicatamente divaricato la riflessione peritoneale medialmente.

Per la litiasi vescicale viene posizionato un cistoscopio e in seguito sotto visione, come già descritto, un trocar sovrapubico.

Descrizione dell'intervento

L'accesso alla regione retroperitoneale è stato gia precedentemente descritto ed è lo stesso utilizzato per la nefrectomia e l'eminefrectomia. Si descriveranno con maggiore dovizia di particolare le differenti procedure.

Pielolitotomia

La parete posteriore della pelvi viene liberata per via smussa dalle strutture adiacenti ampliando lo spazio già creato con la garza con movimenti della punta dell'ottica.

Può essere d'aiuto retrarre il parenchima renale con un divaricatore di Lowe da 5 mm, introdotto direttamente attraverso la parete. Il divaricatore retrae in alto il parenchima renale ed espone la parte posteriore della pelvi e i fornici caliceali dopo la dissezione dell'ilo renale. Viene praticata quindi una pielotomia trasversa al di sopra della giunzione pielo-ureterale con bisturi a freddo o forbici (Fig. 44.1).

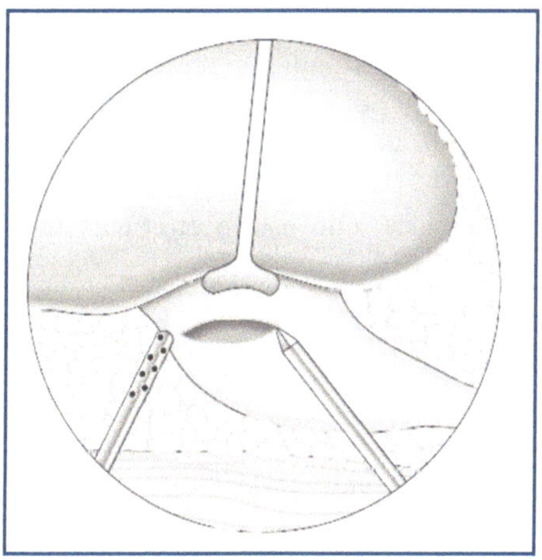

Fig. 44.1 Viene praticata una pielotomia trasversa al di sopra della giunzione pielo-ureterale con bisturi a freddo o forbici. Riprodotta da: Bax KNMA et al. (2008), con autorizzazione

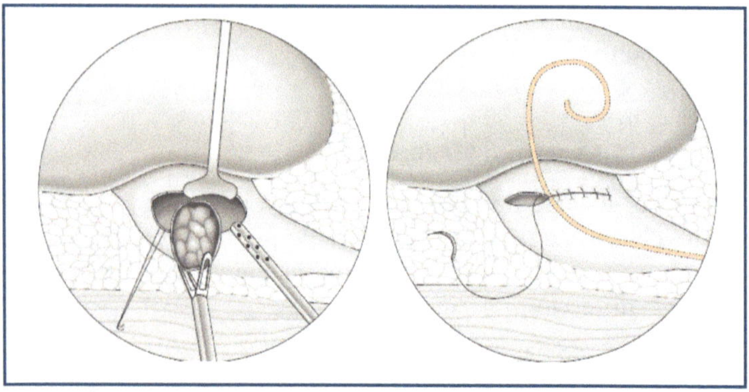

Fig. 44.2 I calcoli vengono estratti dalla pielolitotomia e la pelvi suturata. Riprodotta da: Bax KNMA et al. (2008), con autorizzazione

Si ancora la pelvi allo psoas con un punto, lasciando così l'apertura della pelvi divaricata ed evitando ulteriori manipolazioni della parete della pelvi. I calcoli sono estratti con una pinza rigida o con un cestello sempre sotto visione diretta. Per rimuovere i calcoli dei calici medi e superiori vengono utilizzati strumenti rigidi, mentre per rimuovere i calcoli dai calici inferiori si utilizza un cistoscopio flessibile.

I calcoli sono quindi inseriti in un piccolo endobag (solitamente un dito di guanto) che viene rimosso alla fine della procedura.

I detriti di calcoli sono rimossi irrigando e aspirando.

La pielotomia è suturata in continuo con un filo 4/0 riassorbibile (Fig. 44.2). Viene effettuato un test con blu di metilene iniettato attraverso il catetere ureterale per verificare la tenuta della sutura. Al termine dell'intervento viene lasciato un drenaggio in sede.

Una pieloplastica, se necessaria, può essere effettuata nello stesso tempo.

Nefrolitotomia

Prima di praticare la nefrotomia vengono isolate l'arteria e la vena renale per consentire il clampaggio del peduncolo vascolare in caso di necessità.

I calcoli possono essere identificati con eco-doppler o con una puntura diretta. La parte più sottile della corticale viene incisa e i calcoli vengono estratti con le metodiche usuali. La nefrotomia spesso non viene suturata, essendo quasi impossibile ottenere una sutura stagna, mentre è utile lasciare in sede un drenaggio per qualche giorno.

Ureterolitotomia

Nei calcoli dell'uretere prossimale e medio si può utilizzare la via retroperitoneoscopica, mentre la via transperitoneale è indicata nei calcoli dell'uretere distale. In quest'ultimo caso il paziente sarà posizionato in decubito dorsale con modesta rotazione laterale e saranno inseriti 3 trocar: il primo di 5 mm transombelicale e due di 3-5 mm per creare il triangolo di lavoro. La videocolonna sarà posizionata dal lato della sede del calcolo e il team dal lato opposto.

Cistolitotomia

Quando possibile si introduce il cistoscopio per via uretrale o attraverso il condotto di Mitrofanoff se presente (la litiasi vescicale è frequente nei pazienti con vescica ampliata con ansa intestinale). La porta sovrapubica il cui diametro viene scelto in base alle dimensioni del calcolo usualmente è di 10 mm (Fig. 44.3). Se non è possibile per cause anatomiche introdurre il cistoscopio per via "naturale", si riempie la vescica con un ago 22 gauge e si pratica una minincisione sovrapubica per inserire il trocar di 3-5 mm che viene utilizzato per introdurre l'ottica. Un secondo trocar viene quindi inserito sotto visione. I calcoli sono rimossi per suzione se inferiori a 10 mm e con una pinza se superiori a 10 mm. Calcoli più grandi di 15 mm sono trattati prima con laser litotrissia e poi aspirati. Calcoli giganti superiori a 30 mm sono preferibilmente trattati con cistolitotomia a cielo aperto.

Alla fine dell'intervento è obbligatorio eseguire una radiografia.

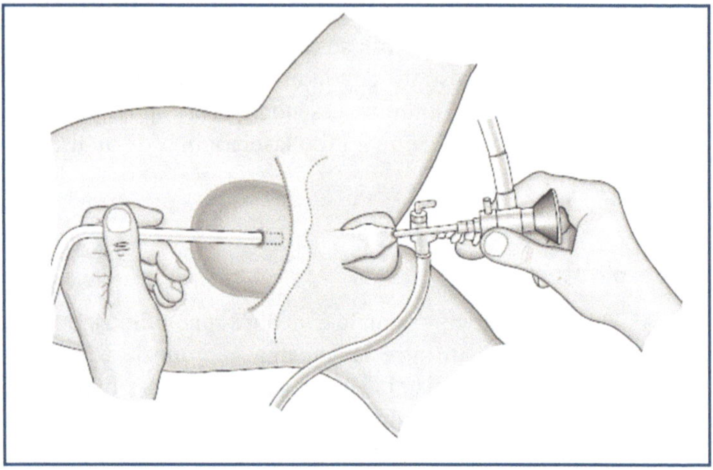

Fig. 44.3 Per la litiasi vescicale viene posizionato un cistoscopio e poi un trocar in vescica per via sovrapubica. Riprodotta da: Bax KNMA et al. (2008), con autorizzazione

Postoperatorio della chirurgia retrolaparoscopica

Il paziente può bere tre ore dopo l'intervento, salvo diversa indicazione dell'anestesista, ed essere alimentato per via orale dopo circa sei ore.

Se è stato lasciato *in situ* un catetere ureterale per drenare le urine della pelvi, si possono eseguire lavaggi per evitarne l'occlusione e per facilitare la rimozione di ulteriori piccoli detriti di calcoli.

Complicanze generali della chirurgia retrolaparoscopica

Incompleta bonifica dei calcoli. Urinomi. Lesioni vascolari.

Letture consigliate

Bax KNMA, Georgeson KE, Rothenberg SS, et al. (Eds). Endoscopic surgery in infant and children. Berlin Heidelberg: Springer 2008

Borzi PA. A comparison of the lateral and posterior retroperitoneoscopic approach for complete and partial nephroureterectomy in children. BJU Int 2001;87:517-520

Faerber GJ. Pediatric urolithiasis. Curr Opin Urol 2001;11:385-389

Fragoso AC, Valla JS, Stejaert H, et al. Minimal access surgery in the management of pediatric urolithiasis. J Ped Urol 2009;5:42-46

Fraser M, Joyce AD, Thomas DF, et al. Minimally invasive treatment of urinary calculi in children. BJU Int 1999;84:339-342

Gough DCS, Ballie CT. Pediatric anatrophic nephrolitotomy: stone clearance at what price? BJU Int 2000;85:874-878

Landau EH, Gofric ON, Shapiro A, et al. ESWL is very effective for ureteric calculs in children. BJU Int 2001;165:2316-2319

Pietrow PK, Pope JC, Adams MC, et al. Clinical outcome of pediatric stone disease. J Urol 2002;167:670-673

Valla J. Basic technique: retroperitoneoscopic approach in the lateral position. In: Bax KNMA, Georgeson KE, Rothemberg SS, et al. (Eds). Endoscopic surgery in infants and children. Berlin Heidelberg: Springer 2008

Van Savage JG, Palanca LG, Andersen RD, et al. Treatment of distal ureteral stones in children: similarities to American Urological Association guidelines in adults. J Urol 2000;164:1089-1093

Vandervoot K, Wiesen J, Frank R, et al. Urolithiasis in pediatric patients: a single center study of incidence, clinical presentation and outcome. J Urol 2007; 177:2300-2305

Zargooshi J. Open stone surgery in children: is it justified in the era of minimally invasive therapies? BJU Int 2001;88:928-931

Capitolo 45
Reimpianto ureterale secondo Cohen in pneumovescica

J.S. Valla

Preparazione preoperatoria

È necessario che il chirurgo abbia un'adeguata esperienza in chirurgia laparoscopica pediatrica e sia abituato a realizzare l'annodamento intracorporeo in uno spazio limitato. I genitori sono accuratamente informati sulla tecnica della pneumovescica e si ottiene il consenso alla procedura. Questo aspetto è molto importante, in quanto si tratta di una procedura nuova e non sono ancora disponibili dati a lungo termine riguardo i potenziali vantaggi e svantaggi.

Il paziente è preparato per l'anestesia generale.

È essenziale un buon rilassamento muscolare per assicurarsi di non compromettere l'insufflazione della vescica e ottenere una camera di lavoro intravescicale sufficiente. Non è di solito necessario il sondino nasogastrico. All'induzione dell'anestesia si somministra abitualmente per via endovenosa un antibiotico ad ampio spettro per la profilassi.

Posizione del paziente, dell'operatore, del monitor e dello strumentario

Il paziente viene posizionato supino all'estremità del tavolo operatorio, in lieve posizione di Trendelenburg, con le gambe allargate in modo che il chirurgo possa accedere all'orifizio uretrale per la cistoscopia e il cateterismo vescicale intraoperatorio. Per i bambini piccoli il chirurgo si posiziona alla testa del paziente, mentre per i bambini più grandi sul lato sinistro (Fig. 45.1). La colonna video è posizionata tra le gambe del paziente all'estre-

Videochirurgia pediatrica, Ciro Esposito et al. (a cura di)

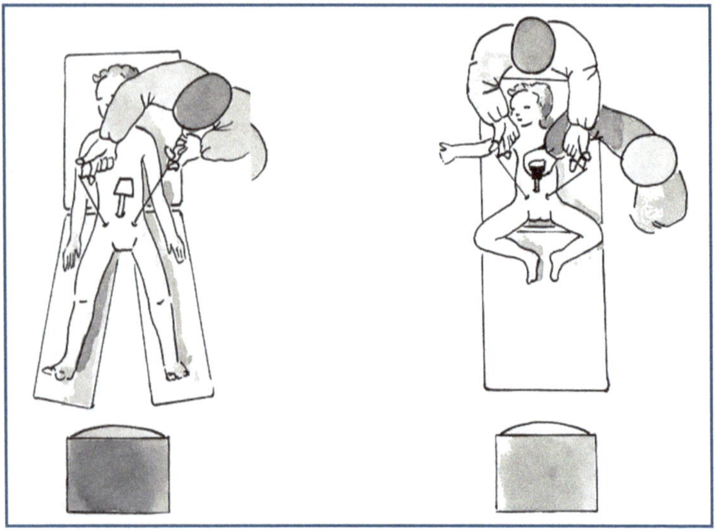

Fig. 45.1 Posizione del team chirurgico

mità del tavolo operatorio. Dopo il posizionamento dei trocar, il tavolo è inclinato su un lato con il lato destro in alto, in modo che il corpo del paziente e la vescica siano allineati con l'angolazione operativa del chirurgo, per una migliore ergonomia. Un sistema AESOP-Hermes (Computer Motion, USA) è utilizzato di routine per un posizionamento ottimale dell'endoscopio ed è montato sul lato destro del tavolo, di fronte al chirurgo.

Strumentario

In generale, il reimpianto ureterale con pneumovescica può essere realizzato senza necessità di strumenti speciali. In ogni caso, alcuni dispositivi possono essere utili:

- i trocar con dispositivi di fissazione a palloncino o ombrello per prevenirne la dislocazione;
- il braccio robotico AESOP, che offre un considerevole grado di stabilità e precisione nel controllo dell'endoscopio. Ciò facilita molto la dissezione e la ricostruzione nel piccolo spazio intravescicale.

Tecnica

Posizione dei trocar

La procedura endoscopica è preceduta dalla cistoscopia transuretrale, per permettere il posizionamento del primo trocar per l'ottica sotto guida cistoscopica con la vescica riempita con soluzione salina. Un punto di sutura viene preventivamente passato attraverso la cute sulla cupola della vescica sotto visione cistoscopica, attraverso entrambe le pareti addominale e vescicale. Ciò impedisce alla vescica di scivolare in basso quando si pratica la prima incisione per l'ottica e durante l'inserimento della cannula. Una piccola incisione puntiforme che si porta all'interno della parete vescicale è quindi realizzata sopra la porta di accesso. Sotto guida cistoscopica si introduce un loop di filo di sutura con un angiocath da 16 gauge attraverso la porta di accesso e la parete vescicale su un lato dell'incisione puntiforme. Un filo di polydioxanone 3-0 è introdotto con un angiocath da 20 gauge sul versante opposto dell'incisione puntiforme e manipolato per passare attraverso il loop di filo di sutura. Il filo di polydioxanone 3-0 viene afferrato con il loop, portato sul lato opposto dell'incisione della porta di accesso e fissato alla cute. Questo passaggio è fondamentale per impedire alla vescica di scivolare via dalla parete addominale e dalla cannula durante l'intervento e può essere annodato alla fine della procedura per chiudere le porte di accesso. Uno Step port da 5 mm (Inner Dyne, USA) è inserito sotto visione cistoscopica attraverso l'incisione della porta di accesso, e suturato alla cute. Se una visione cistoscopica chiara può essere ancora conservata, si ripete la procedura e si inseriscono sotto guida cistoscopica altri 2 o 3 accessi operativi, mentre la vescica è ancora distesa con soluzione salina (Fig. 45.2). Questi vengono inseriti su ciascun lato lungo la picga inguinale sulla parete laterale della vescica e sono fissati come precedentemente descritto per evitare il dislocamento inavvertito della cannula durante la procedura. Tuttavia, in qualche caso lo stillicidio di sangue dalle porte di accesso potrebbe intorbidire il liquido cistoscopico; se ciò accade, i due accessi operativi possono essere inseriti sotto insufflazione della vescica con anidride carbonica. Si inserisce un catetere uretrale per svuotare la vescica e si inizia l'insufflazione con anidride carbonica a una pressio-

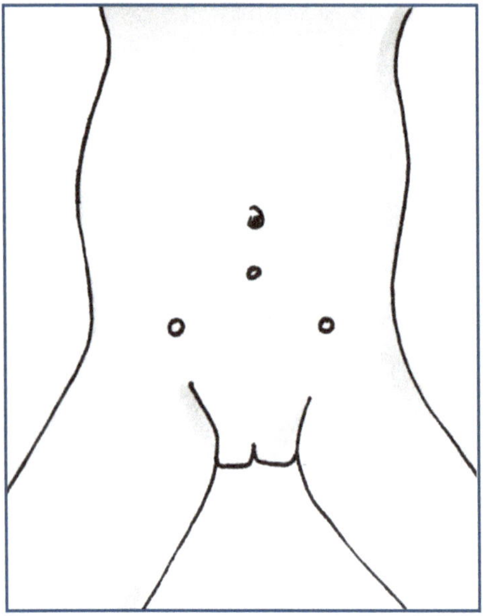

Fig. 45.2 Posizione dei trocar

ne di 10 mmHg. Il catetere uretrale aiuta a occludere il meato uretrale interno a proteggere la pneumovescica e può inoltre servire come dispositivo supplementare per aspirazione/irrigazione durante la successiva dissezione e il reimpianto. Per ottenere la visione intravescicale si utilizza un'ottica 30° da 5 mm.

Dissezione e mobilizzazione ureterale

Dopo il posizionamento degli accessi la pressione della pneumovescica è ridotta a 8-10 mmHg. Ciò aiuta a ridurre la fuoriuscita di anidride carbonica nello spazio extravescicale. Un breve segmento di un catetere da aspirazione da 4 F è inserito nell'uretere refluente e fissato con punti di sutura. Esso serve come stent per facilitare la successiva dissezione e mobilizzazione ureterale.

Mobilizzazione intravescicale dell'uretere, riparazione dello iato ureterale, dissezione di un tunnel sottomucoso e reimpianto dell'uretere secondo Cohen possono quindi essere realizzati per via endoscopica in maniera simile alla procedura "open" (Fig. 45.3).

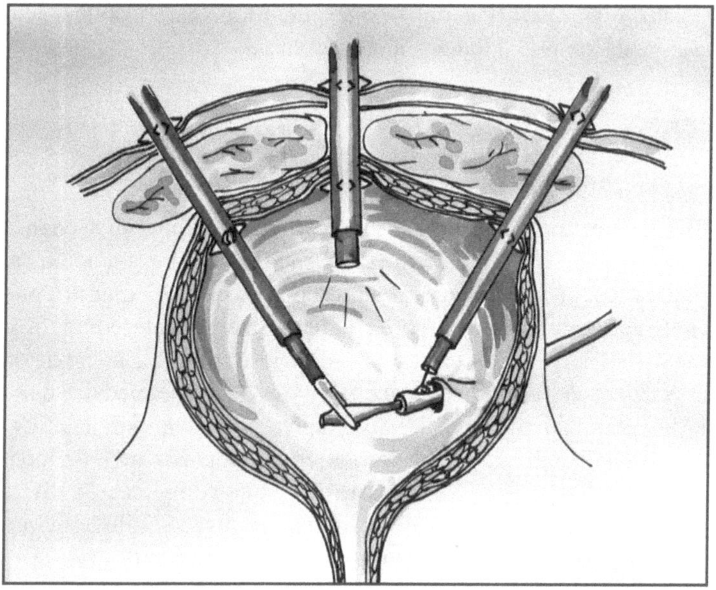

Fig. 45.3 Isolamento degli ureteri prima del reimpianto

L'uretere è mobilizzato con una prima dissezione circolare intorno all'orificio ureterale utilizzando un elettrocauterizzatore a uncino. Trazionando sul catetere ureterale con una pinza smussa, il tessuto fibrovascolare che circonda la porzione inferiore dell'uretere può essere visualizzato e sezionato utilizzando le forbici sottili endoscopiche da 3 mm e il diatermocoagulatore a uncino, mentre si preserva il principale apporto ematico ureterale. La mobilizzazione dell'uretere viene continuata per 2,5-3 cm verso lo spazio extravescicale. Una volta ottenuta un'adeguata lunghezza dell'uretere, il difetto muscolare nello iato ureterale viene riparato con una sutura riassorbibile 5-0, di solito con la tecnica dell'annodamento extracorporeo. Questo passaggio dovrebbe essere realizzato nel più breve tempo possibile, per evitare un'eccessiva fuoriuscita di anidride carbonica attraverso lo iato nello spazio extravescicale, che potrebbe determinare una compressione estrinseca della vescica e compromettere lo spazio intravescicale e la visione. Per assicurarsi che lo iato ureterale sia stato riparato con una chiusura appropriata e per evitare di includere il tessuto ureterale nel nodo, l'aiuto può allontanare l'uretere con una pinza smussa durante l'annodamento.

Creazione del tunnel sottomucoso e reimpianto ureterale

Si crea un tunnel sottomucoso come nella tecnica di Cohen a cielo aperto. Utilizzando un diatermocoagulatore a uncino, si pratica una piccola incisione sulla sede che ospiterà il nuovo orificio ureterale, scelto di solito appena lateralmente e superiormente all'orificio ureterale controlaterale. Quindi, si inizia la dissezione del tunnel sottomucoso dalla porzione mediale dello iato ureterale omolaterale verso il nuovo orificio ureterale, utilizzando una combinazione di forbici endoscopiche e diatermocoagulatore a uncino per l'emostasi. Una volta completata la dissezione del tunnel sottomucoso, si passa una pinza sottile e l'uretere mobilizzato è delicatamente tirato attraverso il tunnel. Si rimuove il catetere ureterale. Si realizza l'ureteroneocistostomia sotto guida endoscopica con annodamento intracorporeo utilizzando una sutura a punti staccati 5-0 o 6-0 di poliglecaprone o polydioxanone. Di norma si riserva lo stent ureterale a doppio pigtail in pazienti selezionati che vengono sottoposti a reimpianto bilaterale o nei pazienti con megauretere che richiedono l'ureteroplastica. Nei casi monolaterali lo stent ureterale non è necessario. Le ferite dei trocar sono quindi chiuse stringendo semplicemente i fili di sutura di polydioxanone 3-0 inseriti sulle porte di accesso all'inizio dell'intervento. I difetti fasciali nelle ferite dei trocar sono chiusi con filo riassorbibile 4-0. Si inietta un anestetico locale sulle porte di accesso. La cute viene chiusa con sutura intradermica con filo assorbibile 5-0. Un catetere vescicale è di solito tenuto a dimora per una notte.

Postoperatorio

Un catetere urinario a permanenza per lo svuotamento vescicale è tenuto per 24 ore dopo l'intervento. Il dolore postoperatorio è di solito lieve e sono in genere sufficienti gli analgesici per via orale. Solitamente, in prima giornata postoperatoria il paziente può urinare spontaneamente e viene dimesso dall'ospedale. Dopo la dimissione si prescrive una terapia antibiotica ad ampio spettro per via orale per 4-5 giorni. In seguito il paziente continua la regolare profilassi antibiotica preoperatoria. Le medicazioni si lasciano cadere da sole, oppure vengono rimosse dopo una settimana in occasione del controllo in reparto. Il follow-up prevede un esame ecografico di controllo a 1 e 3 mesi. In considerazione del tasso di guarigione dei reflussi di alto grado dopo l'intervento, la cistografia minzionale non si considera più un esame di routine, ma può essere effettuata dopo 3 mesi dall'intervento, se vi è il sospetto di una persistenza del reflusso, o se l'ecografia mostra un'anormale dilatazione del tratto urinario superiore.

Problematiche

Il reimpianto ureterale trans-trigonale, descritto per la prima volta da Cohen e Politano-Leadbetter, è stato una procedura antireflusso affermata nel tempo e associata a un elevato tasso di successo. Tuttavia, poiché la procedura richiede una vescicotomia a cielo aperto, dopo l'intervento è necessaria la diversione urinaria con catetere vescicale. Ciò è spesso associato alla comparsa di notevoli spasmi vescicali, gravi abbastanza da causare un importante dolore e discomfort, pertanto è necessario somministrare dosi supplementari di analgesici, prolungando l'ospedalizzazione e ritardando il ritorno alle normali attività. Nel confronto, la tecnica di reimpianto ureterale extravescicale, inizialmente descritta da Lich e Gregoir, ha riportato risultati eccellenti, comparabili con la procedura intravescicale secondo Cohen, ma con una morbilità decisamente inferiore. In particolare, si è ovviato al problema spesso debilitante degli spasmi vescicali e dell'ematuria macroscopica intermittente. Nonostante questi potenziali vantaggi, la tecnica extravescicale non ha raggiunto un consenso universale per i dubbi riguardo la possibilità di disfunzioni dello svuotamento e ritenzione urinaria nel postoperatorio, soprattutto nei pazienti sottoposti a reimpianto bilaterale.

Con l'avvento della chirurgia laparoscopica, sono state descritte diverse tecniche chirurgiche mininvasive nella gestione del reflusso vescica-ureterale. Alcuni autori hanno riportato la loro esperienza di reimpianto ureterale laparoscopico per reflusso vescica-ureterale in età pediatrica utilizzando la tecnica di Lich-Gregoir con approccio transperitoneale extravescicale. Tuttavia, questo approccio richiede l'apertura della cavità peritoneale e può risultare tecnicamente difficoltoso nelle pelvi ristretta di un bambino piccolo. Inoltre, come nella procedura a cielo aperto, sorgono dubbi riguardo ai casi di reflusso bilaterale, poiché un numero significativo di bambini sviluppa disfunzioni dello svuotamento e ritenzione urinaria dopo il reimpianto ureterale laparoscopico extravescicale. Altre tecniche chirurgiche mininvasive sono state proposte come possibili alternative per il reimpianto ureterale. Queste includono la procedura di trigonoplastica endoscopica descritta da Okamura et al. (1999). Tuttavia, i risultati finora riportati sono stati deludenti, con un tasso di successo soltanto del 70% circa. Lakshmanan e Fung (2000) hanno descritto una tecnica totalmente intravescicale per la mobilizzazione endoscopica degli ureteri e la trigonoplastica nei maiali, ma non è risultata in grado di ottenere la risoluzione del reflusso.

Considerato l'elevato tasso di successo nella risoluzione del reflusso e la minima morbilità della tecnica convenzionale di Cohen per via "open", i risultati a lungo termine di tutte le procedure endoscopiche antireflusso con accesso chirurgico mininvasivo dovrebbero essere almeno comparabili. Il reimpianto ureterale trans-trigonale intravescicale con insufflazione vescicale con anidride carbonica è identico, nel principio, alla tecnica standard per via "open" descritta da Cohen, essendo una mera ricreazione endoscopica. La nostra esperienza iniziale ha mostrato che riprodurrà certamente i risultati soddisfacenti della tecnica "open". Inoltre, l'insufflazione vescicale con anidride carbonica ha molti vantaggi. Confrontata con la cistoscopia con riempimento fluido della vescica, la tecnica della pneumovescica offre una visione intravescicale decisamente più chiara, per la migliore trasmissione della luce attraverso il gas. Questo aspetto, unito alla magnificazione ottica fornita dall'ottica laparoscopica, permette di realizzare all'interno della vescica una fine dissezione e anche una meticolosa procedura di ricostruzione senza alcuna difficoltà. Poiché il rivestimento uroteliale è relativamente impermeabile all'anidride carbonica, vi è un rischio minimo di disturbi sistemici o fisiologici dovuti all'assorbimento del gas. Durante il reimpianto ureterale con pneumovescica, la piccola quantità di anidride carbonica che inevitabilmente fuoriesce nello spazio extravescicale attraverso l'ostio ureterale sarà prontamente riassorbita, determinando soltanto un transitorio incremento della tensione di anidride carbonica. Ciò evita il problema dello stravaso e della raccolta di fluidi nello spazio extravescicale, che può frequentemente verificarsi quando si utilizza il riempimento fluido della vescica. In circostanze normali, il catetere è tenuto a dimora solo per 24 ore e non si utilizza alcuno stent ureterale. Questo aspetto può contribuire alla riduzione del discomfort per gli spasmi vescicali nei nostri pazienti.

L'introduzione dell'ottica laparoscopica attraverso una porta d'accesso sovrapubica permette di avere una visione anteriore rivolta verso il trigono e gli orifici ureterali simile a quella che si ottiene con un'incisione vescicale a cielo aperto. Gli strumenti operativi sono inseriti in vescica con una buona angolazione in linea con l'ottica. Ciò migliora enormemente l'ergonomia operativa, riducendo significativamente le difficoltà tecniche operative e abbreviando i tempi operatori. Con la tecnica della pneumovescica non sono necessari altri strumenti laparoscopici ed è richiesta soltanto esperienza nelle tecniche laparoscopiche standard per la mobilizzazione ureterale e nell'annodamento intracorporeo.

Conclusioni

L'esperienza preliminare mostra che la mobilizzazione ureterale intravescicale e il reimpianto ureterale trans-trigonale secondo Cohen possono essere realizzati in modo sicuro ed efficace con le tecniche e gli strumenti laparoscopici standard attraverso l'insufflazione vescicale con anidride carbonica. La tecnica della pneumovescica offre anche l'opportunità di realizzare altre procedure endoscopiche intravescicali. I risultati a lungo termine e i potenziali effetti fisiologici dell'insufflazione con anidride carbonica sulla vescica e il tratto urinario superiore necessitano, tuttavia, ancora di valutazioni più approfondite.

Letture consigliate

Fung LC, McLorie GA, Jain U, et al. Voiding efficiency after ureteral reimplantation: a comparison of extravesical and intravesical techniques. J Urol 1995;153:1972-1975

Gill IS, Ponsky LE, Desai M, et al. Laparoscopic cross-trigonal Cohen ureteroneocystostomy: nowel technique. J Urol 2001;166:1811-1814

Lakshmanan Y, Fung LC. Laparoscopic extravesicular ureteral reimplantation for vesicoureteral reflux: recente technical advances. J Endourol 2000;14:589-593

Lakshmanan Y, Mathews RI, Cadeddu GA, et al. Feasibility of total intravesical endoscopic surgery using mini-instruments in a porcine model. J Endourol 1999;13:14-15

Lapointe SP, Barrieras D, LeBlanc B, et al. Modified Lich-Gregoir ureteral reimplantation: experience of a Canadian center. J Urol 1998;159:1662-1664

Lipski BA, Mitchell ME, Burns MW. Voiding dysfunction after bilateral extravesical ureteral reimplantation. J Urol 1998;159:1019-1021

Okamura K, Kato N, Takamura S, et al. Trigonal splitting is a major complication of endoscopic trigonoplasty at 1 year follow-up. J Urol 1997;157:1423-1425

Okamura K, Kato N, Tsuji Y, et al. A comparative study of endoscopic trigonoplasty for vesicoureteral reflux in children and adults. J Urol 1999;6:562-566

Puri P, Granata C. Multicenter survey of endoscopic treatment of vesicoureteral reflux using polytetrafluoroethylene. J Urol 1998;160:1007-1011

Snow BW. Percutaneous endoscopic trigonoplasty: experience and modifications. Dialog Pediatr Urol 2001;24:3

Capitolo 46
Surrenalectomia laparoscopica

P. De Lagausie, J.M. Guys

L'approccio laparoscopico per le ghiandole surrenali è stato riportato per la prima volta nel 1992. Da allora, più di 400 lavori sono stati pubblicati, essenzialmente negli adulti, al fine di stabilire l'efficacia e la sicurezza dell'approccio laparoscopico per una surrenalectomia. Poiché l'asportazione dei surreni richiede l'esposizione del retroperitoneo e la dissezione in una piccola area di lavoro, la surrenalectomia laparoscopica in età pediatrica rappresenta una sfida per i chirurghi. Il neuroblastoma è il tumore maligno solido extracranico più comune in età pediatrica e spesso richiede l'intervento chirurgico come parte del trattamento multidisciplinare. L'efficacia dell'approccio laparoscopico in pazienti pediatrici con tumori solidi è ormai confermata. È stato dimostrato che l'approccio laparoscopico delle lesioni surrenali in età pediatrica è sicuro ed efficace.

Le principali indicazioni alla surrenalectomia negli adulti sono tumori surrenali secernenti (aldosteronoma, feocromocitoma, adenoma glicocorticoide ecc.). Contrariamente, le malattie surrenali secernenti sono rare in età pediatrica; in quest'epoca i tumori neuroblastici sono la causa più frequente di massa surrenalica. Altre indicazioni sono rare.

L'approccio laparoscopico ha numerosi vantaggi ormai documentati. In aggiunta le tecniche endoscopiche sono particolarmente adeguate per la surrenalectomia, perché anche una piccola lesione surrenalica richiede una significativa incisione per esporre lo spazio retroperitoneale in chirurgia "open". Sia l'approccio transperitoneale sia quello retroperitoneale sono stati descritti per la surrenalectomia, senza differenze significative. Noi utilizziamo normalmente

Videochirurgia pediatrica, Ciro Esposito et al. (a cura di)

l'approccio transperitoneale in caso di neuroblastoma. La nostra scelta è basata principalmente sulla possibilità di esporre tutta la cavità addominale, individuare e asportare tutti i linfonodi sospetti, o eventualmente una seconda lesione, ed eseguire una procedura aggiuntiva: biopsia epatica, resezione di metastasi addominali, ovariopessia, ovarioectomia per criopreservazione.

Posizione del paziente e del team chirurgico

Il paziente è posizionato supino, con un supporto sotto il lato destro o sinistro e le gambe abdotte abbassate sotto il livello addominale. Il chirurgo si posiziona tra le gambe del paziente (in caso di pazienti più piccoli, il paziente è posto a una delle estremità del tavolo), l'assistente si posiziona alla sinistra del paziente (per una surrenalectomia destra) e il monitor a sinistra (posizione inversa per la surrenalectomia sinistra). Viene utilizzata la manovra di Trendelenburg durante la procedura, con una rotazione laterale a destra o a sinistra in maniera da esporre meglio i surreni.

Strumentario

Vengono posizionati quattro o cinque trocar. Per la surrenalectomia destra: 1 trocar ombelicale da 10 mm con un'ottica 30°, 1 trocar da 5 mm al di sotto del processo xifoide (per sollevare il fegato), 1 trocar da 5 mm a sinistra (tra l'ombelico e il margine costale), 1 trocar da 5 mm nel quadrante inferiore sinistro, laterale ai vasi epigastrici. Talvolta è necessario inserire un trocar supplementare (al fianco destro) per facilitare l'esposizione. In caso di surrenalectomia sinistra il posizionamento dei trocar è simmetrico.

Vengono utilizzati strumenti da 5 mm, pinze da presa, un uncino, un dissettore, forbici, porta-aghi e forbici a energia ultrasonica (Ethicon, Issy Molineaux, Francia). Per i vasi non vengono utilizzate clip, ma suture assorbibili (Vicryl 00 o 000). Noi riteniamo che le clip non sono sempre sicure, specialmente nei bambini, usando materiale assorbibile ed evitando di lasciare materiale non assorbibile in sede, se è possibile. Per l'estrazione è possibile utilizzare un endobag da 10 mm. Qualche volta in caso di pezzi di piccole dimensioni è possibile utilizzare un dito di guanto (meno costoso).

Tecnica

Viene utilizzata un'ottica 30° (da 5 a 10 mm). Il primo trocar da 5 o 10 mm è inserito attraverso una piccola incisione ombelicale con tecnica "open".

La cavità addominale è insufflata con CO_2 alla pressione di 8-12 mmHg. Vengono poi posizionati 3 o 4 trocar da 5 mm. In caso di surrenalectomia destra, dopo aver sollevato il fegato, con l'Ultra Scissor o con l'uncino è possibile effettuare la dissezione della flessura destra del colon e del duodeno. Viene inciso il peritoneo posteriore (Fig. 46.1) e viene mobilizzata in maniera cauta la vena cava (Fig. 46.2). La vena surrenalica è legata e sezionata. Sono legate e sezionate le arterie (materiale 00 e 000). La legatura della vena surrenalica superiore deve essere effettuata in maniera cauta in quanto vicina alla vena cava dietro il fegato sul polo superiore della ghiandola ed è necessario evitare ogni tipo di sanguinamento (Fig. 46.3). Il surrene viene completamente mobilizzato, posizionato in un sacchetto di plastica ed estratto attraverso il trocar ombelicale. L'incisione viene allargata se necessario e normalmente 2-3 cm sono sufficienti. Altre opzioni per l'estrazione in caso di tumori di dimensioni maggiori sono un'incisione tipo Pfannensteil (in questo

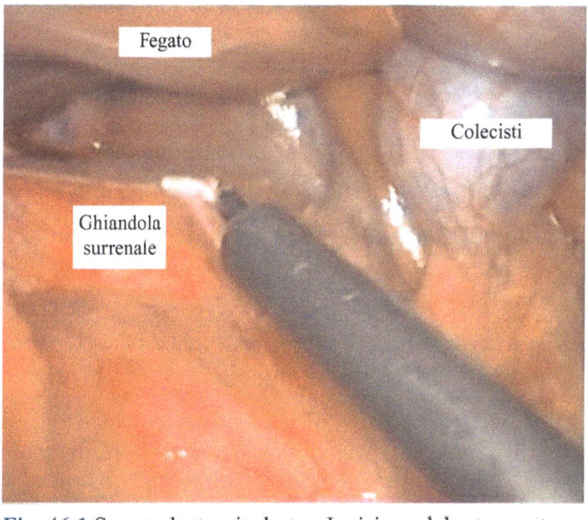

Fig. 46.1 Surrenalectomia destra. Incisione del retroperitoneo con uncino. Il fegato e la colecisti sono sollevati per esporre la ghiandola

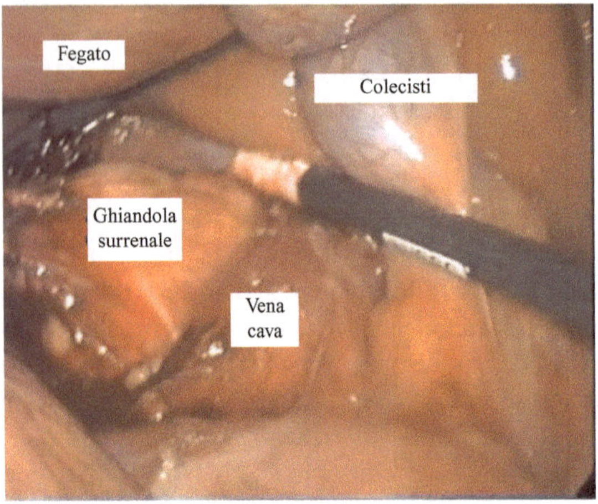

Fig. 46.2 Surrenalectomia destra: isolamento della ghiandola surrenale

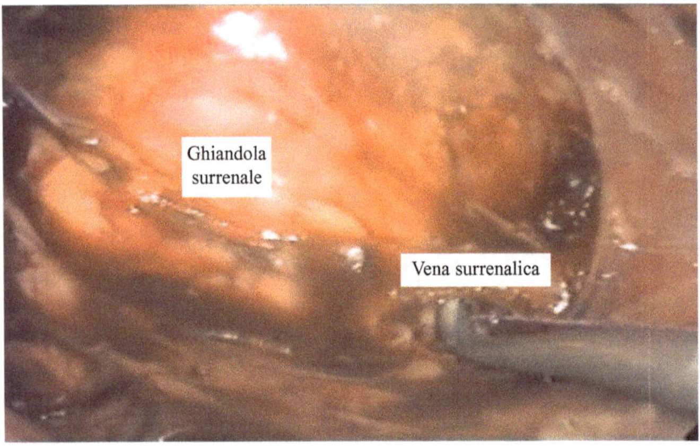

Fig. 46.3 Isolamento e controllo della vena surrenalica. Utilizzo di legature per il controllo dei vasi

caso è possibile utilizzare un'ottica da 5 mm al fine di preservare la piccola incisione ombelicale). L'esplorazione del campo chirurgico consente la rimozione di linfonodi sospetti, l'attenta osservazione di fegato e milza e solo successivamente viene effettuata la rimozione del trocar e la chiusura delle porte di ingresso. In caso di surrenalectomia sinistra il colon è mobilizzato mediante sezione e cauterizzazione della fascia di Told liberando la flessura splenica e

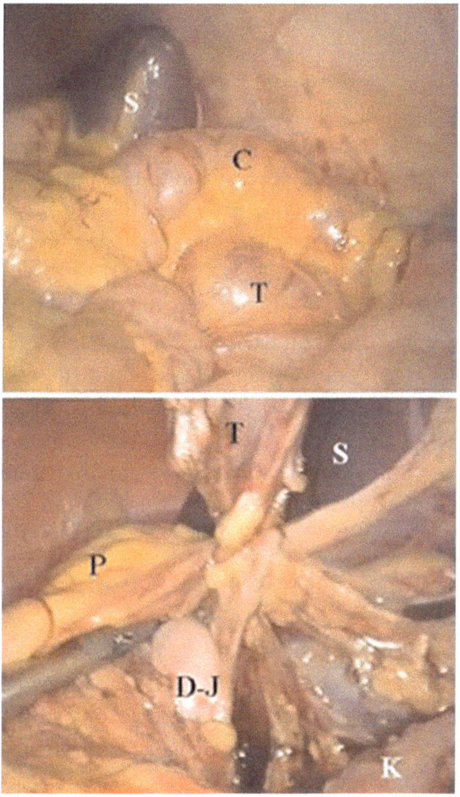

Fig. 46.4 Surrenalectomia sinistra. *C*, colon; *S*, milza; *T*, tumore; *P*, piloro; *D-J*, duodeno e digiuno; *K*, rene

sezionando il legamento gastro-colico (Fig. 46.4). Dopo l'identificazione, vengono eseguite la legatura e la sezione della vena surrenalica sinistra a livello del margine superiore della vena renale. I tempi successivi sono sovrapponibili alla surrenalectomia destra. Talvolta, in caso di tumori di grandi dimensioni, è necessario praticare una cauta dissezione della vena splenica. Normalmente non è necessario lasciare un drenaggio in sede.

Complicanze

Sono riportate poche complicanze in corso di surrenalectomia laparoscopica. I problemi maggiori riguardano il sanguinamento della vena cava durante la surrenalectomia di destra. È meglio eseguire una dissezione cauta di tutta la porzione anteriore della vena cava, all'inizio della procedura, in maniera da avere la possibilità di effettuare un clampaggio della vena (con un clamp laparoscopico) qualora fosse necessario. Per il controllo della vena surrenalica, le legature sono più sicure delle clip (o strumenti per elettrocauterizzare: LigaSure® o Ultra Scissor). Le legature necessitano di una più dolce e completa dissezione di tutti i vasi diminuendo il rischio di un'occlusione parziale o un cattivo controllo dell'emostasi. Questa procedura è più sicura prevenendo le complicanze.

Talvolta può essere difficile la dissezione del peduncolo renale. Leclair riporta il caso di un bambino con ischemia renale persistente (con perdita di funzione renale dimostrata alla scintigrafia con MAG3 renale postoperatoria). Se la dissezione è difficile, è necessario convertire in chirurgia "open".

Altre complicanze (perforazione intestinale, ascesso di parete ecc.) sono possibili, ma non specifiche di questa procedura.

Conclusioni

L'approccio laparoscopico per la surrenalectomia è un'opzione eccellente in età pediatrica. Questa procedura evita larghe laparatomie, riduce il rischio di aderenze e consente un semplice decorso postoperatorio. Poiché la principale indicazione in età pediatrica è il neuroblastoma, la procedura può essere considerata sicura al pari dell'approccio "open".

Letture consigliate

Brisse H, Edeline V, Michon J, et al. Current strategy for the imaging in neuroblastoma. J Radiol 2001;82:447-448

Castilho LN, Castillo OA, Denes FT, et al. Laparoscopic adrenal surgery in children. J Urol 2002;168:221-224

De Cannière L, Michel L, Hamoir E, et al. Multicentric experience of the Belgian Group for Endoscopic Surgery (BGES) with endoscopic adrenalectomy. Surg Endosc 1997;11:1065-1069

de Lagausie P, Berrebi D, Michon J, et al. Laparoscopic adrenal surgery for neuroblastomas in children. J Urol 2003;170:932-935

Gagner M, Lacroix A, Bolte E. Laparoscopic adrenalectomy in Cushing's syndrome and pheochromocytoma. N Engl J Med 1992;327:1033-1035

Gagner M, Pomp A, Heniford BT, et al. Laparoscopic adrenalectomy: lessons learned from 100 consecutives procedures. Ann Surg 1997;226:238-246

Iwanaka T, Arai M, Ito M, et al. Surgical treatment for abdominal neuroblastoma in the laparoscopic era. Surg Endosc 2001;15:751-754

Iwanaka T, Arya G, Ziegler MM. Mechanism and prevention of port-site recurrence after laparoscopy in a murine model. J Pediatr Surg 1998;33:457-460

Komuro H, Makino S, Tahara K. Laparoscopic resection of a adrenal neuroblastoma detected by mass screening that grew in size during the observation period. Surg Endosc 2000;14:297-301

Leclair MD, de Lagausie P, Becmeur F, et al. Laparoscopic résection of abdominal neuroblastoma. Ann Surg Oncol 2008;15:117-124

Mirallie E, Leclair MD, de Lagausie P, et al. Laparoscopic adrenalectomy in children. Surg Endosc 2001;15:156-160

Miyake O, Yoshimura T, Yoshioka T, et al. Laparoscopic adrenalectomy: comparaison of the transperitoneal and the retroperitoneal approach. Eur Urol 1998; 33:303-307

Salomon L, Soulie M, Moulie P, et al. Experience with retroperitoneal laparoscopic adrenalectomy in 115 procedures. J Urol 2001;166:38-41

Sauvat F, Sarnacki S, Brisse H, et al. Outcome of suprarenal localized masses dignosed during the perinatal period. Cancer 2002;94:2474-2476

Stanford A, Upperman JS, Nguyen N, et al. Surgical management of open versus laparoscopic adrenalectomy: outcome analysis. J Pediatr Surg 2002;37:1027-1030

Capitolo 47

Stati intersessuali

M. Lima, G. Ruggeri, C. Antonellini, S. Pavia, M. Mogiatti

Il processo di differenziazione sessuale si realizza attraverso una serie di eventi consecutivi, indotti e mediati dalla differenziazione gonadica, che portano alla differenziazione dei genitali. L'alterazione di questa sequenza di eventi è responsabile dell'ambiguità sessuale, con conseguente sviluppo di stati intersessuali. La valutazione anatomica pelvico-perineale nei neonati con genitali ambigui è di primaria importanza per decidere la scelta del sesso fenotipico e la strategia terapeutica chirurgica più adeguata. L'anamnesi, gli esami laboratoristici e in particolare lo studio del cariotipo permettono di individuare la cause primitive; l'ecografia dello scavo pelvico, la cistografia, l'endoscopia urogenitale e la risonanza magnetica consentono un ulteriore approfondimento e inquadramento; in assoluto, però, la laparoscopia assume un ruolo fondamentale nella valutazione morfologica accurata dei genitali interni (gonadi, residui mülleriani), offrendo le migliori garanzie e la possibilità di essere non solo "diagnostica", ma anche "terapeutica".

Il sesso di un individuo può essere identificato in tre elementi caratteristici:

- sesso cromosomico: assetto dei cromosomi sessuali;
- sesso gonadico: tipo di gonade presente;
- sesso genitale: tipo di genitali interni ed esterni presenti.

L'incoordinazione fra i tre elementi citati può essere causa di disordini della differenziazione sessuale, che vengono comunemente suddivisi in quattro categorie principali:

Videochirurgia pediatrica, Ciro Esposito et al. (a cura di)

1. *pseudoermafroditismo maschile (PEM)*: cariotipo 46 XY, presenza di testicoli istologicamente normali, difetto parziale o totale di mascolinizzazione dei genitali esterni e dei caratteri sessuali secondari. Nei casi di PEM è utile avvalersi della laparoscopia esplorativa, che assume valenza sia "diagnostica" sia "terapeutica"; nei casi di sindrome da insensibilità completa agli androgeni, che presentano un fenotipo femminile, la laparoscopia è fondamentale per la conferma diagnostica e per un eventuale intervento chirurgico di gonadectomia (gonadi differenziate maschili) in presenza di testicoli non palpabili endoaddominali o per via inguinale, se ritenuti lungo il canale inguinale. Nei casi di insensibilità parziale con grave ipospadia, ove l'assegnazione sia orientata verso un fenotipo maschile, la laparoscopia è indispensabile per la corretta individuazione delle gonadi e per la successiva pianificazione del trattamento, che può orientarsi verso orchidopessi "difficile", orchidopessi secondo Fowler e Stephens o autotrapianto testicolare refluo con tecnica microchirurgica. Nei casi di ipospadia grave dovuta a deficit di *müllerian inhibiting substance* (MIS) con persistenza di residuo mülleriano, la laparoscopia trova indicazione nella resezione dello stesso, eseguibile sia per via laparoscopica sia videoassistita. Talvolta è opportuno, in presenza di gonadi disgenetiche ad alto rischio di degenerazione maligna, eseguire un intervento chirurgico di gonadectomia attuabile, in base alla sede della gonade, per via laparoscopica, videoassistita o inguinale;
2. *pseudoermafroditismo femminile (PEF)*: cariotipo 46 XX, presenza di ovaie istologicamente normali differenziate in senso femminile, genitali esterni con diverso grado di virilizzazione e sviluppo in senso mascolino di una via finale comune genitourinaria (seno urogenitale). La causa principale di PEF è la virilizzazione fetale da steroidi androgeni, che può essere dovuta a influenze androgene materne o fetali che costituiscono il quadro di sindrome adrenogenitale congenita (SACG) con o senza perdita di sali. La laparoscopia esplorativa rappresenta una sporadica indicazione nei casi estremamente dubbi con completa virilizzazione del clitoride come completamento diagnostico agli studi ematochimici, endocrinologici e strumentali;

3. *disgenesia gonadica mista (DGM)*: cariotipo e aspetto dei genitali esterni variabile, coesistenza di gonadi "asimmetriche" con presenza di un testicolo (generalmente ritenuto in sede inguinale o addominale) da un lato e di una gonade disgenetica-stria gonadica dall'altro. Nei casi di DGM, per la frequente presenza del mosaicismo 45X0/46XY con cromosoma Y alterato o normale e l'elevata potenzialità maligna delle gonadi (gonadoblastoma), soprattutto quelle con linee portanti cellule Y, la laparoscopia consente di avere una visione delle gonadi intraddominali e di eseguire una gonadectomia o resezione dei residui mülleriani in accordo con l'assegnazione del sesso;
4. *ermafroditismo vero (Eme)*: cariotipo e aspetto dei genitali esterni variabili, presenza istologica di tessuto ovarico e testicolare nello stesso individuo, tessuti presenti separatamente o riscontrabili nella stessa gonade (*Ovotestis)*. Nell'Eme la laparoscopia riveste un ruolo cardine nell'esecuzione della gonadectomia o asportazione della sola componente testicolare di un ovotestis, per il rischio di degenerazione maligna, specificatamente a carico della quota parenchimale maschile delle gonadi, procedure attuabili per via laparoscopica o videoassistita, esteriorizzando la gonade attraverso uno degli accessi cutanei dei trocar.

Negli stati intersessuali la laparoscopia riveste, quindi, un ruolo cardine con finalità sia "diagnostiche" sia "terapeutiche", permettendo attraverso l'esplorazione laparoscopica di avere una visione d'insieme chiara ed esaustiva della cavità addominale e del quadro anatomico dei genitali interni e di eseguire, con tecnica di chirurgia mininvasiva e valenza "terapeutica", gonadectomie (testicoli disgenetici e strie gonadiche) e asportazione di residui mülleriani.

Strumentario

Negli stati intersessuali è necessario un trocar ombelicale per l'ottica 0° da 5-10 mm, altri due trocar da 3-5 mm. Vengono inoltre utilizzate pinze da presa, forbice, uncino, bisturi bipolare, dissettori a ultrasuoni, dissettore (batuffolo) ed endoloop che consentono di individuare, isolare e sezionare le strutture anatomiche all'interno della cavità addominale.

Tecnica

Il paziente è posto sul tavolo operatorio in decubito supino (Fig. 47.1a), in posizione di Trendelenburg per esporre al meglio il cavo del Douglas; l'operatore si pone controlateralmente al lato da operare, l'aiuto di fronte a lui con il monitor posto ai piedi del paziente.

Si inserisce con tecnica "open" mediante incisione sottombelicale il primo trocar da 5 mm per l'ottica 0° (trocar da 10 mm per pazienti di età preadolescenziale); dopo creazione e stabilizzazione dello pneumoperitoneo e dopo accurata esplorazione della cavità addominale, si procede all'inserimento sotto visione di un trocar in fossa iliaca destra e/o sinistra (Fig. 47.1b, c); un secondo trocar controlaterale al primo e un eventuale terzo trocar in regione sovrapubica viene posizionato nel caso in cui la laparoscopia assuma una valenza terapeutica.

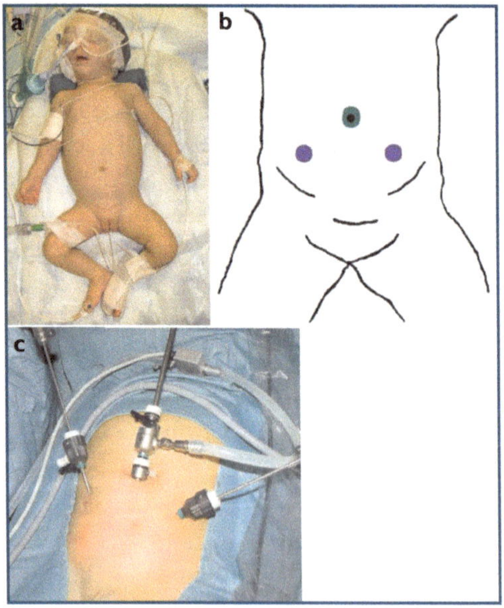

Fig. 47.1 **a** Posizione del paziente in decubito supino sul tavolo operatorio; **b** rappresentazione schematica della disposizione dei trocar; **c** disposizione intraoperatoria dei trocar

Gonadectomia

Introdotto con tecnica "open" il primo trocar da 5 mm per l'ottica 0° e due ulteriori trocar da 3-5 mm in fossa iliaca destra e sinistra lateralmente ai muscoli retti, si afferra e si traziona la gonade mediante pinza da presa dentata (Fig. 47.2a); si esegue cauterizzazione del peduncolo vascolare con pinza bipolare o dissettore a ultrasuoni, oppure legatura del peduncolo vascolare mediante endoloop (Fig. 47.2b) e sezione (Fig. 47.2c, d); si procede quindi all'estrazione del pezzo operatorio attraverso il trocar ombelicale.

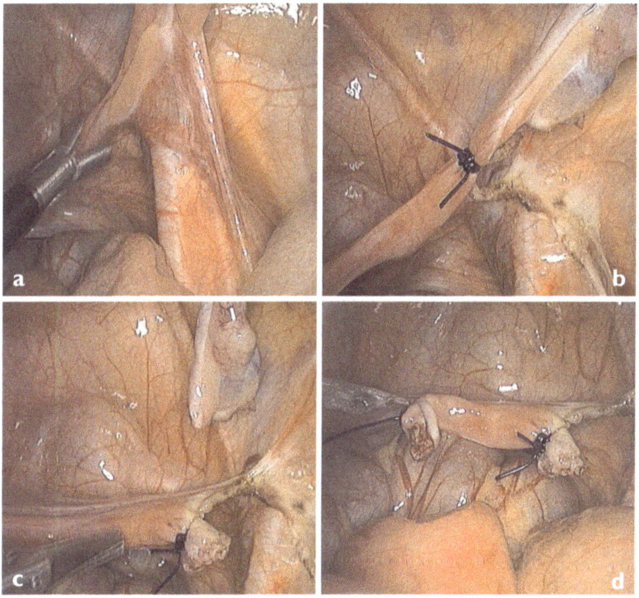

Fig. 47.2 Gonadectomia laparoscopica in disgenesia gonadica mista, mosaicismo 45 XO/46XY. **a** Identificazione della gonade disgenetica e della stria gonadica in paziente con quadro di disgenesia gonadica mista (DGM), mosaicismo e SRY positivo; **b** dopo cauterizzazione con bisturi bipolare o dissettore a ultrasuoni si procede al legamento del peduncolo vascolare con endoloop; **c** sezione della gonade disgenetica e della stria gonadica in prossimità dell'utero; **d** visione laparoscopica di gonadectomia bilaterale in paziente con DGM e mosaicismo

Biopsia gonadica

Inserito il primo trocar da 5 mm con tecnica "open" per l'ottica 0° e due trocar in fossa iliaca destra e sinistra da 3-5 mm, si reperta la gonade (Fig. 47.3a) e si esegue biopsia mediante sezione con forbice curva (Fig. 47.3b, c) lungo il suo asse longitudinale sul versante avascolare, successiva emostasi con coagulatore bipolare (Fig. 47.3d) ed estrazione del pezzo bioptico attraverso il trocar laterale.

La stessa procedura può essere eseguita per via videoassistita; dopo identificazione della gonade, si desuffla l'addome e si esteriorizza attraverso la breccia ombelicale la gonade disgenetica che viene bioptizzata (Fig. 47.4a, b, c), suturata mediante punti staccati in riassorbibile e reintrodotta in addome (Fig. 47.4d).

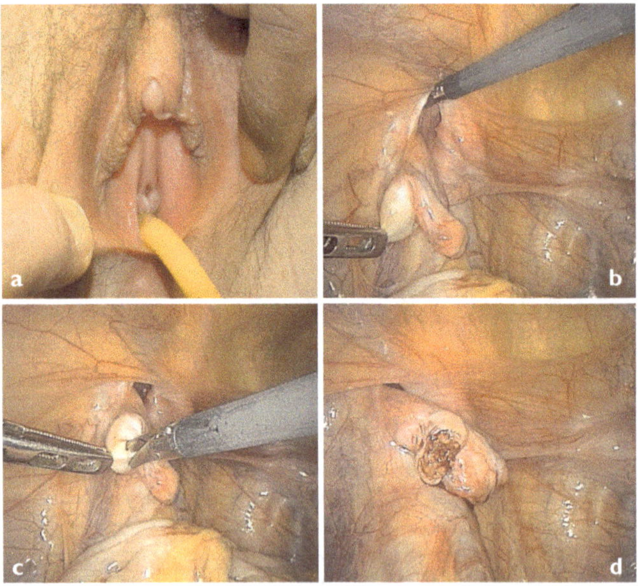

Fig. 47.3 Biopsia gonadica per via laparoscopica in pseudoermafroditismo (PEM), cariotipo 46 XY, ipertrofia clitoridea. **a** Aspetto dei genitali esterni con visualizzazione di evidente ipertrofia clitoridea. **b** identificazione di gonade disgenetica con aspetto riferibile a testicolo; **c** biopsia lungo l'asse longitudinale sul versante avascolare con forbice curva; **d** esiti di emostasi con coagulatore bibolare

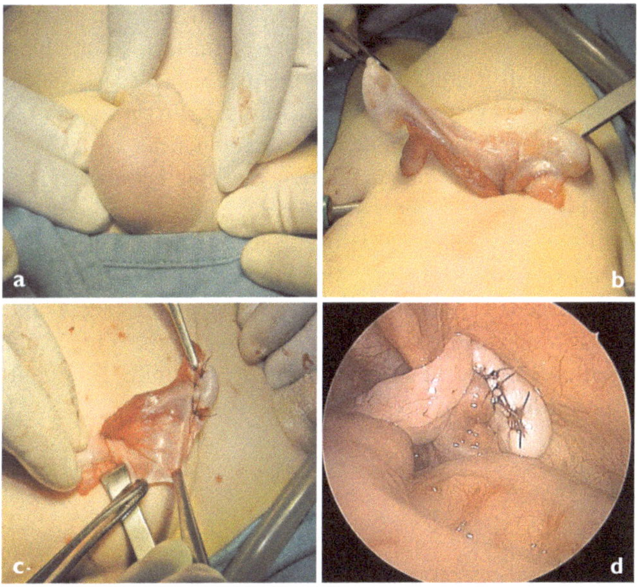

Fig. 47.4 Biopsia gonadica videoassistita in paziente con testicolo sinistro non palpabile e riscontro occasionale di residuo mülleriano e gonadi disgenetiche. **a** Aspetto dei genitali esterni; **b** esteriorizzazione videoassistita del residuo mülleriano e delle gonadi disgenetiche dall'incisione sotto-ombelicale; **c** gonade bioptizzata e suturata mediante punti staccati riassorbibili; **d** dopo reinsufflazione dell'addome visione laparoscopica della gonade bioptizzata

Asportazione del residuo mülleriano

Il paziente è posto sul tavolo operatorio supino in posizione di Trendelenburg a gambe divaricate. L'esecuzione di una cistoscopia consente l'individuazione del residuo mülleriano e permette, mantenendo in sede il cistoscopio, di favorire l'isolamento dello stesso. Si posiziona, mediante tecnica "open", il primo trocar per l'ottica 0° da 10 mm, e quindi, sotto visione, altri 2 trocar da 5 mm rispettivamente in fossa iliaca destra e sinistra e un ulteriore da 3 mm in regione sovrapubica. Si localizza il residuo mülleriano (Fig. 47.5a, b, c), aiutati dalla luce del cistoscopio inserito al suo interno, si incide il peritoneo e lo si afferra mediante una pinza da presa introdotta tramite l'accesso sovrapubico isolandolo dalle strutture circostanti (Fig. 47.5d), facendo particolare attenzione a non danneggiare il collo vescicale, l'uretra, il retto, gli ureteri, i deferenti e la prostata. Si esegue la dissezione mediante dissettore a ultrasuoni o pinze bipolari e la porzione distale del residuo mülleriano viene legata con due endoloop (Fig. 47.5e) e sezionata in prossimità dello sbocco uretrale (Fig. 47.5f) con estrazione tramite l'accesso ombelicale.

L'asportazione del residuo mülleriano può essere inoltre eseguita per via videoassistita: dopo visualizzazione laparoscopica del residuo mülleriano, si procede alla desufflazione dell'addome e all'esteriorizzazione dello stesso dalla breccia ombelicale (Fig. 47.6a, b), che viene isolato e sezionato, previa legatura (Fig. 47.6c), con successivo riposizionamento dei visceri in addome (Fig. 47.6d); tale procedura è tecnicamente semplice ed eseguibile nel lattante con peso inferiore ai 10 kg.

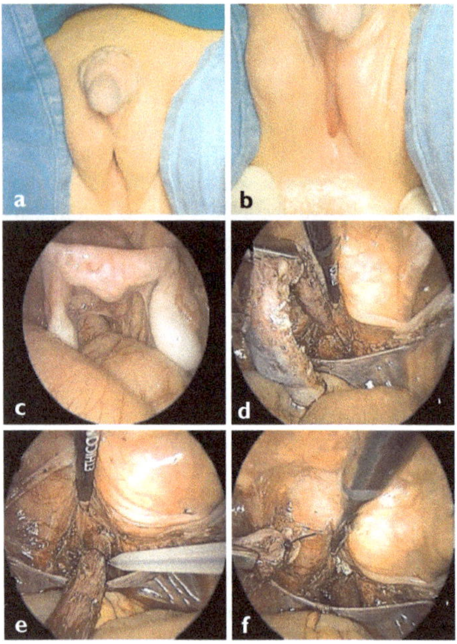

Fig. 47.5 Asportazione laparoscopica di residuo mülleriano in ipospadia scrotale. **a** Ipospadia scrotale; **b** particolare del meato ectopico; **c** visualizzazione laparoscopica del residuo mülleriano con aspetto di abbozzo uterino; **d** isolamento dalle strutture circostanti mediante dissettore (batuffolo) introdotto dal trocar posizionato in regione sovrapubica; **e** legatura della porzione distale del residuo mülleriano mediante due endoloop; **f** sezione del residuo mülleriano isolato

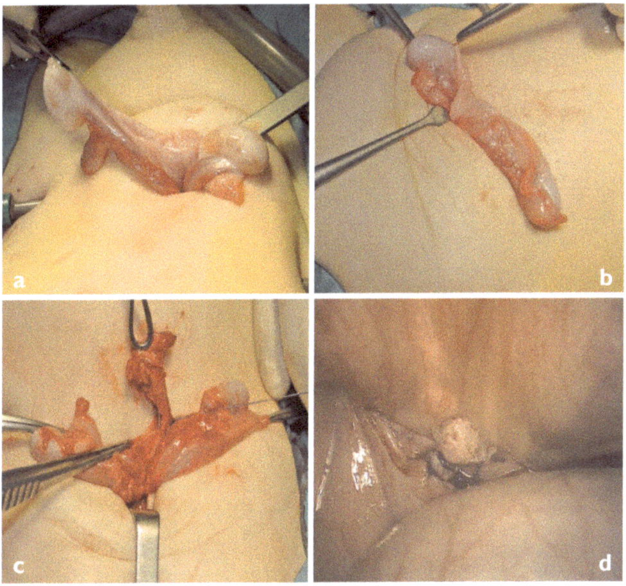

Fig. 47.6 Asportazione videoassistita di residuo mülleriano in paziente con testicolo sinistro non palpabile già precedentemente sottoposto a biopsia gonadica videoassistita. **a, b** Esteriorizzazione dalla breccia ombelicale e del residuo mülleriano dopo desufflazione dell'addome con visualizzazione di gonadi disgenetiche; **c** isolamento e legatura del residuo mülleriano posto tra le gonadi disgenetiche; **d** visione laparoscopica del moncone residuo

Letture consigliate

Bailez MM. Laparoscopy in intersex Patients Raised as Females. In: Endoscopic surgery in infants and children. Berlin Heidelberg: Springer 2008, pp. 805-810

Chertin B, Koulikov D, Alberton J, et al. The use of laparoscopy in intersex patients. Pediatr Surg Int 2006;22:405-408

Dénes FT, Cocuzza MA, Schneider-Monteiro ED, et al. The laparoscopic management of intersex patients; the preferred approach. BJU Int 2005;95:863-867

Dòmini R, Ceccarelli PL, Domenichelli V, Centonze N. Genitali ambigui. In: Dòmini R, De Castro (Eds). Chirurgia delle Malformazioni Urinarie e Genitali. Padova: Piccin 1998, pp. 541-582

Yu TJ, Shu K, Kung FT, et al. Use of laparoscopy in intersex patients. J Urol 1995;154:1193-1196

Capitolo 48
Trattamento chirurgico delle masse ovariche nelle "teenager"

A.J. Kaye, D.J. Ostlie

La presentazione di masse ovariche nella popolazione "teenager" varia ampiamente. I più comuni sintomi di presentazione sono dolore addominale (59-70%), massa palpabile addominale (2-35%) e sanguinamento mestruale irregolare (8-18%). Con l'uso delle modalità di "imaging" innovative per traumi e altre indicazioni, masse ovariche accidentali vengono diagnosticate con più frequenza.

Nelle adolescenti le masse ovariche comprendono molti scenari clinici. La massa può essere una lesione cistica, solida o complessa, con più del 64% di origine neoplastica dalle cellule germinali. Comunque, in questa popolazione di pazienti le masse ovariche sono raramente maligne, rappresentando meno dell'1% di tutte le lesioni maligne in questa fascia d'età.

Il teratoma cistico maturo, una lesione benigna, è il più comune tumore ovarico in età pediatrica, rappresentando almeno metà di tutte le neoplasie ovariche. Storicamente, per il timore di peritoniti chimiche o recidiva la laparotomia era la sola forma di trattamento chirurgico per i teratomi cistici maturi, consistendo in una successiva ooforectomia o cistectomia. Con l'impiego dell'endobag laparoscopico per la rimozione, la cistectomia laparoscopica e/o ooforectomia è comunque considerata un'operazione equivalente. In una rassegna, non vi sono casi di peritoniti chimiche o aumento di recidiva dopo fuoriuscita del contenuto con successiva irrigazione.

La torsione annessiale è da tenere in considerazione in un'adolescente con dolore addominale. La torsione è più comunemente osservabile prima dell'insorgenza del menarca. In passato,

Videochirurgia pediatrica, Ciro Esposito et al. (a cura di)

la maggior parte delle ovaie torte era rimossa per il sospetto di non funzionalità e la possibilità di degenerazione maligna. Molti casi hanno dimostrato che il trattamento chirurgico dovrebbe consistere in una detorsione laparoscopica, cistectomia e pessia dell'ovaio affetto (e dell'ovaia controlaterale in alcune circostanze).

Preparazione preoperatoria

Come in tutte le valutazioni preoperatorie, dovrebbe essere posta particolare attenzione alla storia mestruale e sessuale della paziente. L'esame clinico dovrebbe includere un esame pelvico e rettale. Tutte le pazienti dovrebbero effettuare un test β-HCG su urine o siero per escludere una gravidanza e dovrebbero essere escluse malattie trasmesse sessualmente.

Quando una massa ovarica è sospetta, l'ecografia pelvica e transaddominale è la modalità diagnostica di scelta per una valutazione iniziale. È poco costosa, non invasiva e non sprigiona radiazioni ionizzanti. La TC è utilizzata per chiarire ulteriormente ed escludere patologie maligne qualora sia necessario. Occorre valutare i parametri ormonali sierici e i marker tumorali (β-HCG, LDH, AFP, CA-125).

Per stabilire il più opportuno iter terapeutico occorre seguire l'algoritmo (Fig. 48.1). Se la valutazione ecografica identifica una massa cistica, è raccomandato un trattamento conservativo basato su bassi tassi di malignità e alta incidenza di cisti funzionali e tumori benigni delle cellule germinali. In questa circostanza è utile un follow-up per stabilire l'evoluzione e il decorso della cisti. Se i riscontri ecografici sono sospetti di malignità (componenti solide, ipervascolarità, lesioni settate multiloculate), dovrebbe essere eseguita una TC addominale/pelvica per un'ulteriore valutazione diagnostica e considerare un intervento chirurgico, con la possibilità di un'ooforectomia. Un dolore pelvico acuto dovrebbe porre il sospetto di una possibile torsione ovarica e la valutazione di un tentativo immediato di derotazione. In aggiunta, una torsione dovrebbe essere presa in considerazione anche in presenza di flusso all'esame Doppler.

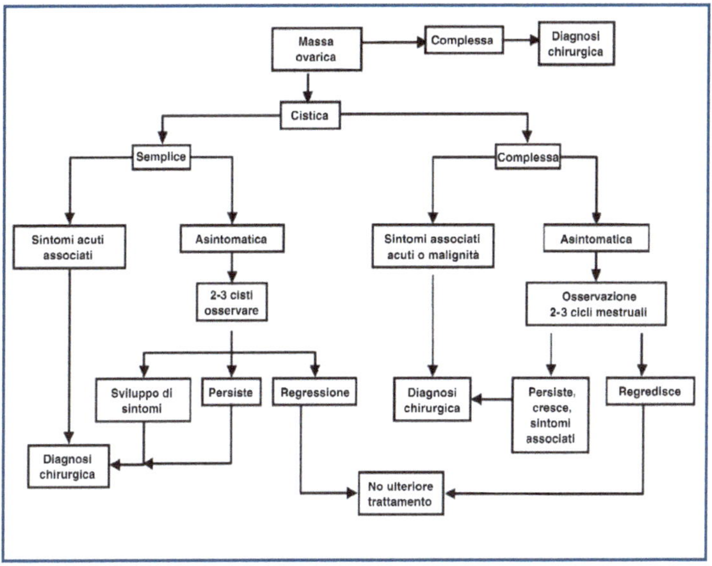

Fig. 48.1 Diagramma che mostra l'algoritmo diagnostico-terapeutico da seguire in caso di massa ovarica

La maggior parte delle cisti sia complesse sia semplici può essere trattata conservativamente. Cisti funzionali in genere regrediscono spontaneamente alla conclusione dei cicli mestruali, con o senza terapia ormonale. Per cisti semplici persistenti che non regrediscono spontaneamente, la cisti dovrebbe essere fenestrata con un basso rischio di recidiva. Cisti complesse che non regrediscono richiedono una diagnosi chirurgica con un'aspirazione laparoscopica o con una cistectomia. Se la cisti è di tipo dermoide, può essere rimossa utilizzando un endobag.

Posizione

Il paziente è in posizione litotomica supina e in seguito in Trendelenburg. Il chirurgo e l'aiuto dovranno posizionarsi dal lato controlaterale al lato dell'ovaio affetto.

Tecnica

Viene effettuata un'anestesia generale e la vescica svuotata mediante un catetere urinario che può essere rimosso alla conclusione dell'intervento. Il posizionamento delle porte è analogo per tutte gli interventi ovarici. Il posizionamento della cannula iniziale è nell'ombellico e, in base a se viene effettuata la biopsia tissutale o l'ooforectomia, può essere utilizzata una cannula da 5 o 10 mm. Ciò è determinato essenzialmente dal quantitativo di tessuto da rimuovere tramite il suddetto metodo di dissezione (elettrocauterio, stapler, endoloop ecc.). Se la cannula è di 5 mm, questa può facilmente essere sostituita da una più grande durante la procedura, se necessario. Lo schermo video può essere posizionato inferiormente e manipolato lateralmente in caso di patologia confermata. Utilizzando un'ottica 45° da 5 mm operativa, si valuta l'addome e la pelvi. Vengono visualizzate entrambe le ovaie e viene identificata la massa (Figg. 48.2, 48.3). Una volta identificata l'ovaia affetta, vengono posizionate due porte da 5 mm nell'addome controlaterale. Un terzo strumento può essere utilizzato per la retrazione, qualora sia necessario.

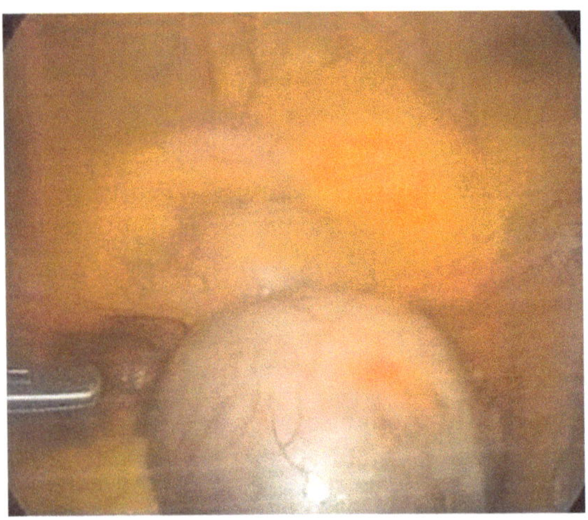

Fig. 48.2 Grossa cisti ovarica funzionale nello scavo del Douglas

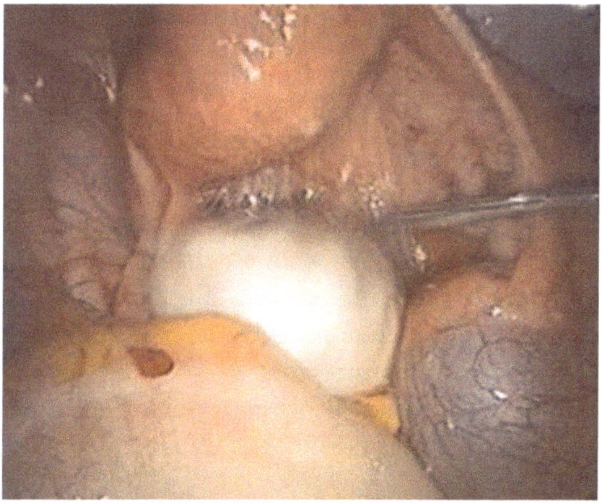

Fig. 48.3 Grossa cisti "cioccolata" endometriosica localizzata in posizione retrouterina

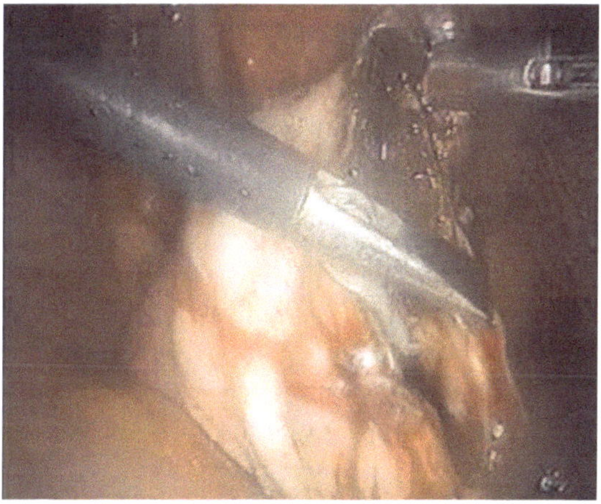

Fig. 48.4 Dopo aver aspirato il contenuto della cisti si effettua lo "stripping" della cisti

Cistectomia

La cistectomia laparoscopica dell'ovaio differisce dalla tecnica "open". Nella tecnica "open", dopo aver repertato il piano di clivaggio, la cisti viene separata dall'ovaia circostante. Quando si effettua una cistectomia laparoscopica, la cisti e l'ovaia sono afferrate con pinze atraumatiche da presa e posti in senso controlaterale rivelando il piano di clivaggio (tecnica "stripping") (Fig. 48.4). L'emostasi si ottiene utilizzando il bisturi bipolare.

Ooforectomia

È raccomandata per tutte le masse ovariche che sono sospette di malignità. Durante la valutazione iniziale delle strutture pelviche, un'esplorazione accurata deve includere l'identificazione dell'uretere che passa sul pavimento pelvico, con la valutazione della patologia a distanza o l'interessamento linfonodale. La citologia pelvica dovrebbe essere ottenuta al momento dell'intervento iniziale. Dopo l'identificazione dell'uretere, l'ovaia è mobilizzata dalle sue connessioni al legamento infundibulo-pelvico con il bisturi bipolare. In base alle dimensioni dei vasi gonadici possono essere utilizzati per legare i vasi il bisturi bipolare, un'endo-Gia, o un endoloop. L'ovaia è rimossa utilizzando un endobag.

Torsione annessiale

L'ovaia torta apparirà edematosa, slargata, nera o blu. Vi potrà essere un quantitativo moderato di liquido peritoneale nello scavo pelvico, che potrebbe essere di natura emorragica. Gli obiettivi dell'intervento sono: preservare l'ovaia, supplire alla perdita ematica, rimuovere la cisti ed effettuare la pessia annessiale alla parete pelvica mediante l'utilizzo di una sutura in materiale assorbibile a punti staccati. La pessia contralaterale dovrebbe essere considerata in caso di torsione idiopatica o se l'anatomia sembra predisporre a futuri eventi di torsione. Molte ricerche hanno dimostrato che possono esservi molte componenti ovariche responsabili e per questa ragione le ovaie torte dovrebbero essere rimosse.

Punti tecnici chiave

- Un manipolatore uterino è un importante sussidio per migliorare l'esposizione dell'ovaia e della tuba quando necessario.
- Prima di iniziare qualunque dissezione ovarica occorre porre attenzione al decorso dell'uretere in prossimità dell'arteria iliaca esterna vicino al pavimento pelvico.
- La non mobilizzazione dell'ovaia potrebbe rendere il trattamento difficoltoso a causa del tessuto muscolare dell'ovaia. Trazionare il legamento ovarico con un grasper traumatico

può mobilizzare e isolare l'ovaia; o in alternativa l'ovaia può essere trazionata contro la parete pelvica utilizzando forcipi.

- Una manipolazione dell'ovaia eccessivamente aggressiva può lacerare la capsula, il follicolo o la cisti e causare sanguinamento o fuoriuscita del contenuto della cisti.
- Tutti i campioni prelevati dovrebbero essere rimossi dall'addome con l'utilizzo di un endobag per prevenire la fuoriuscita o la recidiva della malattia.

Postoperatorio

Le cure postoperatorie dipendono dall'estensione della chirurgia. L'aspirazione laparoscopica o la cistectomia possono essere effettuate in "day hospital". La maggior parte dei chirurghi raccomanda che la paziente sottoposta a ooforectomia rimanga in ospedale una notte per il monitoraggio. Nella popolazione adulta, in queste occasioni la paziente può essere dimessa nella stessa giornata e questo approccio sarà utilizzato anche per le "teeneger" nei prossimi anni. Il controllo del dolore risulta sufficiente con l'utilizzo degli anestetici o dei farmaci antinfiammatori non steroidei. La dieta può essere intrapresa e ben tollerata e le restrizioni sono limitate esclusivamente a particolare disagio del singolo paziente.

Problematiche e complicanze

Come per ogni procedura chirurgica le complicanze principali sono rappresentate dalle infezioni e dal sanguinamento. Queste complicanze dovrebbero insorgere in meno dell'1% delle pazienti. Alla conclusione di una procedura laparoscopica, tutte le porte d'ingresso dovrebbero essere ispezionate per controllare l'emostasi. Specifiche complicanze associate alla chirurgia ovarica includono danni all'uretere, alla vescica e all'intestino.

Letture consigliate

Celik A, Ergün O, Aldemir H, et al. Long-term results of conservative management of adnexal torsion in children. J Pediatr Surg 2005;40:704-708

Deligeoroglou E, Eleftheriades M, Shiadoes V, et al. Ovarian masses during adolescence: clinical, ultrasonographic and pathologic findings, serum tumor markers and endocrinological profile. Gynecol Endocrinol 2004;19:1-8

Strickland JL. Ovarian cysts in neonates, children and adolescents. Curr Opin Obstet Gynecol 2002;14:459-465

Templeman CL, Hertweck SP, Scheetz JP, et al. The management of mature cystic teratomas in children and adolescents: a retrospective analysis. Hum Reprod 2000;15:2669-2672

Zurawin RK, Sanfilippo J, Bacon J, et al. Advanced surgical techniques in the pediatric and adolescent patient. Roundtable discussion. J Pediatr Adolesc Gynecol 2002;15:183-191

Capitolo 49
Empiema

M. Ben Brahim, M. Mekki, A. Nouri

L'empiema è una raccolta di pus all'interno della cavità pleurica e molto spesso rappresenta la sequela di una polmonite batterica. Secondo la definizione dell'American Thoracic Society del 1962, le manifestazioni patologiche dell'empiema sono divise in tre fasi:

- fase essudativa, che dura al massimo 3-4 giorni ed evolve rapidamente in una raccolta di fluidi a bassa viscosità e contenuto cellulare;
- fase fibrino-purulenta, che segna la comparsa di pus e fibrina e durante la quale avviene la raccolta dei fluidi e inizia la compressione del polmone;
- fase di organizzazione, caratterizzata dall'attività fibroblastica su entrambe le superfici pleuriche che induce la formazione di membrane fibrose anelastiche.

L'empiema occorre nel 70% dei casi nei lattanti e nei bambini più piccoli. I sintomi sono solitamente quelli della comune polmonite. La diagnosi viene confermata dalla presenza di liquido pleurico alla Rx del torace. In caso di empiema avanzato, l'essudato inizia a organizzarsi in una massa solida di fibrina, che non cambia posizione con il movimento o il cambio di posizione. La presenza di livelli idroaerei all'interno delle raccolte saccate è suggestiva per infezioni da anaerobi. L'empiema stafilococcico può essere accompagnato da pneumatocele all'interno del parenchima polmonare. L'ecografia polmonare mostra l'ecogenicità dei liquidi, il punto di massimo spessore e la presenza di concamerazioni. L'ecografia consente, inoltre, di valutare la presenza

Videochirurgia pediatrica, Ciro Esposito et al. (a cura di)

di fluidi e stimarne la quantità per la toracentesi. La TC è indicata soltanto nei pazienti più grandi e aiuta a definire la diagnosi di patologie polmonari, così come ascessi, malformazioni bronco-polmonari, tumori o cisti idatidee in Paesi endemici. Dovrebbe essere effettuata la toracentesi diagnostica e il liquido raccolto inviato per esame colturale alla ricerca di aerobi e anaerobi, misurazione del pH, livelli di glucosio e LDH, che confermano l'essudato (pH < 7,2, glucosio < 40 mg/dl, LDH >1000 UI/L).

La terapia per l'empiema pleurico si basa sulla combinazione di terapia antibiotica adeguata, drenaggio e ripristino della funzionalità polmonare, ovviando così all'instaurarsi di una malattia polmonare restrittiva. Il trattamento di scelta della prima fase dell'empiema si avvale dell'antibioticoterapia associata alla toracentesi o al posizionamento di un catetere intercostale di calibro adeguato in caso di abbondante essudato.

Dopo 4 giorni, il processo organizzativo si riduce come segno di efficacia del trattamento.

Il drenaggio toracico, senza rimozione delle briglie restrittive, è inadeguato perché il tubo potrebbe localizzarsi a livello delle loculazioni. In passato, la toracotomia e la decorticazione erano utilizzate negli stadi avanzati di empiema. Con l'impiego più frequente di tecniche endoscopiche, la toracoscopia sembra essere un'eccellente alternativa alla chirurgia "open" specialmente se effettuata precocemente, negli stadi iniziali della malattia. Ciò consente la decorticazione con minima morbilità e una più rapida guarigione.

Strumentario

Sono necessari 2 o 3 trocar da 5 mm. Gli strumenti utili sono pinze da presa, sistema di lavaggio-aspirazione, coagulazione monopolare e uno o due tubi di drenaggio di calibro adeguato e un Pleurovac.

Preparazione preoperatoria

Pochi requisiti sono necessari prima di un'esplorazione toracoscopica. Il deterioramento della funzione polmonare può essere considerato un'indicazione più che una controindicazione per una procedura precoce. La localizzazione di concamerazioni contenenti pus può essere effettuata per via ecografica e marcata sulla cute. Questo può fungere da guida per il posizionamento del primo trocar.

Tecnica

Posizione del paziente

Il paziente, posizionato in decubito laterale, sul fianco opposto a quello dell'empiema (Fig. 49.1), su un rotolo ascellare è fissato con alcuni nastri.

La toracoscopia può essere facilitata dal collabimento del polmone omolateralmente al lato da trattare.

Può essere effettuata un'intubazione selettiva, anche se non necessaria. L'intubazione selettiva è fortemente raccomandata in caso di importante piopneumotorace, per un rischio di fistola broncopleurica che può determinare un'inondazione di entrambi gli emitoraci durante la chirurgia.

Posizione del team

Potrebbe essere utile avere a disposizione un monitor da entrambi i lati del paziente, dal momento che il chirurgo potrebbe avere necessità di accedere a tutta la cavità toracica. Il primo aiuto

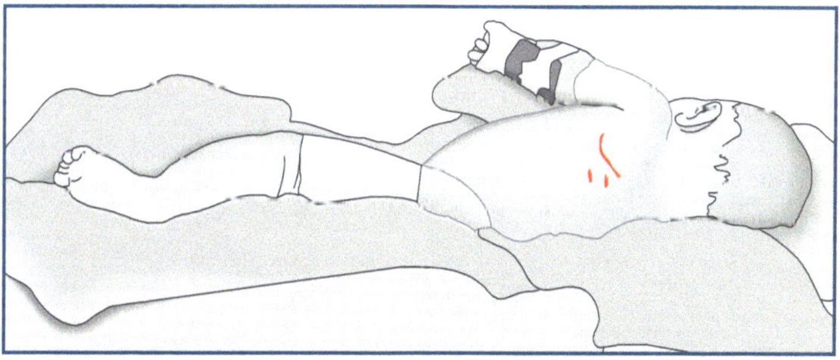

Fig. 49.1 Posizione del paziente. Riprodotta da: Bax KNMA et al. (2008), con autorizzazione

addetto all'ottica è normalmente posizionato dall'altro lato del tavolo operatorio. Diversamente, l'assistente sarà posizionato dallo stesso lato del chirurgo, cranialmente o caudalmente al tavolo operatorio. Lo strumentista ai piedi del paziente.

Procedura

Uno pneumotorace con basso flusso di CO_2 con una pressione di 5-6 mmHg può essere creato con ago di Veress o con il posizionamento del primo trocar con tecnica "open". L'approccio "open" è da preferirsi in caso di aderenze fibrose o ridotta quantità di liquido evidenziate all'ecografia. Lo pneumotorace consente di collassare il polmone e migliorare la visione toracoscopica. Le aderenze tra pleura viscerale e parietale possono essere tenaci e ostacolare il collabimento del polmone. Il primo trocar con un'ottica di 0° o 30° è normalmente posizionato anteriormente alla linea ascellare media approssimativamente a livello del V spazio intercostale (Fig. 49.2). Se ecograficamente o alla

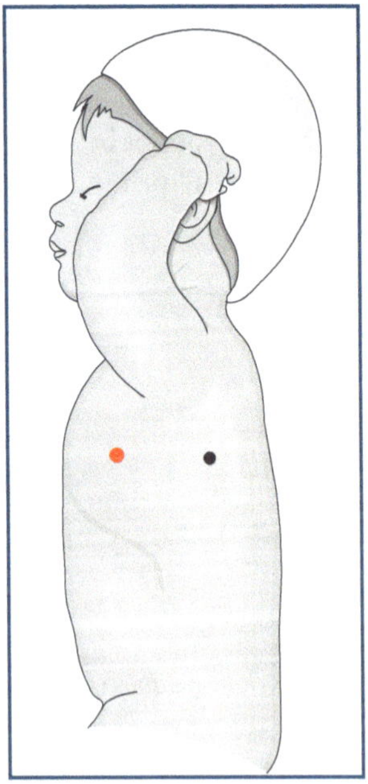

Fig. 49.2 Posizione dei trocar. Riprodotta da: Bax KNMA et al. (2008), con autorizzazione

TC sono state individuate grosse raccolte o se il paziente è già portatore di drenaggio toracico, può essere utilizzato questo come punto di entrata. Dopo un iniziale sguardo d'insieme della cavità toracica (Fig. 49.3) si procederà con la lisi delle aderenze per via smussa, prima con l'ottica e poi, se necessario, si posizionerà un secondo trocar che consentirà di lavorare sotto visione toracoscopia. Dopo aver creato lo spazio necessario, viene introdotto un secondo trocar, inferiormente al primo e posteriormente alla linea ascellare media. Se necessario può essere posizionato un terzo trocar, che consente una maggiore sicurezza nell'esecuzione della procedura. Tutta la superficie pleurica deve essere ispezionata interscambiando la posizione dei trocar, se necessario. Introdotto il sistema di lavaggio/aspirazione vengono aspirati tutti i liquidi pleurici, che saranno inviati per gli esami di laboratorio, e successivamente rotte le raccolte. Viene effettuato un abbondante lavaggio della cavità. Delle pinze vengono introdotte per rimuovere tutti i residui e le briglie della superficie pleurica (Fig. 49.4). La decorticazione dovrebbe essere effettuata in maniera completa senza causare alcun tipo di danno al polmone, perdita d'aria o sanguinamento. Una lisi estesa e l'ablazione di tutti i setti fibrosi permettono di liberare l'intera cavità pleurica consentendo al polmone una completa espansione. Il polmone lacerato dovrebbe essere esplorato sistematicamente per ricercare raccolte purulente. Dopo decorticazione, la cavità toracica

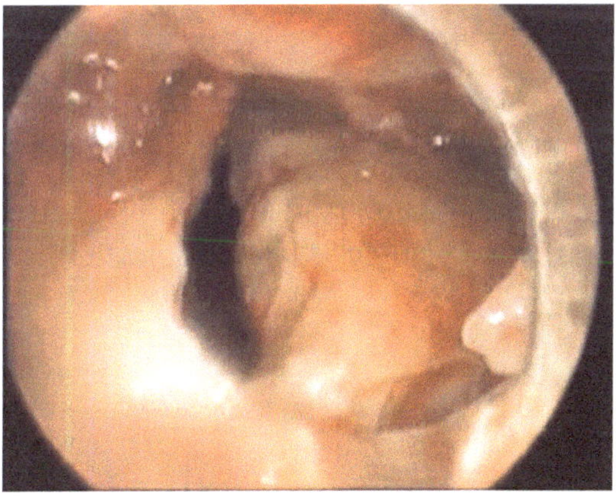

Fig. 49.3 Aspetto iniziale della cavità pleurica in un caso di empiema fibroso

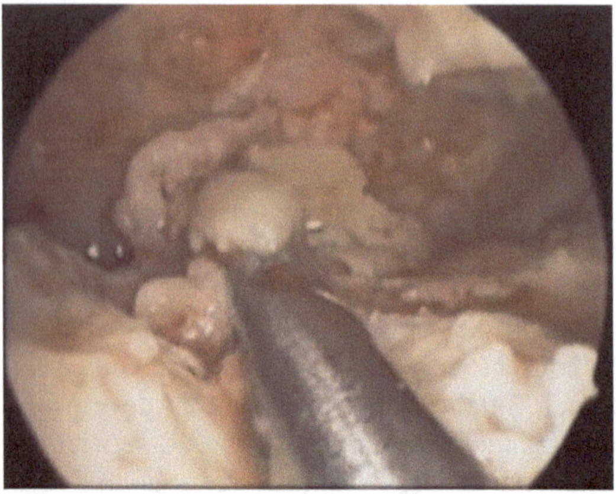

Fig. 49.4 Rimozione delle briglie di fibrina con pinze atraumatiche

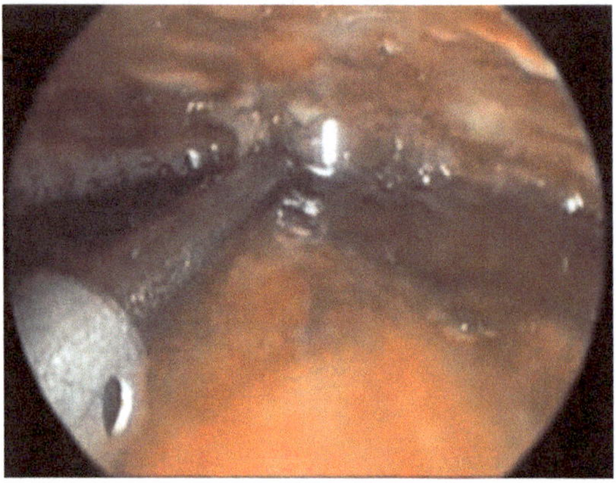

Fig. 49.5 Irrigazione della cavità toracica con soluzione salina dopo decorticazione

dovrebbe essere abbondantemente irrigata con soluzione salina riscaldata che va aspirata (Fig. 49.5). La quantità ottimale di liquidi da introdurre per irrigare è controversa e generalmente la procedura viene ultimata alla fuoriuscita di liquidi di aspirazione chiaro. L'irrigazione locale con antibiotici o fibrinolitici è riportata, ma senza dimostrata efficacia. La procedura si conclude con il posizionamento in sede posteroinferiore di un tubo toracico utilizzando come sito d'ingresso quello di un trocar, sotto visione toracoscopica (Fig. 49.6). In caso di importante perdita d'aria, un secondo tubo può essere posizionato in sede anterosuperiore.

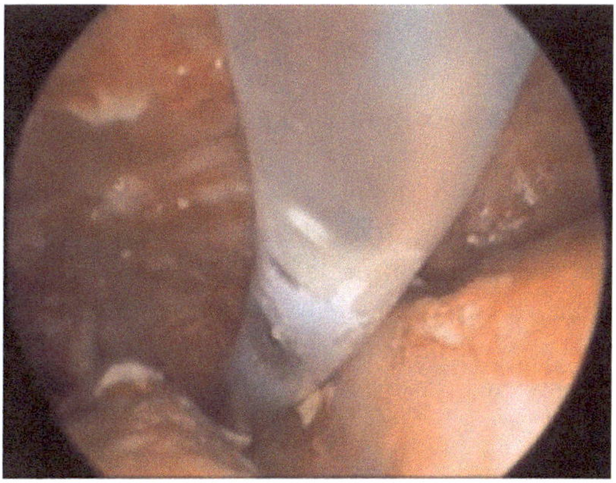

Fig. 49.6 Posizionamento di drenaggio toracico sotto visione toracoscopica

Una Rx del torace verrà effettuata alla fine della procedura per controllare e confermare la completa riespansione del polmone.

Postoperatorio

La terapia antiobiotica mirata per *Streptococcus pneumoniae* e *Staphylococcus aureus* meticillino-resistente deve essere continuata e modificata in base alla risposta dell'esame colturale. È prescritta la somministrazione di ossigeno, se necessario, e la fisioterapia viene iniziata poche ore dopo la procedura chirurgica. Una copertura antalgica è essenziale. Il tubo di drenaggio è inizialmente posto in aspirazione a –10/–20 cmH_2O. Se la fuoriuscita di fluidi dalla cavità toracica è difficoltosa, è possibile effettuare un'irrigazione della cavità toracica attraverso il tubo di drenaggio. Questa manovra può prevenire la ricomparsa di aderenze tra le due pleure.

Una Rx del torace e l'esame ematochimico (conta dei globuli bianchi, PCR) sono effettuati a intervalli regolari per seguire l'evoluzione.

Una volta che le condizioni del bambino sono migliorate, la fuoriuscita di liquidi dal drenaggio è ridotta al minimo e non c'è evidenza di perdita d'aria o di sangue, il tubo di drenaggio può essere rimosso. Non vi è consenso unico sulla durata dell'antibioticoterapia per via endovenosa postoperatoria e il paziente è generalmente dimesso dopo 48 ore di apiressia con terapia antibiotica per via orale.

Problemi tecnici

La procedura è sicura e non richiede avanzate capacità endoscopiche. Una diagnosi tardiva, con un empiema fibroso in stato avanzato, può rendere più difficoltosa la procedura. Lo stesso ingresso in cavità toracica può rappresentare un iniziale problema. Precedenti studi hanno dimostrato che un ritardo di più di 4 giorni tra diagnosi e procedura chirurgica nei pazienti pediatrici è significativamente correlato con maggiori e più frequenti difficoltà intraoperatorie, una più lunga ospedalizzazione e maggiori complicanze postoperatorie.

Complicanze

Sono principalmente osservate nei casi di empiema avanzato sottoposti a lunghe procedure chirurgiche. Una decorticazione aggressiva e una dissezione per via smussa possono determinare un danno polmonare con sanguinamento e perdita d'aria o formazione di una fistola broncopleurica. Una fistola broncopleurica va sospettata quando vi è una persistente fuoriuscita d'aria dal tubo di drenaggio o in caso di pneumotorace ricorrente dopo rimozione del tubo. Per chiudere la fistola può essere indicato/a un drenaggio prolungato o una toracoscopia. Un'insufficiente rimozione di membrane o l'incompleta evacuazione delle concamerazioni può causare una recidiva e, di conseguenza, un nuovo approccio chirurgico. La conversione in toracotomia è rara, ma indicata nei casi in cui l'empiema è molto avanzato. Un'atelettasia persistente può essere prevenuta con un'adeguata fisioterapia postoperatoria associata ad antibioticoterapia.

Letture consigliate

Andrews NC, Parker EF, Shaww RR, et al. American thoracic surgery subcommittee on surgery management of non tuberculous empyema. Am Rev Resp Dis 1962;85:935-936

Bax KNMA, Georgeson KE, Rothenberg SS, et al. (Eds). Endoscopic surgery in infant and children. Berlin Heidelberg: Springer 2008

Telander RL, Moir CR. Pediatric Surgery. 2nd edition. Philadelphia: W.B Saunders 1993, pp. 188-203

Wurnig PN, Witttmer V, Pridun NS, Hollaus PH. Video-assisted thoracic surgery for pleural empyema. Ann Thorac Surg 2006;81:309-313

Zeitlin PL. Pleural effusions and empyema. In: Loughlin GM, Eigen H (Eds). Respiratory disease in children. Philadelphia: Lippincott Williams and Wilkins 1994, pp. 453-463

Capitolo 50

Metastasi polmonari

L. Mastroianni, C. Esposito, A. Settimi

Le neoplasie primarie del polmone sono rare nel bambino. Le masse del polmone nel bambino sono rappresentate più frequentemente da lesioni benigne o reattive che da neoplasie, con rapporto fra tumori primari, tumori metastatici, lesioni non neoplastiche di 1:5:60. Le comuni malformazioni solide o cistiche del polmone in età pediatrica includono cisti broncogene, atresia bronchiale segmentaria, sequestro polmonare intra- o extralobare, malformazioni congenite delle vie aeree polmonari (malattia adenomatoide cistica) ed enfisema lobare congenito. La maggioranza delle masse solide parenchimatose è di origine infiammatoria o infettiva, ponendo la diagnosi differenziale con infiammazioni granulomatose (fungina, micobatterica, parassitosica, sarcoidosica, vasculitica), ascessi, polmoniti, embolo settico, infarto, ematoma. Riguardo ai tumori primari del polmone nel bambino, le neoplasie maligne superano le benigne con un rapporto di 3:1. Data la rarità delle neoplasie primarie del polmone nel bambino, la scoperta clinica rimane una sfida. Alcuni casi sono asintomatici e la loro scoperta è accidentale in corso di esami radiologici. Inizialmente sintomi non specifici possono essere attribuiti ad asma o altri processi infiammatori, con il risultato di un ritardo nella diagnosi. Ugualmente quando la massa viene scoperta, una lesione endobronchiale o parenchimale cistica può essere radiologicamente indistinguibile da un processo reattivo o da una malformazione polmonare.

Bambini che hanno malattie maligne spesso sviluppano noduli polmonari o infiltrati scoperti durante il work-up iniziale o durante il corso della chemioterapia. A questo punto è importan-

Videochirurgia pediatrica, Ciro Esposito et al. (a cura di)

te stabilire se le lesioni rappresentano una recidiva, la qualcosa altera la stadiazione della malattia e la chemioterapia stabilita, o se si tratta di un residuo fibroso o di una complicanza infettiva da trattare con terapia antibiotica. D'altronde, in casi selezionati, la completa resezione di un singolo nodulo metastatico evita opzioni terapeutiche più invasive come la radioterapia.

Preparazione preoperatoria

In quasi tutti i bambini e adolescenti è necessaria l'anestesia generale, che comunque pone alcune problematiche legate al decubito laterale, che induce turbe del rapporto ventilazione/perfusione, e all'insufflazione di CO_2 a pressione positiva in cavità pleurica, che induce una diminuzione del ritorno venoso, della gittata cardiaca e delle pressioni sistemiche. L'esclusione del polmone permette di utilizzare una minore pressione intrapleurica e conseguentemente si provocano minori modificazioni emodinamiche. La decisione di effettuare una ventilazione polmonare su un polmone o su entrambi dipende dal grado di esposizione del polmone richiesto e dalle condizioni polmonari del paziente. La ventilazione separata che porta al collasso del polmone dell'emitorace interessato è la condizione ottimale. Nel bambino più piccolo può essere realizzato posizionando un tubo endotracheale cuffiato nel bronco principale controlaterale. In alternativa si può chiudere il bronco principale ipsilaterale con un catetere di Fogarty o di Swan-Ganz. Un tubo endotracheale a doppio lume 28 Fr può essere utilizzato solo in pazienti di peso superiore a 30 kg.

Posizione del paziente

Il posizionamento del paziente dipende dalla sede della lesione. Di norma si utilizza il decubito laterale; questa posizione fornisce un'eccellente visualizzazione e accesso a tutte le superfici del polmone. Può essere utile avere due monitor ai lati opposti del tavolo operatorio; in moltissimi casi, come nelle biopsie, l'aiuto è posizionato sul lato opposto del tavolo ed è responsabile della telecamera. I monitor dovrebbero essere posizionati vicino alla testata del letto operatorio o in corrispondenza della spal-

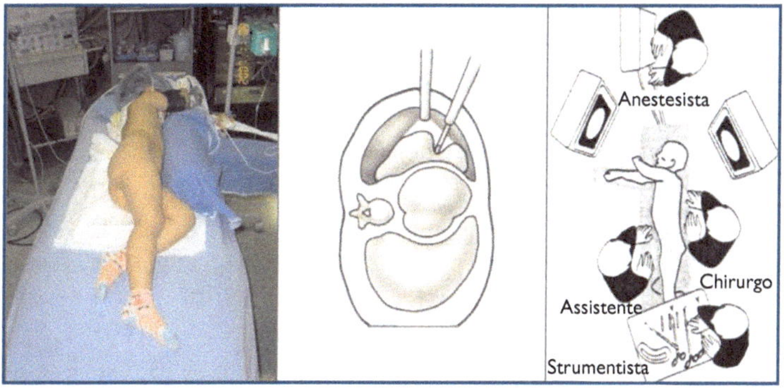

Fig. 50.1 Posizione laterale. Pannello di destra riprodotto da: Bax KNMA et al. (2008), con autorizzazione

la del paziente per le procedure riguardanti l'emitorace inferiore, ai piedi del letto operatorio per le procedure riguardanti l'emitorace superiore (Fig. 50.1).

Strumentario

Il numero e le dimensioni dei trocar variano a seconda della procedura (asportazione o biopsia), delle dimensioni della massa e dell'età del bambino. Generalmente sono sufficienti 3 trocar da 5 mm: uno per l'ottica (30°) e due per gli strumenti. Gli strumenti base sono costituiti da una pinza atraumatica tipo Johann, forbici, un uncino monopolare, un dissettore o pinza bipolare, un retrattore, una cannula da aspirazione-irrigazione e, se possibile, un bisturi a ultrasuoni o radiofrequenza e una endostapler. Generalmente l'ottica viene posizionata sul 5° spazio intercostale sull'ascellare media e in linea con la lesione; gli altri due accessi dovrebbero essere posizionati a metà strada tra l'ottica e la lesione. È importante avere un adeguato spazio tra gli accessi degli strumenti e l'ottica per non avere un sovraffollamento nei pressi della lesione.

Posizione dei trocar e tecnica

Il posizionamento dei trocar dipende dalla localizzazione della lesione. Generalmente sono sufficienti tre trocar inseriti: sulla linea ascellare anteriore approssimativamente sul quarto/quinto spazio intercostale, sulla linea ascellare media sul terzo/quarto spazio intercostale, sulla linea ascellare posteriore sul settimo/ottavo spazio intercostale (Fig. 50.2). Nei bambini di età superiore a 4-6 anni si utilizza un trocar da 12 mm posizionato attraverso l'accesso anteriore per l'introduzione dell'endostapler.

La migliore posizione per l'ottica dipende dalla localizzazione della lesione: inferiore per le lesioni del lobo superiore, posteriore per le lesioni anteriori e inferiori e anteriore per le lesioni posteriori.

Per le resezioni a cuneo la sede della lesione è esposta con un grasper e la sede di introduzione dell'ultimo trocar per la legatura o sutura è scelta a seconda della sede della lesione (idealmente con un asse di 90° con l'asse di trazione del grasper). Nel bam-

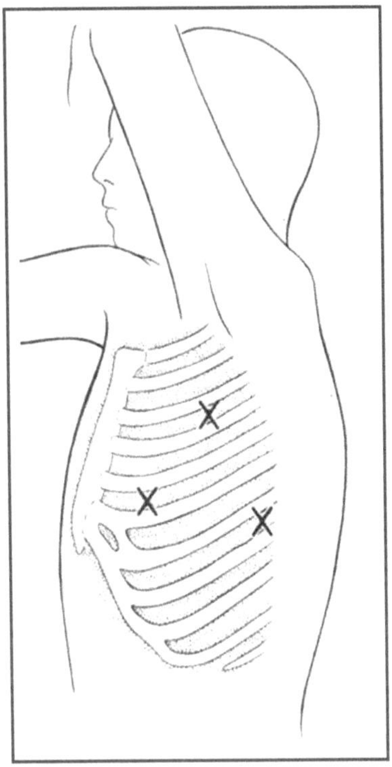

Fig. 50.2 Posizione dei trocar

bino di peso inferiore a 15 kg una doppia legatura viene effettuata con un endoloop (Fig. 50.3) o con un nodo extracorporeo. L'endostapler può essere utilizzata nei bambini più grandi, dove lo spazio intercostale maggiore permette l'introduzione di un trocar da 12 mm e la cavità pleurica è abbastanza grande da permettere l'apertura delle branche dello strumento (Fig. 50.4). In caso di presunta lesione maligna il campione può essere estratto attraverso il trocar o, se troppo grande, introdotto in un endobag ed estratto attraverso l'accesso di un trocar. Con lesioni cistiche giganti nelle prime fasi della toracoscopia può essere fatto un tentativo per decomprimere la cisti e avere un adeguato spazio per la visualizzazione e la resezione. Nello pneumotorace un'accurata pleurodesi va combinata con l'escissione della lesione bollosa. Nelle lobectomie è possibile utilizzare la tecnica video-assistita (consigliabile in una fase iniziale di apprendimento)

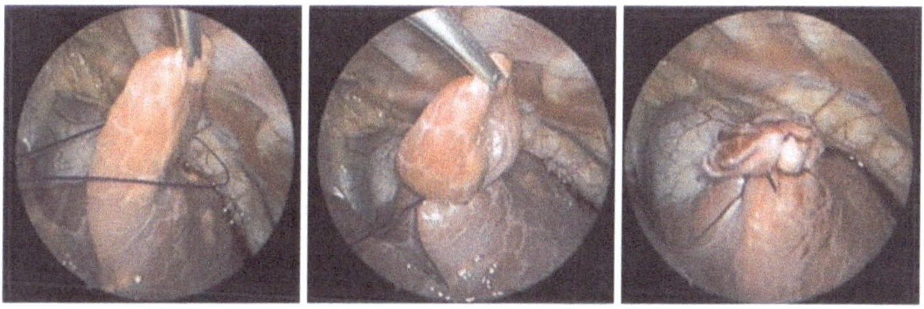

Fig. 50.3 Biopsia polmonare mediante endoloop

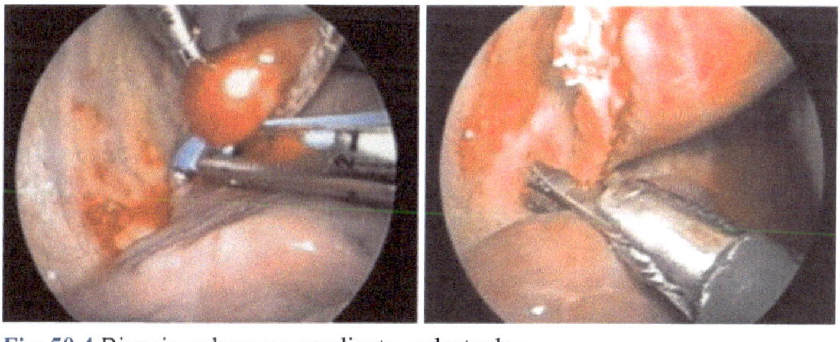

Fig. 50.4 Biopsia polmonare mediante endostapler

usando 2 o 3 trocar da 5 mm e una minitoracotomia di 4-6 cm di lunghezza. Con questa tecnica viene utilizzata una combinazione fra strumenti intratoracici standard, stapler e strumenti endoscopici. I vasi possono essere legati o sezionati con stapler endoscopica. Il bronco è sezionato con stapler. La visualizzazione del campo operatorio viene effettuata con sistema videoendoscopico. Quando l'esperienza del chirurgo è maturata, è possibile utilizzare la tecnica totalmente toracoscopica, che non necessita di minitoracotomia, ma di un accesso da 12 mm per l'endostapler. Il lobo asportato viene collocato in endobag ed estratto previa morcellatura. In tutte le procedure è consigliabile posizionare un drenaggio intratoracico sotto visione diretta introdotto attraverso l'accesso di un trocar da mantenere per 1 o 2 giorni.

Problematiche

Per la chirurgia toracoscopia del polmone i limiti sono dati dall'impossibilità di palpare e asportare piccole masse, dalla difficoltà di dissezione dell'ilo e delle scissure in caso di infezione e dalle dimensioni dell'endostapler, oltre, ovviamente, all'esperienza del chirurgo.

Letture consigliate

Bax KNMA, Georgeson KE, Rothenberg SS, et al. (Eds). Endoscopic surgery in infant and children. Berlin Heidelberg: Springer 2008

Bérubé D. Management of lung malformations. www.cipp-meeting.com/proceedings2008. Ultima consultazione: aprile 2010

Munoz D, Anton-Pacheco JL, Matute JA, et al Surgery of lung metastasis. Cir Pediatr 2000;13:7-10

Laberge JM, Bratu I, Flageole H. The management of asyntomatic congenital lung malformations. Paediatr Respir Rev 2004;(Suppl. A):S305-S312

Mitsui T, Kakinuma T, Niiyama K, et al. Anesthetic management of pediatric video-assisted thoracoscopicsurgery with Fogarty catheter. Masui 2002; 51:1120-1122

Partrick DA, Rothenberg SS. Thoracoscopic resection of mediastinal masses in infants and children: an evaluation of techniqueand results. J Pediatr Surg 2001;36:1165-1167

Rothenberg S. Thocacoscopy in infant and children. Sem Pediatr Surg 1998; 7:194-201

Rothenberg S. Thoracoscopic lung resection in children. JPS 2000;35:271-275

Saenz NC, Conlon KC, Aronson DC, LaQuaglia MP. The applicationof minimal access procedures in infants, children,and young adults with pediatric malignancies. J Laparoendosc Adv Surg Tech A 1997;7:289-294

Sailhamer E, Jackson CC, Vogel AM, et al. Minimally invasive surgery for pediatric solid neoplasms. Am Surg 2003;69:566-568

Capitolo 51
Masse mediastiniche

L. Mastroianni

Il mediastino è la localizzazione più frequente delle masse intratoraciche nel bambino. Si può suddividere in quattro compartimenti: superiore, anteriore, medio e posteriore. Il compartimento superiore contiene i grossi vasi e la maggior parte del timo. Linfangiomi e tumori del timo, come timomi e *germ-cell tumors*, tendono a presentarsi in questa zona. Il mediastino anteriore contiene la porzione più bassa del timo e tessuto linfatico, di conseguenza può essere sede di tumori timici, linfangiomi e linfomi. Il mediastino medio è generalmente sede di cisti broncogene. Il compartimento posteriore è la sede di cisti esofagee e della maggior parte dei tumori neurogeni come neuroblastomi e ganglioneuromi. Gran parte delle masse nel bambino di età inferiore ai sei anni è generalmente benigna, mentre quelle nel bambino di età superiore sono generalmente maligne. Quasi la metà dei bambini con masse mediastiniche è asintomatica al momento della scoperta clinica.

Le masse mediastiniche generalmente presentano sintomi legati alla ripercussione che esse hanno sulle altre strutture del mediastino, in particolare vie aeree, polmone, esofago, nervi o catena simpatica, grossi vasi. Di conseguenza i più comuni sintomi di presentazione possono essere costituiti da stridore, tosse, distress respiratorio, disfagia, pneumotorace, sindrome della vena cava superiore, sindrome di Corner, dolore, febbre o altri segni sistemici correlati a infezione o malignità, se presente. Occasionalmente la scoperta è legata a studi radiografici effettuati per altre ragioni. I criteri di valutazione di una massa mediastinica sono legati a localizzazione primaria, dimensioni, morfologia,

Videochirurgia pediatrica, Ciro Esposito et al. (a cura di)

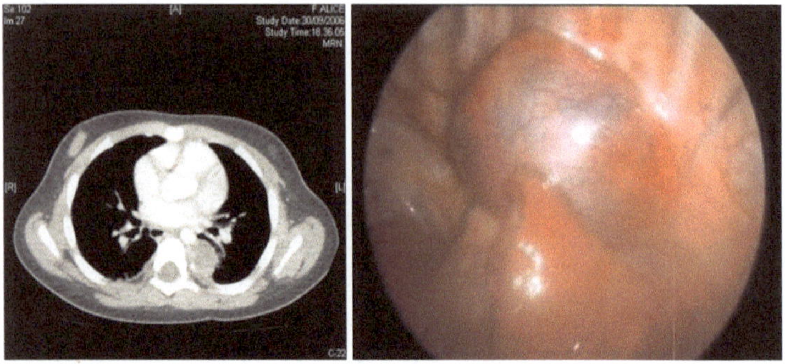

Fig. 51.1 Neuroblastoma mediastinico

coinvolgimento di strutture circostanti e, infine, natura istologica. L'Rx del torace è la prima indagine radiologica che indirizzerà sul successivo percorso di imaging. L'ecografia trans-toracica permette la diagnosi differenziale tra lesioni cistiche e solide del mediastino da raccolte fluide e masse intrapleuriche. La TC è generalmente utilizzata per le lesioni del quadrante anteriore e medio. La RM è più indicata nelle lesioni dei quadranti superiore e posteriore, in quanto identifica le strutture vascolari e le relazioni con la lesione o l'estensione intraspinale dei tumori neurogeni (Fig. 51.1).

Preparazione preoperatoria

In quasi tutti i bambini e adolescenti è necessaria l'anestesia generale, che comunque pone alcune problematiche legate al decubito laterale, inducendo turbe del rapporto ventilazione/perfusione, e all'insufflazione di CO_2 a pressione positiva in cavità pleurica, che causa una diminuzione del ritorno venoso, della gittata cardiaca e delle pressioni sistemiche. L'esclusione del polmone permette di utilizzare una minore pressione intrapleurica e conseguentemente si provocano minori modificazioni emodinamiche. La decisione di effettuare una ventilazione polmonare su un polmone o su entrambi dipende dal grado di esposizione del polmone richiesta e dalle condizioni polmonari del paziente. La ventilazione separata che porta al collasso del polmone dell'emitorace interessato è la condizione ottimale. Nel bambino più piccolo esso può essere realizzato posizionando un tubo endotracheale cuffiato nel bronco principale controlaterale. In alternativa si può chiudere il bronco principale ipsilaterale con un catetere di Fogarty o di Swan-Ganz. Un tubo endotracheale a doppio lume 28 Fr può essere utilizzato solo in pazienti di peso superiore a 30 kg. Con l'esclusione del polmone interessato si ottiene lo pneumotorace con il solo ausilio della pressione atmosferica. Se questo non fosse sufficiente a ottenere una camera di lavoro adeguata, è possibile insufflare CO_2 a bassa pressione (4 mmHg) e a basso flusso (1 L/min).

Posizione del paziente

La posizione del paziente dipende dalla sede della lesione. Per lesioni del mediastino anteriore si utilizza la posizione supina con emitorace sollevato di 45° (Fig. 51.2). In questa posizione il polmone cade posteriormente. Per lesioni del mediastino posteriore si utilizza la posizione prona modificata con il lato affetto leggermente sollevato (Fig. 51.3). Può essere utile avere due monitor ai lati opposti del tavolo operatorio. In moltissimi casi, come nelle biopsie, l'aiuto è posizionato sul lato opposto del tavolo ed è responsabile della telecamera. I monitor dovrebbero essere posizionati vicino alla testata del letto operatorio o in cor-

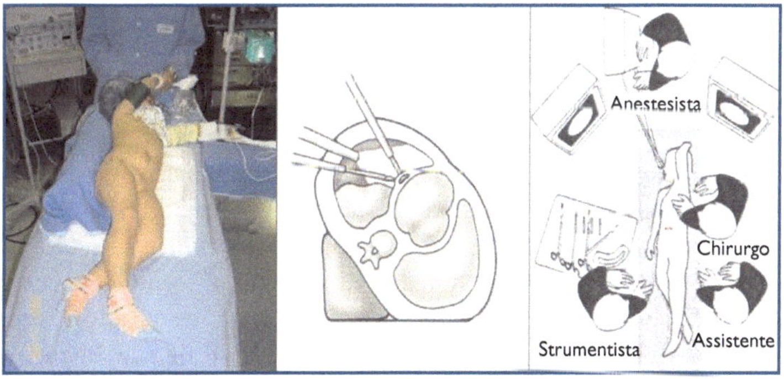

Fig. 51.2 Posizione supina modificata. Pannello di destra riprodotto da: Bax KNMA et al. (2008), con autorizzazione

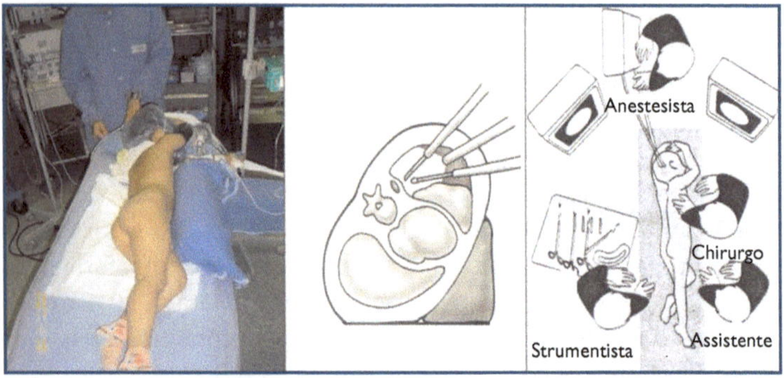

Fig. 51.3 Posizione prona modificata. Pannello di destra riprodotto da: Bax KNMA et al. (2008), con autorizzazione

rispondenza della spalla del paziente per le procedure riguardanti l'emitorace superiore e ai piedi del letto operatorio per le procedure riguardanti l'emitorace inferiore.

Posizione dei trocar

Vi è una certa variabilità sul tipo di trocar da utilizzare e sulla sede di inserimento, in quanto bisogna tenere conto della sede della lesione. Generalmente sono sufficienti 3 trocar ma, se necessario, se ne posizionano altri. Il primo trocar viene introdotto con tecnica "open", gli altri sotto visione diretta. Un accurato studio dell'imaging preoperatorio sarà di aiuto per la pianificazione della posizione della sede di inserzione.

Strumentario

Il numero e le dimensioni dei trocar variano secondo la procedura (asportazione o biopsia), le dimensioni della massa e l'età del bambino. Generalmente sono sufficienti 3 trocar da 5 mm: uno per l'ottica (30°) e due per gli strumenti. Gli strumenti base sono costituiti da una pinza atraumatica tipo Johann, forbici, un uncino monopolare, un dissettore o pinza bipolare, un retrattore, una cannula da aspirazione-irrigazione e, se possibile, un bisturi a ultrasuoni o radiofrequenza. Generalmente l'ottica viene posizionata sul 5° spazio intercostale sull'ascellare media e in linea con

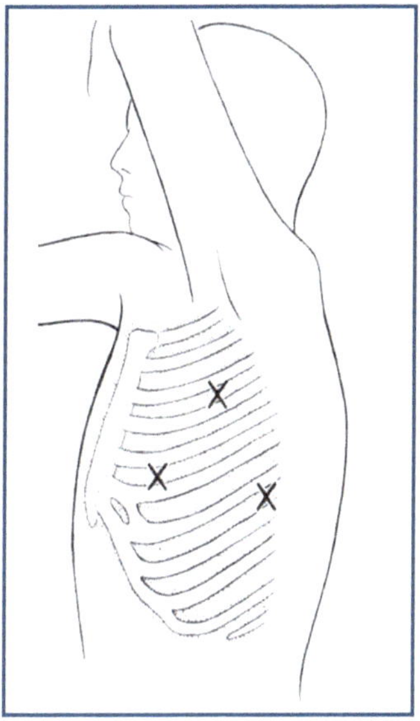

Fig. 51.4 Posizione dei trocar

la lesione; gli altri due accessi dovrebbero essere posizionati a metà strada tra l'ottica e la lesione (Fig. 51.4). È importante avere un adeguato spazio tra gli accessi degli strumenti e l'ottica per non avere un sovraffollamento nei pressi della lesione.

Tecnica

Effettuare un'esplorazione minuziosa della cavità pleurica sia per una precisa identificazione della lesione e per un ottimale posizionamento di trocar aggiuntivi, sia per escludere insospettate lesioni pleuriche. Esplorazione del diaframma in caso di lesioni a esso aderenti o in caso di evidenza di masse sottostanti a carico del fegato. Dovrebbero essere determinati i rapporti della neoformazione con le altre strutture vitali del mediastino. Particolarmente soggetti a rischio di lesione sono i vasi polmonari, il dotto toracico, i nervi frenici, l'aorta, la succlavia e l'anonima, il vago, il tronco simpatico, il nervo laringeo ricorrente, l'esofago, la trachea, il bronco principale destro e sinistro.

L'esposizione della lesione richiede l'apertura della pleura parietale. Questo deve essere fatto utilizzando forbici o uncino con elettrocoagulazione. La pleura deve essere incisa longitudinalmente in modo da ridurre la possibilità di sezione di strutture sottostanti.

Se si effettua la biopsia di un linfonodo o di una massa, occorre utilizzare una pinza da biopsia a cucchiaio. È generalmente importante ottenere tessuto profondo; ciò è possibile eseguendo i successivi prelievi nella stessa sede del precedente prelievo. Per biopsie profonde su grandi masse si può utilizzare un ago da biopsia a ghigliottina (Tru-cut) introdotto attraverso la parete toracica sotto visione diretta (Fig. 51.5).

L'emostasi può essere effettuata con coagulatore monopolare, meglio se bipolare o a ultrasuoni. Se la lesione può essere asportata, la mobilizzazione viene effettuata utilizzando forbici, uncino monopolare e batuffolo. Per il controllo dei vasi clip, lacci o meglio bisturi a ultrasuoni o radiofrequenza per i vasi di maggiori dimensioni. Strutture cistiche come cisti broncogene, duplicazioni esofagee, linfangiomi, cisti pericardiche devono essere accuratamente isolate ed estratte intatte. La rimozione di una cisti può essere facilitata dalla decompressione attraverso l'aspirazione. Occasionalmente la cisti può avere una parete in contatto con esofago o trachea. Il posizionamento di un dilatatore esofageo o meglio un endoscopio flessibile può aiutare a evitare danni. In alcuni casi la cisti può essere asportata lasciando un frammento aderente. La mucosa può essere poi scollata o cauterizzata. Masse solide possono essere estratte previa morcellazione in

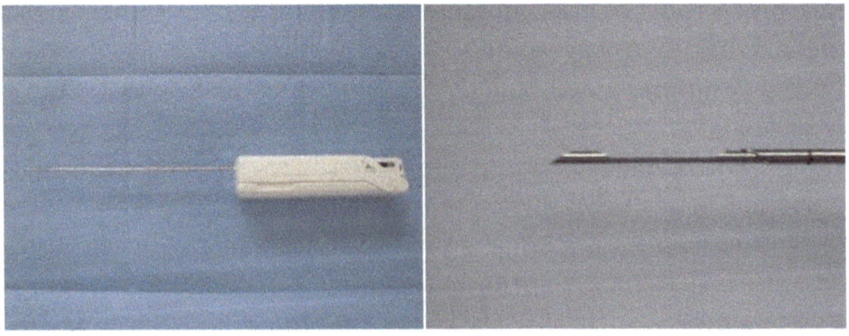

Fig. 51.5 Agobiopsia a ghigliottina (Tru-cut)

endobag. In alternativa una massa di grandi dimensioni può essere estratta attraverso una minitoracotomia. Al termine della procedura si posiziona un tubo di drenaggio sotto visione diretta utilizzando uno degli accessi. Per il controllo del dolore postoperatorio, prima che il paziente lasci la sala operatoria è possibile effettuare un blocco dei nervi intercostali con bupivacaina o ropivacaina.

Letture consigliate

Bax KNMA, Georgeson KE, Rothenberg SS, et al. (Eds). Endoscopic surgery in infant and children. Berlin Heidelberg: Springer 2008

Becmeur F, Gossot D. Thoracoscopie Chirurgicale chez l'enfant. Archives de Pédiatrie 2007;14:S222-S226

Esposito G. Diagnosis of mediastinal masses and principles of surgical tactics and technique for their treatment. Semin Pediatr Surg 1999;8:54-60

Eugene D, McGahren III. Use of Thoracoscopy for Treatment of Mediastinal Masses in Children. Pediatric Endusurgery & Innovative Techniques 2001; 5:2-5

Feo CF, Chironi G, Porcu A, et al. Videothoracoscopic removal of a mediastinal teratoma. Am Surg1997;63:459-461

Rodgers BM. Thoracoscopic procedures in children. Semin Pediatr Surg 1993;2:182-18

Rodgers BM, Talbert JL. Thoracoscopy for diagnosis of intrathoracic lesions in children. J Pediatr Surg1996;11:703-708

Ryckman FC, Rodgers BM. Thoracoscopy for intrathoracic neoplasia in children. J Pediatr Surg 1982;17:521-524

Saenz NC, Conlon KC, Aronson DC, et al. The application of minimal access procedures in infants, children, and young adults with pediatric malignancies. J Laparoendosc Adv Surg Tech A 1997;7:289-294

Sandoval C, Stringel G. Video-assisted thoracoscopy for the diagnosis of mediastinal masses in children. J Soc Laparoendos Surg 1997;1:131-133

Capitolo 52
Biopsie polmonari

A. Porreca

La biopsia polmonare è una procedura indispensabile in alcune patologie pediatriche polmonari, diffuse o localizzate, in cui non è stato possibile pervenire a una diagnosi con metodiche meno invasive. Nella Tabella 52.1 sono indicate alcune condizioni di più frequente riscontro in cui può essere richiesta una biopsia polmonare

Tabella 52.1 Indicazioni più frequenti alla biopsia polmonare

Malattie interstiziali diffuse
• Polmonite da *Pneumocystis carinii* o *Cytomegalovirus*
• Polmonite interstiziale aspecifica
• Linfoma
• Ipertensione polmonare primitiva
• Displasia broncopolmonare
• Linfangectasie
• Emangiomatosi capillare
• Bronchiolite obliterante
• Sarcoidosi
• Emosiderosi polmonare
Malattie nodulari
• Infezioni localizzate (aspergillosi, tubercoloma, ascessi in pazienti immunocompromessi)
• Localizzazioni neoplastiche primitive o secondarie

Videochirurgia pediatrica, Ciro Esposito et al. (a cura di)

L'approccio toracoscopico sta attualmente soppiantando quello minitoracotomico in considerazione della minore invasività e morbilità. A fronte, infatti, di un sovrapponibile risultato diagnostico, la biopsia toracoscopica risulta di più rapida esecuzione e comporta una degenza più breve e una minore richiesta di farmaci analgesici. Con la diffusione della laparoscopia per il trattamento di numerose patologie pediatriche, risulta sempre più diffusa la strumentazione necessaria per effettuare una biopsia polmonare toracoscopia, una procedura efficace, poco complessa e in mani esperte priva di rischi.

Strumentario

Sono necessari 3 trocar. Nei pazienti più piccoli (< 30 kg) vanno utilizzati trocar con valvola, in quanto il collasso del polmone si ottiene con l'insufflazione di CO_2, non essendo possibile l'intubazione bronchiale selettiva con tubo orotracheale a doppio lume. Nei pazienti in cui l'intubazione bronchiale selettiva è possibile, sono utilizzabili i trocar privi di valvola.

Un trocar da 3 o 5 mm per un'ottica 30° da 3 o 5 mm, un trocar da 3 o 5 mm per una pinza da presa e un trocar da 5 mm per l'introduzione del cappio preannodato o del porta-aghi e delle forbici. La pinza da presa può essere introdotta anche senza trocar. Il prelievo bioptico andrà comunque rimosso attraverso l'incisione da 5 mm sfruttando l'elasticità del tessuto polmonare. Nei pazienti di maggiori dimensioni (> 10-15 kg), in cui lo spazio intratoracico consente di maneggiare con sicurezza un endostapler, un trocar da 12 mm può essere utilizzato al posto di quello da 5 mm.

Recentemente è stato riportato l'utilizzo del LigaSure® per l'esecuzione di resezioni cuneiformi del parenchima polmonare. Tale strumento, oltre alla ben nota eccellente emostasi, sembra assicurare un'adeguata chiusura dei rami bronchiali fino a 2 mm, risultando quindi ideale per le biopsie. Va peraltro tenuto nel debito conto il suo costo elevato.

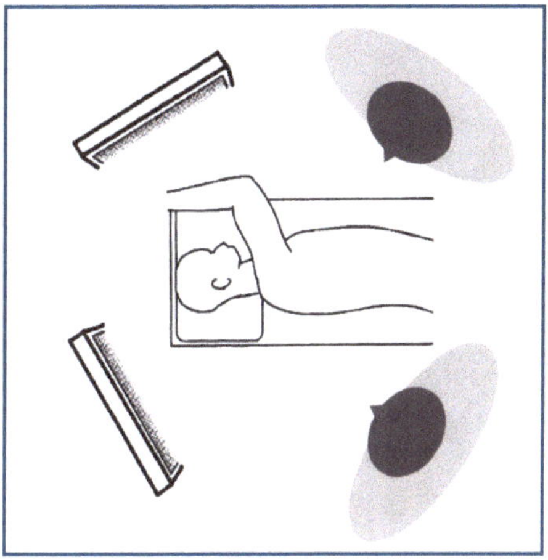

Fig. 52.1 Posizione del paziente e del team chirurgico

Tecnica

Posizione del paziente e degli operatori

Il paziente va posizionato in decubito laterale. È utile disporre di due monitor disposti a livello della testa del paziente ai due lati del tavolo. L'operatore si pone di solito alle spalle del paziente e l'aiuto di fronte all'operatore (Fig. 52.1).

Posizione dei trocar

Il primo trocar va posizionato sulla linea ascellare media al VI o VII spazio intercostale. Gli altri due trocar vanno posizionati anteriormente e posteriormente al primo (Fig. 52.2). Va sempre studiata accuratamente la posizione dei trocar che, rispetto alla laparoscopia, hanno una mobilità notevolmente ridotta. L'introduzione preliminare di un ago nel cavo pleurico è utile per localizzare con maggiore accuratezza il punto di introduzione. L'ottica va quindi introdotta al centro posteriormente utilizzando gli altri due trocar per effettuare il prelievo. Naturalmente il posizionamento dei trocar muterà in funzione della sede di eventuali lesioni nodulari.

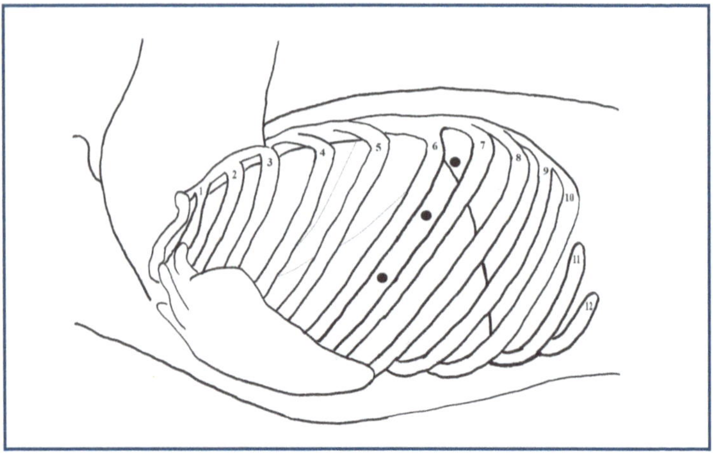

Fig. 52.2 Posizione dei trocar

Descrizione dell'intervento

Il principale problema tecnico è la creazione di un'adeguata camera di esplorazione in pazienti che spesso presentano un'alterazione della ventilazione e una certa rigidità del parenchima polmonare. Come accennato in precedenza, il collasso polmonare non è ottenibile nei pazienti più piccoli con tubo orotracheale a doppio lume. Si ricorre pertanto all'insufflazione intrapleurica di CO_2 a bassa pressione (4-8 mmHg, con flusso di 1-2 L/min), associando, se necessario, l'intubazione del bronco principale controlaterale al lato da bioptizzare. Risulta più che mai indispensabile un'adeguata collaborazione con l'anestesista, che deve mantenere una bassa pressione di ventilazione polmonare per non vanificare l'effetto dell'insufflazione di CO_2.

Quando non è possibile impiegare un tubo tracheale a doppio lume, peraltro la maggioranza dei casi, è utile iniziare la procedura introducendo un ago di Veress nel punto di ingresso del primo trocar. La lenta insufflazione di CO_2 permette di ottenere un adeguato collasso polmonare e consente all'anestesista di ottimizzare i parametri di ventilazione. Si introducono quindi il primo trocar e l'ottica.

In ogni caso va prima effettuata un'accurata ispezione dell'intero polmone, tenendo sempre ben presenti i risultati dell'indispensabile TC ad alta risoluzione eseguita preoperatoriamente.

È utile ricordare che nel caso di lesioni nodulari profonde, che possono non essere evidenti all'ispezione della superficie del polmone, risulta necessario marcare tali lesioni nel corso di una TC eseguita subito prima dell'intervento. La marcatura può essere effettuata con fili di metallo o meglio iniezione di coloranti (anche il sangue prelevato al paziente stesso), sulla pleura viscerale in corrispondenza del nodulo.

Il prelievo del parenchima polmonare può essere praticato in vari modi.

Quando è possibile introdurre un trocar da 12 mm, si utilizza l'endostapler per rimuovere un cuneo di tessuto. Questa tecnica è per lo più impiegata per la biopsia escissionale di lesioni nodulari (metastasi).

Ampie lesioni focali (tubercoloma, proteinosi alveolare) possono essere bioptizzate con una pinza a cucchiaio da 5 mm (Fig. 52.3), perfezionando l'emostasi con pinza bipolare.

Nelle affezioni interstiziali diffuse si può ottenere un adeguato campione, resecando con le forbici un cuneo di tessuto ed effettuando poi una sutura per assicurare emostasi e aerostati. Come precedentemente accennato, campioni di tessuto periferico possono essere ottenuti anche utilizzando una pinza LigaSure® da 5 mm (Fig. 52.4).

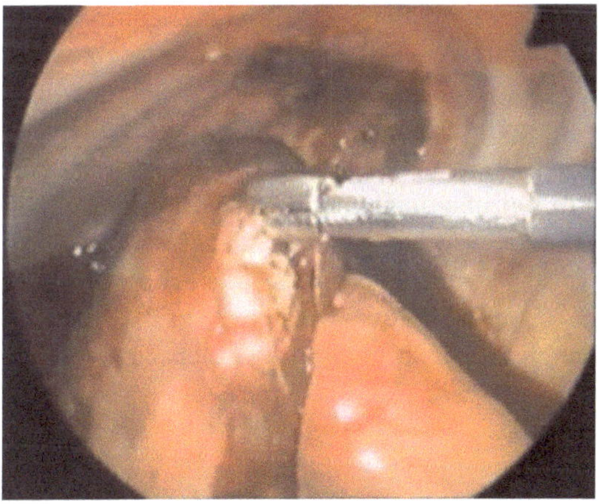

Fig. 52.3 Prelievo con pinza a cucchiaio da un tuberculoma

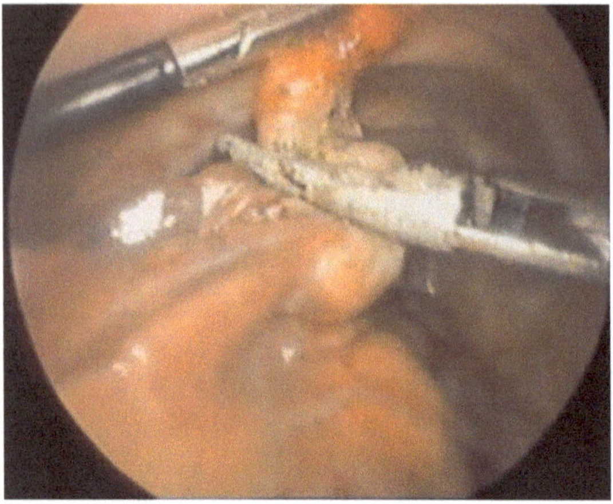

Fig. 52.4 Utilizzo di LigaSure® per ampia biopsia in un caso di proteinosi alveolare

In tali patologie la metodica più semplice e rapida è probabilmente la biopsia su cappio preannodato.

Il cappio preannodato viene appoggiato sull'area di parenchima scelta, che viene quindi afferrata con una pinza da presa fatta passare attraverso l'ansa del cappio. Il cappio viene poi serrato alla base del tessuto. Un secondo cappio viene annodato distalmente al primo e infine il tessuto viene sezionato a valle dei due cappi.

La doppia legatura è estremamente efficace nel controllare il sanguinamento e le perdite aeree. Il cappio preannodato consente di effettuare biopsie adeguate anche con un unico trocar da 5 mm, con un costo molto inferiore a quello dell'endostapler.

Non è ancora chiaro se nella patologia polmonare diffusa siano realmente utili per una diagnosi più accurata biopsie multiple in più lobi.

Praticata la biopsia, si introduce, sotto controllo visivo, un drenaggio pleurico connesso a una Bulau. Rimossi i trocar, si riespande il polmone, verificando la completa evacuazione del gas dal cavo pleurico.

Se non vi è perdita aerea, il drenaggio può essere rimosso al momento del risveglio, assicurando un decorso postoperatorio più rapido e indolore.

Complicanze

Le complicanze più importanti sono:
- l'insorgenza di ipotensione e ipossia intraoperatorie con incremento delle pressioni respiratorie e necessità di conversione a minitoracotomia;
- l'atelettasia e lo pneumotorace postoperatorio.

Le complicanze delle biopsie polmonari toracoscopiche presentano peraltro un'incidenza sovrapponibile a quelle toracotomiche.

Letture consigliate

Ayed AK, Raghunathan R. Thoracoscopy versus open lung biopsy in the diagnosis of interstitial lung disease: a randomised controlled trial. J R Coll Surg Edinb 2000;45:159-163

Fan LL, Kozinetz CA, Wojtczak HA, et al. Diagnostic value of transbronchial, thoracoscopic, and open lung biopsy in immunocompetent children with chronic interstitial lung disease. J Pediatr 1997;131:565-569

Glüer S, Schwerk N, Reismann M, et al. Thoracoscopic biopsy in children with diffuse parenchymal lung disease. Pediatr Pulmonol 2008;43:992-996

Ponsky TA, Rothenberg SS. Thoracoscopic lung biopsy in infants and children with endoloops allows smaller trocar sites and discreet biopsies. J Laparoendosc Adv Surg Tech A 2008;18:120-122

Rothenberg SS. Thoracoscopy in infants and children. Semin Pediatr Surg 1998; 7:194-201

Santini M, Vicidomini G, Baldi A, et al. Use of an electrothermal bipolar tissue sealing system in lung surgery. Eur J Cardiothorac Surg 2006;29:226-230

Tirabassi MV, Banever GT, Tashjian DB, Moriarty KP. Quantitation of lung sealing in the survival swine model. J Pediatr Surg 2004;39:387-390

Capitolo 53
Lobectomie polmonari

M.L. Metzelder, B.M. Ure

Lo spettro di malattie polmonari congenite candidate alla lobectomia minimamente invasiva per via toracoscopica include il sequestro polmonare intralobare, la malformazione adenomatoide cistica polmonare congenita e l'enfisema polmonare congenito. Malattie polmonari acquisite, come tumori polmonari primitivi o secondari e la malattia interstiziale polmonare, richiedono lobectomia di estensione minore.

L'indicazione chirurgica è ampiamente accettata per la malattia cistica polmonare sintomatica, ma esistono controversie per quanto riguarda la forma congenita asintomatica. Le malformazioni cistiche polmonari congenite sono spesso diagnosticate dall'ecografia prenatale e possono essere verificate dopo la nascita mediante radiogrammi.

La programmazione dell'intervento dipende dal tipo di malformazione e dalle condizioni generali del bambino.

Preparazione preoperatoria

La fase preoperatoria include Rx e TC/RM del torace. I test di funzionalità polmonari sono di minore importanza e non applicabili nei lattanti. Controindicazioni assolute alla toracoscopia sono rappresentate da instabilità emodinamica e severo distress respiratorio, così come dalla necessità di ventilazione assistita oscillatoria. Controindicazioni relative per la toracoscopia sono la dipendenza dal ventilatore, il basso peso del paziente in relazione alle dimensioni della lesione, aderenze pleuriche da precedenti interventi e processi infiammatori latenti.

Videochirurgia pediatrica, Ciro Esposito et al. (a cura di)

Il miglior tempo di programmazione dell'intervento chirurgico è sconosciuto e sono necessari studi prospettici randomizzati per determinarlo. Noi raccomandiamo l'intervento per le forme asintomatiche tra il sesto e il dodicesimo mese, poiché i rischi dell'anestesia e quelli chirurgici sembrano diminuire dopo la prima infanzia.

Tecnica

Posizione del paziente

I lattanti e i bambini candidati alla lobectomia vengono generalmente posizionati in decubito laterale, che permette un'eccellente visualizzazione e l'accesso a tutte le porzioni del polmone.

Inoltre, un rotolo potrebbe essere posto sotto il fianco o sotto il torace del paziente e fissato al tavolo operatorio, in modo da prevenirne i movimenti, mentre si regola la rotazione del tavolo per ottenere la migliore visualizzazione toracoscopica (Fig. 53.1). Il chirurgo e il primo assistente lavorano in linea dietro il bambino e in posizione opposta alla lesione; il monitor deve essere posto direttamente di fronte e dietro il paziente per una migliore visibilità (Fig. 53.2).

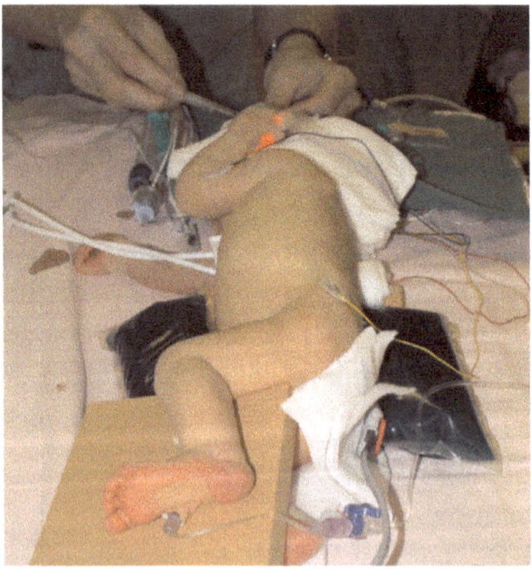

Fig. 53.1 Posizione del paziente

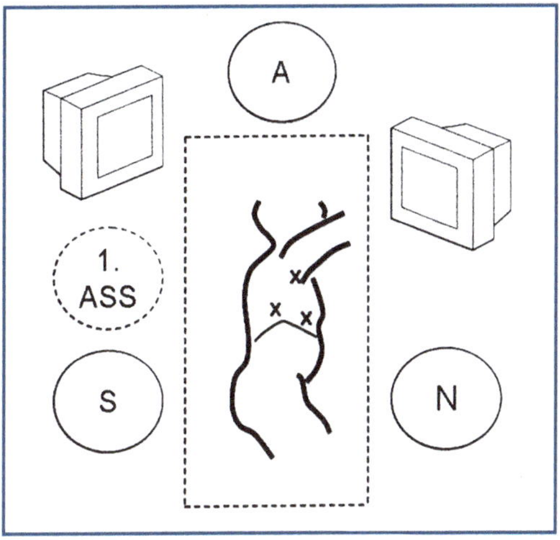

Fig. 53.2 Posizione del team chirurgico e dei trocar. *A*, anestesista; *1. ASS*, primo assistente; *S*, chirurgo; *N*, strumentista

Posizione dei trocar

Soprattutto nei piccoli bambini, la posizione dei trocar dovrebbe essere ragionata nel rispetto dell'ergonomia, della triangolazione dell'ottica e degli strumenti da lavoro. In considerazione della debole parete toracica nei piccoli bambini, dovrebbe essere utilizzato un trocar che viene fissato alla cute, per evitare la dislocazione e facilitare l'assestamento dei trocar. Gli autori generalmente utilizzano trocar con valvola eseguendo la toracoscopia con insufflaziaone di CO_2. In relazione all'età del paziente e alla possibilità di migliorare ulteriormente lo spazio di lavoro toracoscopico e la visualizzazione, eseguiamo la ventilazione monopolmonare ogni volta che è possibile. Con un'adeguata posizione del paziente, gravità e insufflazione di CO_2 a una pressione di 4 mmHg e a un flusso di 1 litro/minuto si riesce a ottenere una buona esposizione. La pressione può essere aumentata fino a 8 mmHg nei bambini più grandi.

La maggior parte delle lobectomie può essere eseguita utilizzando la tecnica a tre trocar, ma in caso di un inappropriato sgonfiamento polmonare un quarto trocar può essere posizionato per facilitare l'esplorazione. Il primo trocar viene posizionato attraverso una piccola incisione al di sotto dell'angolo scapolare sul'ascellare media, per essere poi utilizzato per l'ottica operativa e l'insufflazione di CO_2. Nei piccoli, noi utilizziamo un trocar da 5 mm, nei più grandi un trocar da 10 mm e, rispettivamente, un'ottica 30° da 5 o 10 mm. Dopo una panoramica iniziale per determinare la migliore visualizzazione dell'area di interesse si creano 2 o 3 porte da 3,5 mm o 5 mm sotto visione.

Lobectomia per via toracoscopia

In generale, i principi della lobectomia per via toracoscopica sono gli stessi della chirurgia "open"; per esempio, dovrebbe essere sempre prevista e praticata una dissezione anatomica, soprattutto delle strutture nelle scissure principali.

Lobectomia inferiore

Data la storia naturale della malformazione polmonare congenita, la maggior parte di queste lesioni riguarda il lobo polmonare inferiore.

Dopo l'introduzione di un trocar e dell'ottica operativa nella cavità toracica, deve essere identificata e controllata per ragioni di completezza la scissura maggiore, rispettivamente tra il lobo medio e l'inferiore a destra e tra il lobo superiore e l'inferiore a sinistra.

In condizioni di collasso subtotale del polmone determinato da fenomeni di intrappolamento di aria ("air trapping"), come avviene in alcuni casi di enfisema polmonare congenito e di malformazione congenita cistica polmonare, una migliore visualizzazione e un miglior spazio di lavoro può essere ottenuto dalla decompressione della lesione cistica mediante dissezione di parte della cisti con uncino monopolare o altri dispositivi di taglio e coagulo.

Un fattore importante nella lobectomia inferiore è che le strutture distali alla scissura maggiore sono la porzione terminale del bronco lobare e i vasi lobari. Pertanto, la dissezione lobare inferiore senza compromissione rispettivamente del lobo medio a destra e del lobo superiore a sinistra può essere effettuata più facilmente che per la lobectomia superiore.

Dopo la dissezione del legamento polmonare inferiore, bisogna dapprima individuare i vasi polmonari inferiori. Per facilitare ulteriormente la preparazione, l'arteria polmonare inferiore dovrebbe essere legata prima della corrispettiva vena, al fine di prevenire la congestione del lobo polmonare inferiore. In caso di incompleta scissura principale, la divisione anatomica può essere effettuata mediante l'impiego di un Endoligasure® o una stapler endoscopica in senso anteroposteriore.

L'arteria polmonare inferiore generalmente si trova posteriormente nel percorrere la scissura e può essere preparata con un uncino monopolare seguita dalla chiusura con Endoligasure® o legata con sutura intracorporea. In alternativa, la legatura può essere effettuata con Endoclip, che hanno un notevole rischio di dislocamento.

Bisogna porre attenzione a non compromettere le branche dell'arteria polmonare del lobo medio o della lingula, dal momento che possono decorrere superiormente vicino alla scissura principale.

A questo punto si richiede un'adeguata dissezione del bronco lobare inferiore, che appare dietro l'arteria polmonare inferiore sezionata, per evitare danni al bronco lobare medio o superiore.

Con un'ulteriore sezione della scissura, viene identificata la vena polmonare (Fig. 53.3) e viene dissecata a livello della relativa

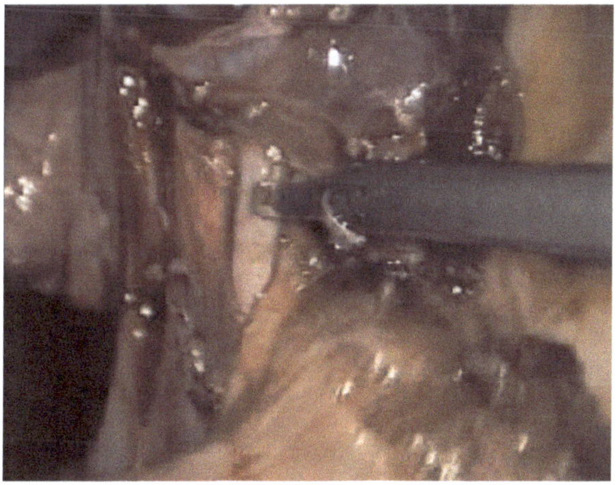

Fig. 53.3 Identificazione della vena polmonare

biforcazione con Endoligasure® (Fig. 53.4) o legatura con sutura intracorporea. Il restante bronco viene diviso con una stapler (Fig. 53.5), che richiede una porta di 12 mm o mediante taglio e successiva sutura con punti riassorbibili 3/0 o 4/0.

A seconda delle dimensioni, il pezzo operatorio viene rimosso direttamente attraverso l'incisione allargata del trocar (Fig. 53.6) o tramite un endobag.

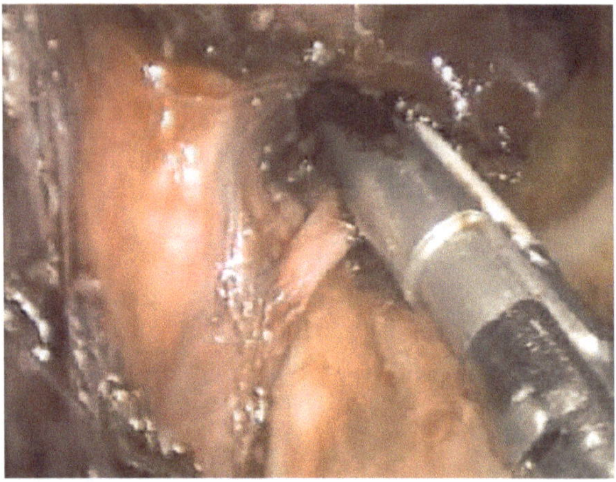

Fig. 53.4 Dissezione della vena con Endoligasure®

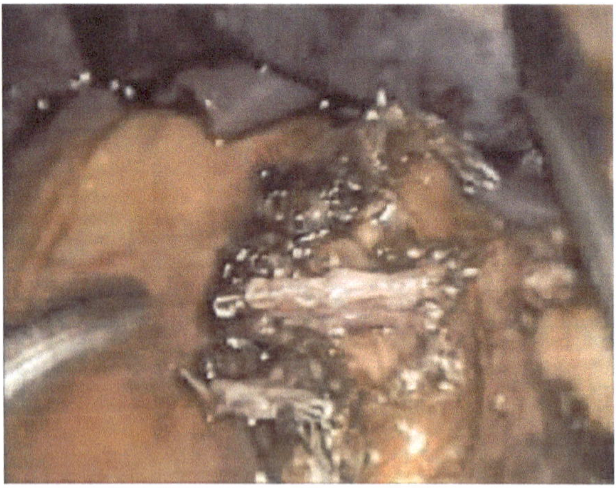

Fig. 53.5 Dissezione del bronco

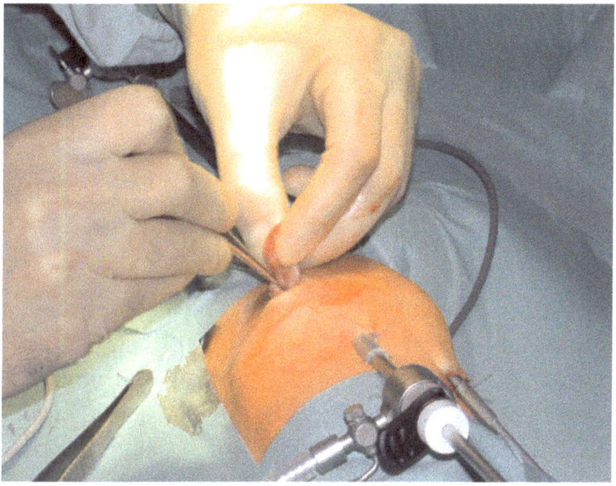

Fig. 53.6 Estrazione del pezzo operatorio

Lobectomia superiore

La tecnica per la lobectomia superiore è più impegnativa comparata alle lobectomie inferiore e media, poiché i vasi del lobo superiore originano direttamente dall'arteria polmonare principale. Utilizzando la stessa tecnica di suddivisione descritta in precedenza, anche qui le grandi cisti che ostacolano la visibilità dovrebbero essere decompresse. Dopo la dissezione dalla pleura sovrastante, viene identificata la vena polmonare superiore e legata dietro alla biforcazione di primo ordine.

Successivamente il lobo superiore dovrebbe essere delicatamente retratto posteriormente per identificare le branche arteriose polmonari derivanti dall'arteria polmonare principale, che possono essere coagulate con Endoligasure®. Completata la dissezione della scissura, il bronco lobare superiore isolato può essere poi dissecato come descritto precedentemente.

Lobectomia media

Con le stesse tecniche di dissezione utilizzate per il lobo superiore e inferiore, la procedura inizia con la divisione anteriore delle branche della vena polmonare seguita dal completamento della dissezione delle scissure maggiore e minore con Endoligasure® o uncino monopolare. Le branche dell'arteria polmonare del lobo medio, localizzate posteriormente, così come il restante bronco lobare medio vengono dissecati alla stessa maniera, con punti di sutura riassorbibili 3/0 o 4/0 o EndoGia nei bambini più grandi (non al di sotto dei 5 anni d'età).

Postoperatorio

Generalmente noi posizioniamo un drenaggio toracico attraverso la più bassa incisione del trocar (a una pressione di 5-10 cmH_2O) per 1 o 2 giorni postoperatori, per prevenire un eventuale pneumotorace postoperatorio e per evacuare liquidi. L'analgesia include farmaci non steroidei, come paracetamolo o ibuprofene e, se necessario, un'infusione, con pompa di morfina controllata dal paziente.

Problemi e complicanze

Le ragioni di una conversione alla chirurgia "open" sono spesso associate a una visione insufficiente e dovrebbe essere considerata come una decisione chirurgica piuttosto che una complicanza. Pertanto, è essenziale provvedere a preparare una serie di strumenti per la toracotomia "open" in tutti i casi di toracoscopia.

Inoltre, un'inadeguata identificazione dei vasi sanguigni e una loro incompleta chiusura possono portare a sanguinamenti, con perdita di visibilità.

Un'inadeguata dissezione bronchiale può causare danni bronchiali.

Complicanze indotte da un'inappropriata dissezione di vasi e bronchi degli adiacenti lobi polmonari sottolineano l'importanza di identificare meticolosamente queste strutture. Complicanze postoperatorie meno severe sono: pneumotorace, polmonite ed empiema.

Letture consigliate

Albanese CT, Sydorak RM, Tsao K, Lee H. Thoracoscopic lobectomy for prenatally diagnosed lung lesions. J Pediatr Surg 2003;38:553-555

Diamond IR, Herrera P, Langer JC, et al. Thoracoscopic versus open resection of congenital lung lesions: a case-matched study. J Pediatr Surg 2007;42:1057-1061

Eber E. Antenatal diagnosis of congenital thoracic malformations: early surgery, late surgery, or no surgery? Seminars in respiratory and critical care medicine 2007;28:355-366

Rothenberg SS. Experience with thoracoscopic lobectomy in infants and children. J Pediatr Surg 2003;38:102-104

Ure BM, Schmidt AI, Jesch NK. Thoracoscopic surgery in infants and children. Eur J Pediatr Surg 2005;15:314-318

Capitolo 54
Atresia esofagea

M. Lima, G. Ruggeri, M. Libri, T. Gargano

La forte spinta evolutiva degli ultimi quindici anni nella qualità tecnologica dei sistemi ottici, nella miniaturizzazione della strumentazione endoscopica e nell'attitudine chirurgica mininvasiva, ha portato a un'esplosione dell'impiego della toracoscopia in età pediatrica per molteplici patologie, sino al trattamento dell'atresia dell'esofago associata o meno a fistola tracheoesofagea.

Tale metodica costituisce, in mani esperte, una valida alternativa alla tradizionale toracotomia, spesso responsabile di sequele postoperatorie per il piccolo paziente invalidanti dal punto di vista sia funzionale sia estetico.

L'approccio mininvasivo toracoscopico per la correzione dell'atresia esofagea è stato realizzato per la prima volta nel 1999.

Preparazione preoperatoria del paziente

L'atresia esofagea non rappresenta un'emergenza chirurgica, pertanto prima della correzione sono richiesti: la conferma diagnostica, una sufficiente stabilizzazione dei parametri vitali e ulteriori approfondimenti alla ricerca di eventuali anomalie associate (sindromi VATER, VACTERL).

Il paziente rigorosamente digiuno necessita di uno o più accessi venosi periferici e di un catetere venoso centrale, dai quali infondere soluzione glucosata al 5% alla velocità idonea per il peso. Si posiziona un sondino tipo replogle nella tasca esofagea prossimale, eventualmente anche in minima aspirazione. La postura deve mantenersi in minimo anti-Trendelenburg (circa 30°).

Videochirurgia pediatrica, Ciro Esposito et al. (a cura di)

Set-up sala operatoria

Il monitor principale va posizionato di fronte al primo operatore, possibilmente sospeso in corrispondenza dell'estremità prossimale del tavolo operatorio. Il secondo monitor ed eventualmente un terzo vengono sistemati di fronte agli altri componenti dell'equipe.

La colonna con le apparecchiature di supporto, tributaria di tutti i cavi e tubi necessari, viene avvicinata all'estremità prossimale del lettino operatorio.

La pressione di insufflazione viene tarata a un valore massimo di 4-6 mmHg; la velocità viene impostata a 0,5 L/min.

Tempo anestesiologico

Tracheo-broncoscopia rigida per identificazione ed eventuale incannulamento della fistola (Fig. 54.1a, b).

Posizione e preparazione intraoperatoria

Il paziente giace sul lettino operatorio in decubito laterale sinistro tendente al prono con minima esposizione dell'emitorace omolaterale mediante spessori antidecubito e con l'arto superiore destro iperesteso sul capo (Fig. 54.2a). Il decubito laterale destro è riservato esclusivamente nei rarissimi casi di destroposizione aortica, in cui si rende inevitabile l'approccio toracoscopico sinistro.

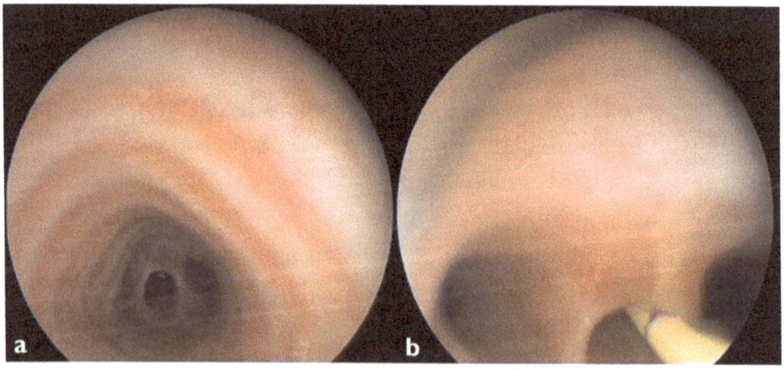

Fig. 54.1 Broncoscopia rigida. **a** Identificazione della fistola tracheoesofagea; **b** incannulamento della stessa mediante tutore ureterale 4 ch

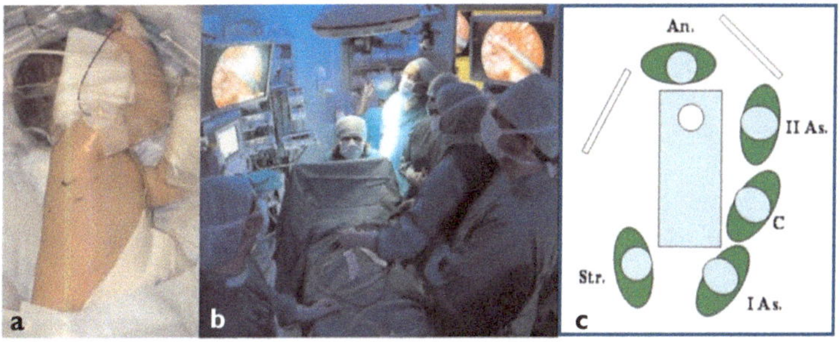

Fig. 54.2 **a** Posizione del paziente: decubito laterale sinistro con minima pronazione; **b** posizione del team e disposizione dei monitor; **c** disegno schematico. *C*, chirurgo; *I As*, primo assistente (cameraman); *II As*, secondo assistente; *Str*, strumentista; *An*, anestesista

Posizione del team chirurgico

Il primo operatore si posiziona ai piedi del paziente o all'estremità distale sinistra del lettino operatorio. Il secondo operatore (cameraman) si posiziona alla sinistra del primo operatore. Lo strumentista generalmente staziona, con il suo tavolino, alla destra del primo operatore.

Il terzo operatore può posizionarsi alla destra del primo operatore (Fig. 54.2).

Strumentario

Accessi: un trocar da 5 mm; due o tre trocar da 3 mm, ottica 0° da 5 mm. Strumenti da 3 mm (2 porta-aghi corti con cremagliera, forbice, dissettore curvo, uncino, pinza bipolare, pinza fenestrata, retrattore polmonare, aspiratore/irrigatore) (Fig. 54.3).

Controindicazioni assolute e relative

L'approccio toracoscopico è assolutamente controindicato nei casi di grave prematurità con peso corporeo inferiore a 1500 g e di instabilità emodinamica severa.

Le controindicazioni relative sono rappresentate da piccole dimensioni del neonato (peso < 2000 g), dalla massiva distensione addominale o da altre anomalie associate.

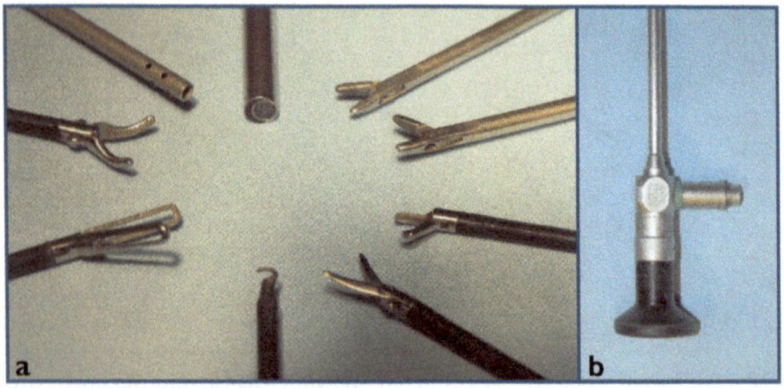

Fig. 54.3 Strumentario. **a** Set da 3 mm necessario per eseguire l'intervento toracoscopico di atresia esofagea (forbici, irrigatore/aspiratore, pinze da presa atraumatiche, porta-aghi, uncino); **b** ottica 0° da 5 mm

Posizione dei trocar

La procedura prevede il posizionamento di tre trocar più uno facoltativo. Un trocar da 3-5 mm per l'ottica (0°) viene posizionato in corrispondenza del V spazio intercostale sulla linea ascellare media destra.

Altri due trocar operativi da 3 mm vengono posizionati rispettivamente sulle linee ascellare posteriore e anteriore in corrispondenza del IV spazio intercostale.

Un quarto trocar da 3 mm può essere inserito per la retrazione polmonare a livello del III spazio intercostale sulla linea ascellare anteriore (Fig. 54.4).

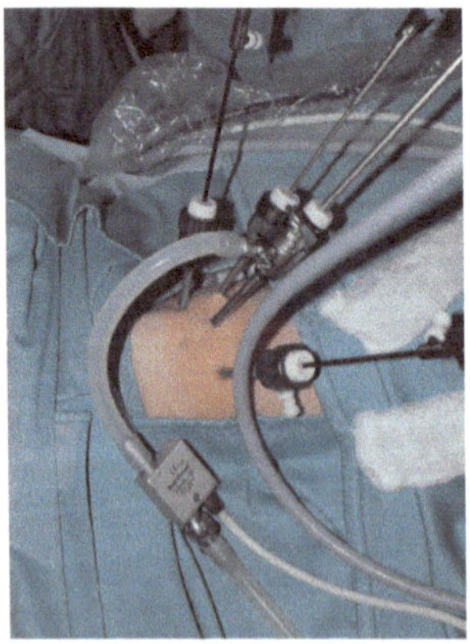

Fig. 54.4 Posizione dei trocar

Tecnica

Inserito il primo trocar per l'ottica a livello del V spazio intercostale sulla linea ascellare media, si insuffla CO_2 alla velocità di 0,5 L/min fino a raggiungere una pressione massima di 6 mmHg. Sotto visione diretta vengono quindi inseriti gli altri trocar per gli strumenti. Si identificano i punti di repere (vena azygos e nervo vago).

Il primo tempo consiste nell'isolamento, legatura (Vicryl 5/0) e sezione della vena azygos (Fig. 54.5a, b).

La sezione dell'azygos consente di visualizzare il moncone esofageo inferiore e quindi, seguendo il decorso del nervo vago e procedendo per via smussa al di sotto di questo, di individuare la fistola esofagotracheale (Fig. 54.5c).

Si procede quindi alla legatura con punti trafissi in Vicryl 5/0 della fistola e alla sua successiva sezione in prossimità della sua inserzione nell'esofago (Fig. 54.5d).

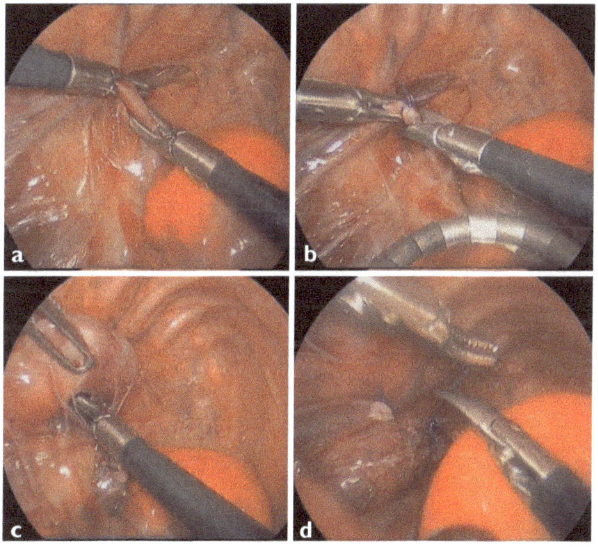

Fig. 54.5 **a, b** Isolamento, legatura e sezione della vena azygos; **c, d** isolamento e legatura della fistola tracheo-esofagea

Si isolano i due monconi esofagei e si posiziona il primo punto una volta aperto il moncone (Fig. 54.6a).

La riduzione di eventuali tensioni sulla sutura verrà garantita dall'approssimazione del moncone esofageo inferiore al superiore, mediante una pinza da presa inserita da un 4° accesso.

La sutura del margine posteriore si realizza con 3-4 punti staccati in Vicryl 6/0, annodati con tecnica intracorporea (utilizzando i due porta-aghi e un filo di sutura lungo 7-10 cm).

Si completa quindi l'anastomosi del versante posteriore e sulla guida del sondino transanastomotico in silicone (8 Fr) si realizza quella anteriore.

Per l'anastomosi completa sono necessari 8-10 punti di sutura (Fig. 54.6b-d).

Ad anastomosi completata si procede al posizionamento di un drenaggio toracico attraverso la breccia cutanea di ingresso del trocar posizionato più inferiormente.

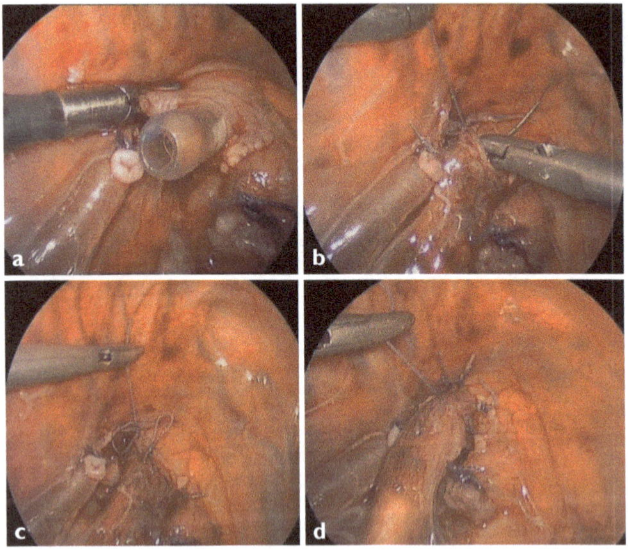

Fig. 54.6 **a** Apertura del moncone esofageo prossimale; **b, c** anastomosi termino-terminale esofago-esofagea; **d** anastomosi esofagea terminata

L'estrazione dei trocar avviene sotto visione diretta. I margini cutanei dei siti di ingresso dei trocar vengono approssimati con filo riassorbibile (5 mm) o posizionamento di steri-strip (3 mm).

Postoperatorio

Ricovero in unità di terapia intensiva neonatale

Nutrizione enterale attraverso sondino transanastomotico da iniziare in seconda giornata postoperatoria. Alimentazione orale in settima giornata previo controllo radiologico con mezzo di contrasto.

Rimozione del drenaggio toracico in settima giornata (Fig. 54.7a, b).

Problematiche

Relative alla patologia: dismotilità esofagea, reflusso gastroesofageo, tracheomalacia.

Complicanze relative all'intervento: deiscenza e/o stenosi dell'anastomosi (non peculiari della tecnica toracoscopica).

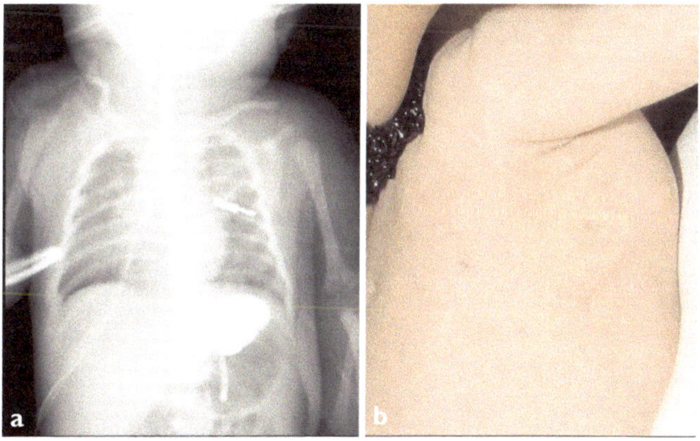

Fig 54.7 a Esofagogramma a sette giorni dall'intervento chirurgico: buona canalizzazione esofagea; **b** controllo a circa un mese di distanza dall'intervento: esiti cicatriziali appena percettibili

Letture consigliate

Bax KM, van der Zee DC. Feasibility of thoracoscopic repair of esophageal atresia with distal fistula, J Pediatr Surg 2002;37:192-194

Bax KNMA, Georgeson KE, Rothenberg SS, et al. (Eds). Endoscopic surgery in infant and children. Berlin Heidelberg: Springer 2008

Lima M, De Biagi L, Gargano T, et al. Thoracoscopic treatment oesophageal atresia. Pediatr Med Chir 2007;29:262-266

Lima M. Esposito C, Papparella A, Mattioli G. Laparoscopia, toracoscopia e retroperitoneoscopia pediatrica. Bologna: CLUEB 2004

Lobe TE, Rothenberg SS, Waldschmidt J, Stroedter L. Thoracoscopic Repair of Esophageal Atresia in an Infant: a Surgical First. Pediatric Endosurgery & Innovative Techniques 1999;3:141-148

MacKinlay GA Esophageal atresia surgery in the 21st century. Semin Pediatr Surg 2009;18:20-22

Rothenberg SS. Thoracoscopic Repair of Tracheoesophageal Fistula in Newborns. J Pediatr Surg 2002;37:869-872

Rothenberg SS. Thoracoscopic repair of esophageal atresia and tracheo-esophageal fistula. Semin Pediatr Surg 2005;14:2-7

Capitolo 55
Ernia diaframmatica per via toracoscopica

F. Molinaro, C. Gomes Ferreira, F. Becmeur

L'ernia diaframmatica congenita (*congenital diaphragmatic hernia*, CDH) deriva da un difetto di chiusura del canale pleuro-peritoneale che si verifica solitamente tra la 6ª e l'8ª settimana di gestazione, provocando la fuoriuscita di visceri dall'addome verso la cavità toracica. Il difetto è delimitato anteriormente dal margine anteriore del diaframma, dal pilastro diaframmatico lateralmente e posteriormente dal margine costale. Tale condizione genera una compressione sul polmone al lato erniato, impedendone il normale sviluppo (ipoplasia polmonare).

Alla nascita, a causa del non completo sviluppo polmonare, i piccoli pazienti presentano solitamente importanti difficoltà respiratorie. In alcuni casi, la patologia può manifestarsi in epoca tardiva, nei primi mesi di vita o durante i primi anni. In questi casi, l'ernia può manifestarsi con episodi di incarceramento o strangolamento degli organi erniati.

Il primo approccio alla patologia erniaria per via toracoscopica, apparso in letteratura, ha interessato esclusivamente pazienti con CDH a insorgenza tardiva. Per quanto riguarda il trattamento in epoca neonatale, recentemente sono stati pubblicati alcuni studi sull'approccio videochirurgico alla CDH, anche se rimangono ancora controversi i benefici e i rischi di ciascun tipo di approccio mininvasivo, sia esso per via toracoscopica o per via laparoscopica.

L'approccio toracoscopico, nei casi preventivamente selezionati, consente un'agevole riduzione dei visceri erniati, con basse pressioni di insufflazione di CO_2 e una visualizzazione completa del difetto diaframmatico, con la possibilità di eseguire la sutura diaframmatica in visione diretta.

Videochirurgia pediatrica, Ciro Esposito et al. (a cura di)

In questo capitolo saranno descritti sia i principi di tecnica chirurgica sia i possibili benefici e gli eventuali svantaggi di tale approccio.

Strumentario

Sono necessari 3 trocar. Un trocar da 5 mm per un'ottica 0° da 5 mm. Altri due trocar da 3 mm sono posizionati in triangolazione con l'ottica. Non sono richiesti strumenti specifici, anche se è preferibile utilizzare un "set" da 3 mm; un elettrocoagulatore monopolare è sufficiente per la maggior parte dei casi. Fili di sutura non riassorbibili, polifilamento, 2/0 o 3/0 vengono utilizzati per la chiusura del difetto. È necessario avere a disposizione un "set" di strumenti per un'eventuale conversione a "open surgery", così come dovrebbe essere garantito un eventuale utilizzo di protesi in Goretex o Mersilene.

Preparazione preoperatoria

La selezione dei pazienti in grado di sostenere un approccio di tipo toracoscopico è un passo fondamentale. In primo luogo è necessario selezionare i pazienti in base al loro grado di stabilità emodinamica e ventilatoria. Ipoplasia polmonare severa con elevati livelli di PCO_2, ipertensione polmonare e instabilità emodinamica sono da considerarsi controindicazioni assolute alla toracoscopia.

La presenza di malformazioni associate, quali difetti cardiovascolari in grado di generare uno shunt destro-sinistro o disturbi cerebrali con ipertensione intracranica, dovrebbe essere ricercata e studiata. La contemporanea presenza di tali problematiche rappresenta un'ulteriore controindicazione alla toracoscopia.

Il posizionamento di una protesi per via toracoscopica è un gesto realizzabile, ma a esso sono legati un tasso di conversione più elevato e una dilatazione dei tempi operatori, con aumento del rischio di alterazione dell'equilibrio emodinamico e ventilatorio del paziente.

I pazienti vengono sottoposti ad anestesia generale, con intubazione endotracheale, senza ventilazione unipolmonare selettiva.

In aggiunta, si possono attuare ulteriori procedure per ridurre il dolore postoperatorio, quali l'infiltrazione delle porte di accesso dei trocar con anestetici locali, il blocco del nervo intercostale e l'analgesia epidurale nei pazienti più grandi.

Tecnica

Posizione del paziente

Il paziente viene posto in posizione laterale come avviene in caso di toracotomia. Il team chirurgico è composto da un operatore e un assistente. Essi si pongono di fronte al paziente. L'operatore si pone sul versante craniale del paziente, mentre l'assistente più in basso. Lo strumentista è ai piedi del paziente sullo stesso lato dei chirurghi. Il monitor è posto di fronte all'operatore, in prossimità delle gambe del paziente; lo schermo è leggermente obliquo verso la testa del paziente, in modo tale che l'operatore, il difetto diaframmatico e il monitor siano nella stessa direzione (Fig. 55.1).

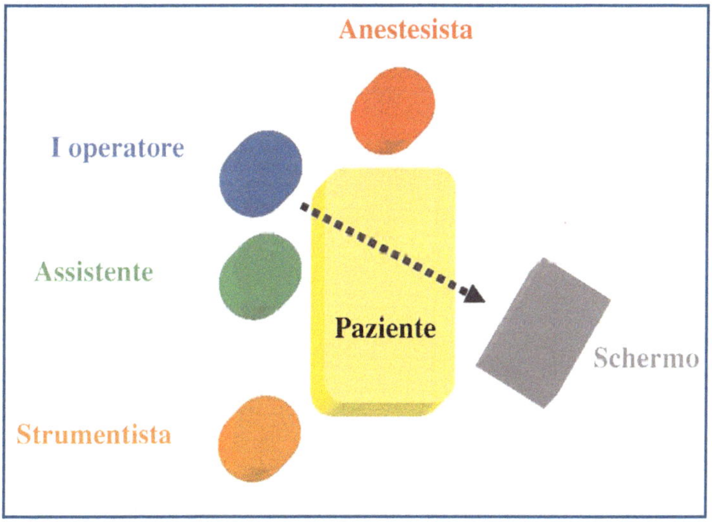

Fig. 55.1 "Setting" operatorio

Posizione dei trocar

L'ottica è posizionata in sede sottoscapolare, al di sotto della punta della scapola. Il trocar anteriore dovrà essere posizionato sul 5° spazio intercostale sulla linea ascellare anteriore. Il trocar posteriore deve essere posizionato sul 4° spazio intercostale, a metà tra l'inserzione del trocar dell'ottica e la colonna vertebrale. Il posizionamento di questo ultimo trocar deve avvenire in maniera precisa per assicurare una buona mobilità degli strumenti (Fig. 55.2).

Descrizione dell'intervento

Dopo aver introdotto il primo trocar in sede sottoscapolare, si procede all'insufflazione intratoracica di CO_2, al fine di ottenere un sufficiente collasso del polmone. Tale insufflazione è particolarmente utile in caso di ernia con sacco, poiché partecipa alla riduzione in addome dei visceri erniati (Fig. 55.3). Per evitare complicanze legate a un'eccessiva insufflazione intratoracica di CO_2, è necessario ridurne l'intensità e la durata nel tempo. Sono infatti sufficienti pressioni entro i 4-8 mmHg ed è agevolmente utilizzabile l'insufflazione intermittente.

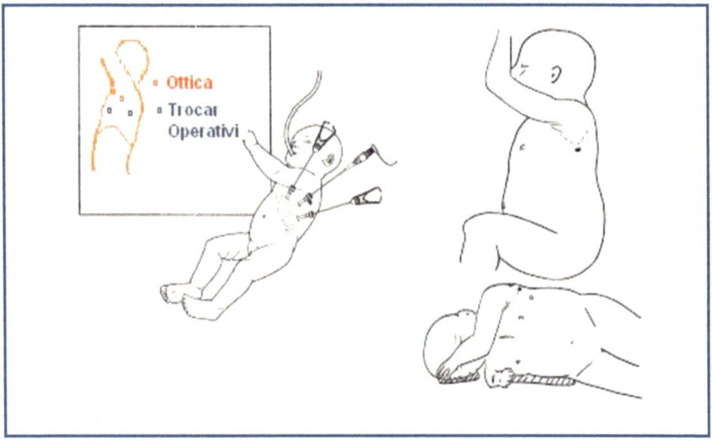

Fig. 55.2 Posizione del paziente e dei trocar

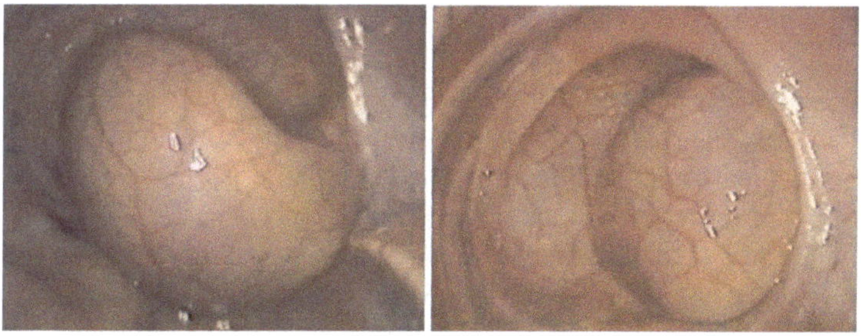

Fig. 55.3 Ernia con sacco: riduzione in addome del sacco erniario a seguito di insufflazione intratoracica di CO_2. Riprodotta da: Bax KNMA et al. (2008), con autorizzazione

Il primo tempo operatorio è la riduzione dei visceri erniati. In caso di sacco erniario, l'insufflazione intratoracica sarà sufficiente a ridurre in addome i visceri (è necessario attendere qualche minuto per avere tale effetto).

In caso di ernia senza sacco, a sinistra, bisogna cominciare a ridurre lo stomaco e i visceri cavi (Fig. 55.4). Successivamente si riduce la milza, facendo attenzione a mantenere l'orifizio erniario sufficientemente aperto, aiutandosi con due pinze. Questo è senza dubbio il momento più delicato dell'intervento.

In caso di sacco erniario non è indispensabile procedere alla sua resezione; è possibile, infatti, evertere il sacco entro la cavità addominale prima di realizzare la sutura diaframmatica. È preferibile comunque procedere alla resezione del sacco, mediante forbici

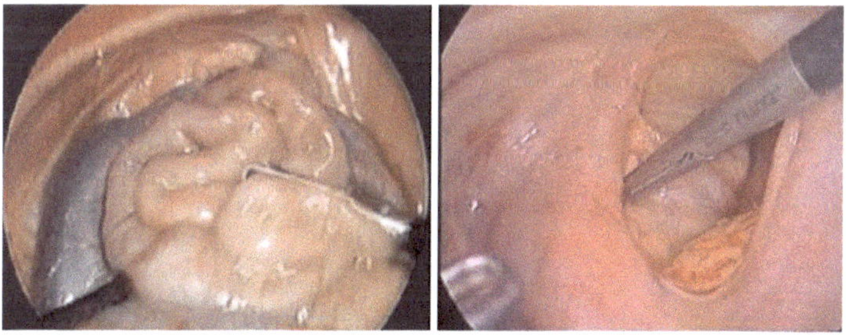

Fig. 55.4 Ernia senza sacco: riduzione in addome del contenuto erniario attraverso l'utilizzo di pinze atraumatiche

monopolari, facendo attenzione in questo caso a non ledere la vascolarizzazione e l'innervazione diaframmatica (Fig. 55.5).

In caso di ernia senza sacco non è indispensabile modellare i margini muscolari, se essi sono perfettamente identificabili. Potrebbe essere utile liberare il foglietto pleuro-parietale sul bordo muscolare posteriore situato lungo l'arco costale posteriore.

La sutura del diaframma è generalmente possibile senza artefici tecnici. Una semplice sutura dei margini a punti staccati con fili non riassorbibili intrecciati è la scelta più frequentemente utilizzata.

Se la sutura non garantisce una tenuta stabile, è possibile applicare una placca in materiale non riassorbibile (Fig. 55.6). La placca dovrà abbondantemente debordare i margini del diaframma, andando a coprire una parte della muscolatura anteriormente e risalendo lungo la parete toracica posteriormente. La placca viene poi fissata mediante punti staccati.

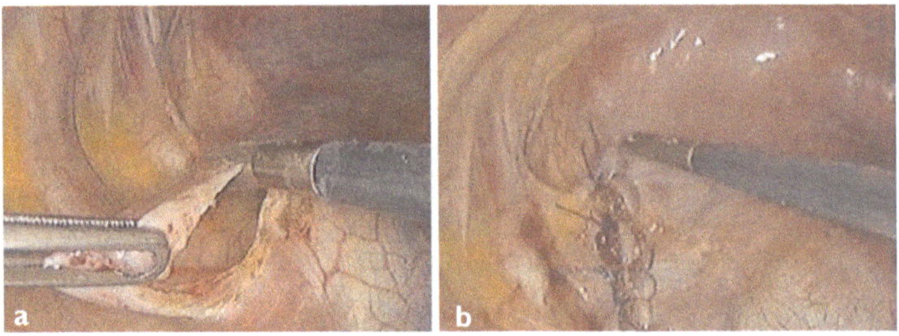

Fig. 55.5 Apertura del sacco erniario mediante forbici monopolari (**a**) e chiusura del difetto fiaframmatico mediante sutura a punti staccati (**b**)

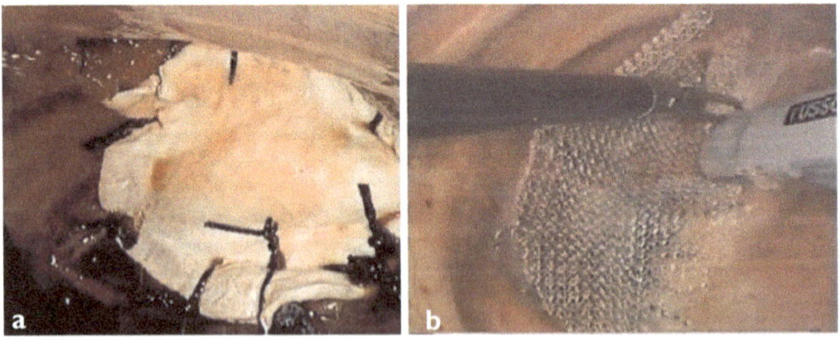

Fig. 55.6 Applicazione di protesi in Goretex (**a**) e in Mersilene (**b**)

L'essuflazione del torace può essere sufficiente a garantire una buona espansione polmonare, se il grado di ipoplasia polmonare non è troppo elevato. Il posizionamento di un drenaggio toracico in leggera aspirazione (-5 o -10 mmHg) può facilitare l'espansione polmonare.

Postoperatorio

Il decorso postoperatorio è influenzato in gran parte dal grado di ipoplasia polmonare e dalla persistenza dell'ipertensione polmonare, che condizionano la risposta emodinamica e ventilatoria del paziente.

La presenza di un catetere per l'analgesia epidurale consente di poter utilizzare somministrazioni di morfina ogni 12 ore entro 24-48 ore dall'intervento chirurgico.

Il drenaggio toracico viene rimosso a 24 ore dall'intervento. L'alimentazione orale viene iniziata in prima giornata postoperatoria, a meno di controindicazioni particolari.

Problematiche

In caso di CDH a insorgenza neonatale, associata a distress respiratorio, le ridotte dimensioni della "camera di lavoro" e le precarie condizioni respiratorie possono rendere impossibile l'approccio toracoscopico, rendendo necessaria una conversione. Le condizioni operatorie sono migliori in caso di CDH a insorgenza tardiva, sia in termini di spazio di lavoro sia per l'assenza di un contesto di distress respiratorio.

L'impossibilità di verificare correttamente la presenza di anomalie di rotazione dell'asse mesenterico rappresenta uno dei principali limiti di tale approccio.

Non vi sono limiti all'utilizzo di protesi non riassorbibili in caso di un ampio difetto diaframmatico e, inoltre, tale tecnica consente di trattare ugualmente casi di eventrazione diaframmatica e di ernia di Morgagni Larrey con le stesse modalità: insufflazione di CO_2, plicatura, sutura e drenaggio toracico per 24 ore.

Complicanze

La riduzione del contenuto erniario in addome non pone di solito problematiche di sorta, eccetto che per la presenza della milza, che va manipolata evitando eccessivi traumatismi.

La resezione del sacco erniario è una manovra sul cui beneficio e sul suo reale significato il dibattito è tuttora aperto. Complicanze legate a questa manovra sono dovute al fatto che la breccia parietale che si viene a creare consente un'insufflazione di CO_2 in addome, provocando un rapido aumento della pressione intraddominale, che potrebbe interferire negativamente sulla ventilazione pomonare già precaria. È necessario, dunque, interrompere l'insufflazione di CO_2 intratoracica durante la fase di resezione del sacco erniario. In caso di utilizzo di forbici monopolari è necessario prestare estrema attenzione a non danneggiare l'innervazione e la vascolarizzazione del diaframma, anche a distanza; si ricorda, infatti, che elettrocoagulatori monopolari possono generare lesioni tissutali a distanza per l'instaurarsi di archi elettrici.

Infine, non sono riportate differenze in termine di rischio di recidiva tra l'approccio mininvasivo e la chirurgia "open".

Letture consigliate

Bax KNMA, Georgeson KE, Rothenberg SS, et al. (Eds). Endoscopic surgery in infant and children. Berlin Heidelberg: Springer 2008

Becmeur F, Reimberg O, Dimitriu C, et al. Repair of congenital diaphragmatic hernia in children. Sem Ped Surg 2007;16:238-244

Phillpe P, Becmeur F, Bax NN, et al. Endoscopic surgery of diaphragmatic anomalies. A multicentric study of GECI: postero lateral hernias and eventrations. 11th Annual Congress for Endosurgery in Children (IPEG). Genova 2-4 maggio 2002

Yang EY, Allmendinger N, Johnson SM, et al. Neonatal thoracoscopic repair of congenital diaphragmatic hernia: selection criteria for succesful outcome. J Pediatr Surg 2005;40:1369-1375

Capitolo 56
Petto escavato

J. Schleef, D. Codrich

Il petto escavato fa parte delle malformazioni congenite del torace. È caratterizzato da una depressione dello sterno e della parete toracica anteriore, associata a una deformità delle cartilagini condrosternali e spesso a una deformità del rachide. La deformità può essere simmetrica o asimmetrica. L'incidenza è circa 1:1000, tre volte più frequente nei maschi. Il difetto è spesso già presente e visibile nel bambino piccolo e tende ad aggravarsi nel periodo puberale. Frequentemente i pazienti presentano un habitus marfanoide, cioè un torace lungo e stretto; in un terzo dei casi è presente familiarità. Molti pazienti presentano gravi disagi sociopsicologici: essi, infatti, tendono a evitare quelle situazioni in cui l'anormale aspetto della gabbia toracica può essere notato (spiaggia, spogliatoi ecc.) ed è solitamente questo il motivo per cui si presentano al medico.

La terapia chirurgica consiste in un intervento correttivo, accompagnato da un programma di fisioterapia. Sono descritte diverse tecniche chirurgiche, fra queste la più tradizionalmente conosciuta è quella secondo Ravitch.

Oggi, in realtà, l'intervento più frequentemente utilizzato per la correzione della depressione sternale è l'intervento mininvasivo descritto da Donald Nuss, che prevede il posizionamento di una barra retrosternale sotto guida toracoscopica. Questa tecnica viene utilizzata da circa 10 anni nei centri specializzati con buoni risultati.

Manuale di videochirurgia pediatrica, Ciro Esposito et al. (a cura di)

Strumentario

Sono necessari gli strumenti per l'accesso al torace per via toracoscopica, per le incisioni cutanee, e lo strumentario specifico per l'impianto e la stabilizzazione della barra. Si utilizza un trocar da 5 mm (preferibilmente trasparente) per un'ottica da 5 mm, a 30°. Lo strumentario specifico per l'intervento di Nuss consiste in:

- apposito introduttore (spada);
- barre di prova (per misurare);
- barre (diverse misure);
- fissatori per la barra;
- strumento per modellare le barre;
- suture di PDS per fissare la barra.

Preparazione preoperatoria

La preparazione preoperatoria richiede una serie di esami, necessari per definire bene la patologia e per programmare l'intervento. La gravità della malformazione viene definita con l'indice di Haller, che consiste nel rapporto fra diametro trasverso del torace e diametro anteroposteriore minimo, misurati sulla medesima immagine TC del torace. Un indice di Haller > 2,5 è considerato significativo e un'indicazione all'intervento chirurgico.

Altri esami preoperatori sono una TC spirale con ricostruzione 3D, una spirometria, un ecocardiogramma, un ECG e, in casi complessi, una visita psicologica. È utile accertare anche un'eventuale allergia al nichel, che indica la scelta di una barra di titanio, priva di tale metallo. Inoltre, sono indicati gli esami ematochimici di routine e la determinazione del gruppo sanguigno.

Tecnica

Posizione del paziente

Il paziente si trova in posizione supina, con braccia abdotte a "crocifisso", e un catetere viene introdotto in vescica. Il campo operatorio sterile include il torace dal collo fino all'ombelico. I telini sterili vengono fissati al corpo del paziente con medicazioni adesive, in modo che i teli non scivolino via.

Posizione del trocar

Il chirurgo (C) sta a destra del paziente di fronte all'aiuto (A). L'infermiere strumentista (In) sta ai piedi del paziente (Fig. 56.1). Inserimento di un trocar da 5 mm a destra nel cavo pleurico, uno o due spazi intercostali inferiormente a quello in cui si posizionerà la barra. Insufflazione del torace con 5 mm di CO_2 e inserimento dell'ottica nel torace attraverso questo accesso.

Descrizione dell'intervento

L'intervento si esegue in anestesia generale. Prima dell'intervento si segnano con una penna dermografica i punti di repere: la parte distale dello sterno, il punto di massima depressione, i margini della concavità toracica. Mediante la barra di prova si esegue la misurazione del torace e si modella la barra definitiva secondo la forma di quella di prova. In alcuni casi possono essere previste due barre.

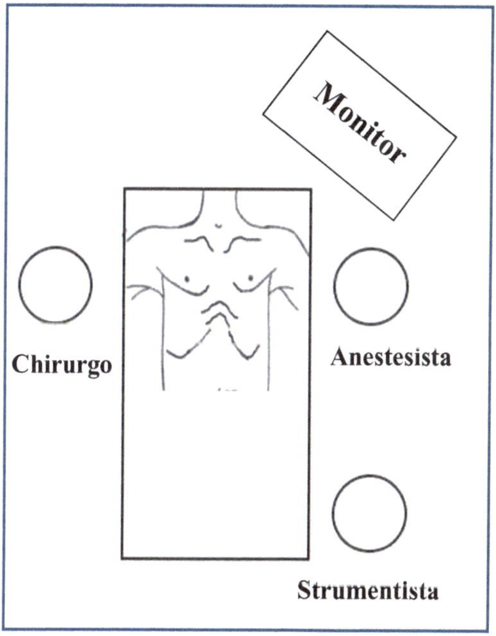

Fig. 56.1 Posizione del paziente e del team chirurgico

Si esegue una toracoscopia diagnostica per identificare il punto di massima depressione dello sterno. Si procede con due incisioni cutanee trasversali bilateralmente, parallele al punto della massima depressione sternale, come verificato in toracoscopia (Figg. 56.2, 56.3).

Si procede con la creazione di due tunnel sottocutanei fino al margine della concavità toracica da ambo i lati. Con l'introdutto-

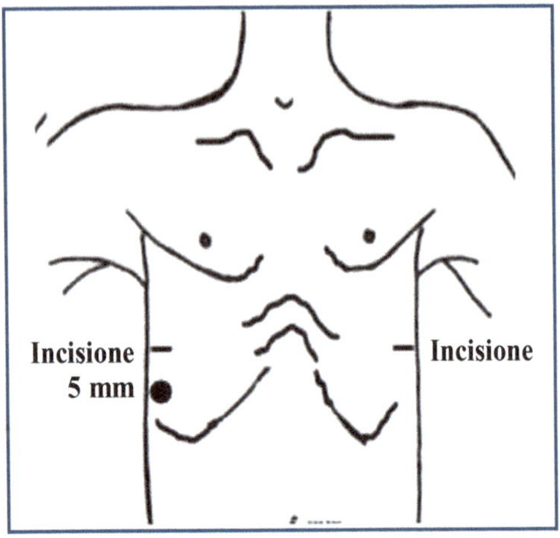

Fig. 56.2. Posizione del trocar e delle incisioni cutanee

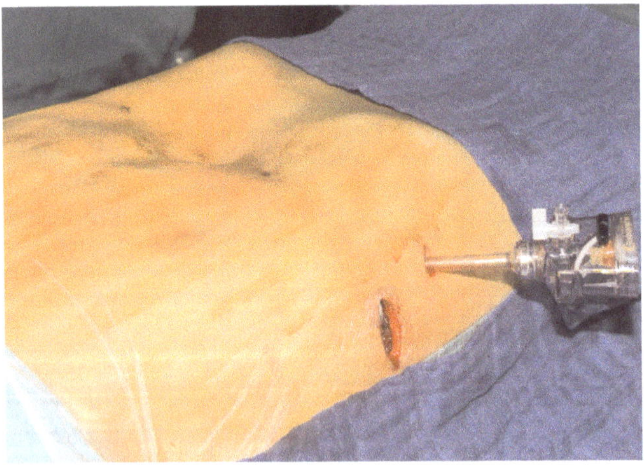

Fig. 56.3 Posizione delle incisioni e del trocar di 5 mm

re (spada), si crea il tunnel retrosternale, partendo da destra e rispettando il pericardio e i vasi (Fig. 56.4).

Si fuoriesce dalla parte opposta dello sterno: questa fase viene sempre accompagnata dal toracoscopio. Con l'introduttore ancora in posizione retrosternale, si solleva alcune volte lo sterno. Si fissa poi una fettuccia all'introduttore, che viene quindi ritirato. La fettuccia viene utilizzata successivamente per guidare la barra definitiva, sempre sotto visione toracoscopica (Fig. 56.5).

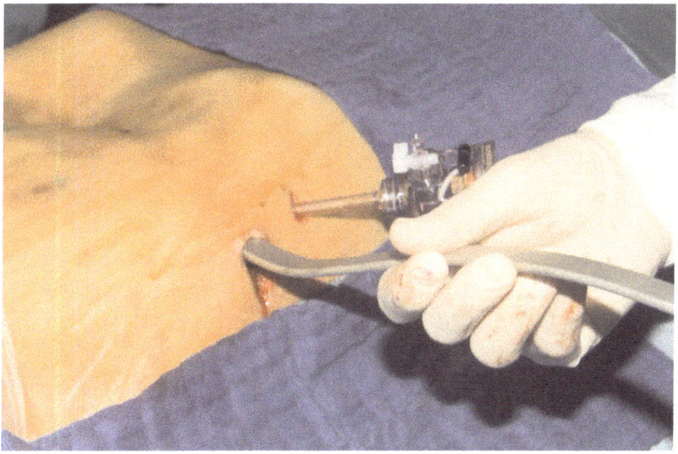

Fig. 56.4 Creazione del tunnel retrosternale

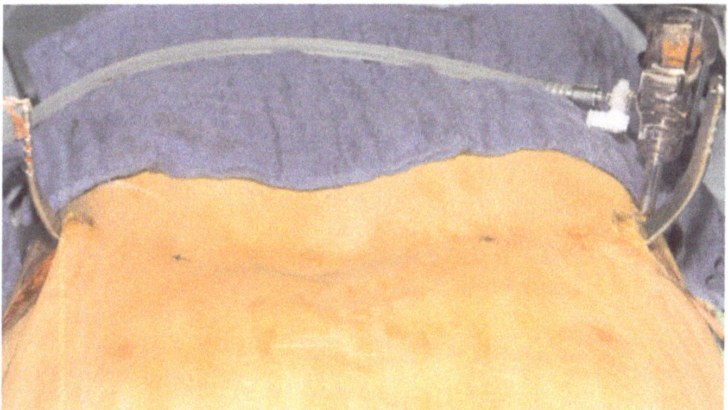

Fig. 56.5 La barra è passata attraverso il tunnel retrosternale, modellata secondo la barra di prova

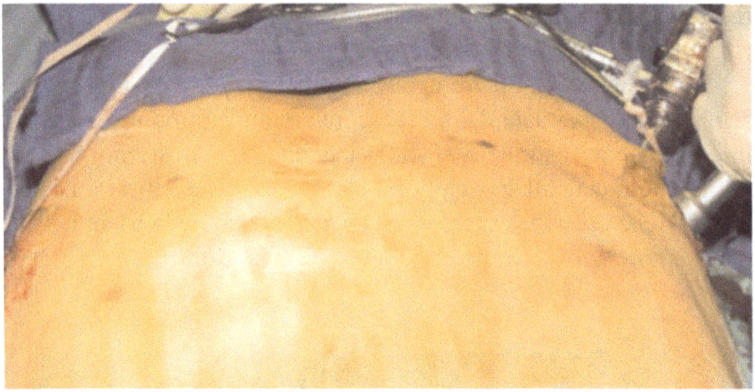

Fig. 56.6 La barra è stata ruotata in posizione e spinge lo sterno avanti. La correzione è finita

Una volta messa in posizione con la concavità rivolta verso l'alto, la barra viene ruotata (Fig. 56.6).

Si controlla endoscopicamente la posizione sotto lo sterno. Se la barra si trova in posizione corretta, la si fissa con uno oppure due stabilizzatori, mediante suture con PDS. Desufflazione del torace, rimozione del torcar, chiusura delle ferite.

Postoperatorio

Il paziente viene estubato e trasferito dalla sala operatoria in Terapia Intensiva. Dopo 6 ore si esegue una radiografia del torace a letto. Il trasferimento del paziente in reparto avviene di norma dopo 24 ore. Si continua con una terapia antibiotica e antidolorifica fino alla dimissione (di solito dopo 5 giorni). Si inizia a mobilizzare il paziente in terza giornata. È prevista l'esecuzione di una radiografia del torace predimissione. I pazienti vengono poi dimessi con una terapia antidolorifica (es. ibuprofene) per circa 14 giorni. Si esegue un controllo clinico 3 settimane dopo l'intervento.

Problematiche

Le problematiche possono essere di diversa natura. Nella programmazione dell'intervento si deve decidere il numero delle barre: un petto escavato grave in un paziente quasi adulto può richiedere due barre invece di una. Questa decisione deve essere presa prima dell'intervento, perché influisce sulla posizione del trocar oppure delle incisioni.

La barra deve essere misurata bene e modellata nel modo giusto, per non trovarsi poi con una barra troppo corta che comprime lateralmente il torace, oppure una barra troppo lunga che potrebbe causare dolore a livello della muscolatura toracica. Normalmente la lunghezza corretta si ottiene sottraendo 2,5 cm dalla distanza fra le due linee ascellari medie, misurata nel punto di maggiore depressione.

Il passaggio retrosternale richiede meticolosa attenzione, onde evitare una lacerazione del pericardio: durante questo passaggio la visione endoscopica deve essere completa e costante.

Una corretta fissazione della barra evita la futura dislocazione della stessa e richiede la massima attenzione da parte dell'operatore. Alcuni autori eseguono la stabilizzazione con due fissatori, uno per ogni lato, altri usano filo di ferro, altri utilizzano soltanto fili di PDS.

Complicanze

La complicanza più grave descritta in letteratura durante l'intervento è rappresentata dalla lacerazione dei grossi vasi e del cuore. Una tecnica corretta e il continuo controllo visivo con l'endoscopio dovrebbero scongiurare questo problema: come in tutti gli interventi in endoscopia, si deve evitare ogni manipolazione al di fuori della visuale.

Un'altra complicanza descritta è la perforazione del diaframma oppure il posizionamento del trocar in sede intraddominale, dovuto a un'incisione troppo caudale.

La rotazione della barra con dislocazione è di solito dovuta a una fissazione insufficiente: se viene evidenziata nel primo controllo postoperatorio, richiede sempre una correzione.

Nel decorso postoperatorio si possono osservare ematomi oppure soffusioni pleuriche, che talvolta richiedono un drenaggio toracico.

La pericardite, rara e solitamente dovuta a sfregamento del pericardio, si risolve nella maggioranza dei casi mediante trattamento medico con indometacina.

Il dolore può essere una complicanza difficile da gestire, se l'analgesia postoperatoria non è sufficiente, o il catetere peridurale non è in sede corretta.

Infezioni della ferita oppure lungo il percorso della barra non richiedono di solito la rimozione, ma una terapia antibiotica prolungata.

Bisogna infine ricordare che alcuni pazienti sono allergici ai metalli: se questo è un problema noto, si può scegliere una barra in titanio; se si evidenzia l'allergia dopo aver posizionato la barra, può rendersi necessaria una rimozione di quest'ultima.

Letture consigliate

Kelly RE Jr, Shamberger RC, Mellins RB, et al. Prospective multicenter study of surgical correction of pectus excavatum: design, perioperative complications, pain, and baseline pulmonary function facilitated by internet-based data collection. J Am Coll Surg 2007; 205: 205-16

Nuss D. Minimally invasive surgical repair of pectus excavatum. Semin Pediatr Surg 2008;17:209-217

Capitolo 57

Chiusura toracoscopica della pervietà del dotto arterioso in lattanti e bambini

S.S. Rothenberg

Il trattamento della pervietà del dotto arterioso nei lattanti e nei bambini è cambiato drasticamente negli ultimi 20 anni. La chiusura chirurgica con approccio toracotomico è stata in gran parte sostituita dai dispositivi occlusivi transcatetere e dalla chiusura toracoscopica. L'incidenza della pervietà del dotto arterioso nella popolazione generale è dello 0,7% e sale fino al 50% nei neonati di basso peso alla nascita (< 1500 g).

Il trattamento nei neonati è legato al tempo necessario affinché la pervietà del dotto arterioso si chiuda spontaneamente nei pazienti asintomatici, o all'impiego di indometacina nei casi emodinamicamente significativi. Le conseguenze di una pervietà del dotto arterioso persistente comprendono lo scompenso cardiaco, l'ipertensione polmonare e un rischio aumentato di endocardite batterica spontanea. Quando il trattamento medico e il tempo non sono riusciti a provocare la chiusura della pervietà del dotto arterioso o qualora vi sia un'instabilità emodinamica significativa, l'opzione di scelta per occuparsi di queste patologie è stata considerata la chiusura chirurgica attraverso un'incisione toracotomica posterolaterale.

Negli ultimi due decenni questa procedura è cambiata drammaticamente. Due opzioni relativamente nuove sono disponibili per il trattamento di queste patologie. Un'opzione è il posizionamento da parte del cardiologo di un dispositivo occlusivo transcatetere (TCO). Questa tecnica è stata descritta per la prima volta nel 1971 da Portsman, ma nell'ultimo decennio vi sono state modifiche e miglioramenti significativi. La seconda opzione è

Videochirurgia pediatrica, Ciro Esposito et al. (a cura di)

rappresentata dalla chiusura toracoscopica della PDA (TCP). Questo metodo aderisce agli stessi principi di base della chiusura chirurgica "open", ma utilizza un approccio mininvasivo. Nel 1993, Laborde ha riportato la prima esperienza in una chiusura toracoscopica videoassistita (VATS). Le modifiche nella tecnica e nella strumentazione nell'ultimo decennio hanno migliorato questa tecnica rendendola più rapida, più sicura e con migliore rapporto costo-efficacia. Nei centri che effettuano una di queste nuove tecniche o entrambe, si ricorre raramente alla chiusura chirurgica con approccio toracotomico, tranne nei piccoli prematuri. Tuttavia, tale procedura è stata descritta recentemente in neonati di peso estremamente basso alla nascita (< 1000 g).

Tecnica

Preparazione preoperatoria

Prima dell'induzione dell'anestesia generale

Nella maggior parte dei pazienti l'unica indagine preoperatoria necessaria è un ecocardiogramma per verificare e documentare la presenza di una pervietà del dotto arterioso. Tale provvedimento, insieme con una consultazione con il cardiologo pediatra, rappresenta generalmente l'unico studio necessario. Occasional-mente, qualora sussista un dubbio riguardo la presenza di altri difetti congeniti, potrebbe essere indicato uno studio più invasivo quale una cateterizzazione cardiaca. Tutti i pazienti sono tipizzati per il gruppo sanguigno e vengono eseguite le prove di compatibilità crociata prima dell'intervento e il sangue dovrebbe essere disponibile nella sala operatoria all'inizio della procedura. È improbabile vi sia necessità di una trasfusione, ma in caso di lesione del dotto il sangue deve immediatamente essere disponibile, mentre il chirurgo converte in "open".

Anestesia

Una volta che il paziente è anestetizzato, la ventilazione monopolmonare è ottenuta con un'intubazione del bronco principale di destra. Un singolo accesso venoso periferico è solitamente sufficiente per la procedura e il paziente dovrebbe avere un pulsossimetro su un arto inferiore distalmente al dotto. Se il paziente ha una patologia cardiaca congenita più complessa, può essere indicato un accesso venoso centrale o un accesso arterioso. A completamento della preparazione preoperatoria, si somministra al paziente una dose di antibiotico per via endovenosa in conformità con i protocolli di profilassi della SBE.

Posizione del paziente e del team chirurgico

Il paziente viene posizionato prono sul tavolo operatorio con la parte di sinistra del corpo elevata di 20-30° (Fig. 57.1). Ciò permette che la gravità affiosci il polmone, allontanandolo dallo spazio operativo, ed elimina l'esigenza di un retrattore polmonare. I pazienti più grandi (> 10 kg) sono disposti su un cuscino che funge da supporto. I pazienti più piccoli sono stabilizzati e

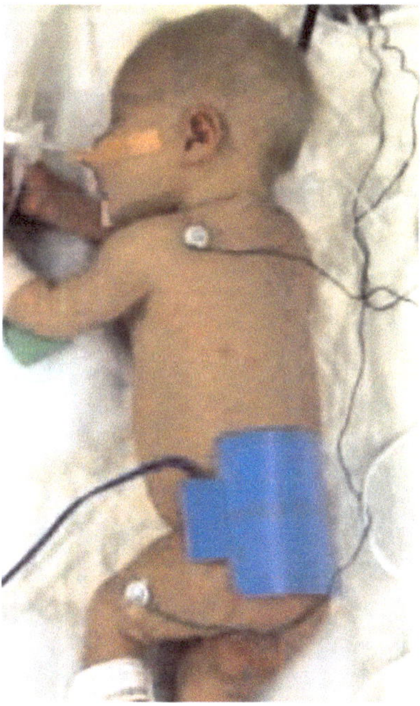

Fig. 57.1 Posizione del paziente

circondati con piccoli cuscinetti e coperte. In tutti i pazienti si posiziona un supporto ascellare.

Il chirurgo e l'aiuto si dispongono alla destra del tavolo rivolti di fronte al paziente (Fig. 57.2). Tale posizione mantiene sia il chirurgo sia l'aiuto in linea con la telecamera, eliminando gesti incoerenti. Si utilizza un singolo monitor disposto alle spalle del paziente in modo che il chirurgo, lo spazio operativo e il monitor siano tutti in linea. Un secondo monitor può essere disposto al di sopra della spalla sinistra del chirurgo per consentire la visione al ferrista, che si posiziona alla sinistra del tavolo dietro al paziente.

Descrizione dell'intervento

Dopo che il paziente è preparato e coperto, il torace viene insufflato con un ago di Veress sulla linea ascellare posteriore approssimativamente al quarto o quinto spazio intercostale. Qui si posizionerà il trocar della telecamera. Un basso flusso e una bassa pressione di CO_2 si utilizzano per indurre il collasso del polmone e diminuire il rischio di lesioni polmonari con l'inserzione dei trocar. Nei pazienti con peso inferiore ai 5 kg si utilizzano stru-

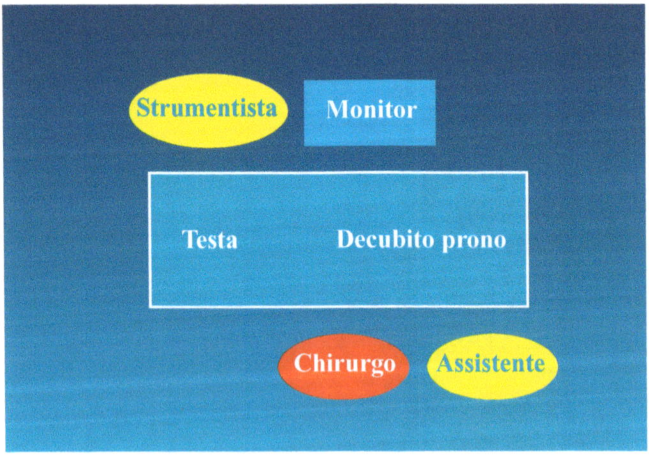

Fig. 57.2 "Setting" della sala operatoria

menti da 3 mm e una telecamera da 3 mm. In bambini di oltre 5 kg si preferiscono strumenti da 5 mm e una telecamera corta da 4 mm. Durante la procedura vi è insufflazione continua della CO_2. Dopo un'iniziale esplorazione del torace si posizionano le altre due porte d'accesso. Quella superiore viene posta alla base del cavo ascellare ed è utilizzata per una pinza. Quella inferiore è disposta soprattutto per consentire un migliore approccio al dotto con la clippatrice endoscopica.

Il primo tempo consiste nell'identificazione e cauterizzazione della piccola vena che solitamente attraversa l'aorta a livello del dotto. Quindi si incide la pleura al di sopra dell'aorta e si crea un lembo pleurico che viene mobilizzato medialmente, esponendo il dotto. Ciò permette al chirurgo di trazionare il vago e i nervi laringei ricorrenti al di fuori del campo di dissezione senza afferrarli. Con la pleura mobilizzata medialmente, può essere facilmente identificato il bordo inferiore del punto in cui il dotto incontra l'aorta e si utilizza un dissettore Maryland per creare questo piano per via smussa. Si continua la dissezione posteriormente, mobilizzando delicatamente la parete posteriore del dotto. Una tecnica simile è utilizzata sulla biforcazione superiore per creare un piano sicuro fra il dotto e l'aorta. Questa parte della dissezione è più difficile perché il dotto spesso giace adiacente e parallelo all'aorta, rendendo difficoltoso sviluppare questo piano. Una volta realizzata una mobilizzazione sufficiente, si introduce un dissettore Maryland utilizzato per testare il clampaggio del dotto e assicurarsi che si stia legando la struttura giusta (Fig. 57.3). Il pulsossimetro distale dovrebbe rimanere stabile e nelle PDA di diametro maggiore si può notare un aumento nella pressione sistolica. Dopo il clampaggio di prova, si introduce la clippatrice attraverso il trocar inferiore. Si dovrebbe sempre provare prima il dispositivo per assicurarsi che il meccanismo e le clip funzionino correttamente. Se le branche non si incontrano adeguatamente, allora la clip può tagliare causando una rottura del dotto. Si inserisce la clippatrice e la possibilità di variarne l'angolazione dovrebbe facilmente permettere l'inserimento della clip intorno alla PDA, andando dal basso verso l'alto (Fig. 57.4). Solitamente le punte della clippatrice non possono essere viste. Il lembo pleurico dovrebbe essere ritratto medialmente per aiutare a mantenere il nervo laringeo ricorrente al di fuori delle

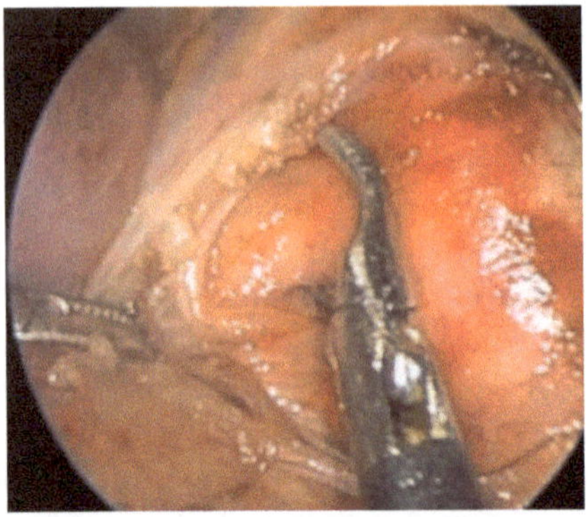

Fig. 57.3 Prova di clampaggio

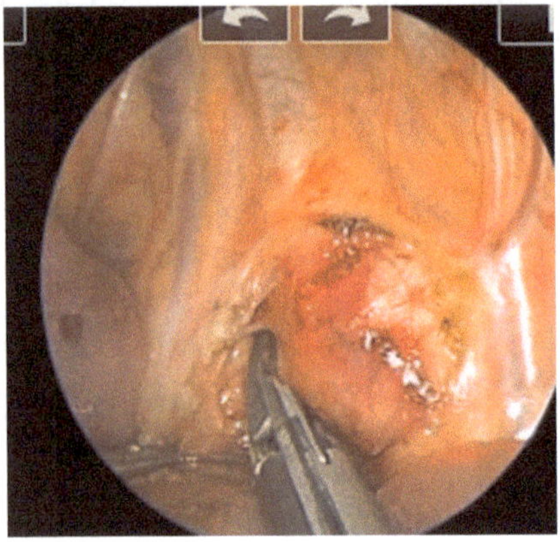

Fig. 57.4 Posizione delle clip

branche della clip. Una volta applicata la clip, si ritrae delicatamente la clippatrice e si controlla la clip (Fig. 57.5). Se vi è il dubbio che il dotto non sia completamente occluso, allora può essere applicata una seconda clip. Generalmente l'anestesista può rilevare un cambiamento del murmure. Si può anche effettuare un'ecocardiografia esofagea o standard in sala operatoria, se persiste un dubbio importante circa la completa occlusione del dotto.

Una volta estratta la clippatrice, si possono rimuovere tutti gli altri strumenti e i due trocar superiori. Il tubo endotracheale è quindi posizionato nuovamente all'interno della trachea e si insuffla il polmone di sinistra. Le incisioni dei trocar superiori sono suturate con filo riassorbibile. Una volta che il polmone si

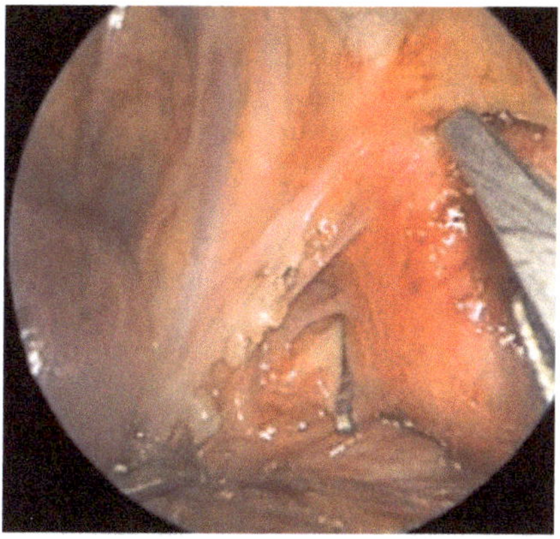

Fig. 57.5 Controllo delle clip

riespande e con il paziente ancora intubato, si rimuove il trocar inferiore sotto pressione positiva e si applica una medicazione occlusiva, una procedura simile alla rimozione di un drenaggio toracico. Si risveglia quindi il paziente dall'anestesia generale e si estuba.

Postoperatorio

Il paziente viene condotto nella sala postoperatoria e si pratica un esame radiografico del torace. Una piccola falda di pneumotorace residuo non è un rilievo insolito e può essere generalmente identificata. Al paziente vengono somministrati narcotici per via endovenosa per le prime 12 ore, ma rapidamente si passa alla terapia antidolorifica per via orale. L'alimentazione è ripresa immediatamente. Il follow-up di routine ha luogo dopo 10 giorni e si effettua una nuova ecocardiografia a 1 mese per accertare la chiusura completa.

Letture consigliate

Burke RP, Jacobs JP, Cheng W, et al. Video assisted thoracoscopic surgery for patent ductus arteriosus in low birth weight neonates and infants. Pediatrics 1999;4:227-230

Laborde F, Folliguet TA, Etienne PY, et al. Video-thoracoscopic surgical interruption of patent ductus arteriosus. Routine experience in 332 pediatric cases. Eur J Cardiothorac Surg 1997;11:1052-1055

Laborde F, Noirhomme P, Karam J, et al. A new video assisted thoracoscopic surgical technique for interruption of patent ductus arteriosus in infants and children. J Thorac Cardiovasc Surg 1993;87:870-875

Nezafati MH, Solantani, G, Vedadian A. Video assisted closure with new modifications: minimally invasive, maximally effective, 1300 cases. Ann Thorac Surg 2007;84:1343-1348

Rothenberg SS, Chang JH, Toews WH, et al. Thoracoscopic closure of patent ductus arteriosus: a less traumatic and more cost-effective technique. J Pediatr Surg 1995;30:1057-1060

Capitolo 58
La robotica in chirurgia pediatrica

C. Hollands

Nel corso degli ultimi vent'anni, la chirurgia mininvasiva ha permesso l'esecuzione di interventi con incisioni sempre più piccole e con tempi di recupero e ospedalizzazione decisamente più brevi.

Le nuove tecnologie sono state adottate in maniera piuttosto lenta in chirurgia pediatrica, per la difficoltà nel reperire lo strumentario di misura adeguata al paziente pediatrico; in ogni caso, ciò non è avvenuto per l'introduzione della chirurgia robotica. I chirurghi pediatri, infatti, soprattutto negli ultimi cinque anni hanno fatto da pionieri e hanno permesso l'introduzione e lo sviluppo di questa nuova applicazione tecnologica.

Storia della robotica

La robotica è stata sviluppata nei primi anni Quaranta e il suo utilizzo era finalizzato all'industria. Il suo continuo sviluppo è andato di pari passo con l'informatica e ha preceduto la nascita della chirurgia mininvasiva.

Negli anni Settanta la NASA ha proposto per prima l'idea di utilizzare la tecnologia robotica in chirurgia iniziando a esplorare la possibilità di una chirurgia a distanza, man mano che le missioni con un equipaggio sono diventate una realtà.

Alla fine degli anni Ottanta, i neurochirurghi hanno combinato la robotica con la TC, per effettuare biopsie stereotassiche di tumori cerebrali, con una migliorata precisione e una riduzione dei traumi conseguenti alle biopsie.

Allo stesso modo, i chirurghi ortopedici e urologi hanno svi-

Videochirurgia pediatrica, Ciro Esposito et al. (a cura di)

luppato sistemi robotici che sarebbero stati utilizzati in seguito negli interventi chirurgici.

Il sistema AESOP (*Automated Endoscopic System for Optimal Positioning*) è stato sviluppato dalla Computer Motion Inc. (CMI) ed è stato il primo robot chirurgico a ricevere l'approvazione della Food and Drug Administration (FDA). Questo braccio meccanico, che rispondeva a comandi vocali ed era in grado di mantenere l'ottica durante la chirurgia mininvasiva, è stato il primo dispositivo robotico a ottenere un impiego veramente diffuso.

La successiva generazione di robot chirurgici è stata sviluppata dalla NASA, mentre il Dipartimento della Difesa degli Stati Uniti ha iniziato nuovamente a effettuare studi sulla chirurgia a distanza nelle zone di guerra. Una collaborazione tra la Defense Advanced Research Project Admistration (DARPA) e lo Stanford Research Institute (SRI), il Massachusetts Institute of Technology (MIT), il Watson Laboratory dell'International Business Machines Corporation (IBM), il Jet Propulsion Laboratory della NASA e il CMI ha condotto allo sviluppo del da Vinci Surgical System e dello Zeus Surgical System. Il da Vinci Surgical System è approvato dalla FDA dal 2000 e lo Zeus Surgical System dal 2001. Entrambi i sistemi sono stati utilizzati per numerosi interventi chirurgici.

I sistemi da Vinci e Zeus rimangono gli unici sistemi di chirurgia robotica capaci di manipolazione a distanza a essere approvati per l'utilizzo sugli esseri umani sia dall'Unione Europea sia dalla FDA.

La robotica: le basi della tecnologia

Attualmente due sistemi generali di chirurgia robotica sono stati approvati per l'utilizzo sugli esseri umani: Zeus e da Vinci. Sono entrambi sistemi costituiti da un'unità operativa con tre o quattro bracci meccanici, una console per il chirurgo e un'interfaccia computerizzata. Entrambi hanno uno dei bracci equipaggiato con una videocamera controllata dal chirurgo, che fornisce un'immagine bidimensionale o tridimensionale stabile, ingrandita e ad alta risoluzione. Entrambi i sistemi sono programmati per correggere l'effetto fulcro, filtrare il disturbo ed eliminare l'attrito nelle porte d'accesso. Sia l'uno sia l'altro hanno comandi intuitivi e strumenti che ripristinano i gradi di libertà (*degrees of freedom*, DOF) persi in chirurgia laparoscopica. Entrambi possono modulare i movimenti per aumentare la precisione e ridurre il rischio di danneggiare inavvertitamente i tessuti.

Le differenze tra i due sistemi si fondano sulle loro origini. Zeus è stato costruito sulla base dell'AESOP, che ha un solo braccio, mentre da Vinci è stato progettato sul modello dell'unità a più bracci per la chirurgia "open".

AESOP

AESOP è stato il primo robot utilizzato in chirurgia generale.

L'AESOP HERMES-Ready™ è costituito da AESOP: un braccio meccanico dal peso di circa 18 kg, che viene lasciato su un carrello quando non utilizzato e da HERMES™: un centro di controllo che permette al chirurgo di gestire con comandi vocali l'endoscopio e altre periferiche come le luci chirurgiche, il tavolo operatorio, il telefono, il dispositivo di insufflazione, la sorgente luminosa, l'ottica e i dispositivi digitali per l'acquisizione delle immagini.

La posizione del braccio di AESOP può essere regolata per ottenere la massima efficienza, garantendo sei gradi di libertà all'endoscopio.

Zeus

L'unità operativa Zeus è composta da tre bracci meccanici collegati al tavolo operatorio (uno di essi è AESOP), ognuno dei quali pesa approssimativamente 18 kg (Fig. 58.1). I bracci possono essere posizionati e orientati in maniera indipendente l'uno dall'altro. Dal momento che sono fissati al tavolo operatorio, se durante l'intervento è necessario cambiare la posizione del tavolo stesso non è necessario spostarli. Una volta posizionati, la struttura poco ingombrante dei bracci meccanici lascia molto spazio per lavorare agli assistenti dell'operatore.

La console del chirurgo di Zeus è costituita da un'unità di controllo e da un monitor separato. Questo design "open-platform"

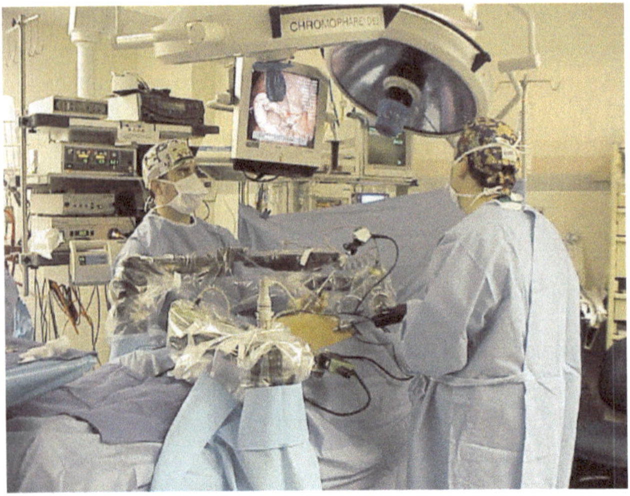

Fig. 58.1 Unità operativa Zeus

permette una comunicazione agevole tra il chirurgo operatore e il resto del personale di sala operatoria. Il monitor è capace di fornire immagini bidimensionali o tridimensionali. Ottiche da 5 o 10 mm possono essere utilizzate per l'imaging a due dimensioni, mentre per lavorare in tre dimensioni è necessaria un'ottica speciale di 12 mm. I bracci sono controllati da due comandi, che possono essere disaccoppiati dai bracci stessi per permettere il riposizionamento. L'ottica riconosce comandi vocali attraverso l'interfaccia AESOP-HERMES.

Il design "open-platform" del sistema Zeus permette l'esecuzione di una procedura ibrida durante la quale il chirurgo utilizza uno strumento attraverso l'interfaccia robotizzata e un secondo strumento attraverso tecniche convenzionali. La console del chirurgo è posizionata lungo il tavolo operatorio e i dispositivi di controllo vengono inseriti nel campo sterile (Fig. 58.2). Inoltre, se non si desidera una visuale in 3D, si possono integrare schermi LCD nel sistema per permettere la visualizzazione delle immagini (Fig. 58.3).

Lo strumentario che viene effettivamente utilizzato per operare è una componente fondamentale della flessibilità e del successo di

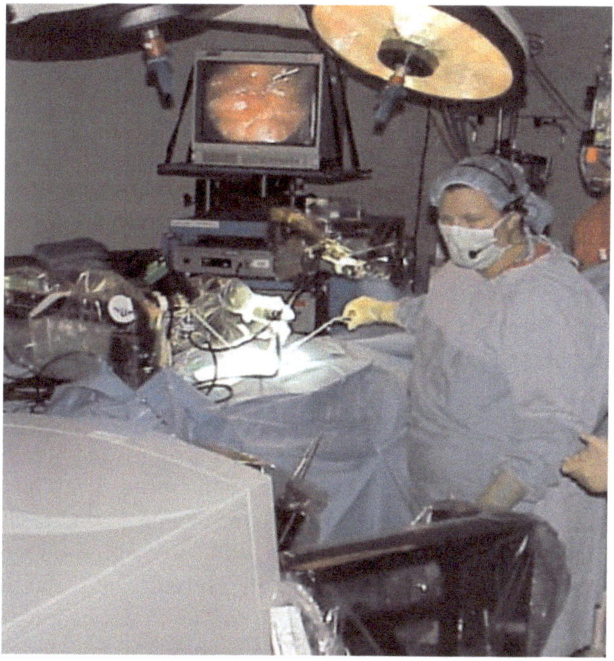

Fig. 58.2 Console del chirurgo in campo sterile

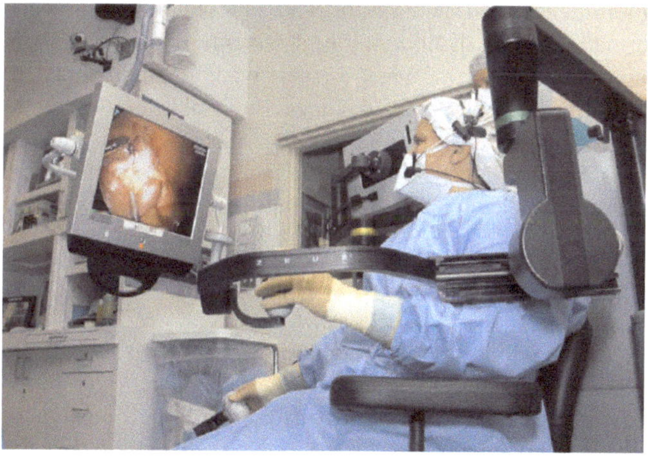

Fig. 58.3 Visualizzazione delle immagini con monitor LCD

ogni sistema. Gli strumenti Zeus utilizzano una tecnologia "push-rod" che fornisce sei gradi di libertà e un diametro di 5 mm. Sono riutilizzabili e hanno una durata di vita finora indeterminata.

da Vinci

da Vinci utilizza una singola unità, che pesa circa 540 kg, è fissata al pavimento e ha da tre a quattro bracci meccanici. Essi hanno dei perni integrati che aumentano l'ampiezza dei loro movimenti a partire da un punto iniziale comune. La grandezza dell'unità operativa concede uno spazio limitato agli assistenti del chirurgo.

La console del chirurgo, dal momento che da Vinci è un'unità singola, è progettata per permettere al chirurgo una totale immersione nel campo operatorio. Una speciale ottica da 12 mm che fornisce un'immagine distinta per ogni occhio permette di ottenere una visuale tridimensionale. Tale immagine viene proiettata ai due comandi motorizzati, ripristinando l'asse occhio-mano-obiettivo dell'intervento. Tramite il disaccoppiamento e il reindirizzo dei comandi, il chirurgo può manipolare i bracci che fungono da operatore, il braccio che funge da divaricatore, o la posizione dell'ottica.

Lo strumentario di da Vinci utilizza una tecnologia via cavo che permette 7 gradi di libertà. Tali strumenti misurano 8,5 mm di diametro. Gli strumenti devono essere posizionati almeno a 38 mm dall'ottica e a 10 cm di distanza l'uno dall'altra a livello della cute. Ogni strumento può essere utilizzato dieci volte; il conteggio è mantenuto da un monitor interno. Sono attualmente disponibili strumenti più nuovi, da 5 mm.

Vantaggi della tecnologia robotica

I vantaggi includono: visualizzazione stabile, controllo vocale diretto per il chirurgo, movimento dell'ottica a partire dal punto di riferimento dei chirurghi, ridotto affollamento intorno al tavolo operatorio, mantenimento dello stesso orientamento, ottimizzazione del personale di sala operatoria e risparmio di tempo documentato.

Sistemi di chirurgia robotica

I sistemi di chirurgia robotica offrono vantaggi nel superamento di alcune sfide della chirurgia mininvasiva. Le abilità richieste dalla chirurgia mininvasiva sono piuttosto differenti da quelle richieste dalla chirurgia "open". Il chirurgo laparoscopista vede il campo operatorio soltanto in due dimensioni, e quindi fa affidamento su un assistente per orientare l'ottica nel modo più favorevole alla visuale desiderata. Il movimento degli strumenti è invertito a causa dell'effetto fulcro della porta d'accesso, ed è limitato a quattro gradi di libertà. Il riscontro attuabile col tatto è significativamente ridotto e la coordinazione tra mano e occhi è resa difficoltosa dalla perdita dell'asse occhio-mano-bersaglio.

La robotica potrebbe avere la sua più grande applicazione proprio nel superamento di questi limiti.

I sistemi di chirurgia robotica sono stati progettati per restituire al chirurgo un campo operatorio tridimensionale. Un endoscopio con doppia telecamera ripristina la visione stereoscopica. L'immagine può essere dunque proiettata in una console per il chirurgo, che non solo ne permette l'immersione nel campo operatorio, ma ripristina anche l'asse occhio-mano-bersaglio sovrapponendo le immagini. Il risultato finale è una visuale del campo operatorio più realistica e migliorata da un punto di vista ottico.

Bracci meccanici garantiscono un'immagine stabilissima, che è sotto il diretto controllo del chirurgo. Nella chirurgia mininvasiva standard, essa spesso viene mantenuta e orientata dalla persona con meno esperienza. Il livello di coordinazione necessario richiede tempo per essere raggiunto.

I sistemi robotici ripristinano un accoppiamento più intuitivo tra il movimento della mano e quello dello strumento. L'effetto fulcro della porta d'accesso dello strumento nella chirurgia mininvasiva standard inverte la direzione del movimento effettuato dalla punta dello strumento. La compensazione di questo effetto può essere un'abilità difficile da raggiungere. Proprio come nella chirurgia "open", l'utilizzo di comandi robotizzati in una certa direzione causa un movimento dello strumento nella stessa direzione. Un ulteriore beneficio di questo tipo di accoppiamento meccanico è che il chirurgo non deve più preoccuparsi di muovere gli strumenti attraverso porte d'accesso che limitano i movimenti. Il robot controlla l'attrito all'interno della porta e il chirurgo può direzionare senza difficoltà lo strumento.

I sistemi robotici aggiungono due o tre gradi di libertà addizionali attraverso una giuntura articolata come un polso, situata nei pressi della punta dello strumento. Nella chirurgia mininvasiva tradizionale, il movimento dello strumento è limitato a quattro gradi di libertà. Il movimento addizionale permesso dalla giuntura a polso dei sistemi di chirurgia robotica aggira un'ulteriore limitazione imposta dall'effetto fulcro (che riduce l'ampiezza del movimento dello strumento e i suoi gradi di libertà).

Infine, l'utilizzo di sistemi chirurgici robotizzati garantisce benefici aggiuntivi per l'assistente del chirurgo. L'assistente può posizionarsi vicino al chirurgo, piuttosto che restare in una posizione secondaria ed ergonomicamente svantaggiata. Procedure complesse che richiedono allo stesso tempo tecniche mininvasive convenzionali e robotizzate possono essere svolte in luoghi piccoli con relativa comodità per lo staff. La robotica permette a un unico chirurgo il controllo sulla ritrazione dei tessuti, l'orientamento dell'ottica e le stesse manovre chirurgiche.

La robotica nella pratica clinica

Applicazioni cliniche specifiche in chirurgia pediatrica

Il sistema di chirurgia robotica che ha raggiunto l'uso clinico maggiore è AESOP.

AESOP è stato integrato in molte procedure di chirurgia mininvasiva su lattanti e bambini: dalla piloromiotomia alla fundoplicatio secondo Nissen, dalla gastrostomia, alla splenectomia, all'adrenalectomia e all'appendicectomia, dal pull-through intestinale alla colecistectomia e all'esofagomiotomia (Fig. 58.4).

I sistemi chirurgici Zeus e da Vinci sono stati utilizzati in un'ampia varietà di operazioni semplici e complesse di chirurgia pediatrica. La loro applicabilità alla chirurgia mininvasiva pediatrica è limitata solo dallo strumentario richiesto per le procedure.

Studi preliminari su animali con il sistema di chirurgia robotica Zeus hanno dimostrato un tasso di complicanze inferiore nelle chirurgie complesse rispetto alla tecniche mininvasive convenzionali.

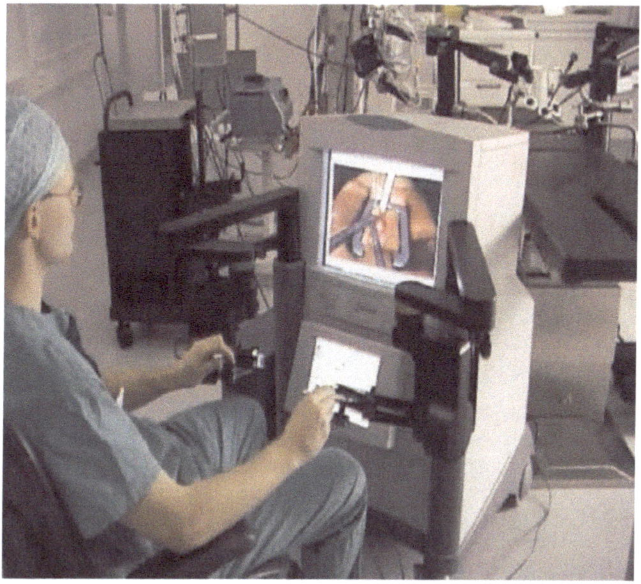

Fig. 58.4 Utilizzo del Robot

La prima procedura di chirurgia robotica su un lattante è stata effettuata in Francia nel 2000, per praticare la legatura di un dotto arterioso pervio. Il primo caso negli Stati Uniti risale al gennaio 2002, su un bimbo con stenosi pilorica. Entrambe le procedure sono state eseguite utilizzando il sistema Zeus. In ogni caso, negli ultimi anni, molti interventi sono stati effettuati senza complicanze in più di 500 lattanti e bambini impiegando sia il sistema Zeus sia il da Vinci. Questi includono: appendicectomia, colecistectomia, fundoplicazione di Nissen, miotomia di Heller, asportazione di cisti broncogena, riparazione di atresia esofagea, escissione di cisti del coledoco, portoenterostomia, pull-through intestinale per il morbo di Hirschsprung, adrenalectomia, riparazione di ernia di Morgagni, piloromiotomia, legatura di dotto arterioso pervio, pieloplastica, nefrectomia, trattamento del megauretere, dissezione linfonodale retroperitoneale, resezione dell'uraco, appendicovescicostomia, reimpianto ureterale, legatura dei vasi spermatici nel varicocele, biopsia di massa mediastinica (Fig. 58.5).

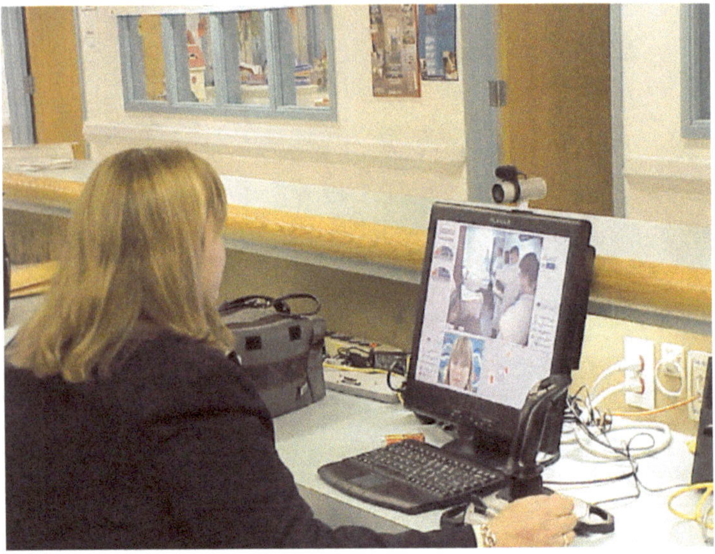

Fig. 58.5 L'utilizzo dei sistemi robotici si è esteso a numerose patologie di interesse pediatrico

Sebbene la tecnologia sembri sicura ed efficace, ha in effetti alcuni limiti dovuti a problemi relativi alla grandezza dello strumentario. Le configurazioni dei sistemi robotici e la grandezza e flessibilità degli strumenti disponibili condizionano il minimo spazio in cui una data procedura può essere svolta. Sembra chiaro che la tecnologia debba essere ulteriormente miniaturizzata attraverso una ricerca multidisciplinare, al fine di sviluppare il suo massimo potenziale nelle applicazioni in chirurgia pediatrica.

I programmi di chirurgia robotica sono stati istituiti in 10 dei 30 corsi di specializzazione in chirurgia pediatrica del Nord America. Questo dato, da solo, riassume l'importante ruolo attribuito alla chirurgia robotica nel miglioramento delle tecniche di chirurgia mininvasiva nell'approccio chirurgico al paziente pediatrico.

Training e acquisizione delle credenziali

L'introduzione della colecistectomia laparoscopica nella pratica chirurgica ha fatto sì che l'attenzione sia rivolta alla necessità di un training specifico e di determinate credenziali per le nuove tecnologie e le nuove procedure in virtù dell'aumentato tasso di danni al dotto epatico comune. La SAGES (Society of American Gastrointestinal Endoscopic Surgeons) è stata la prima società a sottolineare i problemi dell'acquisizione di credenziali per la colecistectomia laparoscopica nel 1989. Le linee guida sono state modificate al loro stato attuale nel 1998. Tali linee guida suggeriscono che il chirurgo abbia le seguenti credenziali e completi il seguente processo di training:

- completamento di un corso di specializzazione in chirurgia generale;
- conoscenze chirurgiche della laparoscopia diagnostica;
- training sull'esecuzione di interventi laparoscopici sotto la supervisione di un chirurgo laparoscopico esperto o partecipazione ad un corso didattico riconosciuto che includa esperienza clinica e pratica in laboratorio;
- osservazione dell'esperienza clinica iniziale del chirurgo da parte di un valutatore;
- monitoraggio dei risultati ottenuti dal chirurgo con la nuova procedura laparoscopica.

I sistemi di chirurgia robotica sono dispositivi chirurgici, pertanto ci si potrebbe chiedere se ogni nuovo dispositivo chirurgico debba necessitare di una richiesta di credenziali così rigorosa. I sistemi robotici sono stati categorizzati come il laser, perché entrambi richiedono uno specifico grado di abilità per prevenire risultati negativi sui pazienti. L'American College of Surgeons (ACS) ha commissionato al CESTE (Committee on Emerging Surgical Technology and Education), uno studio sulle implicazioni delle tecnologie emergenti, in modo da suggerire una maniera per accelerare il training e le acquisizioni delle credenziali in quest'area, proteggendo però il benessere dei pazienti. Nel 1994, il comitato ha pubblicato una dichiarazione sulle tecnologie chirurgiche emergenti e alcune linee guida per stabilire le credenziali relative a tali tecnologie.

Riassumendo, le nuove tecniche chirurgiche devono essere scientificamente valutate in base alla sicurezza, all'efficacia e alla necessità. I chirurghi che utilizzano queste tecnologie devono essere qualificati ed esperti nel controllo della patologia per la quale la tecnica viene applicata, completare un definito percorso di formazione che includa elementi didattici e pratici, essere valutati e giudicati qualificati da un chirurgo esperto nella tecnologia ed essere soggetti a valutazioni periodiche e ad accertamento dei risultati. Dichiarazioni successive da parte dell'ASC hanno ulteriormente rafforzato questi concetti.

La robotica è chiaramente una tecnica chirurgica emergente, la cui diffusione e il cui impiego dovrebbero essere monitorati. In letteratura sono stati descritti programmi di training che coinvolgono sia chirurghi esperti, sia specializzandi in chirurgia.

In ogni caso, i vari ostacoli che impediscono l'istituzione di tali programmi devono essere superati man mano che la tecnologia si sviluppa. Un importante ostacolo è la disponibilità di docenti. Con la diffusione della tecnologia robotica, si dovrebbe aumentare la disponibilità di chirurghi qualificati per il training, che facciano da mentori. Proprio le capacità di utilizzo a distanza della tecnologia robotica forniscono i mezzi per raggiungere questo obiettivo. Quando un chirurgo esperto fa da guida a un soggetto a distanza, si parla di "telementoring". Esso include la capacità del mentore di controllare una parte dello svolgimento della tecnica, come il posizionamento dell'ottica e la retrazione. Quando c'è solo osservazione a distanza, senza la possibilità di interagire, si parla di "teleproctoring". Entrambe le tecniche sono state sperimentate e sono risultate fattibili, efficaci e sicure. Questo aspetto della tecnologia robotica potrebbe, in futuro, aumentare le modalità in cui i chirurghi apprendono e mantengono le proprie abilità.

Chirurgia con un unico operatore

La chirurgia laparoscopica richiede di solito due chirurghi: un aiuto che controlla l'ottica e provvede alla retrazione e un operatore che effettua l'intervento chirurgico. L'utilizzo di un robot ha permesso ai chirurghi di effettuare procedure laparoscopiche standard senza la presenza di un assistente. L'aggiunta di un quarto braccio meccanico al robot per garantire la retrazione ha aumentato ancora di più le applicazioni della chirurgia con un unico operatore. Nell'epoca dell'orario di lavoro limitato in chirurgia, questo può permettere un migliore utilizzo delle risorse chirurgiche.

Ergonomia

L'ergonomia della chirurgia laparoscopica crea un ambiente fisicamente stressante per il chirurgo. Per vedere l'immagine laparoscopica, il chirurgo deve inclinare la testa, affaticando il collo. A causa della posizione delle porte d'accesso laparoscopiche, spesso il chirurgo deve assumere una postura poco corretta. Nella chirurgia robotica, il robot ("slave unit") effettua questi movimenti al posto del chirurgo. Le impugnature degli strumenti laparoscopici stancano i polsi, con conseguente affaticamento del braccio, che può causare al chirurgo la sindrome del tunnel carpale. I comandi del robot sono progettati per limitare questo stress alle braccia e ai polsi.

La "slave unit" non solo svolge questi compiti per il chirurgo, ma elimina anche l'obbligo, imposto spesso all'aiuto, di lavorare talvolta a rovescio. L'efficienza e la sicurezza dell'operazione vengono così migliorate perché sia il chirurgo sia l'aiuto sono allineati e orientati nella stessa direzione.

Telechirurgia/telementoring/teleproctoring

La telechirurgia consiste nell'esecuzione di interventi chirurgici effettuati da un chirurgo a distanza rispetto al paziente. Tecnicamente, tutta la chirurgia robotica è telechirurgia, dal momento che il chirurgo non effettua il lavaggio delle mani e non si trova presso il tavolo operatorio. La distanza tra il chirurgo e il paziente è limitata solo dalla velocità di trasmissione dei dati.

La prima procedura di rilievo è stata una colecistectomia robotica transatlantica il 7 settembre 2001. Il paziente a cui fu rimossa la colecisti si trovava in Francia, a Strasburgo e il chirurgo alla console era invece a New York.

La telechirurgia è il vero vantaggio della chirurgia robotica, ed è stata la ragione per la quale il Dipartimento della Difesa ha intrapreso ricerche in questo campo. Ci sono molte applicazioni potenziali della telechirurgia: la possibilità di fare da mentore a un chirurgo che sta apprendendo una particolare tecnica, l'assistenza a un chirurgo che effettua una procedura complessa, l'abilità di praticare un intervento di chirurgia robotica a distanza in modo da evitare ai pazienti e alle loro famiglie un viaggio verso centri che lo effettuano, la possibilità di operare pazienti a distanza che non hanno i mezzi o per i quali i costi sono troppo proibitivi, e anche la possibilità di operare da un luogo sicuro e non contaminato nel caso in cui il paziente che necessita l'intervento si trovi in un ambiente pericoloso, ostile o contaminato.

Alcuni autori hanno distinto il "telementoring" dal "teleproctoring". Il termine "telementoring" si riferisce a una tecnologia che permette a un chirurgo esperto, che rimane nel proprio ospedale, di istruire un allievo a distanza su come praticare un nuovo intervento o utilizzare una nuova tecnica chirurgica. Il termine "teleproctoring" si riferisce invece a un chirurgo esperto che osserva a distanza e documenta la performance di un chirurgo durante una procedura laparoscopica o robotica allo scopo di concedergli particolari credenziali.

Le scuole di specializzazione in chirurgia istruiscono i chirurghi facendoli lavorare direttamente con istruttori esperti; in ogni caso, questo sistema di training non è ottimale per formare dei chirurghi. Quando una nuova procedura chirurgica mininvasiva (o "open") viene sviluppata, agli inizi solo un numero limitato di esperti è disponibile per insegnarla alla comunità chirurgica praticante. Di solito il training consiste in corsi, seguiti da "mentoring" o "proctoring" in sala operatoria. Quindi, sia per il chirurgo che apprende, sia per l'istruttore, c'è un significativo impegno di tempo. Inoltre, togliere tempo al proprio lavoro in ospedale e viaggiare tra diversi istituti implica costi notevoli. In aggiunta a ciò, questo approccio richiede la sincronizzazione degli impegni, che può essere difficile quando si tratta di due chirurghi impegnati in ospedali diversi. Per garantire un'assistenza attiva, bisogna valutare vari problemi. Potrebbe esserci poca familiarità con il nuovo ambiente della sala operatoria, con le norme specifiche, lo staff e l'equipaggiamento. I sistemi operativi di telepresenza potrebbero essere un'alternativa per il training chirurgico postlaurea. Essi possono potenzialmente eliminare il bisogno di viaggiare tra i vari ospedali per il training e l'ottenimento delle credenziali.

La robotica nel futuro

Educazione e ricerca

Meno del 20% dei programmi di specializzazione in chirurgia nel Nord America ha integrato con successo la robotica nel loro curriculum, sebbene un recente sondaggio tra gli specializzandi di chirurgia abbia rivelato che la robotica è considerata un'alta priorità. Un curriculum che insegni i principi e la pratica della chirurgia robotica agli specializzandi è importante, anche se questo non è l'unico ruolo della robotica nell'educazione.

Altri ruoli educativi entusiasmanti includono la simulazione della chirurgia e le prove preoperatorie. Molti degli strumenti software e hardware di base necessari per integrare la robotica nell'educazione sono già disponibili. Esistono molti simulatori di chirurgia mininvasiva e anche di chirurgia robotica, utili al training per l'acquisizione di varie abilità. Per esempio, la SimSurgery (www.simsurgery.no) ha sviluppato un simulatore chirurgico che utilizza i sistemi di chirurgia robotica Zeus e da Vinci (Fig. 58.6). Questo simulatore permette all'allievo di praticare tecniche di sutura sulla console del robot. Tali simulatori utilizzano programmi predeterminati che non incorporano in tempo reale i dati del paziente. Il tempo successivo consiste nell'interazione in tempo reale con dati del paziente.

La neurochirurgia e la chirurgia ortopedica già interagiscono con i dati del paziente in tempo reale durante la chirurgia navigazionale o guidata da tecniche di imaging. In ogni caso, l'applicazione di questi concetti alla chirurgia mininvasiva introduce nuove e importanti sfide, relative a un ambiente che cambia in continuazione con l'insufflazione, la deformazione dei tessuti e la ventilazione. La realtà aumentata sarà importante per compiere quest'ulteriore passo in chirurgia generale.

La realtà aumentata combina oggetti simulati con la visuale in tempo reale del campo operatorio. Per esempio, un'immagine in trasparenza di una TC ricostruita in 3D di una massa epatica può

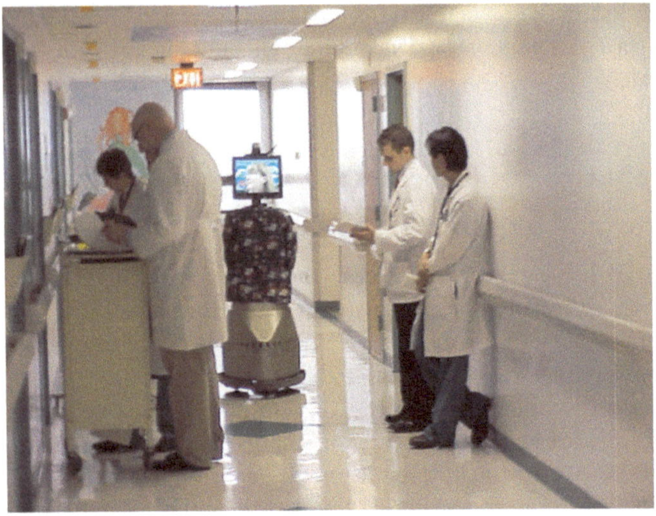

Fig. 58.6 Simulatore chirurgico

essere proiettata sull'immagine fornita dall'ottica laparoscopica e messa in sovraimpressione con la massa epatica in tempo reale. Il risultato è che l'immagine ottenuta in tempo reale sul monitor della sala operatoria mostra, sovrapposta al fegato del paziente, un'immagine in 3D trasparente ricostruita a partire dalla TC. Questa applicazione della realtà aumentata è stata applicata con successo all'adrenalectomia laparoscopica. Inoltre, il sistema da Vinci viene utilizzato per applicare la realtà aumentata ai simulatori. La realtà aumentata si rivelerà importante nello sviluppo di sistemi per la simulazione di operazioni paziente-specifiche, per facilitare la pianificazione preoperatoria di interventi chirurgici complessi e per effettuare prove preoperatorie prima di ogni procedura. Il beneficio educativo più importante della simulazione preoperatoria di operazioni sia semplici sia complesse è il miglioramento delle abilità dell'apprendista nella partecipazione all'operazione in tempo reale, acquisita fornendogli la possibilità di praticare le operazioni paziente-specifiche in sede preoperatoria.

Letture consigliate

Drasin T, Gracia C, Atkinson J. Pediatric applications of robotic surgery. Ped Endosurg Innov Tech 2003;7:377-384

Hollands CM, Dixey LN. Robotic esophagoesophagostomy. J Pediatr Surg 2002;37:983-985

Hollands CM, Dixey LN, Torma MJ. Technical assessment of porcine enteroenterostomy performed with Zeus robotic technology. J Pediatr Surg 2001; 36:1231-1233

Hollands CM, Dixey LN. Applications of robotic surgery in pediatric patients. Surg Laparosc Endosc Percutan Tech 2002;12:71-76

Kavoussi LR, Moore RG, Adams JB, et al. Comparison of robotic versus human laparoscopic camera control. J Urol 1995;154:2134-2136

Ostlie DJ, Miller KA, Woods RK, et al. Single cannula technique and robotic telescopic assistance in infants and children requiring laparoscopic Nissen fundoplication. J Pediatr Surg 2003;38:111-115

Rassweiler J, Binder J, Frede T. Robotic and telesurgery: Will they change our future? Curr Opin Urol 2001;11:309-320

Shew SB, Ostlie DJ, Holcomb GW. Robotic telescopic assistance in pediatric laparoscopic surgery. Ped Endosurg Innov Tech 2003;7:371-376

Sung GT, Gill IS. Robotic laparoscopic surgery: A comparison of the da Vinci and Zeus systems. Urology 2001;58:893-898

Talamini M, Campbell K, Stanfield C. Robotic gastrointestinal surgery: Early experience and system description. J Laparoendosc Adv Surg Tech 2002; 12:225-232

Capitolo 59

La chirurgia mininvasiva per i tumori solidi dell'infanzia

M. Catti, Y. Héloury, N. Corradini, A. Rinaldi, M.D. Leclair

La chirurgia mininvasiva, che comprende la laparoscopia, la retroperitoneoscopia e la toracoscopia, è diventata, nel corso degli ultimi due decenni, un mezzo sicuro e affidabile per ridurre l'onere della chirurgia senza compromettere il risultato oncologico nella popolazione di adulti affetti da tumore.

Oltre all'aspetto estetico, la chirurgia mininvasiva offre una ridotta morbilità rispetto alla chirurgia a cielo aperto, come evidenziato dalla riduzione dei traumi parietali, dall'infiammazione minima, dal minor numero di aderenze postoperatorie, dalla diminuzione del dolore e da un recupero più rapido, accelerando in tal modo il successivo avvio del trattamento di seconda linea.

Da quando, nel 1995, sono state riportate biopsie mininvasive in oncologia pediatrica, la chirurgia mininvasiva è stata sviluppata anche nei bambini come strumento per la diagnosi iniziale e la stadiazione dei tumori, la diagnosi di malattia metastatica, la resezione curativa, l'esplorazione di malattia residua e ricorrente, la gestione delle complicanze e come terapia di supporto, con pubblicazioni riguardanti l'intera gamma di tumori pediatrici addominali, retroperitoneali, mediastinici e toracici, compresi neuroblastoma, nefroblastoma, epatoblastoma, rabdomiosarcoma, teratoma, linfoma e molti altri.

Ruolo diagnostico

Dal momento che molti tumori solidi pediatrici sono sensibili alla chemioterapia, il ruolo della chirurgia nel trattamento iniziale è spesso limitato al prelievo di campioni di tessuti per la diagnosi. I proto-

Videochirurgia pediatrica, Ciro Esposito et al. (a cura di)

colli terapeutici moderni richiedono un'adeguata quantità di tessuto tumorale per identificare tutti i fattori biologici prognostici, al fine di individuare il tumore in un gruppo specifico di rischio e di pianificare la strategia di trattamento ottimale. La biopsia percutanea con ago sottile eco e TC guidata può fornire materiale inadeguato o necrotico, mentre la chirurgia mininvasiva permette la visualizzazione diretta della massa e delle strutture circostanti, il prelievo di campioni tumorali adeguati e il controllo diretto dell'emostasi. Numerosi articoli hanno dimostrato la fattibilità e l'efficacia della laparoscopia e della toracoscopia diagnostica nei bambini, con un basso tasso di conversione e senza significative complicanze. La chirurgia mininvasiva è stata utilizzata con successo per i tumori come il neuroblastoma, che può essere frammentato senza rischio significativo di recidiva locale, mentre nel tumore di Wilms la biopsia, se necessaria, deve essere effettuata con un ago percutaneo extrafine per evitare la disseminazione intraperitoneale.

Oltre a consentire la diagnosi iniziale, la chirurgia mininvasiva è efficace anche per la stadiazione, la valutazione di resecabilità dei tumori per evidenziare e confermare metastasi o ricaduta di malattia e negli interventi "second-look".

Ruolo terapeutico

Sono state espresse preoccupazioni circa il ruolo terapeutico della chirurgia mininvasiva, in particolare riguardo i potenziali rischi di exeresi incompleta, disseminazione del tumore, alterazione dei margini del tumore dopo la frantumazione che può alterare la valutazione istologica. Tali rischi sono particolarmente evidenti per alcuni tipi di cancro.

Una delle indicazioni ottimali della chirurgia mininvasiva è la valutazione preoperatoria accurata di tipo istologico, dimensioni, localizzazione della massa e suoi rapporti con le strutture circostanti. Le difficoltà tecniche con la dissezione a causa dello spazio ridotto nella cavità toracica e addominale, della posizione della massa o della vicinanza con grandi vasi o nervi possono rendere queste procedure troppo pericolose. Pertanto, oltre all'esperienza del chirurgo, è fondamentale un'adeguata selezione dei casi per evitare errori e la conversione dell'intervento chirurgico. Minore è la dimensione della massa, maggiore è l'efficacia della chirurgia mininvasiva, anche se la resezione completa è stata compiuta anche per tumori di grandi dimensioni con l'estrazione della massa attraverso un'incisione secondo Pfannenstiel o l'ampliamento dell'ingresso di un trocar. Il morcellamento (frantumazione) dovrebbe essere evitato, per consentire un'adeguata valutazione istologica, e la massa dovrebbe essere estratta in un sacchetto, al fine di evitare la disseminazione. Il rischio di ricorrenza a livello delle porte di ingresso è stato riportato negli adulti ma non nei bambini, anche se la scarsità di pazienti e la brevità del follow-up non permettono di trarre conclusioni definitive. Casi eccezionali sono stati pubblicati dopo toracoscopia in giovani adulti con osteosarcoma e metastasi polmonari, ma non confermati da altre pubblicazioni. Poco si sa sugli effetti specifici delle insufflazioni di biossido di carbonio sulle cellule tumorali. Una riduzione significativa del tasso di proliferazione delle cellule di neuroblastoma e di altri tumori è stata riscontrata dopo l'esposizione al biossido di carbonio *in vitro*, mentre altri studi non hanno confermato una modifica nel comportamento delle cellule tumorali in età pediatrica.

Il neuroblastoma di basso stadio e localizzato con favorevoli fattori biologici può essere curato con la sola resezione chirurgica e sia la laparoscopia che la toracoscopia si sono dimostrate efficaci nei bambini con una morbilità accettabile. In uno studio multicentrico, la completa resezione macroscopica di neuroblastoma addominale è stata raggiunta nel 96% dei casi, con un tasso di sopravvivenza globale del 96% nel gruppo con malattia localizzata. La dimensione del tumore non dovrebbe rappresentare una controindicazione alla laparoscopia, anche se i tumori di grandi dimensioni richiedono incisioni supplementari o allargate in modo da estrarre il tumore in maniera sicura, piuttosto che frammentarlo. Nello stadio avanzato della malattia non esiste alcuna prova che la resezione del tumore migliori i risultati; rispetto all'intervento chirurgico aperto, la chirurgia mininvasiva permette di accelerare la prevista chemioterapia postoperatoria. La chirurgia è essenziale nella gestione del tumore di Wilms, in quanto una resezione completa senza residui microscopici o "spilling" è un importante fattore prognostico per la recidiva locoregionale. Anche se l'esperienza è limitata, la nefrectomia radicale laparoscopica per tumore di Wilms dopo la chemioterapia preoperatoria è eseguibile anche per tumori di grandi dimensioni con un controllo locale soddisfacente. Tuttavia, ulteriori evidenze sono necessarie per dimostrare la sua sicurezza ed efficacia. In caso di masse ovariche, la laparoscopia permette di ispezionare gli organi intraperitoneali e di biopsiare lesioni epatiche, granulazioni peritoneali, adenopatie e liquido peritoneale. Mentre il ruolo della chirurgia mininvasiva nella diagnosi e stadiazione dei tumori ovarici è consolidato, il suo ruolo terapeutico è ancora dibattuto. Quando sono presenti segni di malignità locoregionali (es. vegetazioni, granulazioni peritoneali o adenopatie), la chirurgia a cielo aperto è preferibile non soltanto per ridurre il rischio di rottura durante la resezione del tumore, ma anche perché un'incisione secondo Pfannensteil è comunque necessaria per estrarre la messa in sicurezza.

La resezione videoassistita delle metastasi toraciche è possibile, ma il suo ruolo deve essere chiarito. Quando l'asportazione completa di tutte le lesioni è obbligatoria, la toracotomia con la palpazione diretta del parenchima è superiore alla visualizzazione toracoscopica e agli studi di imaging per individuare tutte le lesioni metastatiche, soprattutto quando sono piccole e localizzate in profondità. Cautela particolare deve essere utilizzata in certi tipi istologici di tumore. Le metastasi da tumore di Wilms possono essere resecate completamente con la toracoscopia dopo la chemioterapia. Nel rabdomiosarcoma, l'indicazione all'esplorazione chirurgica toracica è limitata a biopsie diagnostiche, mentre per l'osteosarcoma il trattamento standard è la toracotomia, dal momento che l'asportazione di tutte le metastasi è obbligatoria e l'esplorazione manuale consente di rilevare noduli meglio della toracoscopia. Inoltre, la recidiva del tumore al sito d'ingresso è stata descritta in pazienti affetti da osteosarcoma metastatizzato, che è resistente a chemioterapia e radioterapia.

Terapia di supporto

L'aumento della sopravvivenza nei bambini malati di cancro ha enfatizzato l'importanza della preservazione della fertilità. Ragazze che richiedono radioterapia addominale o pelvica possono trarre beneficio dalla trasposizione ovarica per via laparoscopica, per ridurre al minimo l'esposizione delle gonadi alle radiazioni. L'ovariectomia laparoscopica permette di ottenere tessuto ovarico da crioconservare e successivamente trapiantare in ragazze sottoposte a chemioterapia gonadotossica.

La gastrostomia di nutrizione può essere posizionata per via percutanea o per via laparoscopica per sostenere i pazienti che richiedono terapie multimodali con una significativa tossicità digestiva e un rischio elevato di malnutrizione.

Conclusioni

Per il bambino con tumore, la chirurgia mininvasiva può rappresentare un'efficace e valida alternativa alla chirurgia a cielo aperto per ottenere una diagnosi precisa, una stadiazione accurata e anche per asportare un tumore, anche se il suo impiego si basa molto sull'esperienza del team chirurgico, che è limitata dalla scarsità di pazienti. Le difficoltà tecniche rendono necessaria un'accurata selezione dei casi, al fine di rispettare i principi e gli obiettivi oncologici. Ulteriori esperienze devono essere sviluppate.

Letture consigliate

Chan KW, Lee KH, Tam YH, Yeung CK. Minimally invasive surgery in pediatric solid tumors. J Laproendosc Adv Surg Tech 2007;17: 817-820

Cribbs RK, Wulkan ML, Heiss KF, Gow KW. Minimally invasive surgery and childhood cancer. Surgical Oncology 2007;16:221-228

Leclair MD, Sarnacki S, Varlet F, Heloury Y. Minimally-invasive surgery in cancer children. Bull Cancer 2007;94:1087-1090

von Wolff M, Donnez J, Hovatta O, et al. Cryopreservation and autotransplantation of human ovarian tissue prior to cytotoxic therapy - A technique in its infancy but already successful in fertility preservation. Eur J Cancer 2009; 45:1547-1553

Capitolo 60
Procedure re-do

A.K. Saxena

Un insuccesso della chirurgia primaria può riscontrarsi sia in caso di chirurgia "open" sia in caso di un approccio mininvasivo. Tuttavia, entrambi gli approcci si prefiggono l'efficacia della procedura come scopo principale. Il tasso di insuccesso della chirurgia mininvasiva in età pediatrica era inizialmente più alto e attribuito alla curva di apprendimento del chirurgo. Con l'incremento dell'esperienza, anche in chirurgia pediatrica il tasso di insuccesso si è notevolmente ridotto; tuttavia nuove sfide, dal punto di vista tecnico, rendono sempre possibile un eventuale insuccesso di questa chirurgia. Precedentemente, le procedure re-do dopo chirurgia mininvasiva erano effettuate con approccio "open", ma la tendenza attuale è quella di trattare anche questi pazienti con approccio mininvasivo, al fine di ridurne la morbilità e offrirgli anche nel successivo postoperatorio tutti i vantaggi di un approccio mininvasivo.

Un approccio mininvasivo inizia quindi a essere routinariamente utilizzato in entrambi i casi di insuccesso, mininvasivo così come "open".

In questo capitolo saranno trattati vari aspetti delle procedure re-do in chirurgia mininvasiva, come la selezione dei pazienti, il consenso dei genitori, l'accesso da utilizzare e le eventuali complicanze. Saranno analizzate quattro procedure che nella pratica richiedono più frequentemente una procedura re-do: chirurgia del reflusso gastroesofageo, pieloplastica, chirurgia splenica e correzione delle deformità del torace.

Videochirurgia pediatrica, Ciro Esposito et al. (a cura di)

Selezione del paziente e consenso informato

Dipende dal tipo di re-do procedura ed è di fondamentale importanza, poiché gli interventi devono essere adeguati al paziente piuttosto che alla preferenza del chirurgo. Un consenso favorevole è di maggiore riscontro nel caso in cui la procedura primaria sia stata effettuata per via "open", tuttavia anche in caso di un insuccesso della chirurgia mininvasiva è possibile che venga accettata una seconda procedura con questo tipo di approccio. È necessario fornire ai genitori tutte le informazioni sulle presunte cause di insuccesso della chirurgia primaria e su come sia possibile rettificare la situazione in chirurgia mininvasiva, ponendo attenzione alle modifiche che il nuovo intervento può apportare per evitare di nuovo la recidiva o complicanze che potrebbero richiedere la conversione in chirurgia "open". Fatta eccezione per pazienti con grave compromissione cardiopolmonare, la maggior parte dei pazienti risponde ai requisiti necessari per essere sottoposti a una procedura re-do in chirurgia mininvasiva.

Considerazioni sull'accesso

La via di accesso a una cavità, quale essa sia, addominale toracica ecc., è di fondamentale importanza nella chirurgia re-do mininvasiva. L'accesso alla cavità addominale è effettuato mediante tecnica di Hasson, preferenzialmente con tecnica "open" a livello ombelicale, per evitare lesioni dei visceri addominali, soprattutto se la precedente procedura ha utilizzato questa sede come accesso. Una volta posizionato il primo trocar, è possibile inserire i trocar "operativi" sotto visione diretta.

L'accesso alla cavità toracica nelle procedure re-do mininvasive può essere effettuato posizionando un primo trocar a punta smussa. Il punto d'accesso dovrebbe essere lo stesso utilizzato nella procedura primaria o facoltativamente in prossimità di questo. In questa sede il vantaggio è quello di non avere un punto fisso come l'ombelico. Inoltre, nella cavità toracica i trocar a punta smussa possono essere inseriti direttamente o mediante mini-toracotomia.

Problemi e complicanze

I problemi e le complicanze durante una procedura re-do mininvasiva sono maggiormente correlati all'accesso alla cavità operatoria e alla possibilità di trovare un'anatomia sovvertita che dipende prevalentemente dalla formazione di aderenze o tessuto cicatriziale. Nelle procedure primarie vengono solitamente utilizzate suture riassorbibili colorate per identificare i punti di repere ed esporre meglio le strutture. Questo vantaggio si perde nelle procedure re-do qualora siano già state utilizzate suture riassorbibili. Una dissezione attenta e delicata delle aderenze può essere effettuata mediante palpazione delle strutture precedentemente manipolate (Fig. 60.1). La chirurgia mininvasiva offre in definitiva il vantaggio di magnificare il campo operatorio, a svantaggio del riscontro tattile. La sensazione tattile per i tessuti già trattati migliora man mano che il chirurgo aumenta la sua esperienza in procedure re-do mininvasive.

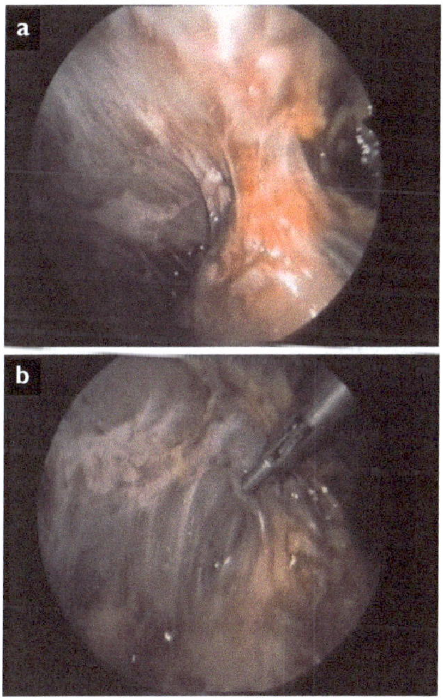

Fig. 60.1 a Presenza di importanti aderenze tra il duodeno e il fegato, che determinano un ritardato svuotamento gastrico in un bambino dopo procedura antireflusso per via "open"; **b** la stessa zona dopo lisi delle aderenze e liberazione del duodeno

Le complicanze possono essere classificate in intraoperatorie e postoperatorie. Le prime includono sanguinamento dopo lisi delle aderenze o sezione di un vaso nascosto, perforazione dei visceri manipolati o difficoltà nella mobilizzazione di strutture già sede di infiammazione o esiti cicatriziali. Le complicanze postoperatorie includono invece la ritardata dimissione, se la procedura è stata di più lunga durata, manifestazione clinica di una lesione nervosa misconosciuta, rischio di devascolarizzazione del tessuto manipolato o di una nuova recidiva legata alle alterate proprietà elastiche del tessuto già manipolato.

Chirurgia del reflusso gastroesofageo

L'intervento per reflusso gastroesofageo è la procedura re-do in chirurgia mininvasiva più frequentemente effettuata in età pediatrica e adolescenziale. La maggior parte dei pazienti affetti da recidiva di reflusso gastroesofageo presenta errori tecnici nella procedura primaria. Lo sviluppo di ernia iatale e la deiscenza parziale della plastica sono le cause più frequenti che conducono a una procedura re-do. Di base la procedura prevede la lisi delle aderenze e la mobilizzazione estesa o totale dello stomaco; è infine necessario smontare la precedente fundoplicatio. Se i vasi gastrici brevi non sono stati sezionati nella precedente procedura, è consigliabile farlo in questa per allentare le tensioni della fundoplicatio. Inoltre va ristabilita un'adeguata lunghezza dell'esofago intraddominale e chiuso il difetto iatale. In pazienti con ernia iatale recidiva, la crus diaframmatica va suturata con attenzione. Deve poi essere confezionata una fundoplicatio a 270° o 360° secondo le preferenze del chirurgo.

Lo scopo della procedura re-do dovrebbe essere allentare o eliminare le tensioni a livello dello iato e della valvola. È doveroso accennare che talvolta l'indicazione alla chirurgia re-do è un ritardato svuotamento gastrico, che può essere confermato da un esame scintigrafico. A questo punto, oltre a una revisione della plastica antireflusso è consigliabile associare anche una piloroplastica.

Pieloplastica

La pieloplastica laparoscopica è la seconda procedura re-do mininvasiva in ordine di frequenza in età pediatrica. Indipendentemente dall'accesso precedente (retro- o transperitoneale), la procedura re-do è eseguita con approccio transperitoneale. La pelvi renale è esposta dopo parziale mobilitazione del colon. Si pratica lisi delle aderenze per via smussa. La coagulazione può essere monopolare o bipolare. La giunzione pieloureterale è esposta e solitamente identificata da presenza di cicatrici e tenaci aderenze. Una trazione percutanea viene posizionata a livello della pelvi in maniera da facilitare l'esposizione e viene confezionata una pieloplastica con filo 6/0 o 5/0 riassorbibile, secondo le preferenze del chirurgo e la taglia del paziente.

Procedure spleniche

La gestione delle cisti spleniche con tecnica mininvasiva è associata a recidiva e questa è una delle cause che richiedono una procedura re-do. Nelle cisti spleniche non parassitiche l'apertura delle cisti non è sufficiente. Anche altri accorgimenti come l'ablazione locale con laser e la sutura dell'omento al parenchima splenico non ne riducono la percentuale di recidiva. La splenectomia parziale come procedura primaria riduce drasticamente la percentuale di recidiva. Una procedura re-do dovrebbe essere diretta alla splenectomia parziale piuttosto che a un secondo tentativo di marsupializzazione. Una RM con mezzo di contrasto deve essere eseguita per studiare la situazione vascolare della milza. Poiché le cisti sono solitamente localizzate in sede ilare, questa zona è relativamente meno soggetta ad aderenze se la procedura primaria è stata la marsupializzazione (Fig. 60.2).

Accesso mininvasivo per la correzione del petto escavato

In caso di insuccesso della chirurgia primaria è corretto effettuare la procedura re-do mininvasiva.

Il grado di aderenze tra il polmone e la parete anteriore del torace è variabile ed è il principale fattore predittivo per la difficoltà di esecuzione dell'intervento mininvasivo (Fig. 60.3).

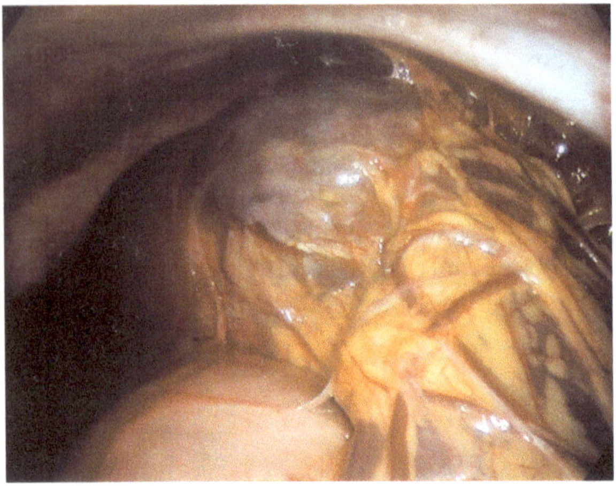

Fig. 60.2 Presenza di aderenze a 18 mesi dall'intervento di marsupializzazione di una cisti splenica. Splenectomia parziale effettuata nello stesso paziente dopo dissezione dell'omento dalla milza e legatura selettiva dei vasi splenici

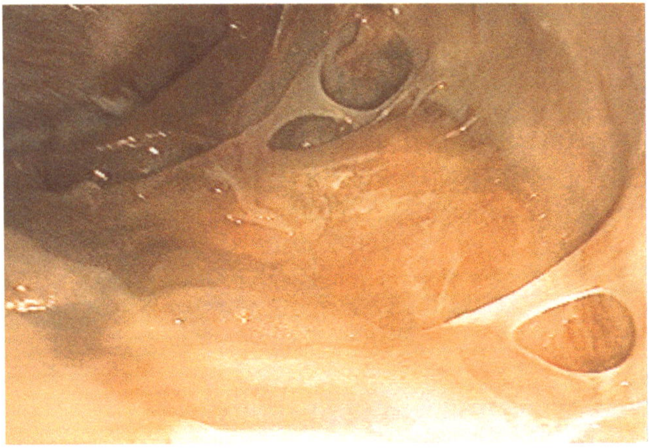

Fig. 60.3 Visione toracoscopica di aderenze nell'emitorace di sinistra dopo procedura primaria di correzione di petto escavato

Il posizionamento del primo trocar e l'insufflazione espongono le aderenze dovute al precedente intervento ed è quindi necessario posizionare altri due trocar per la lisi delle aderenze.

Il piano retrosternale o precordiale è sondato prima con un palpatore che si muove lungo il piano sternale. In caso di tenaci aderenze a livello del piano retrosternale, è possibile considerare di posizionare un trocar aggiuntivo 1-2 spazi intercostali più in alto o in basso. Inoltre, è necessario tenere presente la possibilità di posizionare 2 barre pectus in caso di grave deformità o di eccessiva rigidità delle ossa toraciche. Non diversamente dalla procedura primaria, sarà posizionato un tubo di drenaggio toracico.

Letture consigliate

Castellani C, Schalamon J, Saxena AK, Hoellwarth ME. Early complications of the Nuss procedure for pectus excavatum: a prospective study. Pediatr Surg Int 2008;24:659-666

Chin EH, Shapiro R, Hazzan D, et al. A ten-year experience with laparoscopic treatment of splenic cyst. JSLS 2007;11:20-23

Lopez M, Kalfa N, Forgues D, et al. Laparoscopic redo fundoplication in children: failure causes and fesability. J Pediatr Surg 2008;43:1885-1890

Piaggio LA, Noh PH, González R. Reoperative laparoscopic pyeloplasty in children: comparison with open surgery. J Urol 2007;177:1878-1882

Saxena AK, van Tuil C. Laparoscopic management of obstructive hepatoduodenal adhesions after open antireflux procedure. Surg Laparosc Endosc Percutan Tech 2008;18:288-289

Capitolo 61
Prevenzione delle complicanze in chirurgia mininvasiva

K.A. Diefenbach, M.A. McKee

Questo capitolo ha lo scopo di sensibilizzare riguardo le complicanze che possono verificarsi nella chirurgia mininvasiva. Esso si propone di aiutarvi a evitare le potenziali difficoltà.

Preparazione preoperatoria

Come con qualsiasi procedura chirurgica, la preparazione preoperatoria è la chiave per ottimizzare le probabilità di successo e minimizzare il rischio di complicanze. Per quanto riguarda la chirurgia mininvasiva pediatrica, la preparazione preoperatoria può essere suddivisa in quattro categorie: la formazione del chirurgo, la preparazione del team, la strumentazione e la selezione dei pazienti (Tab. 61.1).

È dovere dei chirurghi essere sicuri di avere un'adeguata formazione per effettuare la chirurgia mininvasiva in tutta sicurezza. Per aumentare le performance in chirurgia mininvasiva pediatrica vi sono molte opportunità che comprendono corsi formativi, tutoraggio, dispositivi per il training, trainer virtuali e reali. Dovrebbero essere disponibili attrezzature appropriate e il personale della sala operatoria dovrebbe essere istruito sul loro montaggio, impiego e manutenzione. Il supporto da parte del personale anestesiologico è fondamentale per casi di chirurgia mininvasiva pediatrica sicuri e di successo. La loro comprensione di come il caso evolverà e di che cosa si richieda loro per assicurare un sicuro completamento dell'intervento aiuterà ad ampliare l'esperienza in chirurgia mininvasiva. Per procurarsi il loro sostegno durante lo svolgimento dell'intervento chirurgico è importante averli come collaboratori e non come oppositori.

Videochirurgia pediatrica, Ciro Esposito et al. (a cura di)

Tabella 61.1 Preparazione preoperatoria

• **Formazione del chirurgo** Corsi di chirurgia mininvasiva Congressi nazionali e internazionali di chirurgia
• **Preparazione del team** Selezione Istruzione Formazione
• **Strumentazione** Disponibilità del set completo di strumenti Corretto funzionamento degli strumenti Utilizzo appropriato
• **Selezione dei pazienti** Dimensioni Stabilità clinica Condizioni di comorbilità Grado di difficoltà

Un mezzo di selezione comprende la scelta di strumenti di dimensioni adeguate e di trocar di dimensioni e lunghezza appropriate. Gli strumenti devono essere funzionanti e progettati per lo scopo per il quale saranno utilizzati. Per esempio, un grasper atraumatico è utile per la gestione di strutture intestinali. La taglia del paziente influenza le misure degli strumenti da utilizzare. Gli strumenti da 3 mm sono più corti e sono molto utili nei neonati, ma possono essere troppo corti e fragili per essere utilizzati per bambini in età scolare o adolescenti.

Un'appropriata selezione dei pazienti è fondamentale per aumentare le probabilità di successo e ridurre al minimo il rischio di complicanze. I criteri da tenere presente includono il peso, la stabilità clinica e la diagnosi del paziente. Il peso del paziente non è una controindicazione assoluta, ma dovrebbe essere considerato nel contesto della procedura e dell'esperienza del chirurgo. Già molte chirurgie mininvasive sono state adattate alla popolazione pediatrica e avere esperienza con pazienti adulti può aiutare a migliorare rendendo capaci di trattare casi più complessi. Trattare casi meno complessi non è sufficiente per essere un chirurgo completo, ma essi sono sicuramente utili per incrementare le esperienze operatorie in modo da operarne di più complessi con più sicurezza.

I pazienti che non tollerano le alterazioni fisiologiche associate alle procedure della chirurgia mininvasiva, come quelli con anomalie cardiache, dovrebbero essere considerati con attenzione prima di ricorrere a un approccio di chirurgia mininvasiva.

Infine, è necessario considerare il grado di difficoltà dello specifico intervento chirurgico. Per far acquistare al chirurgo esperienza e competenze, è appropriata una progressione nel grado di difficoltà dei casi. Prima di trattare casi di neonati con anomalie congenite, il chirurgo dovrebbe essere in grado di trattare bene le procedure comuni su un elevato numero di pazienti.

Set-up intraoperatorio

Una volta impegnati a sviluppare un programma di chirurgia mininvasiva e pronti a trattare casi più avanzati, la stessa attenzione ai dettagli, come indicato nella preparazione preoperatoria, aumenterà il successo in sala operatoria. Occorre prendere in considerazione la posizione del paziente, la posizione del tavolo, la localizzazione del monitor e la disposizione del team chirurgico.

Complicanze

Ogni intervento chirurgico avrà rischi specifici e complicanze a esso associati, come il rischio di perforazione della mucosa durante una piloromiotomia o il rischio di deiscenza anastomotica per riparazione dell'atresia del duodeno. Tuttavia, ci sono rischi e complicanze comuni a tutte le procedure di chirurgia mininvasiva. La discussione sarà incentrata sulla prevenzione di queste complicanze, che possono essere suddivise nelle seguenti categorie: lesioni in entrata, complicanze nella sede di posizionamento dei trocar, complicanze associate all'insufflazione, al sanguinamento, a lesioni da corrente elettrica e al trauma da manipolazione (Tab. 61.2).

Tabella 61.2 Complicanze delle procedure di chirurgia mininvasiva

• **Lesioni in entrata** Perforazione intestinale Lesioni vescicali Lesioni di organi solidi Lesioni vascolari
• **Complicanze nelle sede di posizionamento dei trocar** Infezione Ematoma Sieroma Ernia
• **Complicanze dovute all'insufflazione** Risposta vagale Embolia gassosa
• **Sanguinamento** Lesioni vascolari Inadeguato controllo Associato alla dissezione
• **Lesioni da corrente elettrica** Lesione da arco elettrico Lesione termica aggiuntiva
• **Lesioni da manipolazione** Inappropriata scelta degli strumenti Tecnica o forza applicate erroneamente

Lesioni in entrata

Le lesioni in entrata si possono verificare con il posizionamento di uno qualsiasi dei trocar o con incisioni del bisturi, ma il posizionamento del primo trocar è il più rischioso. La scelta della posizione del primo trocar è fondamentale. Esso normalmente viene posizionato tramite incisione transombelicale o periombelicale per le procedure laparoscopiche e a livello oppure superiormente al 5° spazio intercostale per le procedure toracoscopiche. Un'incisione transombelicale sfrutta il piano naturale alla base dell'ombelico e può essere estesa per i trocar di maggiori dimensioni. Si tratta essenzialmente di una tecnica "open" e come tale ha un rischio minimo. Sebbene questa tecnica sia facilmente adattabile ai più adulti e a un elevato numero di pazienti, possono essere utilizzate anche altre tecniche. Ci sono molti articoli che discutono sulle lesioni intraddominali su intestino, vescica, su un organo solido o sui vasi, associate all'entrata dell'ago di Veress. Questi rischi sono presenti anche nell'ingresso con tecnica "open" e non esiste alcuna evidenza che dimostri chiaramente il vantaggio di una tecnica sull'altra. L'incidenza di queste lesioni varia tra lo 0,05% e lo 0,5%. L'ingresso, a prescindere dalla tecnica, è sicuro nella maggior parte dei casi e ancora più sicuro con l'aumentare dell'esperienza del chirurgo, sebbene alcuni studi indichino che il danno vascolare è minore nelle tecniche "open". Bisogna prestare attenzione all'approccio di ingresso nei pazienti con un intervento chirurgico o infezioni precedenti che possono causare aderenze intestinali o polmonari alla parete corporea aumentando il rischio di lesione in entrata. Tuttavia, sebbene vi sia un gruppo selezionato di pazienti che ha una lunga storia chirurgica, la maggior parte dei pazienti pediatrici avrà limitati o nessun intervento chirurgico precedente. Il sanguinamento può verificarsi a livello del torace o della parete addominale o all'interno della cavità addominale a seguito di lesioni a organi solidi/polmone, vasi mesenterici o centrali; questo rimane uno dei motivi più frequenti di conversione. Il sanguinamento della parete addominale e toracica è di solito minore, ma occasionalmente il sanguinamento dalle arterie intercostali o epigastriche richiede cauterio o legature. Infine, il posizionamento di trocar aggiuntivi deve essere eseguito sotto visione diretta per evitare tali lesioni.

Complicanze nella sede di posizionamento dei trocar

Le complicanze nella sede di posizionamento dei trocar includono l'infezione, la formazione di un ematoma o di un sieroma e le ernie. L'infezione nella sede di posizionamento dei trocar è rara, il rischio può essere diminuito con un'adeguata preparazione della cute e ritraendo i campioni infetti attraverso il trocar o con gli appositi sacchetti laparoscopici. Gli ematomi e i sieromi di solito sono complicanze a breve termine, ma possono aumentare il disagio postoperatorio e il rischio di complicanze infettive. Il rischio di sviluppare un ematoma postoperatorio è stato segnalato pari all'1%. Tale rischio può essere minimizzato limitando la dissezione nella zona di incisione e garantendo una buona emostasi prima della sutura della cute. Le ernie nella sede di posizionamento dei trocar sono meno frequenti nei bambini, ma possono verificarsi nonostante l'impiego di trocar di minori dimensioni e incisioni con bisturi. La loro incidenza è dell'1,5-1,8%. Si deve prestare attenzione nel chiudere la fascia quando si utilizzano trocar di dimensioni maggiori e quando la parete addominale è particolarmente sottile o i bordi fasciali possono essere visualizzati all'interno dell'incisione cutanea. Inoltre, una particolare attenzione deve essere prestata quando si fa uscire il gas dall'addome per evitare la fuoriuscita di intestino o di omento attraverso il punto di introduzione del trocar, dal momento che ciò impedirebbe la guarigione fasciale e predisporrebbe alla formazione di un'ernia.

Complicanze associate all'insufflazione

Le complicanze associate all'insufflazione sono rare, ma possono essere gravi e difficili da recuperare, se non prevenute. Queste includono la risposta vagale all'insufflazione e l'embolia gassosa. La risposta vagale è meno comune nella popolazione pediatrica rispetto a quella adulta, dove ha un'incidenza dello 0,6%. Tale rischio può essere minimizzato con una lenta insufflazione iniziale ed evitando un'eccessiva pressione intraddominale. L'appropriata pressione di insufflazione varia in base all'età e alle dimensioni del paziente, nonché alla procedura. Il chirurgo dovrebbe comunicare l'inizio dell'insufflazione all'anestesista, che deve monitorare la frequenza cardiaca durante il processo. Se ci dovesse essere bradicardia, il cavo del gas dovrebbe essere scollegato e si dovrebbe far uscire il gas dall'addome. Dovrebbe essere presa in considerazione la somministrazione di atropina se la frequenza cardiaca non torna immediatamente alla normalità o se vi è un'ipotensione associata. L'embolia gassosa è estremamente rara in chirurgia mininvasiva, con un'incidenza dello

0,003%. Tuttavia, se vi è un improvviso scompenso emodinamico durante l'insufflazione, questa diagnosi deve essere considerata. Dal momento in cui cessa l'insufflazione con il rilascio dello pneumoperitoneo, devono essere immediate la sospensione del protossido di azoto e la ventilazione con ossigeno al 100%. Inoltre, il paziente deve essere posizionato in Trendelenburg e in decubito laterale sinistro.

Sanguinamento

Il sanguinamento è stato discusso in precedenza come complicanza della procedura di ingresso, ma può verificarsi in qualsiasi momento durante l'intervento chirurgico. L'incidenza globale del sanguinamento sulle complicanze è dello 0,05-4%, ma è probabilmente sottostimata. Si deve fare attenzione a mantenere gli strumenti all'interno del campo visivo per minimizzare i rischi di lesioni accidentali delle strutture durante l'ingresso. Il sanguinamento può verificarsi anche a causa della dissezione nel corso dell'intervento, di lesioni vasali, di un controllo inadeguato dei peduncoli vascolari. Per ridurre al minimo questo rischio, la dissezione deve essere effettuata con attenzione, essendo consapevoli della posizione dei vasi e della vicinanza di altri organi. Una dissezione meticolosa e un adeguato controllo vascolare aiuteranno a prevenire la perdita di sangue durante l'intervento, diminuendo così il rischio di emorragia postoperatoria. Suturatrici vascolari, clip, endoloop, cauterio e altri dispositivi emostatici, come la LigaSure® e l'Harmonic scalpel®, possono essere utilizzati per il controllo del sanguinamento. Tuttavia, il chirurgo deve essere in grado di identificare chiaramente la causa del sanguinamento e di applicare tali dispositivi in modo sicuro.

Lesioni da corrente elettrica

Occorre prestare particolare attenzione quando si utilizza la cauterizzazione, il LigaSure® o l'Harmonic Scalpel® per evitare danni alle strutture circostanti mediante una lesione termica aggiuntiva o lesioni da arco elettrico quando si utilizza la cauterizzazione. Tali lesioni sono ben documentate in letteratura.

Questo rischio può essere minimizzato mantenendo gli strumenti nel campo visivo e consentendo che gli strumenti si raffreddino prima di toccare altri tessuti. Gli strumenti dovrebbero essere regolarmente controllati per assicurarsi che il rivestimento isolante sia intatto e che siano funzionanti. Gli strumenti danneggiati devono essere riparati o sostituiti.

Lesioni da manipolazione

Infine, possono verificarsi lesioni in seguito al trattamento dei tessuti con strumenti inadeguati o tecniche applicate erroneamente. Per esempio, gli strumenti utilizzati per manipolare l'intestino dovrebbero essere atraumatici. Tuttavia, anche i grasper atraumatici possono provocare lesioni se vengono applicati erroneamente. È indispensabile che il chirurgo sia consapevole della forza con cui traziona i tessuti e che utilizzi solo la forza necessaria a stabilizzare il tessuto per l'operazione. Per esempio, lesioni duodenali sono state descritte durante piloromiotomie laparoscopiche per una trazione eccessiva del duodeno.

Conclusioni

Le complicanze durante la chirurgia mininvasiva sono ormai ben note. Il chirurgo può minimizzare il rischio di tali complicanze con un'attenta preparazione, una tecnica meticolosa e la consapevolezza delle circostanze in cui si verificano. La conoscenza è la chiave per prevenire le complicanze.

Letture consigliate

Bhoyrul S, Vierra MA, Nezhat CR, et al. Trocar injuries in laparoscopic surgery. J Am Coll Surg 2001;192:677-683

Birch DW, Sample C, Gupta R. The impact of a comprehensive course in advanced minimal access surgery on surgeon practice. Can J Surg 2007;50:9-12

Jansen FW, Kolema W, Bakkum EA, et al. Complication of laparoscopy: a inquiry, about closed vs open entry technique. Am J Obstet Gyn 2004; 190:634-638

Kim EJ, Chammas MF Jr, Gewehr E, et al. Temperature safety profile of laparoscopic devices: Harmonic ACE (ACE), Ligasure V (LV), and plasma trisector (PT). Surg Endosc 2008;22:1464-1469

Larobina M, Nottle P. Complete evidence regarding major vascular injuries during laparoscopic access. Surg Laparosc Endosc Percutan Tech 2005; 15:119-123

Capitolo 62
Learning curve

F. Perricone, C. Hollands, C. Esposito

Definizione e descrizione

Il concetto di learning curve è stato coniato la prima volta nel 1936 da T.P. Wright per descrivere l'attività standardizzata e ripetitiva di assemblaggio degli aeroplani.

Il termine fu introdotto in campo medico negli anni Ottanta con l'avvento della chirurgia mininvasiva e assunse un ruolo chiave nella professione medica per la sua valenza giuridica nel corso di numerosi processi per la constatazione di responsabilità professionali. Da concetto puramente teorico esso si è trasformato, negli ultimi anni, in parametro valutativo che coinvolge quali cofattori la mortalità, la morbilità e l'outcome postoperatorio.

Nell'attuale medicina basata sulle evidenze (*evidence based medicine*), in ambito laparoscopico essa è diventata una pietra miliare nella stretta connessione tra esperienza operativa e risultato effettivo della procedura chirurgica.

L'ipotesi fondamentale proposta da Wright era che il tempo necessario per un individuo per completare un'opera si riduceva con una percentuale costante ogni volta che la produzione veniva raddoppiata. In ambito medico il medesimo concetto può essere descritto come il tempo e/o il numero di procedure necessarie per un chirurgo per essere in grado di effettuare procedure in modo indipendente con un outcome ragionevole. Il concetto può essere descritto anche con una rappresentazione grafica della relazione tra esperienza in una procedura o tecnica e parametri di outcome variabili come tempo operatorio, tasso di complicanze, degenza ospedaliera e mortalità.

Essa rappresenta pertanto il miglioramento della performance

Videochirurgia pediatrica, Ciro Esposito et al. (a cura di)

con il trascorrere del tempo e quindi dell'esercizio. Gli effetti dell'esercizio sono cumulativi e, pertanto, gli effetti dell'esperienza si manifestano nelle successive performance.

I miglioramenti si manifestano in modo più marcato all'inizio, per poi ridursi in modo relativo nel tempo.

Nella costruzione della learning curve vi sono tre principali caratteristiche sempre presenti:

- il punto di partenza (start point) rappresentante il livello di base iniziale del chirurgo operatore;
- i vari step raggiunti dall'operatore in modo graduale con l'esperienza acquisita con ogni procedura;
- l'asintoto rappresentato dal plateau raggiunto dall'operatore dopo un certo numero di procedure.

Con la pratica il chirurgo può raggiungere livelli di performance prestabiliti.

Fattori influenzanti la learning curve

Numerosi fattori entrano in gioco per la costruzione delle learning curve come linee guida, protocolli, valutazioni cliniche, rapporto costo-efficacia, team chirurgico e case mix. Il livello finale raggiunto dipende, però, dalle caratteristiche del chirurgo quali attitudine, capacità nell'acquisizione di nuovi *skills*, livello di partenza, destrezza del chirurgo e livello culturale di base di anatomia chirurgica.

Il differente tipo di training effettuato dal chirurgo influisce sulla learning curve.

Il training con materiali inanimati differisce notevolmente dal training su tessuto vivente. L'andamento della curva varia in base al tipo di procedura e alla frequenza di effettuazione di una specifica procedura in un determinato lasso di tempo. In molti studi è descritta l'inversa proporzionalità fra tasso di complicanze e tempo dedicato alla comprensione e all'esercizio di una determinata procedura, mentre non vi è significativa correlazione tra età del chirurgo e acquisizione di specifiche competenze.

La learning curve è fortemente influenzata dall'esperienza del team chirurgico e dallo strumentario adottato nel corso di specifiche procedure chirurgiche.

La standardizzazione della procedura e l'elaborazione di protocolli condivisi da tutti i componenti dell'equipe contribuiscono all'adeguata riuscita della procedura.

Implicazioni pratiche

La chirurgia mininvasiva ha raggiunto livelli tali da consentire il trattamento di patologie sino a qualche anno fa di pertinenza esclusiva della chirurgia "open".

La learning curve per molteplici procedure è stata ben codificata e condivisa da gran parte dei chirurghi.

Negli anni sono stati introdotti vari strumenti di apprendimento e di esercizio come i box trainer per gli esercizi su tessuti animali e sintetici e i simulatori con realtà virtuale.

I vari *skills* proposti contribuiscono all'elaborazione di un curriculum chirurgico fondamentale per conoscere il livello raggiunto dal singolo operatore.

La ripetuta esperienza sul simulatore, 30-35 volte per ogni *skills*, contribuisce al raggiungimento di un adeguato livello operativo. Esercizi ripetuti nel tempo, con diversificazione quotidiana della sequenza, consentono miglioramenti dei movimenti sincronizzati della mano e della percezione della fatica.

Limiti della learning curve

Non esistono in letteratura sistemi di conteggio e parametri in grado di mettere a confronto procedure molto differenti e, pertanto, risulta difficile confrontare l'esperienza di chirurghi che si trovano ad affrontare interventi differenti, in contesti ambientali variabili e con casistiche notevolmente differenti.

Obiettivo della learning curve è consentire al chirurgo di acquisire, pur non potendola realmente ottenere, la percezione della tridimensionalità e la sensazione tattile del movimento.

Problemi etici

I pazienti sottoposti a intervento chirurgico durante il periodo di apprendimento possono essere inconsapevolmente sottoposti a quei rischi e a quell'aumentata incidenza di complicanze strettamente correlate alla fase della learning curve raggiunta dall'operatore. Operare secondo coscienza è il punto di partenza di ogni chirurgo, ma anche la linea guida e il fine ultimo del suo percorso formativo.

Letture consigliate

Aggarwal R, Moorthy K, Darzi A. Laparoscopic skills training and assessment. BJS 2004;91:1549-1558

Buchmann P. Dincler S. Learning curve calculation and value in laparoscopic surgery. Ther Umsch 2005;62:69-75

Cook JA, Ramsay CR, Fayers P. Statistical evaluation of learning curve effect in surgical trials. Clinical Trials 2004;1:421-427

Gallager AG, Ritter EM, Champion H, et al. Virtual reality simulation for the operating room: proficiency based training as a paradigm shift in surgical skills training. Ann Surgery 2005;241:364-372

Gibbs VC, Auerbach AD. Learning curves for new procedures. Htpp://www.ahrq.gov/clinic/ptsafety/chap19.htm. Ultima consultazione: marzo 2010

Mada AK, Frantzides CT. Prospective randomized controlled trial of laparoscopic trainers for basic laparoscopic skills acquisition. Surg Endosc 2007;21:209-213

Ramsay CR, Grant AM, Wallace SA, et al. Assessment of the learning curve in health technologies. A systemic review. Int J Technol Assess Health Care 2000;16:1095-1108

Subramonian K, Muir G. The learning curve in surgery: what is it, how do we measure it and can we influence it? BJU International 2004;93:1173-1174

Verdaasdonk EG, Stassen LP, van der Elst M, et al. Problems with technical equipment during laparoscopic surgery. Surg Endosc 2007;21:275-279

Capitolo 63
Prelievo di tessuto ovarico

M. Lima, G. Ruggeri, M. Dòmini, S. Pavia, V. Carlini

Circa il 2% dei tumori maligni si sviluppa nei primi 18 anni di vita. Nei Paesi occidentali ogni anno un bambino ogni 500, più o meno ugualmente distribuiti nei due sessi, si ammala di tumore. In generale, nel bambino la neoplasia più frequente è rappresentata dal gruppo delle malattie del sangue, comprendente leucemie e linfomi (45%), seguito da tumori del sistema nervoso centrale (22%), neuroblastoma (7%), sarcomi dei tessuti molli (7%) e tumori ossei (6,4%); le percentuali variano ulteriormente secondo la fascia d'età.

I nuovi e sempre più aggressivi protocolli di trattamento chemio- e radioterapico, grazie anche alla sempre maggiore diffusione del trapianto di midollo osseo, permettono la guarigione di gran parte delle giovani pazienti, a prezzo però della perdita della funzione ovarica e conseguentemente della fertilità.

È stato dimostrato che l'impiego di ciclofosfamide e busulfano induce perdita di funzione ovarica nel 70% delle pazienti, mentre l'utilizzo di chemioterapia ad alte dosi e radioterapia total-body porta a infertilità il 92% delle giovani donne.

Queste problematiche hanno diretto la ricerca verso tecniche che potessero tentare di preservare la fertilità futura di queste giovani pazienti. Tra queste, la crioconservazione degli embrioni è certamente la più diffusa, tuttavia necessita della presenza di una coppia stabile, di pazienti pubere e maggiorenni e dunque non è in concreto mai praticabile in età pediatrica. Un'alternativa relativamente recente è la crioconservazione del tessuto ovarico, che viene prelevato prima dell'inizio della terapia e congelato in attesa della completa remissione della malattia, per poter poi

Videochirurgia pediatrica, Ciro Esposito et al. (a cura di)

essere al momento opportuno reimpiantato nella paziente guarita. Il reimpianto può essere poi eseguito in sede sia ortotopica sia eterotopica (in genere nell'avambraccio).

La videolaparoscopia con la sua relativa invasività e la pronta ripresa postoperatoria ha fornito una spinta importante alla diffusione di questa pratica.

Strumentario

Sono in genere sufficienti 3 trocar. Un trocar da 5 mm ombelicale per l'ottica 0° da 5 mm e due ulteriori trocar da 3 o 5 mm in fossa iliaca destra e sinistra per gli strumenti. Gli strumenti utilizzati sono due pinze da presa, una forbice, una pinza per la coagulazione bipolare, l'uncino per la coagulazione monopolare ed eventualmente due porta-aghi per la sutura del parenchima ovarico residuo. Nel caso, si utilizzerà un filo riassorbibile 4-0 introdotto direttamente attraverso la parete addominale.

Preparazione preoperatoria

L'unica controindicazione assoluta alla procedura è una patologia tumorale a carico delle ovaie, per l'ovvio rischio di prelevare tessuto potenzialmente malato che verrà un giorno reimpiantato in una paziente guarita. Anche in caso di tumori del pavimento pelvico bisognerà analizzare attentamente il caso con i colleghi dell'oncoematologia e della fisiopatologia riproduttiva prima di procedere all'intervento. La presenza di precedente intervento chirurgico addominale laparotomico non è una controindicazione, ma comporta una maggiore attenzione da parte del chirurgo al momento dell'introduzione del primo trocar per il rischio di aderenze postoperatorie.

Ovviamente il prelievo del tessuto ovarico deve essere fatto prima dell'inizio delle terapie infertilizzanti.

La preparazione specifica ricalca quella generale dei pazienti sottoposti a intervento laparoscopico.

Posizione del paziente

La paziente viene posizionata supina sul tavolo operatorio. Viene preliminarmente inserito in vescica un catetere per mantenerla vuota durante l'intervento. I margini superiore e inferiore del campo sterile andranno da circa 5-10 cm sopra l'ombelico sino al tubercolo pubico, e lateralmente sino al di sotto delle spine iliache. È buona norma l'impiego di telini sterili adesivi in modo che rimangano aderenti anche in caso di rotazioni del letto operatorio. È infatti probabile dover mettere la paziente in posizione di Trendelenburg durante l'intervento e anche ruotarla lateralmente per esporre meglio le ovaie di ogni lato.

Posizione dei trocar

Sono in genere sufficienti 3 trocar. Un trocar da 5 mm ombelicale per l'ottica 0° da 5 mm, che viene posizionato con tecnica "open", e due ulteriori trocar da 5 mm in fossa iliaca destra e sinistra per gli strumenti (Fig. 63.1). Talora, nelle pazienti più grandi può essere utile posizionare un ulteriore trocar da 3 mm in sede pelvica mediana per aiutarsi nella mobilizzazione delle ovaie.

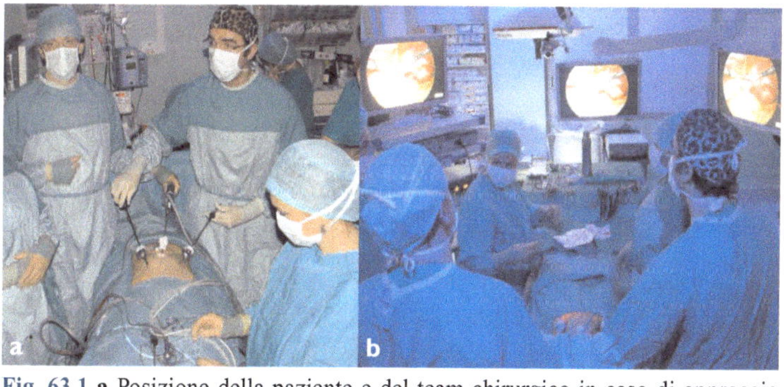

Fig. 63.1 **a** Posizione della paziente e del team chirurgico in caso di approccio all'ovaio destro. La paziente può essere messa in posizione di Trendelenburg; **b** approccio all'ovaio sinistro; chirurgo e cameraman si sono scambiati di posto. Notare la posizione dei monitor ai piedi della paziente. La fotografia senza flash esalta l'impiego di luci blu riposanti

Il monitor e la colonna andranno posizionati ai piedi della paziente, come per l'ernia inguinale.

Tecnica

Il primo trocar, transombelicale, viene inserito con tecnica "open". Creato lo pneumoperitoneo (10 mmHg; 0,5-1 L/min) si introduce l'ottica e si esplora la cavità addominale. Sotto visione diretta si inseriscono i due ulteriori trocar da 5 mm in fossa iliaca destra e sinistra. Si introducono due pinze da presa e si controllano le ovaie. Tenendo ferma la gonade con la pinza di sinistra se ne asporta una generosa porzione (circa due terzi) mediante forbice a lama fredda (Fig. 63.2).

Nella fase di prelievo l'impiego di elettrocoagulazione è da proscrivere per non danneggiare il tessuto da conservare. Il tessuto prelevato afferrato con una pinza da presa viene estratto o attraverso la camicia del trocar (dopo aver momentaneamente rimosso la valvola, cosa che fa immediatamente dissolvere lo pneumoperitoneo, ragion per cui bisogna prima estrarre lo strumento dall'altro trocar per evitare involontari danni), oppure

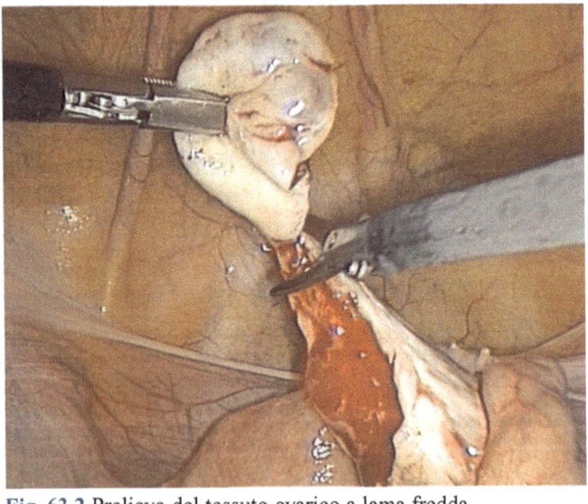

Fig. 63.2 Prelievo del tessuto ovarico a lama fredda

tenendolo con la pinza laparoscopica rimuovendo contestualmente il trocar stesso ed estraendo il pezzo dal sito di accesso, ampliando eventualmente un poco l'incisione. Il pezzo viene quindi consegnato all'istante per la crioconservazione ai colleghi della fisiopatologia della riproduzione che devono essere presenti in sala. A questo punto si controlla l'emostasi. Il sanguinamento dalla porzione di ovaio residuo può essere fermato sia mediante sutura in riassorbibile a punti staccati dell'albuginea ovarica (Fig. 63.3), sia mediante coagulazione, che può essere indifferentemente mono- o bipolare (Fig. 63.4). La stessa procedura viene effettuata nella gonade del lato opposto. Al termine della procedura si esegue poi un accurato lavaggio/aspirazione dello scavo pelvico per asportare i coaguli di sangue e verificare l'effettivo stop del sanguinamento. In un caso, dopo la coagulazione sono state applicate localmente sul tessuto cruentato alcune gocce di Quixil®, sigillante chirurgico per uso umano introdotto mediante strumento per l'applicazione laparoscopica da 5 mm.

Talora può esservi indicazione a eseguire la retroposizione delle gonadi residue per preservarle il più possibile dagli effetti della radioterapia (Fig. 63.5). Le gonadi vengono quindi posizio-

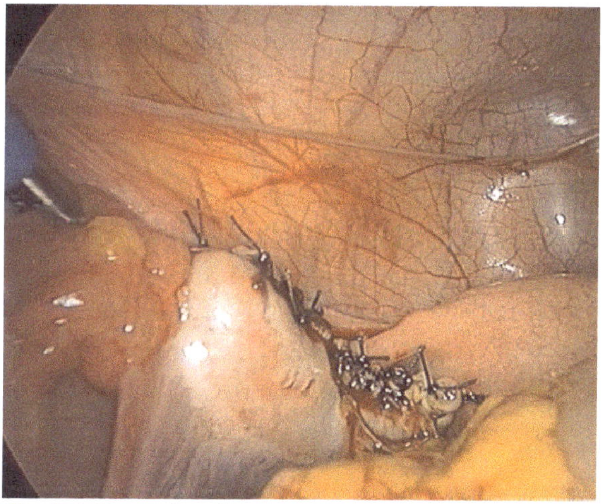

Fig. 63.3 Emostasi mediante sutura dell'albuginea del parenchima ovarico residuo con filo riassorbibile

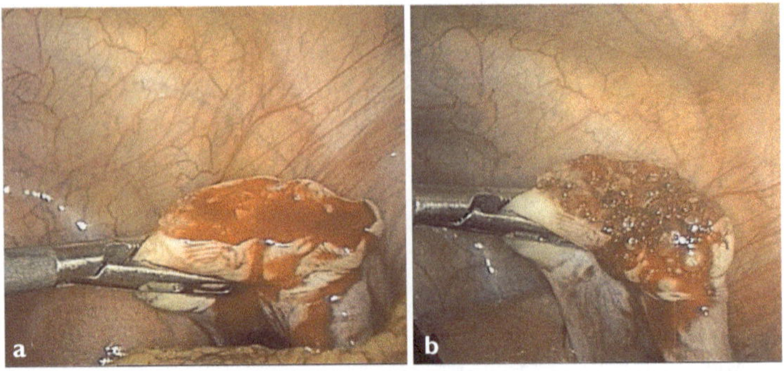

Fig. 63.4 L'ovaio residuo prima e dopo l'emostasi mediante coagulazione. In questo caso si è trattato di coagulazione monopolare

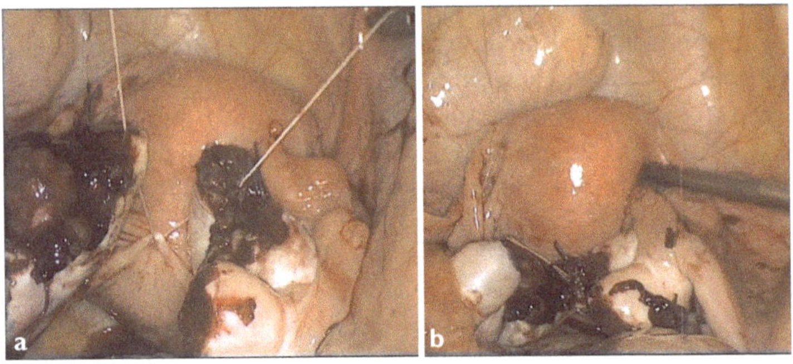

Fig. 63.5 Fasi della retroposizione ovarica. Le ovaie vengono solidarizzate tra loro e fissate all'utero mediante sutura non riassorbibile (Ethibond 4-0). Questo filo con ago a slitta può essere introdotto attraverso un trocar da 5 e successivamente annodato con annodamento extracorporeo

nate in sede retrouterina e lì fissate con una sutura non riassorbibile a punti staccati. I trocar vengono quindi rimossi sotto visione diretta. Si desuffla l'addome e si suturano le incisioni cutanee in riassorbibile.

Postoperatorio

La paziente può iniziare a bere dopo 4 ore e alimentarsi dopo 6. Se non è già presente, è bene in genere impostare una copertura antibiotica per evitare sovrainfezioni, tenendo conto anche del fatto che perlopiù si tratta di pazienti immunodepresse. La paziente viene dimessa solitamente la mattina seguente. Nelle prime 12 ore è bene monitorare la pressione ogni 4 ore.

Problematiche

È necessaria una consuetudine all'esecuzione di manovre laparoscopiche. Le problematiche non sono perlopiù relative alla fase di prelievo e asportazione del pezzo anatomico, quanto semmai al controllo dell'emostasi, sia nel caso si propenda per la coagulazione (bisogna stare attenti a non toccare inavvertitamente organi limitrofi), sia in caso di sutura, che richiede la necessaria abilità da parte dell'operatore a eseguire annodamento intracorporeo.

Complicanze

Le complicanze sono quelle generali degli interventi laparoscopici. L'introduzione del primo trocar con tecnica "open" riduce i rischi di lesioni. Con l'impiego di trocar da 3 mm si riducono notevolmente anche le possibilità di sanguinamento dal sito di ingresso. In caso di complicanze gravi (vedi lesioni vascolari) si dovrà rapidamente convertire l'intervento in laparotomico, ragion per cui è sempre necessario che sia preparato anche un tavolino sterile con gli strumenti pronti a una rapidissima conversione.

Più specificamente, per l'intervento in questione si può avere sanguinamento dal residuo parenchima ovarico che, se non viene ben controllato al momento dell'intervento, può portare a emoperitoneo, con tutte le conseguenze del caso. Da qui si sottolinea ancora una volta l'importanza dell'emostasi dopo l'asportazione della porzione di ovaio.

Letture consigliate

Dunn L, Fox KR. Techniques for Fertility Preservation in Patients with Breast Cancer. Curr Opin Obstes Gynecol 2009;21:68-73

Fabbri R, Pasquinelli G, Bracone G, et al. Cryopreservation of human ovarian tissue. Cell Tissue Banking 2006;7:123-133

Tao T, Del Valle A. Human Oocyte and Ovarian Tissue Cryopreservation and its Application. J Assist Reprod Genet 2008;25:287-296

The Practice Committee of the American Society for Reproductive Medicine and the Practice Committee of the Society for Assisted Reproductive Technology: Ovarian Tissue and Oocyte Cryopreservation. Fertil Steril 2008;90:241-246

Tulandi T, Al-Shahrani AA. Laparoscopic fertility preservation. Obstet Gynecol Clin N Am 2004;31:611-618

Capitolo 64
La responsabilità in videochirurgia in Francia

C. Grapin-Dagorno

La videochirurgia è una tecnica chirurgica caratterizzata da una via di accesso mininvasiva, convalidata e considerata come il gold standard in numerose indicazioni. Non a caso essa va considerata come una "nuova tecnica", pertanto la responsabilità del chirurgo e dell'equipe medica in videochirurgia è quella di ogni atto chirurgico. Può essere inserita in un quadro disciplinare, civile, amministrativo o addirittura penale.

Gli aspetti specifici della tecnica riguardano le regole della responsabilità medica e le peculiarità della videochirurgia.

Le regole attuali della responsabilità chirurgica

Nonostante le regole della responsabilità medica obbediscano sempre agli stessi principi, il concetto della responsabilità chirurgica si è molto evoluto negli ultimi anni, principalmente dal 2002, data di promulgazione della legge "Kouchner".

I principi della responsabilità chirurgica

La responsabilità rappresenta l'obbligo a rispondere alle conseguenze delle proprie azioni e riguarda tre condizioni che devono essere riunite: un errore, un danno e una relazione causa-effetto tra l'errore e il danno. La ricerca della responsabilità ha due scopi: il primo è attribuire alla vittima la riparazione del suo danno, sotto forma di indennizzo; la seconda è punire il colpevole davanti ad autorità ordinistiche competenti (responsabilità disciplinare), o autorità giudiziarie (responsabilità penale).

Videochirurgia pediatrica, Ciro Esposito et al. (a cura di)

La riparazione del danno

La responsabilità civile in ambito privato. L'ambito privato concerne l'attività libera: consultazioni private o attività intramoenia. Gli indennizzi dopo una procedura civile sono a carico dalla polizza obbligatoria dell'RCP (responsabilità civile professionale), ormai obbligatoria. L'esistenza di un errore, volontario o involontario, è indispensabile. L'errore comprende l'errore tecnico, la mancanza di attenzione per il malato, la mancanza di sorveglianza, di informazione e di accettazione del consenso informato. La responsabilità medica è di tipo contrattuale. Tra il medico e il malato esiste una sorta di contratto tacito: il medico s'impegna a fornire cure "attente, coscienziose e conformi ai dati della letteratura scientifica", utilizzando soltanto tecniche convalidate e osservando tutte le possibili precauzioni. Il contratto è regolato dall'art. 1147 del Codice Civile francese. L'obbligo del risultato riguarda soltanto la fornitura di materiale e di protesi, i risultati di esami di routine e le prospettive particolari fatte al paziente. L'equipe chirurgica è ugualmente tenuta all'obbligo di sicurezza del risultato, specialmente in caso di infezione nosocomiale. Il chirurgo è responsabile dell'utilizzo del materiale, ma il fornitore è tenuto all'obbligo del risultato quanto alla qualità del prodotto.

La responsabilità amministrativa in ambito pubblico. Gli atti commessi in una struttura pubblica rispondono alle regole della giustizia amministrativa. Nella maggior parte dei casi l'errore è un errore di "servizio" impersonale e anonimo. La responsabilità è quella del servizio pubblico. Il medico e l'infermiere sono agenti del servizio pubblico e non sono responsabili personalmente, salvo in caso di errore personale "indipendente dal servizio", cioè di un errore estremamente grave o colpa penale.

La sanzione del colpevole

La responsabilità è sempre personale.

La responsabilità disciplinare. Il medico è giudicato dagli organi ordinistici (consiglio dell'ordine dei medici), che possono decidere sanzioni ordinistiche (avvertimenti, biasimi, radiazione). L'errore è definito in base alle regole riportate nel Codice di Deontologia dei medici, che ha valore di decreto, approvato dal Consiglio di Stato.

La responsabilità penale. In caso di errori, il chirurgo e l'anestesista sono sottomessi al Codice Penale in particolare agli articoli 221-6, 222-19 per attentato involontario alla vita o all'integrità della persona per imprudenza, disattenzione, negligenza o inosservanza dei regolamenti. In pratica, solo i danni più gravi danno luogo abitualmente a conseguenze penali (sequele invalidanti, decessi). Si può trattare di un errore semplice: mancanza di destrezza, imprudenza, disattenzione, negligenza. Si può trattare di un'inosservanza di una regola di prudenza imposta dalla legge o dal regolamento: interventi condotti al di fuori di un ambito legale, o gravi errori di comportamento (negligenza grave, incompetenza notoria) o, infine, di un errore responsabile di un danno corporeo quando si espone il soggetto a un rischio che non poteva essere ignorato. Bisogna provare che il responsabile abbia violato in maniera manifesta e deliberata un obbligo particolare di prudenza o di sicurezza prevista dalla legge o dal regolamento. L'errore di diagnosi non può essere considerato come un errore penale, eccetto il caso che riveli una negligenza o un'ignoranza grave delle regole più elementari della professione. Quanto alla mancanza d'informazione, può dare luogo a condanne civili, ma non a procedure penali.

L'evoluzione della responsabilità medica

Prima del 2002 non esisteva una legge d'indennizzo degli incidenti medici al di fuori della responsabilità medica. Le vittime dovevano provare l'errore del medico o ciò aveva condotto a un importante aggravamento della responsabilità medica: mancato obbligo "della sicurezza dei risultati", "responsabilità senza colpa in ambito pubblico" (decreto Gomez, concernente l'utilizzo di una nuova tecnica, decreto Bianchi in caso di danno particolarmente grave).

Il dovere d'informazione era stato appesantito dal ribaltamento del carico della prova a vantaggio del malato.

In tutti questi casi l'indennizzo della vittima ero lo scopo da raggiungere, senza che un errore medico incontestabile non potesse sempre essere provato.

Sul piano penale, si era constatata una tendenza sempre più netta a portare le denuncie davanti a una giurisdizione repressiva (facilità di procedura, desiderio di vendetta).

Il 4 marzo 2002 è stata emanata la legge Kouchner che instaura un meccanismo extragiudiziario, amichevole, del regolamento dei conflitti.

Il querelante può rivolgersi a una commissione regionale di conciliazione e indennizzo. In questa procedura, la base resta la perizia volta a determinare se c'è o meno l'errore. La legge stabilisce che ci sia o meno l'errore; l'indennizzo può essere acquisito a certe condizioni [in particolare, è necessario che il danno abbia una certa gravità (IPP > 24%, ITT > 6 mesi)]. Il ricorso ai tribunali diviene sussidiario. L'esistenza di un rischio terapeutico è riconosciuta e il pagamento degli indennizzi non è subordinato al risultato di un processo.

La legge riafferma molteplici principi fondamentali:

- l'esistenza di un errore è indispensabile per provare la responsabilità medica;
- il diritto alla migliore sicurezza sanitaria possibile è stabilito nella legge;
- l'obbligo di rispettare il rapporto rischio-beneficio è riaffermato: no all'intervento inutile o di convenienza, no al rischio sproporzionato al beneficio atteso;
- l'informazione medica è estesa a tutti i rischi della malattia e del suo trattamento;
- istituisce il libero accesso alla cartella clinica, senza obbligo di intermediari.

Le particolarità della videochirurgia

All'inizio la videochirurgia ha sofferto di una reputazione di pericolosità, in ragione del carattere innovatore e sconosciuto delle tecniche e dei materiali e di un numero elevato di complicanze.

Sebbene oggi questa reputazione non abbia ragione di esistere, le regole che tutti i chirurghi devono rispettare devono essere seguite con scrupolo, al fine di diminuire il rischio di danni e di controversie (B).

Una nuova tecnica

Per il carattere nuovo delle tecniche, alcuni incidenti sono sopravvenuti inizialmente in giovani soggetti per interventi o per patologie correnti e benigne (appendicectomia, colecistectomia, ernia inguinale, bilanci di sterilità).

Infatti, dal rapporto GAMM del 1991 risulta che in 5 anni (1991-1996) il numero di incidenti legati alla videochirurgia era molto più elevato (30, di cui 9 decessi), rispetto a quelli sopravvenuti dopo intervento con laparotomia (6, di cui 2 decessi). Questi incidenti iniziali hanno condotto a considerare l'aumento del rischio medico-legale in caso di laparoscopia. La sproporzione tra la relativa benignità dell'intervento iniziale e la gravità delle complicanze ha d'altronde condotto spesso queste procedure davanti a giurisdizioni penali.

Il carattere innovatore della videochirurgia sia al suo inizio sia dopo la sua messa a punto ha condotto a chiedersi se esisteva la possibilità di sottomettere le innovazioni chirurgiche alla legge Huriet. È apparso, però, che ogni atto terapeutico innovativo non rientra nell'ambito della legge Huriet perché una condotta terapeutica o diagnostica innovatrice concepita per un paziente è limitata a questo caso e non può costituire una ricerca biomedica.

La pratica della videochirurgia

La videochirurgia è attualmente una tecnica di routine, vero gold standard in numerosi interventi, nell'adulto come nel bambino. Non si può quindi più sostenere che essa induca un rischio supplementare al malato. Al contrario, essa è spesso meglio tollerata delle classiche tecniche.

La lettura della giurisprudenza attuale mostra i principali errori imputabili a un chirurgo, che conducono a rispettare certe regole e precisamente:

- informare correttamente il malato.

La mancanza d'informazione resta una delle principali lamentele nei confronti di un chirurgo. L'informazione deve essere completa e deve riguardare tutti gli aspetti dell'intervento: la natura della patologia, l'indicazione che deve rispettare il rapporto rischio-beneficio, la natura dell'intervento, i rischi dell'astensione, l'evoluzione prevedibile operatoria, il risultato dell'intervento. Il malato deve essere in grado di prendere lui stesso la decisione, grazie all'informazione fornitagli dal chirurgo, il cui contenuto deve comparire nella cartella clinica.

Il chirurgo deve informare il malato di tutti i rischi dell'intervento, e non soltanto di quelli eccezionali. Dal decreto Hédreul fu apportata la prova dell'informazione. Questa prova può essere fornita da tutti i tipi di mezzi (testimoni, lettere ai medici di medicina generale ecc.). L'informazione permette di ottenere un consenso ben espresso. In caso di difetto manifesto di informazione il chirurgo può essere accusato di aver procurato una perdita di occasione per il malato (occasione di avere evitato l'intervento, o di avere evitato il rischio).

Al contrario, allorquando può essere provato che il paziente aveva ricevuto un'informazione completa, il chirurgo non è condannato anche se l'accidente è grave (decesso per embolia gassosa per un bilancio di sterilità, il cui rischio era stato illustrato alla paziente come risultava da un fascicolo di informazioni).

L'informazione deve continuare dopo l'intervento: il chirurgo deve sorvegliare il suo paziente, informarlo dei segni iniziali di una complicanza, in modo che possa essere consultato rapidamente. Infatti, un'informazione completa sulle complicanze possibili può permettere al paziente di individuarle precocemente in modo di consultare immediatamente il medico, il che gli avrebbe evitato un lungo periodo di sofferenza.

La scelta della tecnica: videochirurgia o intervento a cielo aperto?

Il primo obbligo per un chirurgo è fornire al suo malato cure "conformi ai dati attuali della scienza". "Ogni persona ha, tenuto conto del suo stato di salute e dell'emergenza degli interventi che questo richiede, il diritto di ricevere le cure più appropriate e di beneficiare degli atti terapeutici di cui l'efficacia è riconosciuta, e che garantiscono la migliore sicurezza in rapporto alle conoscenze mediche accertate. Gli atti di prevenzione, di indagini diagnostiche o di cure non devono fargli correre dei rischi sproporzionati rispetto al beneficio aspettato" (legge Kouchner).

Oggi è chiaro che la videochirurgia diminuisce il rischio di morbilità e mortalità in numerose indicazioni, in particolare nell'adulto.

In certe indicazioni, in assenza di dati pubblicati in letteratura, il ricorso alla videochirurgia potrebbe rappresentare un'opzione rischiosa, per la mancanza di dati sui risultati della tecnica impiegata.

In questo caso, l'informazione del paziente (o dei suoi genitori) riveste un'importanza fondamentale, perché se subentrano complicanze bisogna giustificare l'opzione scelta, pertanto si raccomanda di informare il paziente (o i suoi genitori) della tecnica utilizzata, delle ragioni per le quali la videochirurgia è scelta e di ottenere il suo (o i loro) consenso informato.

La competenza del chirurgo

La professionalità del chirurgo è indispensabile, ed è inutile ricordarlo. Un chirurgo ginecologo si è visto condannare per il motivo che "non possedeva una formazione né una competenza in chirurgia generale e viscerale" e che "questo medico non poteva intraprendere, senza commettere un'imprudenza e senza fare correre un rischio ingiustificato al paziente, un intervento che era suscettibile di comportare difficoltà che superavano quelle della laparoscopia e che inoltre avrebbe potuto condurre alla conversione dell'atto chirurgico laparoscopico in atto di laparotomia".

In videochirurgia è particolarmente importante possedere un'esperienza sufficiente. In generale, l'utilizzazione di tecniche innovative deve comportare di aver ricevuto una formazione iniziale, di continuare a formarsi (tirocini teorici e pratici), di partecipare ai congressi e seminari, di praticare l'apprendistato.

Al contrario, una grande esperienza in videochirurgia può far scartare una presunzione di errore in merito alla scelta di una determinata tecnica, perché, tenuto conto dell'esperienza del chirurgo, la sua scelta non rappresenta un errore tale da impegnare la sua responsabilità.

La curva d'apprendimento

Più si opera, più si ottiene un alto rendimento. La letteratura illustra ampiamente i rischi della "learning curve", pertanto il tutoraggio è raccomandato all'inizio della pratica in videochirurgia.

La fine della curva di apprendistato è difficile da fissare e varia secondo il chirurgo e le tecniche.

In caso di incidente che sopraggiunge all'inizio della pratica, è importante provare che è stata seguita una formazione che comprende tirocini pratici e teorici. Infine, da ricordare che in caso di difficoltà operatorie mal risolvibili è raccomandata la conversione.

Il difetto di posizionamento sul tavolo operatorio

Il posizionamento del paziente è sotto la duplice responsabilità del chirurgo e dell'anestesista.

In caso di danno sopraggiunto a causa dello spostamento di un arto superiore, non accessibile al chirurgo durante l'intervento, è stato riconosciuto che solo l'anestesista era responsabile. "In un paziente con sindrome plessica il perito ha riconosciuto come sola causa possibile lo stiramento del plesso brachiale dovuto alla caduta del braccio. La sorveglianza del paziente sia durante sia dopo l'intervento e fino al suo risveglio spetta soltanto all'anestesista, al quale compete di verificare che la posizione del malato lo metta al riparo da ogni tipo di incidente...".

Pertanto, se la posizione del braccio dell'operato non è richiesta dall'intervento, dell'eventuale lesione è responsabile l'anestesista, mentre se la posizione del braccio è voluta dal chirurgo è quest'ultimo a essere responsabile dell'eventuale lesione.

L'imperizia

La padronanza del gesto è uno degli obblighi del chirurgo. La ferita accidentale di un organo contiguo è spesso qualificata come "mancanza di destrezza", sinonimo di errore per i giudici. Secondo la Corte di Cassazione "la responsabilità del medico è impegnata, dal momento che la realizzazione dell'operazione non implicava la lesione dell'organo contiguo. In funzione dell'organo leso, e della natura delle complicazioni, questo errore può trascinare il chirurgo davanti a un tribunale civile o penale.

La nozione di "mancanza di destrezza colpevole" è stata applicata in un caso in cui il chirurgo aveva sezionato un uretere durante l'exeresi di una cisti dell'ovaio, "in quanto non era stato provato che la lesione era inevitabile".

La mancanza di destrezza è punita severamente, quando il danno che ne risulta è importante, come si evince dal decreto del 7 gennaio 1997 e come è dimostrato dalla condanna di un chirurgo in sede penale a causa del decesso di un paziente provocato da una lesione vascolare, con il motivo che: "la ferita dell'arteria succlavia era stata provocata dal chirurgo, che pertanto ne era responsabile". Il decreto del 7 gennaio non introduce l'obbligo del risultato, ma stabilisce che il chirurgo – e in genere tutti i medici che sono portati a praticare un atto terapeutico, una puntura o un'incisione – è tenuto all'esattezza del loro gesto, pertanto non deve essere leso un organo, un tessuto, un osso, un'arteria, una vena o altro al di fuori di quello che richiede l'intervento o di quelli che è necessario toccare per realizzare l'operazione. Se ciò accade è impegnata la sua responsabilità, salvo se viene provata un'anomalia o una fragilità particolare del paziente, non identificabile da un esame preliminare e pertanto di natura tale da escludere una mancanza di destrezza.

Recentemente, la Corte di Cassazione ha riaffermato questo orientamento, affermando che "la mancanza di destrezza, contrariamente al rischio terapeutico, è necessariamente colpevole".

In compenso, l'esistenza di "una condizione patologica particolare può spiegare una lesione accidentale e far parlare di rischio piuttosto che di mancanza di destrezza. In caso di sezione dell'epatico comune in corso di un intervento laparoscopico per colecistite acuta litiasica, il querelante sostenne che la lesione era la conseguenza di una mancanza di destrezza colpevole e che la scelta di intervenire per via laparoscopica era sbagliata, considerando il contesto settico; la querela è stata respinta dal tribunale amministrativo, con il motivo che: "ogni colecistectomia deve essere realizzata per quanto possibile per via laparoscopica, pertanto la complicanza non era la conseguenza di una mancanza di destrezza del chirurgo, bensì legata al rischio inerente alla tecnica operatoria".

In effetti, la questione è differenziare il rischio dalla mancanza di destrezza colpevole. Il rischio terapeutico è "un danno sopraggiunto in occasione di un atto medico necessario e legittimo nell'ambito del consenso del paziente".

Il ruolo delle pubblicazioni è determinante, precisando la percentuale di complicanze per ogni tipo di intervento. La qualità della notizia fornita al malato gioca un ruolo importante: l'insorgenza di una complicanza di cui si è avvertito il malato è più favorevolmente considerata come un rischio.

In compenso, una complicanza grave, non spiegata da un contesto particolare, e di cui il malato non era avvertito, è spesso qualificata come mancanza di destrezza dai tribunali.

Gli incidenti dei trocar

Gli incidenti legati all'introduzione del primo trocar sono frequenti, circa il 20% del numero totale di incidenti, fino al 40% in alcune pubblicazioni. Questi sono spesso gravi (ferite vascolari, intestinali), ma talvolta passano inosservati durante l'intervento.

Gli altri incidenti (ferite viscerali o vascolari) sono ignorati durante l'intervento nei due terzi dei casi. I chirurghi pediatri raccomandano l'"open laparoscopy", a causa delle particolarità anatomiche dei bambini. Nell'adulto, questa tecnica è più raramente utilizzata, perché il beneficio non è indiscutibile, in assenza di una laparotomia anteriore.

Gli incidenti legati al materiale

Il produttore del materiale è tenuto a un obbligo di risultato in merito alla concezione e alla fornitura del materiale, mentre il chirurgo è responsabile solamente degli errori commessi nell'utilizzazione del materiale. Tuttavia, la tendenza è far pesare sui medici un obbligo di sicurezza del risultato a causa dell'utilizzo di un materiale difettoso; in tal caso occorre che il paziente dimostri che i materiali difettosi sono all'origine del suo danno.

L'utilizzo di elettrodi monopolari è stato criticato, principalmente all'inizio della videochirurgia. Oggi il rischio è meglio conosciuto e controllato, grazie al miglioramento dei materiali e delle tecniche, ma si impone comunque un'attenta vigilanza. In caso di incidente legato all'utilizzo di un elettrodo monopolare il chirurgo resta il solo responsabile. In seguito a un'ustione del canale epatico legato all'utilizzo di un uncino coagulatore, i magistrati hanno deciso che la resposabilità del chirurgo esiste "poiché la regolazione del bisturi avviene su ordine e controllo del chirurgo, pertanto una disattenzione e/o un controllo insufficiente della regolazione del bisturi sono responsabili dell'ustione".

Il resoconto operatorio

In caso di complicanza peri-operatoria, è imperativo che il resoconto descriva dettagliatamente l'intervento, senza omettere le difficoltà incontrate. Infatti, se la "mancanza di destrezza" è attualmente considerata come colpevole per i tribunali, in compenso una lesione accidentale dovuta ad anomalie anatomiche o patologiche del malato può entrare nell'ambito del rischio terapeutico, pertanto l'informazione preoperatoria del malato acquista tutto il suo valore. Sulla base del decreto del 20 maggio 2000, si può dedurre che se il tessuto o l'organo "presenta un'anomalia che rende la sua lesione inevitabile", la mancanza di destrezza può essere esclusa.

È difficile consigliare bene, in caso di incidente a un organo vicino, come dettagliare l'incidente nel resoconto operatorio, indicando le ragioni di una lesione involontaria (fragilità dei tessuti, infiammazione distesa agli organi di vicinato, infiltrazione tumorale) e precisando che il danno dell'organo era inevitabile tenuto conto delle caratteristiche anatomiche del malato.

In tal caso la perizia dovrà evitare di attribuire la lesione a mancanza di destrezza.

La sorveglianza postoperatoria

Il difetto di sorveglianza postoperatoria, o il ritardo del trattamento di una complicanza chirurgica, è colpevole. Ogni paziente operato deve essere rivisto nei giorni che seguono l'intervento, per rintracciare una complicanza. All'uscita, deve essere informato dei segni particolari che possono far temere una complicanza, pertanto deve essere rivisto senza ritardo. In caso di intervento realizzato in ambulatorio, il rispetto di queste regole è fondamentale.

La responsabilità *in solidum* può intervenire quando un insieme di errori procura il danno: l'esempio celebre è quello dell'affare Sarrazin, in cui furono rimproverati sia al chirurgo sia all'anestesista errori responsabili del decesso perioperatorio della romanziera, otto giorni dopo un'appendicectomia; in tal caso i giudici hanno dichiarato la responsabilità congiunta del chirurgo e dell'anestesista per la mancanza di attenzione sufficiente ai lamenti della malata, con il conseguente ritardo responsabile del decesso.

Il chirurgo e l'anestesista sono designati talvolta spesso come co-responsabili, in caso di complicanza postoperatoria non diagnosticata, in relazione a un difetto di sorveglianza. Il chirurgo deve assicurarsi che il malato sia sorvegliato correttamente e che le cure postoperatorie che ha prescritto siano realizzate effettivamente.

Un'insufficienza di sorveglianza postoperatoria può condurre il chirurgo a una condanna penale, per negligenza o mancanza di attenzione. Infatti, varie cause (mancanza o insufficienza di assistenza postoperatoria, mancanza di istruzioni utili al personale paramedico, mancanza di visite al paziente, mancanza di sorveglianza dell'assistenza da parte degli infermieri) possono essere alla base di un reato di omicidio involontario da parte di un chirurgo.

Al momento chirurgo e anestesista sono debitori di un obbligo di sicurezza di vita nei confronti del loro paziente. "La sorveglianza postoperatoria incombe sul medico anestesista e sul chirurgo per ciò che riguarda la loro specialità rispettiva, ma ciascuno è tenuto solamente a un obbligo generale di prudenza e di diligenza nei riguardi del campo di competenza dell'altro".

Il ritardo nell trattamento di una complicanza

L'insorgere di una complicanza deve essere rintracciato precocemente da una sorveglianza attenta. Un ritardo può provenire da una mancanza di sorveglianza medica o chirurgica, da una negligenza a chiedere esami suscettibili di stabilire la diagnosi di complicanza, dal prendere le misure che si impongono (trasferimento in un'unità di rianimazione) o da una disattenzione davanti a un aggravamento dello stato del malato.

Le checklist

Oggi appare necessario stabilire per ogni specialità una checklist di consegne da rispettare prima di ogni intervento.

In seguito alle raccomandazioni dell'Organizzazione Mondiale della Sanità, uno studio prospettico conferma una diminuzione significativa delle complicanze postoperatorie grazie all'osservanza di tale pratica. Sebbene questo studio non riguardi particolarmente la videochirurgia, sembra necessario studiare un elenco di verifiche sistematiche da effettuare prima, durante e dopo l'intervento, in modo da ridurre il rischio di incidenti “evitabili”.

Queste checklist diventano probabilmente obbligatorie nei blocchi operatori, come lo sono nell'aeronautica. Il loro interesse risiede tanto nelle verifiche compiute quanto in un cambiamento di mentalità delle equipe.

La videochirurgia nel bambino

Le regole sono identiche. Il rapporto rischio-beneficio deve sempre essere considerato minuziosamente, nella misura in cui certi interventi sono realizzati a titolo preventivo, prima di ogni sintomatologia. In certe indicazioni, per esempio colecistectomia, la percentuale di complicanze è più importante che nell'adulto. L'informazione e il consenso informato dei due genitori sono indispensabili.

Conclusione

La videochirurgia è una tecnica chirurgica caratterizzata da una via di accesso mininvasiva. Attualmente rappresenta un'alternativa affidabile alla chirurgia a cielo aperto. Oltre il vantaggio estetico incontestabile, i suoi vantaggi sono la diminuzione dello stress operatorio e il miglioramento del decorso postoperatorio. L'informazione del malato, la formazione iniziale e permanente del chirurgo e l'utilizzo di tecniche e di materiale valido sono essenziali per la sicurezza del trattamento. La responsabilità medica va ricercata sul piano civile, penale, disciplinare o amministrativo. Al momento si tratta sempre di una responsabilità per errore.

Alcune raccomandazioni pratiche devono permettere di diminuire il rischio di complicanze per il malato e le vertenze per l'equipe chirurgica:

- misurare il rapporto rischio-beneficio caso per caso;
- aver ricevuto una formazione adeguata e poterla provare;
- informare il paziente (o i suoi genitori) della malattia e delle differenti tecniche chirurgiche, al fine di ottenere un consenso informato;
- ottenere un consenso informato non solo riguardo alla natura dell'intervento, ma anche sulle tecniche utilizzate (videochirurgia);
- utilizzare una tecnica convalidata (pubblicazioni, conferenze);
- nella pratica pediatrica, e soprattutto nei neonati, utilizzare la laparoscopia "open";
- stabilire con il resto dell'equipe (anestesista, infermieri) una checklist da controllare prima dell'intervento.

Letture consigliate

Ahmad G, Duffy JM, Philips K, Watson A. Laparoscopic entry techniques. Cochrane Database Syst Rev 2008;16:CD006583

Bons-Letouzey C, Gombault N. Analyse des dossiers civils ayant entrainé en 2007 la condamnation de chirurgiens. Responsabilité 2009;9(Suppl. 22):35

Cook A, Khoury A, Bagli D, et al. The development of laparoscopic surgical skills in pediatric urologists: longterm outcome of a mentorship-training model. Can J Urol 2005;12:2824-2828

Ferriman A. Laparoscopic surgery: two thirds of injuries initially missed. BJM 2000;30:321-784

Montupet P, Wildhaber BE, Akkouche D, et al. Cholécystectomie par coelioscopie chez l'enfant: l'opération n'est pas anodine. E-mémoires de l'Académie Nationale de Chirurgie 2008;7:33-35

Perantinides PG, Tsarouhas AP, Katzman VS. The medicolegal risks of thermal injury during laparoscopic monopolar electrosurgery. J Health Risk Management 1998;18:47-55

Rouge C, Tuesch JJ, Casa C, et al. L'information du patient et l'obtention du consentement en chirurgie laparoscopique. J Chir 1997;134:340-344
Stoul JH, Pierre F. Les risques médico-légaux de la coelioscopie. J Gynecol Obstet Biol Reprod 1988;17:439-451
Vilos GA, Ternamian A, Dempster J, Laberge PY. The Society of Obstetricians and Gynaecologist of Canada. J Obstet Gynaecol Can 2007;29:433-465
Wind J, Cremers JE, Van Berge Henegouven MI, et al. Medical liability insurance claims on entry-related complications in laparoscopy. Surg Endosc 2007;21:2094-2099

Capitolo 65

Il consenso informato

C. Esposito, A. Settimi, C. Hollands, G. Esposito

Se il consenso informato ha rappresentato negli ultimi due decenni un'arma efficace, volta non solo a tutelare la salute dei pazienti in tutte le fasi della loro malattia, dalla diagnosi alla terapia e ai relativi follow-up, ma altresì la dignità e la tutela dei medici nell'esercizio della loro professione, il ricorso a esso nell'ambito della chirurgia mininvasiva si è dimostrato assolutamente indispensabile, per il fatto che essa viene prospettata ai pazienti come una metodica alternativa nuova rispetto alle consolidate e ben note metodiche tradizionali. Pertanto, in rapporto a ciò scaturisce la necessità di fornire al paziente non solo gli elementi per i quali essa può essere ritenuta preferenziale rispetto alle tecniche invasive e che ne rappresentano i vantaggi (scarsa invasività, assenza di vari tipi di complicanze, ridotto tempo di degenza, fattori estetici), ma anche tutte le informazioni che ne possono indicare gli eventuali svantaggi responsabili di eventi o di rischi di natura organica o funzionale.

L'acquisizione del consenso informato nell'ambito della videochirurgia deve ripercorrere le stesse tappe e contenere le stesse informazioni del consenso informato in generale e precisamente il tempo per la sua acquisizione, l'efficacia delle informazioni, la semplicità con cui esse vengono fornite e quindi adeguatamente comprese, la sua eventuale molteplicità, la sua precisa specificità, la forma con cui esso deve essere prospettato, i suoi limiti e la sua ampiezza e, infine, le informazioni relative a eventuali azioni risarcitorie. Prima di illustrare, però, questi diversi aspetti, è necessario indicare con precisione i soggetti deputati a dare o a ricevere le informazioni, che sono rappresentati da

Videochirurgia pediatrica, Ciro Esposito et al. (a cura di)

una parte dai sanitari responsabili del trattamento terapeutico, dall'altra dai pazienti o eventualmente, per quanto riguarda i bambini, dai loro genitori. Per quanto concerne il personale sanitario che richiede il consenso per il trattamento da effettuarsi, è necessario che il consenso sia richiesto possibilmente dal personale direttamente responsabile della fornitura dell'atto mininvasivo e precisamente sia dall'anestesista sia dal chirurgo, gli unici abilitati e in grado di fornire le informazioni relative alle tappe diagnostiche e terapeutiche richieste dall'affezione del paziente in rapporto al fatto che essi ne sono personalmente gli artefici. Solo eccezionalmente la richiesta del consenso può essere relegata ad altro personale medico, comunque in rappresentanza di coloro che devono eseguire l'atto terapeutico, a condizione che, oltre a esserne bene a conoscenza, esso sia regolarmente inquadrato nella struttura ospedaliera ospitante e pertanto sia in grado, in caso di contestazione, di fornire tutti i chiarimenti possibili.

Per quanto concerne le persone alle quali il consenso viene richiesto, esse devono essere in grado di intendere e di volere, pertanto ne restano esclusi sia i bambini (al di sotto dei 14 anni) sia i pazienti in stato di incoscienza o di grave compromissione delle condizioni generali e quindi non sicuramente affidabili in rapporto a un concomitante stato di ansia o di obnubilamento del sensorio. Per quanto attiene ai bambini, il consenso deve essere richiesto a entrambi i genitori, il che può comportare qualche problema in caso di una loro separazione o di un loro divorzio, oppure a chi è stata affidata la patria potestà in caso di orfani o di bambini che per varie ragioni (es. maltrattamento) sono stati sottratti alla tutela di uno o di entrambi i genitori.

Per quanto concerne le tappe e gli aspetti del consenso informato, limitandoci a quelli da formalizzare nell'ambito della videochirurgia pediatrica e particolarmente della laparoscopia, nei riguardi del tempo della sua acquisizione va precisato che esso – al di fuori di particolari condizioni di emergenza per le quali il tempo è estremamente limitato – deve essere richiesto in tempo utile affinché chi è destinato a fornire il consenso possa essere in grado di riflettere ed eventualmente consultarsi con i propri parenti o il proprio medico di fiducia e quindi già all'atto del ricovero, prima ancora di definire oltre la programmazione diagnostica della malattia del bambino, che può comportare l'esecuzione di eventuali indagini necessarie e complementari alla procedura mininvasiva, e anche il tipo di trattamento terapeutico. Passando agli aspetti dell'efficacia e alla semplicità delle informazioni, esse devono essere fornite in maniera più completa ed esauriente possibile in modo da poter essere comprese e valutate adeguatamente. In modo particolare esse devono riguardare innanzitutto l'esposizione delle tecniche chirurgiche tradizionali che consentono il trattamento della malattia nei confronti delle tecniche mininvasive, precisando le relative differenze per i vari tempi operativi e cioè la via di accesso, le modalità per il bilancio e la valutazione delle lesioni, le tecniche per il loro trattamento sia di tipo exeretico sia di tipo ricostruttivo, le indicazioni sul decorso postoperatorio, le eventuali complicanze che possono verificarsi, il tempo di degenza e le modalità della dimissione e, nel caso che la tecnica mininvasiva non possa essere portata a termine per eventuali difficoltà incontrate nel corso della sua esecuzione, la necessità di convertirla in un'operazione a cielo aperto e in questo caso gli inconvenienti legati al maggior tempo globale per l'intervento.

In linea di massima, verranno indicati i vantaggi della tecnica mininvasiva, consistenti nella mancanza di una cicatrice più o meno ampia che sarà sostituita dalle 2 o più mini-incisioni necessarie per l'introduzione dell'ottica e degli strumenti operatori, nella mancanza di esposizione dei visceri e nella loro più delicata manipolazione, che si traduce nell'assenza di formazione di aderenze che potrebbe essere responsabile di fenomeni dolorosi se non addirittura di complicanze di tipo occlusivo, nella scarsità o nullità di dolori postoperatori legati soprattutto alla trazione esercitata dagli atti respiratori o da sforzi particolari (tosse, singhiozzo, vomito) sulla cicatrice operatoria, nel tempo di degenza, che può essere ridotto anche a un solo giorno per gli interventi di lieve o di modesta entità (per ernia, appendicectomia, varicocele ecc.) e infine nel rispetto dell'integrità parietale per la mancanza di cicatrici visibili e spesso antiestetiche.

Per quanto concerne la molteplicità del consenso, esso riguarda le informazioni sia di tipo anestesiologico, sia di natura prettamente chirurgica, sia infine relative alle caratteristiche di sicurezza della struttura ospedaliera ospitante, soprattutto per quanto attiene all'esistenza di posti di rianimazione o di terapia intensiva, sia di strutture diagnostiche (laboratorio, radiologia, endoscopia) in grado di provvedere per l'intero arco del giorno all'esecuzione di indagini di urgenza che si rendessero necessarie nel decorso postoperatorio.

Circa la specificità del consenso va precisato che il consenso deve vertere esclusivamente sull'atto operatorio richiesto dall'affezione per la quale il paziente è stato ricoverato. Ne consegue che ove nel corso dell'intervento ci si trovasse di fronte a un'affezione diversa da quella diagnosticata o a eventuali lesioni associate, è indispensabile procedere per il loro trattamento alla richiesta di un nuovo consenso – ovviamente verbale –, mentre non è necessario riproporlo in caso di complicanze alle quali bisogna provvedere con urgenza con le procedure.

Circa la forma con cui il consenso deve essere acquisito – anche se teoricamente esso può essere verbale o scritto –, è utile sia per il paziente sia per il medico che esso sia formulato in forma scritta, limitandosi alla forma orale solo in casi di emergenza che non consentono perdite di tempo pericolose per l'esecuzione dell'atto operatorio.

Circa l'ampiezza del consenso essa deve essere la più completa ed esauriente possibile e comprendere la diagnosi dell'affezione e le varie modalità terapeutiche, ivi comprese eventuali procedure non operatorie anche soltanto palliative (es. quelle mediche per il reflusso gastroesofageo), illustrando con precisione le varie opzioni chirurgiche sia per via "open" sia per via mininvasiva, iniziando dalla preparazione preoperatoria e proseguendo con le tecniche anestesiologiche e quindi spiegando i relativi tempi di esecuzione, elencando le eventuali complicanze sia delle tecniche tradizionali sia di quelle mininvasive non sempre risolvibili con videochirurgia e che pertanto richiedono una conversione della tecnica mininvasiva in tecnica "open" tradizionale. Faranno seguito poi le informazioni sul decorso postoperatorio, sul tempo di degenza e sul follow-up della tecnica mininvasiva e, infine, la percentuale dei vari tipi di risultati, da quelli ottimi a quelli insoddisfacenti, e l'eventuale tasso di mortalità sulla base dell'*evidence based medicine*.

Per quanto attiene infine alle informazioni relative a eventuali azioni risarcitorie e precisamente ai limiti dell'autonomia dell'azione risarcitoria, va detto che il consenso informato a un trattamento diagnostico-terapeutico è da ritenersi condizione essenziale per l'esercizio corretto dello stesso. Ne deriva che esiste il problema se per la mancata acquisizione del consenso un risultato insoddisfacente dopo trattamento possa dare luogo a un'azione risarcitoria. A questo riguardo è ovvio che vi sia l'onere della prova e questo può essere acquisito facilmente con la visione della registrazione dell'intervento videochirurgico che allo stato rappresenta un'arma di difesa da parte del medico e una sicura tutela per il paziente. Infatti, la registrazione dell'atto operativo mininvasivo, che dimostra le varie fasi dell'intervento, è in grado di escludere o di confermare eventuali difficoltà nell'esecuzione dell'intervento che possano aver influenzato negativamente in qualche modo il risultato.

Al fine di integrare quanto esposto occorre ricordare che la materia è stata definita nel Codice Deontologico del 1995 e nella successiva versione del 1998, dove nel quarto capitolo dal titolo "Informazione e consenso", all'articolo 32 viene chiaramente espresso che "il medico non deve intraprendere attività diagnostica e/o terapeutica senza l'acquisizione del consenso informato del paziente. Il consenso è espresso in forma scritta nei casi previsti dalla legge e nei casi in cui per la particolarità delle prestazioni diagnostiche e/o terapeutiche o per le possibili conseguenze delle stesse sull'integrità fisica si renda opportuna una manifestazione inequivocabile della volontà della persona, integrativa e non sostitutiva del processo informativo di cui all'articolo 30".

Letture consigliate

Abbagnano Trione A. Considerazione sul consenso del paziente nel trattamento medico chirurgico. Cass Pen 1999, I, 316

Barbieri C, Roncaroli P. Il consenso del minore all'atto medico. Importanza dell'informazione e valenze terapeutiche anche alla luce di un caso clinico. Riv It Medicina Legale 2003, f. 194, 875

Barbuto G. Alcune considerazioni in tema di consenso dell'avente diritto e trattamento medico chirurgico. Cass Pen 2003, f. 194, 327

Calcagni C. Problematiche in tema di consenso del minore. Zacchia 2003, f. 2, 325

Comitato Nazionale di Bioetica. http://www.governo.it/BIOETICA/. Ultima consultazione: aprile 2010

Convenzione Internazionale sui Diritti dell'Infanzia. Assemblea Generale delle Nazioni Unite 20 novembre 1989

Marincovich C. Consenso del paziente e responsabilità penale del chirurgo: un contrasto da risolvere. Riv Pen 2003, f. 194, 935

Capitolo 66
Nuove tecnologie per il futuro della chirurgia

L. Soler, F. Becmeur, J. Marescaux

Nel corso del ventesimo secolo la medicina è entrata nel mondo dell'informatica con grandi rivoluzioni, tra cui la più ovvia è senza dubbio rappresentata dallo sviluppo della diagnostica per immagini 3D (TC, RM ed ecografia). La digitalizzazione dei dati del paziente è presente oggigiorno in tutti gli ambiti, incluso quello chirurgico. Questo flusso crescente di dati resta tuttavia complicato da interpretare e utilizzare in maniera adeguata.

È proprio questo l'obiettivo del *post-processing* computerizzato dei dati. L'interpretazione consiste nell'estrarre informazioni utili per la diagnosi, per le scelte terapeutiche o il trattamento medico dal segnale (che sia un'immagine o altro) emesso dal dispositivo che raccoglie i dati. Per essere comprensibili queste informazioni devono essere fornite in maniera veloce, affidabile e chiara ai professionisti, sfruttando i principi della realtà virtuale. Informazioni utili vengono così ricreate principalmente come immagini in 3D. Oltre al supporto diagnostico, questo utilizzo dei dati può permettere la pianificazione e la simulazione di un intervento in sede preoperatoria, o anche fornire assistenza durante la procedura chirurgica.

Le tecniche chirurgiche computerizzate sono nate come supporto per la neurochirurgia e successivamente per l'ortopedia. Più recentemente, molti lavori di ricerca ne hanno permesso l'estensione alla chirurgia toracica, addominale e urologica.

Ciononostante, poca attenzione è stata dedicata alla chirurgia pediatrica.

In questo capitolo saranno presentati vari esempi di applicazione della realtà virtuale, mostrando i benefici che possono derivare dall'utilizzo di tali sistemi in chirurgia pediatrica.

Videochirurgia pediatrica, Ciro Esposito et al. (a cura di)

Rendering volumetrico diretto dell'immagine in campo medico

Il primo vantaggio del supporto informatico nella diagnosi e nella pianificazione chirurgica è quello di garantire in maniera veloce, efficiente e semplice la visualizzazione dell'anatomia del paziente. Qualsiasi software capace di soddisfare ciò permetterà dunque la lettura di immagini realizzate routinariamente in clinica nel loro formato standard DICOM, in almeno due tipi di visione: una in 2D e una in 3D. Molti tipi di rendering volumetrico in 3D vengono utilizzati abitualmente: per esempio per la navigazione virtuale, come nella colonscopia e nella fibroscopia. Attualmente esistono molti software a pagamento che possono essere utilizzati nei dipartimenti di radiologia, o che possono essere scaricati gratuitamente da internet. Osirix è il programma più conosciuto e più utilizzato dai radiologi. Sebbene sia molto semplice da comprendere, presenta due inconvenienti: funziona solo in MacOS e l'interfaccia per l'utente non è molto intuitiva per i chirurghi, dal momento che è molto simile ai software utilizzati per il processamento delle immagini in radiologia. Che siano gratuiti o meno, è stato riscontrato che questi programmi sono generalmente poco utilizzati dai chirurghi a causa della loro complessità: l'interfaccia dell'utente ha troppe opzioni difficilmente comprensibili e richiede un lungo addestramento del software. Per evitare questo inconveniente ricorrente è stato sviluppato un software gratuito, VR-Render, che ha il vantaggio di essere molto semplice da utilizzare con un tempo di addestramento ridotto. Uno dei principali benefici per i chirurghi è il rendering volumetrico diretto, che viene automaticamente calcolato dal programma a partire dalle sezioni corporee dell'immagine DICOM (ottenute da TC o RM). Per passare a questa modalità, l'utente deve soltanto utilizzare un semplice tasto; in questa maniera seleziona da una lista molto chiara i rendering computerizzati in 3D. Il volume può anche essere tagliato lungo i tre assi principali (assiale, frontale o sagittale) o tramite un piano obliquo controllato dal mouse. Nella routine clinica, il rendering volumetrico diretto potrà rivestire un ruolo preoperatorio molto importante. È il caso di tutte le patologie malformative, in particolare vascolari o ossee. Esempi di applicazione in clinica che ne illustrino perfettamente i vantaggi sono il sequestro polmonare o la labiopalatoschisi (Fig. 66.1).

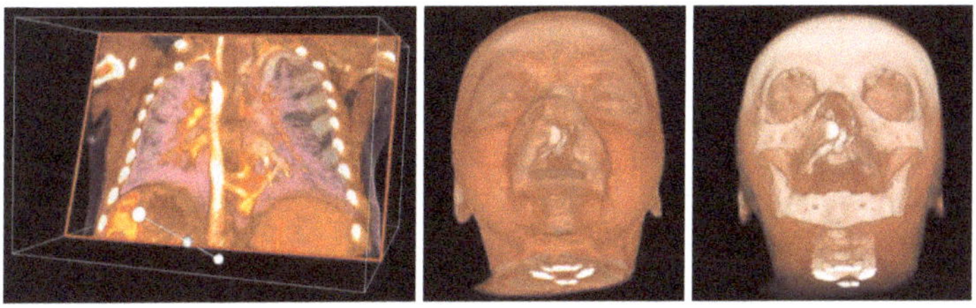

Fig. 66.1 Rendering volumetrico diretto che permette di diagnosticare un sequestro polmonare e di pianificare l'intervento chirurgico volto a migliorare una labiopalatoschisi

Il rendering volumetrico diretto permetterà una diagnosi semplice della patologia, calcolerà le distanze e riscontrerà i collegamenti e i rapporti con organi circostanti quali i muscoli.

Il rendering volumetrico è dunque uno strumento molto utile, dal momento che è accessibile senza alcun pre-procedimento; in ogni caso ha anche dei limiti. Fondamentalmente non può fornire il volume delle strutture né le loro dimensioni, perché tali strutture non sono delineate. Per lo stesso motivo è impossibile fornire il volume dopo la resezione o tagliare solo una parte delle strutture senza tagliare strutture vicine. Per superare questo limite, la struttura sia anatomica sia patologica nell'immagine deve essere delineata. Partendo da tale struttura delineata, il rendering di superficie è il metodo migliore per fornire gli strumenti di pianificazione preoperatoria presentati in seguito.

Rendering di superficie e pianificazione dell'intervento chirurgico

Con un software standard, la delineazione delle strutture anatomiche e patologiche a partire dalla diagnostica per immagini è un compito manuale lungo e difficile per i radiologi. Per questo motivo molti gruppi di ricerca hanno sviluppato numerosi programmi per creare modelli 3D dei pazienti, che riproducono automaticamente e interattivamente i principali organi visibili attraverso la TC o la RM. Noi abbiamo creato programmi di questo genere, che riproducono in maniera automatica e interattiva i principali organi visibili attraverso la TC e la RM dell'apparato digerente. L'ultimo software, 3D VR-Anat (©IRCAD 2008) consente tale delineazione per quasi tutte le strutture anatomiche, ed è quindi molto utile per le immagini pediatriche. Tali modelli permettono il funzionamento del rendering di superficie su tutti i computer attuali attraverso una scheda grafica Open GL, ed è principalmente questa caratteristica a renderli interessanti.

È stato dunque sviluppato un software professionale dedicato all'applicazione chirurgica. La sua ultima versione, VR-Planning (©IRCAD 2008), permette la visualizzazione in trasparenza di tutte le strutture, l'interazione con esse, la navigazione in qualsiasi punto e in questo modo la simulazione di qualsiasi tipo di endoscopia (laparoscopia, colonscopia, colangioscopia, fibroscopia ecc.). Permette anche resezioni virtuali, definite da piani di taglio posizionati interattivamente e fornisce il volume di tutte le strutture visualizzate. Grazie alla sua compatibilità con gli standard attuali, questo sistema funziona su un computer equipaggiato con una scheda grafica 3D, che può essere dunque utilizzato durante l'intervento chirurgico per una migliore pianificazione della procedura.

Gli stessi due esempi del sequestro polmonare e della labiopalatoschisi possono essere utilizzati per illustrare la differenza e il vantaggio del rendering di superficie rispetto al rendering volumetrico diretto. Dopo la creazione di un modello 3D di un paziente con VR-Anat, VR-Planning permetterà una pianificazione perfetta del posizionamento dello strumentario chirurgico fornendo una visuale laparoscopica virtuale simile a quella reale (Fig. 66.2). Il programma permette anche la legatura virtuale di arterie e la resezione polmonare, fornendo il volume postoperatorio del polmone e una visualizzazione migliore delle arterie polmonari e delle vene che saranno tagliate durante la resezione. Questa resezione virtuale viene effettuata interattivamente e ciò garantisce una migliore definizione della procedura chirurgica e infine un intervento più sicuro.

È utile anche valutare la difficoltà dell'approccio chirurgico a una labiopalatoschisi grazie alla navigazione virtuale in un modello 3D del paziente; la misurazione delle distanze permette una valutazione efficiente della grandezza del palato. La trasparenza virtuale garantisce anche una buona stima della ricostruzione ossea necessaria per effettuare un intervento chirurgico efficiente (Fig. 66.3).

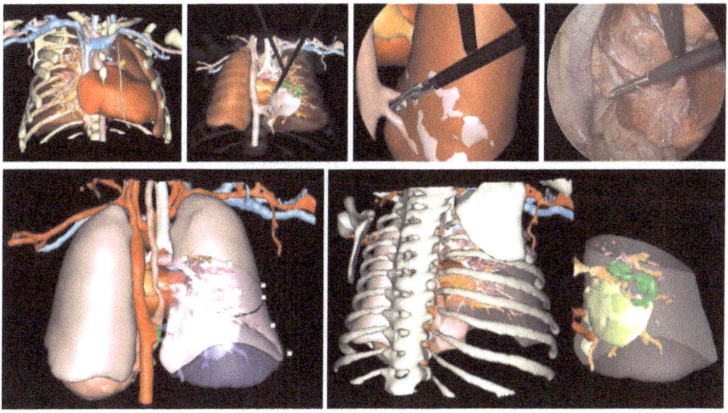

Fig. 66.2 Il modello in 3D di un bambino di 3 mesi, con la relativa pianificazione chirurgica preoperatoria, permette un perfetto posizionamento degli strumenti (*in alto*) e una definizione della resezione (*in basso*) che sarà riprodotta durante l'operazione per garantire una chirurgia più sicura

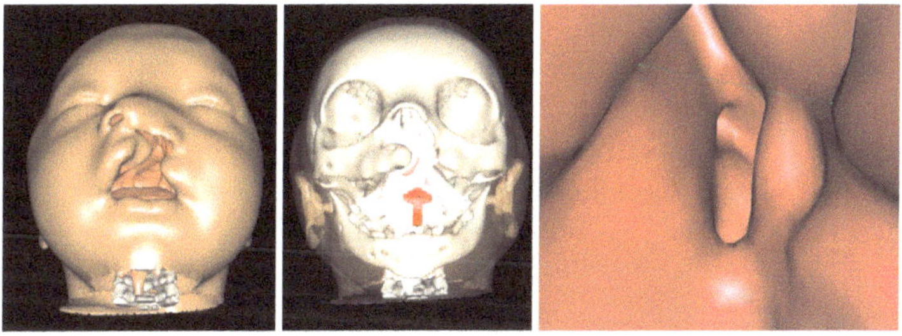

Fig. 66.3 Pianificazione chirurgica per una labiopalatoschisi, con navigazione virtuale nella bocca

Conclusioni e prospettive

La realtà virtuale è uno strumento estremamente utile per la chirurgia pediatrica, in quanto permette una migliore pianificazione preoperatoria grazie alla visione in 3D delle strutture anatomiche e patologiche e alla simulazione delle resezioni. Tale metodo è stato applicato con successo in un elevato numero di patologie o malformazioni anatomiche quali il meningocele, i tumori del polmone e l'epatoblastoma (Fig. 66.4).

Il prossimo passo sarà l'applicazione del concetto di realtà aumentata intraoperatoria (Fig. 66.5). Valutata attualmente in

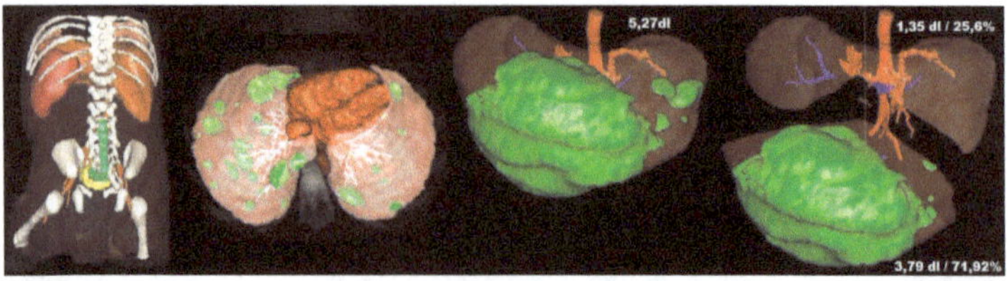

Fig. 66.4 Numerose applicazioni cliniche della pianificazione chirurgica basata sulla realtà virtuale

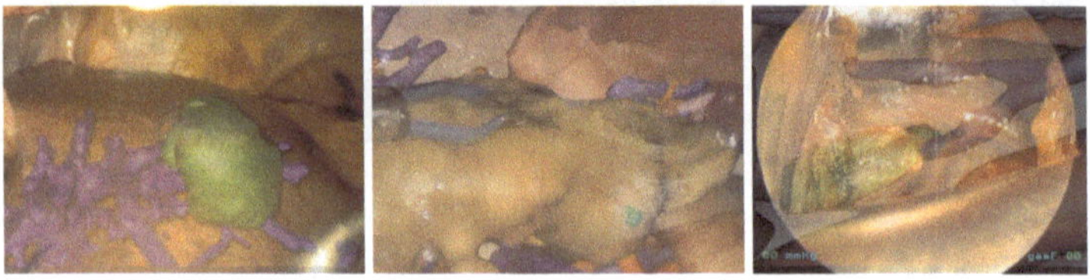

Fig. 66.5 Visualizzazione di tumori e vasi epatici, pancreatici e paratiroidei grazie alla realtà aumentata nella chirurgia mininvasiva

pazienti adulti, permette una trasparenza virtuale del paziente, guidando i chirurghi nell'esecuzione dell'intervento. Combinata con la robotica, permetterà la futura automazione delle manovre chirurgiche più complicate o ripetitive. Questa chirurgia automatizzata rappresenterà il futuro della chirurgia più sicura.

Indice analitico

Finito di stampare nel mese di luglio 2010

SPRINGER NATURE

GPSR Compliance

The European Union's (EU) General Product Safety Regulation (GPSR) is a set of rules that requires consumer products to be safe and our obligations to ensure this.

If you have any concerns about our products, you can contact us on ProductSafety@springernature.com

In case Publisher is established outside the EU, the EU authorized representative is:

Springer Nature Customer Service Center GmbH
Europaplatz 3
69115 Heidelberg, Germany

FSC
www.fsc.org
MIX
Papier | Fördert
gute Waldnutzung
FSC® C083411

Zeitfracht Medien GmbH
Ferdinand-Jühlke-Straße 7
99095 Erfurt, Deutschland
produktsicherheit@kolibri360.de